LES
MALADIES DES YEUX

DANS LEURS RAPPORTS

AVEC LA

PATHOLOGIE GÉNÉRALE

PAR

Le Dr Émile BERGER

Leçons recueillies par

LE Dr R. DE SAINT-CYR DE MONTLAUR

REVUES PAR LE PROFESSEUR.

Avec 43 figures intercalées dans le texte.

PARIS

G. MASSON, ÉDITEUR

LIBRAIRE DE L'ACADÉMIE DE MÉDECINE

120, BOULEVARD SAINT-GERMAIN, 120

1892

LES
MALADIES DES YEUX

DANS LEURS RAPPORTS

AVEC LA

PATHOLOGIE GÉNÉRALE

OUVRAGES DU MÊME AUTEUR

Anatomie normale et pathologique de l'œil. Ouvrage couronné par l'Académie des Sciences, avec 12 planches hors texte tirées en taille-douce. Paris, chez Octave Doin, 1889, (Épuisé.)

La chirurgie du sinus sphénoïdal. Paris, chez Octave Doin, 1890.

Rapports entre les maladies des yeux et celles du nez et de ses cavités voisines. Avec 6 figures intercalées dans le texte. Paris, chez Octave Doin, 1892.

SOUS PRESSE

Anatomie normale et pathologique de l'œil. Ouvrage couronné par l'Académie des Sciences. Deuxième édition, corrigée et considérablement augmentée. Volume I.

865-92. — Corbeil. Imprimerie Crété.

LES

MALADIES DES YEUX

DANS LEURS RAPPORTS

AVEC LA

PATHOLOGIE GÉNÉRALE

PAR

Le Dʳ Émile BERGER

LEÇONS RECUEILLIES PAR

LE Dʳ R. DE SAINT-CYR DE MONTLAUR

REVUES PAR LE PROFESSEUR.

Avec 43 figures intercalées dans le texte.

PARIS

G. MASSON, ÉDITEUR

LIBRAIRE DE L'ACADÉMIE DE MÉDECINE

120, BOULEVARD SAINT-GERMAIN, 120

1892

PRÉFACE

Les anciens auteurs ont souvent admis qu'il existait des relations entre les maladies des yeux et les dyscrasies ; mais leur opinion était tout arbitraire et ne reposait sur aucune preuve scientifique. Grâce aux nouveaux moyens d'investigation dont s'est enrichie la science, grâce à l'ophthalmoscopie, à la périmétrie et à d'autres méthodes, on a pu étudier ces rapports d'une façon sérieuse dans les quarante dernières années.

A l'heure actuelle, l'ophthalmoscope ne vient pas seulement *en aide* au diagnostic : il permet dans un bon nombre de cas de reconnaître l'existence de maladies générales qui [ne s'étaient révélées par aucun symptôme apparent avant l'examen ophthalmoscopique ; il me suffira de citer la néphrite interstitielle, qu'on reconnaît parfois à l'existence seule de la rétinite.

Depuis longtemps déjà les savants spéciaux qui s'occupent des maladies nerveuses ont reconnu l'importance d'un examen de l'œil pour arriver à un diagnostic précis. A la Salpêtrière, tout d'abord, on confia à des oculistes le soin d'examiner l'organe de la vue des malades, et cette pratique fournit des données d'une grande valeur pour le diagnostic, pour le pronostic et même pour l'explication théorique des affections du système nerveux. Aujourd'hui, cet exemple est suivi dans presque toutes les cliniques similaires.

Dans ces dernières années, on a constaté un rapport très fréquent entre les maladies des yeux et les affections du nez et des sinus; on pourrait citer de nombreux cas d'affections de ce genre qu'on n'a songé à rechercher qu'après avoir constaté l'existence de troubles oculaires. Ce qui se produit pour les lésions du nez et des sinus se produit également pour un très grand nombre de maladies d'autres organes et de dyscrasies, qui retentissent aussi sur l'organe de la vision.

Dans les nouveaux traités d'ophthalmologie, on a bien tenu compte des relations existant entre les maladies des yeux et celles qui affectent d'autres organes ou l'ensemble de l'organisme; mais les affections oculaires y sont divisées en maladies des paupières, de la cornée, de la sclérotique, etc., et cette classification ne permet pas au médecin praticien de se faire une idée exacte des altérations qu'une même maladie peut produire dans les diverses couches de l'organe de la vision.

Il est important pour le praticien lui-même d'avoir les moyens de reconnaître les troubles oculaires et les diverses lésions de l'œil qui peuvent n'être que la conséquence d'une dyscrasie ou d'une maladie d'un autre organe; mais il importe non moins aux progrès de l'ophthalmologie que les représentants des diverses branches de la médecine soient en état d'apporter leurs observations et leurs critiques dans les études de cette nature. M. Foerster a dit avec juste raison que, dans les cliniques ophthalmologiques, un certain nombre de troubles oculaires ne sont jamais observés parce qu'ils ne sont que les symptômes d'une maladie générale qui fait renvoyer ceux qui en sont atteints à une clinique de pathologie interne. Plus il s'établira de rapports étroits entre l'ophthalmologie et la pathologie générale, plus on se fera une idée exacte de l'étiologie des maladies des yeux. On pourra alors espérer établir d'une manière rationnelle le traitement des affections oculaires.

- J'ai pensé qu'il serait agréable, non seulement aux praticiens, mais aussi à nos confrères en ophthalmologie, d'avoir un ouvrage résumant les relations qui existent entre les maladies des yeux

et les autres maladies, car il faut, pour trouver des indications à
cet égard, consulter une foule de publications diverses, et ce
travail ne laisse pas que d'être des plus fastidieux. Ce livre contient assurément de nombreuses lacunes; il aura du moins l'a-
vantage de montrer combien cette partie de la science médicale
appelle de nouvelles recherches.

L'importance de certaines questions cliniques m'a forcé à sortir
un peu du cadre dans lequel j'aurais dû me renfermer si je m'en
étais tenu strictement au titre de cet ouvrage. Ainsi dans la
partie consacrée aux troubles oculaires occasionnés par des maladies professionnelles, je me suis occupé de quelques altérations
de l'œil qu'on ne saurait regarder comme dépendantes d'une
affection d'un autre organe.

Une bibliographie indique à chaque chapitre les travaux les
plus récents; nous avons pensé que les lecteurs trouveraient
ainsi plus utile et plus pratique ce résumé de nos leçons profes-
sées à notre Clinique des yeux à Paris.

Le présent ouvrage est surtout destiné à attirer l'attention de
nos confrères sur une question à la fois importante et pleine d'intérêt : les rapports qui existent entre les affections des yeux et
les autres maladies. Si nous réussissons à éveiller l'attention, à
provoquer de nouvelles recherches, nous aurons atteint notre but.

Paris, le 31 décembre 1891.

L'AUTEUR.

TABLE DES MATIÈRES

PREMIÈRE PARTIE

GÉNÉRALITÉS

I. — UTILITÉ DE L'EMBRYOLOGIE POUR EXPLIQUER LES RAPPORTS ENTRE LES AFFECTIONS DES YEUX ET D'AUTRES AFFECTIONS.

Tous les traités d'anatomie renferment de nombreux renseignements sur la structure et la fonction de chacune des parties de l'œil, et nous ne pouvons mieux faire, pour les notions générales, que de renvoyer le lecteur à ces traités. Néanmoins, pour bien faire saisir les rapports qui existent entre les maladies des yeux et d'autres maladies, nous croyons ne pouvoir nous dispenser de rappeler certains faits anatomiques, embryologiques et physiologiques qu'il faut avoir constamment présents à l'esprit. De nos jours, la médecine doit reposer sur des bases solides, et, comme l'a dit avec tant de justesse M. le professeur Charcot, « l'intervention largement acceptée des sciences anatomiques et physiologiques dans les affaires de la médecine est une condition essentielle du progrès ».

Comme on le sait, chez l'embryon humain le nerf optique et la rétine naissent d'un bourgeon qui apparaît sur la partie inféro-externe de la première cellule cérébrale. Au point de vue morphologique, le nerf optique n'est pas comparable aux nerfs périphériques ; il correspond aux fibres commissurales du cerveau, tandis que la rétine est homologue à la partie corticale des hémisphères (Meynert).

Dans l'ectoderme, en face du bourgeon, se creuse une petite fossette autour de laquelle l'ectoderme s'accroît de manière à former un bourrelet semi-circulaire, qui finit par arriver au contact du bourgeon. Celui-ci se gonfle dans sa partie périphérique et s'excave au centre. La partie épaissie de l'ectoderme continuant à s'accroître refoule la partie périphérique du bourgeon, dont le centre se creuse de plus en plus.

On pourrait comparer le phénomène à ce qui se produit lorsqu'on appuie fortement avec la main sur une grosse balle de caoutchouc : il se forme un godet dans l'endroit où s'exerce la pression. Le godet du bourgeon cérébral devient la rétine, qui se trouve formée par les deux couches de ce bourgeon.

Des cellules mésodermiques viennent ensuite s'interposer entre la partie épaissie de l'ectoderme et sa surface externe, en formant une séparation entre les deux couches ; la partie épaissie devient le cristallin, qui continue à s'accroître par prolifération de ses cellules ectodermiques. Les cellules du mésoderme, entourant la partie externe de la rétine, donnent naissance à la choroïde. Puis une couche très mince, d'origine mésodermique, s'interpose entre le cristallin et la rétine : c'est le corps vitré. La partie de l'ectoderme qui était en rapport avec le cristallin forme la couche superficielle (épithélium) de la cornée. Le parenchyme de la cornée est formé par le mésoderme. Une fente apparaît entre la cornée et le cristallin, et devient la chambre antérieure, dont les parois sont recouvertes par des cellules endothéliales, qui se développent aux dépens de la choroïde. Celles de ces cellules qui recouvrent la surface postérieure de la cornée produisent une sécrétion cuticulaire sur les couches postérieures du parenchyme cornéen, d'où résulte la membrane anhiste de Descemet. C'est à une époque plus avancée qu'apparaissent les paupières, sous la forme de deux replis cutanés qui entourent le globe oculaire, l'un en haut, l'autre en bas.

Les couches antérieures de la cornée, c'est-à-dire l'épithélium et la membrane de Bowmann (membrane située en arrière de la couche épithéliale), sont, au point de vue embryologique, la continuation de la conjonctive du globe oculaire. La substance propre (parenchyme) de la cornée se développe en même temps que la sclérotique ; la membrane de Descemet et l'épithélium qui la recouvre, au contraire, apparaissent comme des parties du tractus uvéal On a pu constater que les diverses couches de la cornée, qui se différencient au point de vue embryologique, n'avaient pas la même tendance à être influencées par les différentes maladies. Ainsi, la partie antérieure, ou conjonctivale, est fréquemment atteinte dans les maladies de la peau ou de la conjonctive. C'est elle qui est la première affectée dans les conjonctivites granuleuse et blennorrhagique, dans la rougeole, la scarlatine, l'herpès. Le parenchyme est le siège d'inflammation (kératite interstitielle) dans les dyscrasies, la syphilis, la scrofule, les fièvres paludéennes, etc. L'inflammation de la partie postérieure de la cornée (kératite postérieure) se montre comme symptôme concomitant des affections du tractus uvéal (1).

(1) Mandelstamm, *Die Hornhautentzundung und ihre Behandlung vom ætiologischen Standpunkte betrachtet, Volkmann's Klinische Vorlesungen*, 1889, n° 345.

L'observation journalière permet de se convaincre que les paupières et la conjonctive sont très fréquemment atteintes dans les affections cutanées de la face.

De même, le cristallin est altéré dans les maladies atteignant d'autres organes dérivés aussi de l'ectoderme. Rappelons seulement que, dans l'état sénile, on observe la chute des dents et l'opacité du cristallin; que des déformations dentaires coïncident avec la cataracte zonulaire; qu'on a constaté le développement de la cataracte dans quelques affections de la peau (Rothmund).

II. — RAPPORTS DE L'ORGANE DE LA VISION AVEC LE SYSTÈME NERVEUX.

A. — PARCOURS ET TERMINAISON CENTRALE DES FIBRES OPTIQUES.

1. NERF OPTIQUE, CHIASMA.

Ce ne sont pas seulement les faits embryologiques relatifs au nerf optique, mais aussi ses rapports anatomiques qui font comprendre que les altérations du système nerveux central se compliquent très fréquemment de troubles oculaires. Pour bien saisir ces relations, il faut se rappeler : 1° que les vaisseaux artériels de l'œil sont des branches terminales des artères du cerveau; 2° qu'une partie de sang veineux de l'œil s'écoule dans les sinus veineux de la base du crâne; 3° que les espaces inter-vaginal et supra-vaginal du nerf optique se continuent directement avec les espaces sub-dural et sous-arachnoïdien du cerveau. Il ne faut pas oublier non plus, pour comprendre la fréquence des troubles oculaires dans les maladies du système nerveux, qu'un certain nombre de nerfs crâniens, tels que l'oculo-moteur commun, l'oculo-moteur externe, le pathétique, le facial et le trijumeau se terminent dans l'organe de la vision, qui reçoit aussi des branches du grand sympathique.

Il est très important, pour arriver à localiser un processus maladif du système nerveux, de se rendre un compte exact du parcours des fibres optiques de l'œil jusqu'à leur terminaison dans le centre cortical de la vision, et du trajet des autres fibres nerveuses qui se terminent dans l'organe de la vue.

Le *nerf optique* naît dans le chiasma. Après un parcours intracrânien très court (10 millimètres environ), il traverse le trou optique; il décrit alors, dans l'orbite, une légère courbe en forme d'S, de 28 millimè-

tres de longueur, et vient se terminer dans le globe oculaire. Dans leur
trajet, les fibres optiques subissent une torsion, de telle sorte que
celles qui sont situées en bas dans le trou optique occupent la partie
temporale de la papille. Les bandelettes optiques, qui sont des faisceaux aplatis réunissant le chiasma aux centres sous-corticaux, croi-
sent, dans leur parcours, la face inférieure des pédoncules cérébraux;
leurs fibres se terminent dans les couches optiques, le corps genouillé
externe et les tubercules quadrijumeaux.

La plupart des auteurs admettent aujourd'hui que les fibres optiques sont soumises, dans le *chiasma*, à un entre-croisement partiel.
Gudden et Ganser ont étudié la dégénérescence secondaire des fibres
optiques qui survient dans le chiasma et dans les bandelettes après
l'extirpation d'un œil chez le chien; leurs recherches ont démontré que
le faisceau direct est situé dans la partie temporo-supérieure des bandelettes optiques. Les parties nasale et inférieure des bandelettes occupent les fibres du faisceau droit. Des recherches non moins scrupu-
leuses ont prouvé que, chez l'homme, le faisceau direct occupe une
situation analogue dans la partie temporo-externe de la bandelette, où
il forme une bande allongée (Burdach, Purtscher, Marchand, Baumgarten). Mais il résulterait des recherches de Singer (de Prague) que
les fibres du faisceau direct et du faisceau croisé ne sont pas aussi
distinctes dans le chiasma qu'on le croirait d'après les travaux de
Ganser; contrairement à ce qu'avait dit ce dernier, Singer prétend
que les fibres de ces deux faisceaux s'entremêlent en certains points.
Dans le chiasma de l'homme, la plupart des fibres sont croisées. Les
partisans de l'entre-croisement total des fibres optiques prétendent
que chaque fibre des bandelettes optiques se recourbe d'abord ho-
rizontalement, puis subit une seconde incurvation qui la fait passer
dans le nerf optique du côté opposé. D'après cette manière de voir,
les fibres nasales des bandelettes optiques deviennent les fibres
temporales du nerf optique opposé. Les fibres croisées formeraient
ainsi des angles obtus en avant et en arrière, et des angles aigus à
droite et à gauche. Cette théorie de l'entrecroisement total des fibres
optiques dans le chiasma a surtout été soutenue par Michel. Mais
déjà Johannes Müller avait érigé en loi que, chez l'homme et chez les
animaux dont une partie du champ visuel est binoculaire, l'entre-croisement des fibres optiques dans le chiasma n'est que partiel, tandis
que chez les animaux où chaque œil a son champ visuel distinct, où la
vision n'est pas binoculaire, l'entrecroisement des fibres est total. Les
faits cliniques et les expériences physiologiques viennent complètement à l'appui de la théorie de Johannes Müller.

De la loi de l'entre-croisement partiel des fibres optiques dans le
chiasma, il résulte que chaque bandelette renferme les fibres qui se
terminent dans les deux moitiés homologues de chaque rétine. La

partie de la rétine qui reçoit les fibres de la bandelette située du même côté (faisceau direct) est séparée par une ligne verticale, passant par la macula, de l'autre moitié dans laquelle se terminent les fibres de la. bandelette opposée. Dans le nerf optique, le faisceau croisé et le faisceau direct n'occupent pas exactement le côté nasal et le côté temporal. Il faut donc, pour que les fibres soient distribuées d'une façon aussi exacte dans la rétine, qu'elles subissent un arrangement à l'intérieur de la papille. L'entre-croisement des fibres optiques dans l'axe de la papille a été constaté dernièrement chez l'homme par Onanoff. Mes préparations anatomiques m'ont permis de faire la même constatation ; chez les oiseaux, le fait est encore plus net. Il semble que cet entrecroisement des fibres dans la papille serve à leur arrangement.

Schmidt-Rimpler (1), en étudiant les lésions anatomiques dans un cas d'hémianopie où la dégénérescence secondaire descendante se prolongeait dans le nerf optique, a pu constater le parcours du faisceau direct dans ce nerf. Sur une coupe transversale pratiquée dans le canal optique, le faisceau direct (qui appartient à la bandelette du même côté) présente la forme d'une faux qui occupe la partie temporale et dont la concavité est dirigée vers l'axe du nerf optique. Le faisceau direct est donc situé dans la partie temporale du nerf optique, entouré de fibres croisées qui le séparent ainsi de la gaîne optique.

A l'entrée des vaisseaux centraux de la rétine dans le nerf optique, le faisceau direct a encore, sur une coupe, la forme d'une faux, mais des fibres du faisceau croisé viennent s'enfoncer comme un coin dans cette faux qu'elles divisent en deux parties. Sur des coupes transversales faites par Schmidt-Rimpler. le faisceau direct, en arrière du globe oculaire, était divisé en deux moitiés semi-lunaires, séparées par une bande transversale de fibres normales (du faisceau croisé).

Les recherches faites dans le but de découvrir le *trajet des fibres optiques* qui se terminent dans la *macula*, en dedans du nerf optique, ont conduit à des résultats importants. Samelsohn, Vossius, Bunge, Uhthoff ont examiné des cas de dégénérescence limitée aux fibres de la macula (section centrale) ; ils nous ont montré que les fibres papillo-maculaires, immédiatement en arrière du globe de l'œil, sont disposées en forme de coin, dont la pointe est dirigée vers les vaisseaux centraux et dont la base occupe le rebord temporal de la papille. Sur une coupe transversale, pratiquée en avant du point où les vaisseaux centraux de la rétine pénètrent dans le nerf optique, les fibres papillo-maculaires affectent la forme d'une faux transversale ; en arrière du même point, elles affectent la forme d'un ovale dont l'axe vertical s'éloigne de plus en plus du côté temporal pour

____

(1) Schmidt-Rimpler, *Archiv f. Augenheilk.*, t. XIV, fasc. 3.

se rapprocher du centre de la coupe du nerf optique. Dans le canal optique, les fibres papillo-maculaires sont situées dans l'axe même du nerf optique, et leur faisceau donne une coupe circulaire. Dans la portion intracrânienne du nerf optique, les mêmes fibres sont groupées en forme d'ovale à grand axe horizontal. En avant du chiasma, la direction de l'ovale devient oblique, et son grand axe est dirigé de haut en bas et de dehors en dedans. Sur une coupe transversale pratiquée dans la partie antérieure du chiasma, les fibres maculaires, d'après Uhthoff, conservent la même disposition ; plus en arrière, elles se rapprochent de la ligne médiane, en même temps qu'elles se portent vers le côté dorsal et que des fibres normales s'entremêlent avec elles, de telle sorte que la coupe n'a plus l'aspect d'un faisceau dégénéré. Dans les bandelettes optiques, les fibres maculaires du faisceau direct et du faisceau croisé se confondent en un faisceau commun.

Uhthoff (1) a pu déterminer le trajet des fibres optiques du *quart inféro-externe* de la rétine dans un cas de dégénérescence ascendante secondaire partielle, qui s'était développée dans le nerf optique à la suite d'atrophie d'une partie de la rétine. Dans la papille, ces fibres occupent encore à peu près le quart inféro-externe ; mais, en dehors, la limite supérieure du cadran est un peu déplacée vers le bas, tandis que sa limite interne est un peu reportée en bas et vers le côté nasal. En arrière du globe oculaire, la coupe transversale a montré à l'auteur que le faisceau formé par les fibres dont il s'agit, affecte une forme semi-lunaire, avec la concavité dirigée vers les vaisseaux centraux. Dans la partie intracrânienne du nerf optique, le faisceau est situé plus bas, et, sur la coupe transversale, il prend la forme d'un triangle dont le sommet est traversé par des fibres normales. L'examen du chiasma prouve que les *fibres du quart inféro-externe de la rétine se continuent presque exclusivement dans le faisceau direct ;* une très faible partie seulement pénètre, en forme de coin, dans le faisceau croisé, ainsi que l'a démontré l'observation des phénomènes produits par la dégénérescence secondaire. Dans le faisceau direct du chiasma, les fibres du quart inféro-externe de la rétine conservent la forme d'un triangle.

On sait que les fibres optiques entourant les vaisseaux centraux (fibres axiales) se terminent dans la partie périphérique de la rétine. Sa partie postérieure reçoit les fibres situées sur le pourtour de la papille optique (fibres périphériques du nerf optique) ; enfin, les fibres situées entre la partie périphérique et l'axe de la papille (fibres moyennes du nerf optique), se rendent dans la partie moyenne de la rétine. Il faut faire, cependant, une petite exception à cette règle

(1) Uhthoff, *Von Græfe's Archiv*, t. XV, XII, fasc. 4.

pour les fibres maculaires, qui forment un coin du côté temporal de la papille. Lorsqu'un processus maladif se développe dans la périphérie de la papille optique, il produit un agrandissement du punctum cæcum qui peut atteindre partiellement ou totalement la macula. Si le processus gagne la partie moyenne de la papille optique, la partie moyenne de la rétine doit être aussi atteinte. Dans la pathologie spéciale, nous verrons qu'il existe des cas où le processus anatomo-pathologique suit cette marche, mais que, le plus souvent, on rencontre en même temps d'autres troubles fonctionnels de la rétine, dont l'origine doit être recherchée dans les vaisseaux.

On admet que les fibres qui occupent la partie inférieure du nerf optique se terminent dans la partie inférieure de la rétine, et que celles de la partie supérieure du nerf aboutissent dans sa portion supérieure. Il est regrettable que nos connaissances sur le trajet des fibres nerveuses dans le nerf optique et le chiasma nesoient pas plus avancées. Néanmoins, l'examen d'un rétrécissement du champ visuel des deux yeux nous permet souvent, par sa forme, d'établir avec une précision parfaite, ou bien qu'un processus pathologique a frappé les nerfs optiques et le chiasma, ou bien qu'on doit rechercher son siège plus en arrière, vers le centre cortical de la vision.

Voici les conclusions que nous permettent de tirer nos connaissances anatomiques sur le nerf optique :

1° L'amaurose unilatérale, abstraction faite des cas où elle résulte d'altérations du globe oculaire, ne peut être produite que par une lésion des fibres optiques siégeant entre le globe oculaire et le chiasma. On ne connaît encore aucun exemple de processus affectant les deux faisceaux complémentaires (direct et indirect) du même œil uniquement dans le chiasma ou dans les deux bandelettes optiques.

2° Si les fibres de la macula sont seules atteintes, soit d'un côté, soit des deux côtés à la fois, le processus est localisé dans les nerfs optiques et affecte un certain groupe de fibres.

3° Lorsque, dans un rétrécissement du champ visuel (dans une affection rétrobulbaire), les fonctions des fibres de la macula sont seules conservées, on peut en conclure que le processus atteint la partie périphérique du nerf optique, en dedans du canal optique (périnévrite). Cette partie est, en effet, la seule où les fibres maculaires soient situées dans l'axe du nerf.

4° Une lésion de la partie inférieure du nerf optique a pour conséquence un rétrécissement de la partie supérieure du champ visuel.

Les faits cliniques observés dans les *lésions du chiasma* viennent tout à fait confirmer ce que l'observation anatomique et les expériences physiologiques conduisent à admettre relativement à l'entrecroisement partiel des fibres optiques dans le chiasma. Voici ce qu'ils nous apprennent :

1° La lésion totale du chiasma entraîne la cécité des deux yeux, comme le prouve, par exemple, un cas observé par Little (1).

2° La lésion de *l'angle antérieur* du chiasma détruit les deux faisceaux croisés qui se rendent dans la moitié nasale de chaque rétine ; il en résulte l'hémianopie temporale bilatérale.

3° Si la lésion frappe un *angle latéral* du chiasma, on observe d'abord des troubles fonctionnels produits par la destruction du faisceau di-

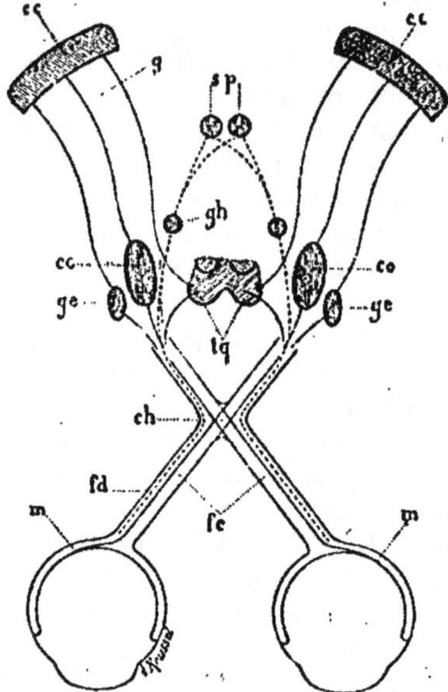

Fig. 1. — Schéma du parcours des fibres optiques.
——— Fibres optiques servant à la fonction de la vision.
..... Fibres optiques servant au réflexe pupillaire.

m, macula lutea ; *fc*, faisceau croisé ; *fd*, faisceau direct ; *ch*, chiasma des nerfs optiques ; *ge*, corps genouillé externe ; *co*, couches optiques ; *tq*, tubercules quadrijumeaux ; *g*, radiations optiques de Gratiolet ; *cc*, centre cortical de la vision ; *gh*, ganglion de l'habenula ; *sp*, noyau gris du sphincter de la pupille.

rect correspondant et d'une partie du faisceau croisé ; puis, le processus morbide se propageant, tout le faisceau croisé du même côté et, plus tard, celui du côté opposé seront atteints : il ne restera intact que le faisceau direct du côté opposé, qui pourra lui-même finir par être lésé. Les troubles fonctionnels occasionnés par un tel processus (tumeur, ramollissement) consisteront d'abord en un rétrécissement visuel nasal (hémianopie nasale) de l'œil situé du côté de la lésion, puis dans l'agrandissement de la lacune, qui envahit les parties tempo-

(1) Little, *American Ophtalm. Society*, 1886.

rales du champ visuel du même œil, et gagne le côté temporal opposé ; à la fin, la moitié nasale de l'œil opposé à la lésion conserve seule ses fonctions. Un cas de ce genre a été observé par Van Millingen (1). Par l'examen clinique, il a constaté l'amaurose et la névrite optique de l'œil gauche, en même temps que l'hémianopie temporale de l'œil droit. A l'autopsie, il reconnut l'existence d'une lésion partielle du chiasma, qui ne laissait intact que le faisceau temporo-supérieur (direct) du côté droit.

4º Les lésions de l'*angle postérieur* du chiasma entraînent des altérations des faisceaux croisés, qui ont pour conséquence l'hémianopie temporale bilatérale. Nous devons ajouter, toutefois, que pour produire ce résultat, une lésion de l'angle postérieur doit être très développée. C'est qu'en arrière de cet angle se trouvent des fibres commissurales qui relient les deux bandelettes et qui ne jouent aucun rôle dans la vision. Aussi, cette partie postérieure du chiasma peut-elle être détruite sans qu'il en résulte de troubles de la vue. Nélaton a fait connaître un cas de transformation en masse gélatineuse du milieu du chiasma sans qu'on eût observé de troubles de la vision. Il convient de noter qu'on ne savait pas, à cette époque, examiner le champ visuel.

Les lésions de l'angle postérieur du chiasma peuvent être occasionnées par des tumeurs de la glande pinéale et de l'hypophyse cérébrale. Cette dernière est située en arrière et en bas du chiasma, mais dans son voisinage immédiat.

W. Roth a recueilli tous les cas de *tumeurs de l'hypophyse cérébral* qui avaient été publiés. Ce n'est qu'après avoir atteint un certain développement que ces tumeurs déterminent des troubles oculaires, en même temps que surviennent dans le front et dans les tempes des douleurs qui se propagent vers l'orbite. Les premiers troubles oculaires se manifestent par une amblyopie temporale double, amblyopie qui peu à peu dégénère en une hémianopie temporale bilatérale. Le fond de l'œil est normal au début ; plus tard, on peut constater de l'atrophie du nerf optique. La cécité qui survient se complique parfois d'autres symptômes, par exemple de paralysie des muscles de l'œil (strabisme paralytique) et de faiblesse dans les jambes. Dans quelques cas, on a observé des troubles de la motilité et de la sensibilité, l'apparition du diabète sucré ou du diabète insipide.

5º Une lésion qui porte sur la *partie inférieure* du chiasma commence par exercer son action sur les faisceaux croisés seuls ; à la fin du processus morbide, les deux faisceaux directs, situés en haut et en dehors, sont intéressés à leur tour. Les troubles oculaires débutent par une hémianopsie temporale bilatérale ; la lésion finissant par frapper à peu près également les faisceaux croisés, les deux moitiés nasales du champ

(1) Van Millingen, *Centralb. f. Augenheilk.*, 1886, p. 167.

visuel se trouvent atteintes. Cette lésion peut être produite par une affection syphilitique de la selle turcique; Oppenheim (1) en a observé un cas. Une femme de trente et un ans, atteinte de syphilis depuis neuf années, commença à se plaindre de maux de tête, et, en même temps, fut prise de vomissements, de polyurie et de polydipsie. Il survint une hémianopsie temporale bilatérale, accompagnée d'un peu de rétrécissement du champ visuel des deux moitiés nasales. L'acuité visuelle était diminuée et les papilles optiques décolorées. La malade mourut, et l'autopsie démontra que la lésion n'avait atteint que le milieu du chiasma. D'autres symptômes d'un processus cérébral, comme l'hémiparésie, qu'on a constatés chez la malade, étaient dus à un foyer de ramollissement dans la substance blanche de l'hémisphère droit.

Les cas de lésions de la partie médiane du chiasma amenant la destruction des fibres depuis l'angle antérieur jusqu'à l'angle postérieur, démontrent que l'entrecroisement des fibres n'est que partiel. Si l'entre-croisement était total, de semblables lésions entraineraient la cécité complète, et c'est ce qui n'a pas lieu. Chez les animaux à vision binoculaire, la section sagittale du chiasma ne produit jamais la cécité.

Les lésions du chiasma sont rarement dues à des altérations de son tissu même; en général, elles sont produites par des tumeurs, de l'ostéite, des tubercules, des lésions syphilitiques de la selle turcique ou des apophyses clinoïdes, par des affections des branches de la carotide interne, surtout de l'artère du corps calleux et de la communicante postérieure. Dans les maladies du chiasma, il faut attribuer un rôle très important au diverticulum situé au-dessus (Michel) et qui communique par une ouverture très étroite avec le troisième ventricule. Il envoie de petits prolongements au-dessus du point d'origine des deux nerfs optiques et a vraisemblablement une grande importance au point de vue de la pathogénie de l'amblyopie et de l'amaurose d'origine cérébrale.

Il est facile de comprendre que les lésions du chiasma ne puissent pas produire des hémianopsies temporales véritables: presque jamais les deux faisceaux croisés ne sont atteints dans toute leur étendue. Dans certains cas, le rétrécissement du champ visuel ne s'observe que dans les moitiés temporales, mais jamais d'une façon égale dans toute leur étendue. Dans d'autres cas, le rétrécissement du champ visuel porte aussi sur le côté nasal de l'un ou des deux yeux. Le scotome peut être séparé par une limite précise de la partie du champ visuel où la vision continue à s'exercer, ou bien il existe une zone amblyopique entre les deux. Il se peut qu'au début le scotome n'atteigne qu'une petite partie de chaque champ visuel et que la vue revienne de plus en plus: mais il arrive aussi qu'une affection du

____

(1) Oppenheim, *Virchow's Archiv.* 1886.

chiasma produise la cécité totale ou que la vision ne se rétablisse
qu'en quelques points du champ visuel. Les couleurs sont perçues
normalement dans la partie conservée du champ visuel, et les limites
de la perception arrivent jusqu'au scotome. Au centre de la rétine
l'acuité visuelle n'est jamais normale (Mauthner). Au début, l'examen
ophthalmoscopique ne permet de relever aucune lésion ; plus tard, on
constate de la névrite optique ou de l'atrophie du nerf optique. D'après
Leber et Deutschmann, une lésion des fibres optiques qui siège entre
le globe oculaire et les centres sous-corticaux entraîne, dans un délai
de trois semaines, une atrophie secondaire de la papille optique. La
disparition d'un scotome dû à une lésion du chiasma n'a été que bien
rarement observée. En général, le processus cérébral qui donne naissance au scotome va en s'aggravant et entraîne l'agrandissement de la
lacune du champ visuel.

Très souvent les lésions du chiasma s'accompagnent de paralysie
des nerfs crâniens situés dans le voisinage, tels que le nerf olfactif,
l'oculo-moteur commun ; elles déterminent des douleurs frontales et
des symptômes d'affections cérébrales (vertiges, bourdonnements
d'oreilles, vomissements).

Lorsqu'une tumeur du chiasma s'accroît très lentement, les fibres
optiques s'accoutument peu à peu à la compression, sans qu'il se manifeste de troubles oculaires. Ainsi, dans un cas observé par Silcock (1),
un sarcome de la glande pituitaire avait comprimé le chiasma sans
influencer la vue : deux jours avant sa mort, la malade avait encore
travaillé à l'aiguille.

6° Il nous faut encore mentionner une lésion du chiasma qui ne
frappe que les *deux faisceaux directs ;* elle entraîne l'*hémianopsie
hétéronyme nasale.* On en a observé dix cas environ. L'hémianopsie
hétéronyme nasale est produite par un processus inflammatoire des
organes qui entourent le chiasma. Au début, des scotomes plus ou
moins étendus apparaissent dans les deux moitiés nasales du champ
visuel et augmentent de plus en plus, comme le processus lui-même ;
à la fin survient la cécité. On a signalé un seul cas de guérison de
scotome nasal bilatéral (Mooren). Dans le principe, le fond de l'œil est
toujours normal ; plus tard, on constate de la névrite optique et de
l'atrophie du nerf optique. Cette forme d'*hémianopsie* est généralement causée par des affections très graves du cerveau ; la vie des
malades est fortement compromise. Dans la plupart des cas, l'apparition de l'hémianopsie hétéronyme nasale est suivie d'accidents cérébraux des plus sérieux (accès apoplectiformes, etc.).

(1) Silcock, *Ophthalm. Society of the United Kingdom*, 1885, 10 décembre.

2. BANDELETTES OPTIQUES.

La lésion d'une bandelette optique produit l'hémianopsie homonyme.
Si la lésion porte sur la bandelette droite le fonctionnement des faisceaux direct et croisé droits se trouve supprimé ; on constate, par
suite, la suppression des deux moitiés gauches du champ visuel. Au
point de vue du diagnostic différentiel, il importe de noter que, dans

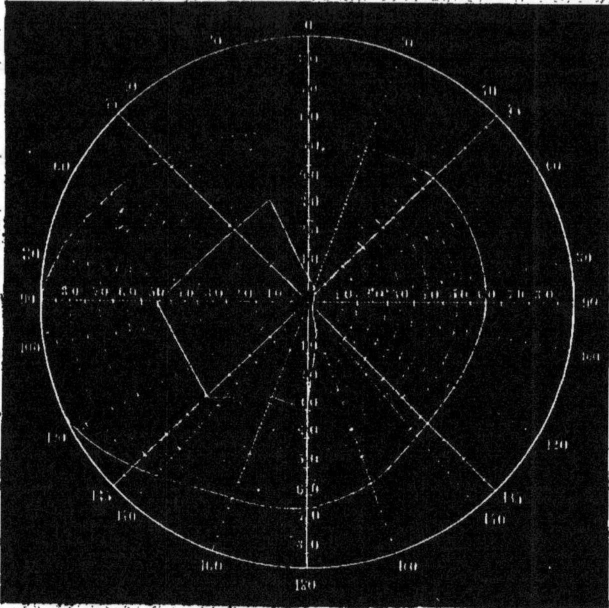

Fig. 2. — Champ visuel de l'œil gauche (hémianopsie laissant soupçonner une lésion
compliquée de la bandelette droite).

la lésion typique de la bandelette optique, le scotome est limité par
une ligne verticale qui passe par la fovea centralis (1), tandis que dans
les hémianopsies homonymes d'origine corticale, on voit la ligne de
séparation dévier très souvent du côté du scotome, ou bien on constate
une zone amblyopique intermédiaire. Nous nous dispenserons d'énumérer les travaux qui ont été publiés sur les lésions de la bandelette
optique ; le lecteur trouvera, à ce sujet, des renseignements complets
dans l'excellent travail de Séguin.

(1) Charcot, *Leçons*, 1887, p. 159.

Lorsqu'un rayon lumineux vient frapper une moitié de la rétine atteinte d'amaurose, il ne produit pas de réaction pupillaire, car les fibres optiques qui servent au réflexe lumineux suivent les bandelettes optiques jusqu'aux tubercules quadrijumeaux. Mais si la lésion des fibres optiques siège en dehors des tubercules quadrijumeaux, dans les radiations optiques de Gratiolet ou dans le centre cortical de la vision, on voit toujours subsister la réaction pupillaire de la partie hémianopsique des rétines.

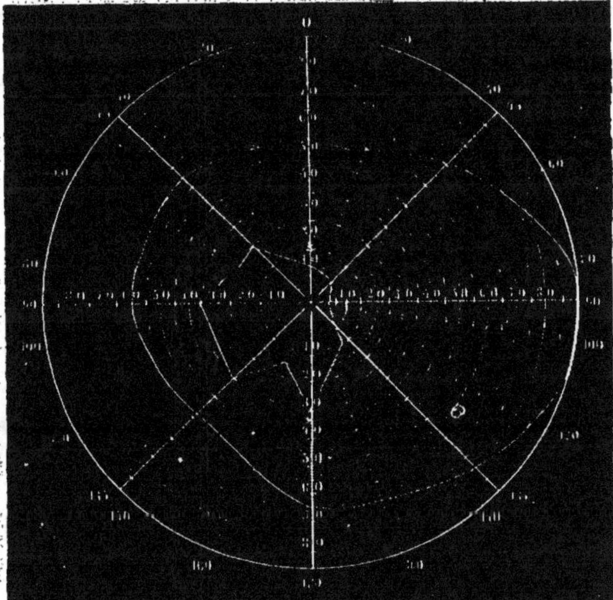

Fig. 3. — Champ visuel de l'œil droit (hémianopsie laissant soupçonner une lésion compliquée de la bandelette droite).

Lorsqu'une lésion des bandelettes optiques reconnaît pour cause un ramollissement, une tumeur, etc., elle s'accompagne généralement de paralysie d'autres nerfs crâniens, tels que le facial, le trijumeau, l'hypoglosse. Les cas d'hémianopsie homonyme qui s'accompagnent d'anesthésie de la conjonctive correspondante à la partie malade (c'est-à-dire du côté opposé à la lésion) ne sont pas attribuables à une altération de la bandelette optique (Féré) ; il faut en rechercher la cause dans la partie postérieure de la capsule interne.

Les cas de cécité des deux yeux par suite de lésion simultanée des deux bandelettes optiques sont très rares. Nous en citerons comme exemple le cas observé par Russel (*Schmidt's Jahrbuscher*, 1877, p. 164).

Il est très important de rappeler (1) que les bandelettes optiques et les pédoncules cérébraux sont recouverts par le lobe pariétal, principalement par la circonvolution de l'hippocampe et par la lingula. Un processus morbide pourrait donc intéresser à la fois toutes ces parties et produire la surdité croisée, l'hémianopsie homonyme, l'anesthésie et la paralysie de la moitié opposée du corps. Tout auprès se trouvent également l'insula et la troisième circonvolution frontale, dont les lésions déterminent l'aphasie.

Une lésion frappant à la fois le pédoncule cérébral et la bandelette optique avoisinante est toutefois très rare. Nous en trouvons un exemple dans un cas rapporté par Graves, qui a observé en même temps de l'hémianopsie homonyme et de l'hémiplégie. On s'explique qu'un processus morbide affecte rarement ces deux parties à la fois, si l'on se rappelle que leurs vaisseaux sont distincts. Par suite, un ramollissement qui atteint l'une d'elles ne se propage pas à l'autre. En général, lorsqu'on observe simultanément de l'hémianopsie homonyme, de l'hémiplégie et de l'hémianesthésie, il s'agit d'une lésion intra-cérébrale (de la capsule interne).

3. CENTRES SOUS-CORTICAUX DE LA VISION.

Les fibres de la bandelette optique se terminent dans le corps genouillé externe, le pulvinar de la couche optique et la partie antérieure des tubercules quadrijumeaux. Dans un cas d'atrophie des deux nerfs optiques avec dégénérescence secondaire ascendante, Henschen a pu constater que la dégénérescence se continuait dans les centres sous-corticaux que nous venons de mentionner; il observa, en outre, la même lésion dans les radiations optiques de Gratiolet et dans le centre cortical de la vision du lobe occipital. Les fibres de la bandelette optique qui prennent naissance dans la commissure postérieure du chiasma se terminent dans le corps genouillé interne. On divise aussi les fibres de la bandelette optique en deux portions, l'une formant la racine des tubercules quadrijumeaux (*Vierhügelwurzel*), l'autre constituant la racine des couches optiques (*Thalamuswurzel*); la première reçoit des fibres qui passent à la surface du corps genouillé interne et traversent le bras antérieur des tubercules quadrijumeaux antérieurs; la seconde racine naît du corps genouillé externe et du pulvinar.

Meynert croit avec raison que le corps genouillé interne est en rapport avec les fibres optiques. Un cas observé par Kuffner (2) peut être cité comme une preuve à l'appui de cette manière de voir. A la

<hr>

(1) Voir Nuel, *Traité de de Wecker et Landolt*, t. III, p. 520.
(2) Kuffner, *Sbornik lekarsky*, t. IV, fasc. 1.

suite d'une lésion (encéphalomalacie) du lobe occipital gauche, la dégénérescence secondaire descendante avait gagné les radiations optiques. Cette dégénérescence a donc été constatée en dedans du corps genouillé interne.

a. **Tubercules quadrijumeaux.** — Stilling admet que les deux nerfs optiques s'entre-croisent en partie dans les tubercules quadrijumeaux antérieurs et que quelques fibres optiques pénètrent dans leur profondeur même. M. Charcot, pour expliquer les faits cliniques de l'amblyopie croisée dans les lésions de la partie postérieure de la capsule interne, avait été conduit à supposer que les fibres optiques qui n'étaient pas encore croisées dans le chiasma s'entre-croisaient dans les tubercules quadrijumeaux. D'après cette manière de voir, on ne trouverait dans chaque hémisphère occipital que des fibres optiques de l'œil opposé. Stilling a décrit aussi des fibres optiques qui se terminent dans les tubercules quadrijumeaux postérieurs; mais l'observation clinique prouve que ces tubercules peuvent être lésés sans qu'il survienne de troubles de la vue. Au point de vue anatomique, il est exact que certaines fibres des bandelettes optiques se continuent jusqu'aux tubercules quadrijumeaux postérieurs et au corps genouillé externe, mais elles sont complètement étrangères à la fonction visuelle; elles naissent des commissures du chiasma, si bien étudiées par Gudden et Meynert.

Des expériences faites sur des animaux ont démontré que les tubercules quadrijumeaux servent aussi à la coordination des mouvements des globes oculaires. D'après Adamueck, les mouvements binoculaires des yeux sont réglés par les tubercules quadrijumeaux antérieurs, le droit présidant aux mouvements des deux yeux vers la gauche, et le gauche à leurs mouvements vers la droite.

En excitant expérimentalement les diverses parties d'un seul des tubercules quadrijuméaux antérieurs, on peut produire des mouvements très variés des yeux; mais les deux yeux sont toujours mis en action, et leurs mouvements ont lieu dans le même sens. Si les tubercules quadrijumeaux sont isolés par une coupe antéro-postérieure pratiquée sur la ligne médiane, l'excitation d'un seul tubercule antérieur ne produit que des mouvements de l'œil du même côté. Si l'excitation porte sur la partie médiane des tubercules quadrijumeaux antérieurs, on observe des mouvements des yeux en haut et, en même temps, de la dilatation des pupilles. Si on excite la ligne médiane, entre les tubercules quadrijumeaux postérieurs, les yeux convergeront pendant que la pupille se rétrécira (Beaunis). Plus l'excitation porte en arrière, plus les mouvements de convergence deviennent manifestes. Il est probable que, dans cette expérience, on excite en même temps le noyau antérieur de l'oculo-moteur commun.

C'est Herbert Mayor et Flourens qui ont eu l'idée que les tubercules quadrijumeaux sont, en rapport avec les mouvements réflexes amenant la dilatation ou le resserrement des deux pupilles.

Flourens, après la destruction unilatérale des tubercules quadrijumeaux, observa la cécité d'un œil et la dilatation de l'iris homonyme. Mais Knoll prouva expérimentalement que la cécité résulte de la lésion simultanée de la bandelette optique, consécutivement à l'expérience ; la dilatation de l'iris est de même produite par une lésion du noyau du sphincter de la pupille. Selon Knoll, l'excitation des tubercules quadrijumeaux a pour conséquence la dilatation des pupilles, dilatation plus prononcée du côté où l'excitation a lieu.

L'excitation simultanée des deux tubercules quadrijuméaux antérieurs produit aussi des mouvements oscillatoires des yeux comparables à ceux qu'on désigne sous le nom de nystagmus. L'opisthotonos qui, dans les expériences de Ferrier, suivit l'électrisation des tubercules quadrijumeaux, doit probablement être attribué à l'excitation du pédoncule cérébral.

Les tubercules quadrijumeaux ne sont pas seulement des centres de l'organe visuel, car ils sont très développés chez des animaux privés de la vue (Taupe asiatique).

Chez l'homme, des lésions de ces corps ont amené, à diverses reprises, des symptômes d'*ataxie*. Ce phénomène n'a fait défaut que dans un seul cas, publié par Gowers. Dans les tumeurs des corps quadrijumeaux, l'ataxie présente tous les caractères de l'ataxie cérébrale, c'est-à-dire de l'ataxie de l'ivresse : l'équilibre pendant la marche est seul troublé ; les mouvements des extrémités supérieures restent normaux. Ce symptôme s'observe également dans des cas de tumeurs occupant d'autres parties du cerveau.

L'expérience clinique, l'anatomie et la physiologie ont démontré que *les tubercules quadrijumeaux antérieurs sont seuls en rapport avec le sens de la vision*. Kohts a publié un cas de destruction des tubercules quadrijumeaux postérieurs sans que la vue eût été affectée.

On peut croire que la destruction d'un tubercule quadrijumeau antérieur doive entraîner l'hémianopsie homonyme du côté opposé (1). Mais dans tous les cas observés jusqu'ici, la lésion occupait les deux tubercules antérieurs à la fois. Il en était ainsi dans le cas publié par Pidoux (1871), où la maladie s'accompagnait de cécité complète et de dilatation des pupilles. Il a même été impossible de décider si les fibres optiques qui aboutissent aux tubercules quadrijumeaux exercent leur action dans toute l'étendue des deux moitiés des champs visuels représentées dans une bandelette optique. Il serait possible que les trois centres sous-corticaux de la vision continssent en même

____

(1) Vulpian avait déjà établi que les tubercules quadrijumeaux jouaient un rôle dans l'acte de la vision ; leur action est croisée, mais elle ne l'est pas exclusivement.

temps des fibres de toutes les parties du champ visuel. La première
hypothèse est la plus vraisemblable. De toute manière, ce n'est pas la
totalité des fibres optiques qui se termine dans les tubercules quadrijumeaux antérieurs, et leur destruction ne peut amener la cécité
des deux yeux. Dans les cas où l'on a observé la perte de la vue en
même temps que des lésions de ces tubercules, il existait en outre
des lésions des bandelettes optiques, ou bien la cécité était la conséquence d'une névrite ayant entraîné l'atrophie du nerf optique.

Les symptômes concomitants produits par les lésions, et principalement par les tumeurs des tubercules quadrijumeaux, sont généralement des paralysies des muscles de l'œil. Ces paralysies s'expliquent
par ce fait qu'au niveau des tubercules se trouvent les centres réflexes
des mouvements de l'iris et les noyaux d'origine des nerfs moteurs
de l'œil. D'après Nothnagel (1889), en dehors de l'*ataxie, la paralysie
des deux nerfs oculo-moteurs est un des symptômes les plus importants
pour arriver au diagnostic des tumeurs des tubercules quadrijumeaux*.
D'après le même auteur, la paralysie atteint inégalement les deux
yeux, les divers rameaux et noyaux nerveux étant affectés d'une
façon inégale, et Nothnagel a constamment noté cette particularité
dans tous les cas de lésions des tubercules quadrijumeaux. Tant que
la paralysie des muscles des yeux existe seule, on pourrait en attribuer
la cause à une altération nucléaire ; mais dès qu'on observe en même
temps de l'ataxie et de l'hémiopie, on peut, selon cet auteur, diagnostiquer avec un grand degré de probabilité une tumeur des tubercules
quadrijumeaux. Si l'on constate aussi de l'hémianesthésie, on doit
admettre que le processus s'est propagé vers le pédoncule cérébral.

b. **Corps genouillé externe.** — Les lésions limitées au corps
genouillé externe sont extrêmement rares. En s'appuyant sur les
données anatomiques, l'altération d'un corps genouillé externe doit
causer l'hémianopsie homonyme. Henschen a observé deux cas pathologiques dans lesquels l'examen anatomique lui a montré l'interruption des fibres optiques dans le corps genouillé externe. Dans
l'un de ces cas, le ganglion était complètement détruit, et cette destruction avait été suivie d'une dégénérescence secondaire ascendante
et descendante se prolongeant, d'un côté, jusqu'au lobe occipital, et,
de l'autre, jusqu'à l'intérieur du globe oculaire, en atteignant les deux
nerfs optiques. Dans le second cas, la lésion ne portait que sur une
partie du corps genouillé externe. Henschen a pu constater dans l'un
et l'autre cas que la dégénérescence atteignait des faisceaux des
tubercules quadrijumeaux et le lemniscus (ruban de Reil).

c. **Couches optiques.** — D'après Luys, les couches optiques com-
prennent quatre noyaux gris :

1° Le noyau antérieur, en rapport avec la réception et l'élaboration
des impressions olfactives ;

2° Le noyau moyen, situé en arrière du précédent, d'une plus grande dimension, et réuni par des fibres au corps genouillé externe. D'après l'auteur, ce noyau est préposé à l'élaboration des sensations visuelles ;

3° Le noyau médian, profondément enfoncé dans l'épaisseur des couches optiques. Ce noyau serait en rapport avec la sensibilité générale, hypothèse basée sur ce fait qu'il reçoit la plupart des fibres centripètes de la moelle ;

4° Le dernier noyau recevrait les impressions sensitives.

Pour Todd et Carpentier, les couches optiques seraient le siège du sensorium commune ; mais les recherches de Vulpian, de Nothnagel, de Ferrier, ont établi qu'elles n'avaient rien à voir avec la sensibilité générale.

Meynert admet, au contraire, en se basant sur ses études anatomiques, que les couches optiques constituent le centre réflexe des mouvements inconscients. D'après lui et d'après Wundt, les couches optiques représentent le centre de relation des impressions tactiles et des mouvements de locomotion. Lussana et Lembigne pensent que ces couches président à l'innervation des mouvements de latéralité des membres antérieurs, chez les mammifères. Toutes ces théories sont discutables. Le seul point qui soit tout à fait hors de doute, c'est que la partie postérieure des couches optiques (pulvinar) sert au sens de la vue. Une lésion du pulvinar entraîne l'hémianopsie homonyme du côté opposé.

Dans les lésions des centres sous-corticaux de la vision, le fond de l'œil est d'abord normal ; plus tard, on observe de la névrite optique, puis de l'atrophie du nerf optique. Mauthner admet que la papille de l'œil situé du côté opposé à la lésion offre seule des signes d'atrophie. Le faisceau croisé se distribue de telle façon dans la papille (fig. 4), que sa partie temporale se termine dans la partie de la rétine située entre la macula et la papille, en recouvrant les fibres du faisceau direct. Par suite, l'atrophie descendante ne sera apparente que dans le faisceau croisé. Lorsque, consécutivement à une lésion des bandelettes optiques ou des centres sous-corticaux gauches, il survient de l'atrophie des faisceaux direct et croisé, on ne pourra l'observer que du côté droit ; à gauche, en effet, l'atrophie du faisceau direct sera masquée par le faisceau croisé droit, qui vient recouvrir les fibres papillaires du faisceau direct.

Des expériences ont été faites sur des animaux auxquels on avait enlevé les hémisphères, s'ils étaient encore en état de se tenir debout et qu'on leur enlevât la couche optique d'un côté, les animaux tombaient sur ce côté. Nothnagel a noté la parésie des extrémités supérieure et inférieure gauches dans un cas de tuberculose de la couche optique. Henschen a publié une observation d'*hémianopsie* compliquée d'hémiplégie ; l'autopsie lui permit de reconnaître une apoplexie de la couche optique.

Les exemples d'*hémianopsie* dans les lésions de la couche optique sont, d'ailleurs, bien rares. Pour Nothnagel, elle ne peut se produire que si le stratum zonale est atteint. Charcot a vu l'hémichorée accompagner les lésions des couches optiques et celles de la capsule interne. Les hémiplégies qui sont la conséquence d'altérations des couches optiques ne persistent jamais longtemps, au dire de Nothnagel.

Il est démontré que les lésions des couches optiques qui n'affectent pas le pulvinar n'ont aucun retentissement sur la vue. Une observation publiée en 1888, par Manassé, est très probante à cet égard. Il s'agissait d'un cysticerque de la grosseur d'un grain de raisin développé au milieu d'une couche optique ; les symptômes auxquels il donna lieu furent presque exclusivement des symptômes de paralysie.

Les lésions bilatérales des centres sous-corticaux produisent de l'amaurose binoculaire. Peltzer a fait connaître un cas de cécité complète occasionnée par des foyers de ramollissement dans les tubercules quadrijumeaux, les couches optiques et les lobes occipitaux des deux côtés. Les pupilles un peu resserrées, étaient insensibles à la lumière, et il existait du nystagmus.

4. RACINE SPINALE DU NERF OPTIQUE.

Nous ne saurions passer sous silence la quatrième racine du nerf optique, quoique son existence fasse encore l'objet de discussions. D'après Stilling, immédiatement en avant du corps genouillé externe quelques fibres des bandelettes optiques passent dans le pédoncule cérébral, se répandent à sa surface en formant éventail, et gagnent le pont de Varole. L'auteur a pu suivre leur trajet jusque dans la moelle allongée et dans l'entre-croisement des pyramides. Il explique, au moyen de ces fibres, la propagation d'un processus morbide de la moelle épinière au nerf optique. La plupart des auteurs qui se sont occupés de la question, comme vient de le faire récemment Angelucci, nient l'existence de la racine spinale du nerf optique.

Ce qui est certain c'est que, dans les cas d'affections de la moelle compliqués d'amaurose, l'examen anatomique n'a jamais permis d'établir une communication directe entre la dégénérescence du nerf optique et celle de la moelle épinière. L'altération du nerf optique commence, au contraire, dans la partie retrobulbaire. Au début des affections de la moelle épinière (tabes dorsal), les troubles fonctionnels de la vue sont vraisemblablement d'origine vasculaire (Förster, E. Berger), et non la conséquence d'une lésion des fibres nerveuses dans le trajet du nerf optique.

Diverses théories ont été émises pour expliquer les rapports entre l'atrophie du nerf optique et les affections de la moelle épinière.

Albust, Arndt, Waldmann et N. Weis admettent qu'une méningite chronique peut se propager de la moelle au nerf optique.

Gowers et d'autres auteurs pensent que, simultanément ou successivement, le même phénomène de dégénérescence se produit dans des parties diverses du système nerveux, parties prédisposées à la dégénérescence.

Strümpell, pour expliquer l'atrophie du nerf optique dans le tabes dorsal, invoque l'action toxique de la syphilis sur la partie périphérique du nerf. Pour émettre cette théorie, il s'est vu obligé de regarder tous les ataxiques comme syphilitiques.

Rieger et Förster (de Nuremberg) recherchent l'explication des rapports entre l'affection spinale et l'atrophie du nerf optique dans le grand sympathique. L'atrophie optique se développerait en un point qui serait en rapport direct avec la partie de la moelle la première atteinte ; elle serait la conséquence de troubles des vaso-moteurs.

Michel a démontré que, dans la paralysie labio-glosso-laryngée, il survenait une dégénérescence du nerf optique si la lésion atteignait les noyaux du facial et de l'oculo-moteur externe. L'atrophie optique se montre plus fréquemment comme complication dans les affections de la partie supérieure de la moelle allongée que dans celles de sa partie inférieure. De même, dans les affections de la moelle épinière, plus la lésion siège haut et plus les troubles oculaires sont fréquents. A ces considérations nous pouvons ajouter que, dans le tabes, les troubles oculaires du début ont tous les caractères de troubles circulatoires de la rétine (rétrécissement périphérique en forme de secteur). Aussi, ai-je été amené par toutes ces raisons à penser que les troubles de la vision dans les maladies de la moelle épinière pourraient être dus aux altérations de la moelle allongée, si fréquentes dans le tabes dorsal (sclérose, épendymite chronique), altérations qui intéresseraient en même temps les centres vaso-moteurs du nerf optique. Il ne m'a pas été permis de démontrer cette hypothèse par des expériences sur des animaux.

Stilling a constaté que quelques-unes des fibres optiques de la racine spinale pénètrent dans le noyau de l'oculo-moteur commun, d'où elles passent dans les pédoncules cérébelleux supérieurs et dans la partie supérieure de la fosse losangique. Peltesohn a observé, dans un cas d'apoplexie de la moelle allongée, le développement d'une atrophie du nerf optique ; la lésion hémorrhagique occupait le point de la fosse losangique où sont situées les fibres optiques de Stilling. On pourrait peut-être expliquer le cas de Peltesohn en admettant que, dans la fosse losangique, le faisceau optique de Stilling renferme les fibres vaso-motrices du nerf optique. De toute façon, il est permis d'invoquer cette observation comme un argument en faveur de mon hypothèse sur le rapport de l'atrophie optique avec les altérations de la moelle épinière par l'intermédiaire de la moelle allongée.

5. CAPSULE INTERNE.

Des fibres réunissent les centres sous-corticaux au centre cortical de la vision. Il n'est pas encore prouvé que des fibres optiques se rendent de la rétine jusqu'au lobe occipital sans passer par les centres sous-corticaux. L'ensemble des fibres qui sortent des pédoncules cérébraux et des ganglions sous-corticaux pour se terminer dans l'écorce cérébrale porte, on le sait, le nom de couronne rayonnante de Reil. La portion de cette couronne qui est située entre les couches optiques et le corps strié, d'un côté, et le noyau lenticulaire, de l'autre, est appelée capsule interne. Sa partie postérieure (carrefour sensitif de Charcot) renferme des fibres optiques. Les fibres qui relient les centres sous-corticaux de la vision avec le centre psychique sont appelées, depuis Gratiolet, radiations optiques ou expansions cérébrales optiques.

En se basant sur les données anatomiques, les lésions du carrefour sensitif doivent entraîner l'*hémianopsie* homonyme du côté opposé, la paralysie croisée des sens olfactif, auditif et gustatif, et l'anesthésie de la face du côté opposé. Les observations cliniques ont complètement démontré la justesse des conclusions que permettait de tirer l'anatomie. Mais, pour la vue, les troubles qu'on observe dans les cas d'affections du carrefour sensitif consistent en une amblyopie croisée. Pour expliquer ce fait, M. Charcot a admis l'entrecroisement total des fibres optiques avant leur arrivée dans la capsule interne. D'après lui, les fibres qui ne s'étaient pas croisées dans le chiasma s'entre-croisent dans les tubercules quadrijumeaux. Cette hypothèse ne s'accorde nullement avec l'existence de l'*hémianopsie* dans les cas de lésion d'un seul lobe occipital.

Des recherches ultérieures ont démontré que dans les cas d'amblyopie croisée, qui s'accompagnent généralement d'autres symptômes (hémianesthésie, etc.), l'œil situé du côté atteint d'hémianesthésie est amblyope à un très haut point; son champ visuel est considérablement rétréci, et il existe de la dyschromatopsie. L'examen sérieux de l'autre œil prouve qu'il est aussi plus ou moins atteint, mais toujours à un moindre degré que le premier; néanmoins, on peut y constater de l'amblyopie et du rétrécissement du champ visuel.

Dans deux cas de lésion de la capsule interne, Türck avait déjà remarqué que la pupille réagissait moins à la lumière du côté de l'hémianesthésie que de celui de la lésion; mais il n'avait pas cherché à se rendre compte de l'acuité visuelle.

Bernhardt, dans un cas de lésion de la partie postérieure de la capsule interne, reconnut que l'œil du côté opposé au mal était atteint d'amaurose, tandis que l'autre possédait son acuité de vision normale tout en ayant son champ visuel rétréci. Dans un cas analogue, publié par Müller, il n'existait que de l'amblyopie croisée, sans troubles fonctionnels du côté de la lésion. Pitres, chez un malade qu'il examina avec le plus grand soin, constata de l'amblyopie des deux côtés, plus marquée du côté de l'hémiplégie. C'est ce qu'observa à son tour Fuerstner. Il est possible que les différences notées dans les symptômes dus à une lésion de la capsule interne tiennent à ce que, dans un cas, les fibres maculaires directes et croisées sont atteintes en même temps, tandis que dans l'autre cas les fibres directes sont indemnes.

Les lésions anatomo-pathologiques de la capsule interne sont généralement le résultat de l'apoplexie. Aux symptômes d'amblyopie croisée et de paralysie croisée des nerfs crâniens se joignent habituellement de l'hémianesthésie, de l'hémiplégie et, plus tard, de l'hémichorée. Une seule fois (c'est à Müller qu'est due l'observation), la lésion de la capsule interne consista en ramollissement.

6. RADIATIONS OPTIQUES DE GRATIOLET.

Des dispositions anatomiques, on peut déduire qu'une lésion unilatérale des radiations optiques doit amener l'*hémianopsie* du côté opposé; que leur lésion bilatérale doit produire la cécité complète. C'est, en effet, ce qu'ont démontré les observations cliniques.

Dans son ouvrage classique, Henschen rapporte trois observations d'*hémianopsie* homonyme où l'autopsie a révélé une lésion des radiations optiques. Dans un cas de ramollissement, il était survenu de l'amaurose bilatérale transitoire, et l'autopsie montra qu'il existait une lésion des deux radiations optiques, ayant occasionné l'atrophie partielle de leurs fibres. Dans un autre cas, où on avait constaté de l'amaurose bilatérale, des masses carcinomateuses avaient détruit les deux radiations optiques et avaient également pénétré dans d'autres parties de la substance blanche du cerveau.

Les lésions anatomo-pathologiques complémentaires ont aussi une grande importance au point de vue théorique; nous voulons parler des lésions de la substance blanche sans destruction des radiations optiques. Henschen a publié trois observations de cette nature : des tumeurs s'étaient développées dans le voisinage immédiat des radiations optiques, entre les fibres desquelles elles avaient même envoyé des prolongements, sans qu'il en fût résulté de troubles oculaires.

Si la lésion primitive occupe les radiations optiques, la dégénérescence ascendante et descendante se propage vers le centre cortical et vers les ganglions sous-corticaux. Dans un cas de Henschen, la dégénérescence avait atteint l'écorce corticale ; le corps strié et les petites cellules ganglionnaires de la portion médiane et dorsale du corps genouillé interne étaient atrophiés. Dans les tubercules quadrijumeaux antérieurs, l'atrophie avait atteint très légèrement le stratum opticum. Quant aux nerfs optiques eux-mêmes, ils étaient normaux.

7. CENTRE CORTICAL (PSYCHIQUE) DE LA VISION.

Dès 1842, Flourens avait démontré, sur des pigeons, que la privation des parties postérieures des hémisphères les rendait aveugles. Hitzig a cru observer chez le chien qu'on privait d'un lobe occipital la cécité de l'œil opposé. Depuis lors, un certain nombre d'expériences ont été faites sur des animaux et des autopsies ont été pratiquées sur l'homme à la suite de lésions dont on avait noté soigneusement les symptômes ; il en est ressorti d'une façon évidente que les lobes occipitaux sont les centres corticaux de la vision. Ferrier avait observé que la destruction du gyrus angularis (centre optique de Walton) entraînait, chez certains animaux, la perte de la vue dans l'œil du côté opposé ; mais les recherches de Wernicke ont établi que, dans ces expériences, la cécité résultait probablement de la lésion simultanée des radiations optiques de Gratiolet, dont le trajet passerait auprès du gyrus angularis.

On s'est demandé si d'autres parties de l'écorce cérébrale que les lobes occipitaux étaient en rapport avec la vision ; la réponse à cette question a varié avec les auteurs. Quelques physiologistes (Lannegrace, Exner) admettent que le centre de la vision n'est pas limité exclusivement, chez les animaux, au lobe occipital, mais que les lobes frontal et pariétal ont aussi des relations avec la vue, sans pourtant que ces rapports fussent aussi intimes que celui du lobe occipital. Munk et Huguenin ont, de leur côté, observé la cécité chez des singes et des chiens privés de leurs lobes occipitaux ; aussi nient-ils que les autres parties de l'écorce cérébrale jouent un rôle effectif dans l'acte de la vision. Pour l'homme, il est d'ailleurs hors de doute que toutes les lésions de l'écorce cérébrale, hormis celles du lobe occipital, ne produisent jamais une altération des fonctions de la rétine. D'un certain nombre d'autopsies, il résulte que, dans les lésions de l'écorce cérébrale qui entraînent l'*hémianopie*, c'est toujours le lobe occipital qui est atteint. Les nombreuses observations analysées par Séguin s'accordent avec les recherches ultérieures de Nothnagel, et démontrent que le cunéus et la première circonvolution occipitale forment le centre des fibres optiques. Dans un cas d'*hémianopsie* homonyme

observé par Saenger, cette partie de l'écorce cérébrale était la seule
atteinte.

L'*hémianopsie* qui résulte de la destruction d'un centre cortical de
la vision ou des radiations optiques se distingue généralement de
celle produite par une lésion siégeant sur un autre point du trajet des
fibres optiques. Dans le premier cas, la ligne de séparation du scotome dévie habituellement du côté de l'*hémianopsie*; si le champ
visuel est limité par une ligne verticale passant par la macula, on
observe en général une zone amblyopique située du côté de l'*hémianopsie*, entre la partie normale du champ visuel et le scotome. La limite

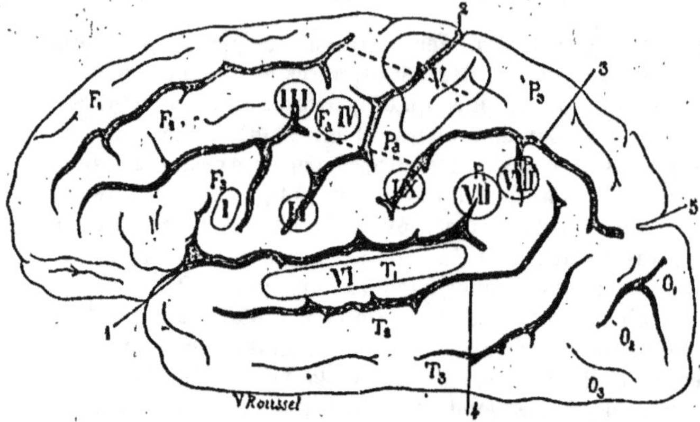

Fig. 4. — Schéma des localisations corticales. Face externe de l'hémisphère gauche.

1, scissure de Sylvius; 2, sillon de Rolando; 3, scissure interpariétale; 4, scissure
parallèle; 5, scissure perpendiculaire externe;
F₁, première circonvolution frontale; F₂, deuxième circonvolution frontale; F₃,
troisième circonvolution frontale; Fa, circonvolution frontale ascendante; Ps, lobule
pariétal supérieur; Pi, lobule pariétal inférieur; lobule du pli courbe; T₁, première circonvolution temporale; T₂, deuxième circonvolution temporale; T₃, troisième circonvolution temporale; O₁, première circonvolution occipitale; O₂, deuxième
circonvolution occipitale; O₃, troisième circonvolution occipitale.
I, aphasie motrice (type Bouillaud-Broca); II, centre de la face; III, agraphie (?);
IV, centre du bras; V, centre de la jambe; VI, surdité verbale; VII, cécité verbale;
VIII, mouvement des yeux, facial supérieur (?); IX, centre optique de Walton et
Ferrier.

des couleurs aboutissant à la zone *amblyopique* permet de distinguer
l'*hémianopsie* due à une lésion corticale de celle qui résulte d'une altération de la bandelette optique. Fœrster explique la déviation de la
ligne de démarcation vers le côté *hémianopsique* par une meilleure
distribution des vaisseaux dans le centre cortical de la vision. Il résulte de cette distribution plus favorable que, même dans les cas
d'apoplexie ou de ramollissement, le courant sanguin n'est jamais
complètement interrompu dans l'écorce occipitale.

La réaction de la pupille à la lumière est conservée dans la partie où la rétine ne remplit plus ses fonctions, lorsqu'il s'agit d'une lésion du centre cortical, et ce signe a une haute importance pour le diagnostic.

L'acuité visuelle reste généralement normale ; dans des cas rares, elle diminue de moitié. Si elle est diminuée davantage, ce qui coïncide presque toujours avec un rétrécissement des parties conservées du champ visuel, c'est qu'il existe d'autres lésions que l'altération corticale ; on n'est plus en présence d'un cas typique. Dans un certain nombre des cas observés, l'*hémianopsie* avait débuté par des scotomes symétriques, inégaux dans les deux yeux, ce qui indiquait une lésion partielle du centre de la vision. Il n'a pas encore été possible d'arriver à la localisation corticale des diverses parties du champ visuel. Wernicke admet que les fibres optiques du côté temporal de la rétine qui appartiennent au faisceau direct se terminent dans le côté temporal du centre cortical de la vision.

D'après Séguin, les données suivantes peuvent aider à établir le diagnostic du siège de la lésion, lorsqu'on se trouve en présence d'*hémianopsie* homonyme.

1° La névrite optique et la perte de la réaction pupillaire doivent faire penser à une lésion située au-delà du centre sous-cortical de la vision ;

2° L'hémianesthésie, l'ataxie, l'athétose avec hémiplégie s'observent dans les lésions de la capsule interne et de la couche optique ; l'anesthésie de la conjonctive plaide en faveur d'une lésion de la capsule interne ;

3° Si l'hémiplégie et l'hémianesthésie sont complètes, la lésion de la capsule interne est très étendue ;

4° L'hémiplégie complète et l'aphasie sans hémianesthésie, ou avec hémianesthésie peu accentuée, se rencontrent surtout dans les lésions de l'extrémité postéro-supérieure de la scissure de Sylvius ;

5° L'hémiplégie peu marquée et une légère ataxie font soupçonner une lésion du lobule pariétal inférieur et du gyrus angularis (nous acceptons cette manière de voir, en ajoutant, avec Wernicke, que, dans ces cas, les radiations optiques sont également lésées) ;

6° L'*hémianopsie* homonyme, sans complication, doit faire croire à une lésion corticale.

L'hémi-achromatopsie, c'est-à-dire la perte du sens des couleurs dans deux moitiés homonymes du champ visuel, a été parfois observée et a fait admettre l'existence d'un *centre cortical des couleurs*. En outre, on a décrit des cas où des sensations subjectives des couleurs ne se sont produites que dans deux moitiés homonymes du champ visuel ; par exemple, dans ces deux moitiés les objets semblaient colorés en rouge (hémiérythropsie). Wilbrandt prétend que les diverses qualités visuelles sont localisées dans les différentes couches du centre cortical de la vision. Ainsi, la couche superficielle serait en rapport avec la sensation des couleurs; la couche située au-dessous servirait au sens de la lumière, etc. Il est vrai que, dans les troubles nutritifs du centre cortical de la vision, le sens des couleurs se perd plus facilement que la faculté de distinguer des lettres fines. D'autres auteurs croient que le sens des couleurs a son centre localisé dans une partie limitée de l'écorce occipitale. Nuel admet, de son côté, que le centre du sens de l'espace serait en même temps le centre du sens des couleurs.

Dans la plupart des cas, l'*hémianopsie* homonyme par lésion corticale est le résultat de l'apoplexie; elle accompagne parfois l'hémiplégie, l'hémianesthésie ou l'aphasie. C'est la plus fréquente de toutes les variétés d'*hémianopsie*. Le pronostic en est plus favorable que celui de l'*hémianopsie* occasionnée par une autre lésion, et il est plus favorable non seulement dans les cas où l'altération corticale reconnaît pour cause l'apoplexie, mais encore lorsqu'elle est due à la syphilis ou au traumatisme. Dans les cas de destruction du centre cortical de la vision par des tumeurs ou par ramollissement, le pronostic est essentiellement défavorable pour la vue. Il dépend, en somme, principalement de la nature du processus qui cause l'*hémianopsie*. Quelques auteurs admettent encore que certaines formes de l'amaurose toxique (urémie) ont leur siège localisé dans le centre cortical de la vision (Nuel).

On connaît des cas (méningite chronique) où des processus diffus occupent les deux lobes occipitaux; ces processus amènent une fatigue de la rétine, qui se complique ou non de douleurs occipitales. Plus tard, on observe des impressions subjectives de la vision, des hallucinations de la vue, des sensations subjectives lumineuses ou colorées (Mooren).

Il est probable que chez les fiévreux atteints de maladies infectieuses, les illusions et les hallucinations sont causées par une action toxique qui se manifeste vers le centre cortical de la vision. Chez les aliénés, les mêmes symptômes sont produits par un processus anatomo-pathologique localisé dans l'écorce cérébrale. En général, lorsque les hallucinations portent sur un certain groupe d'idées, la projection de leurs images se fait dans une direction déterminée; ainsi, chez les hystériques, la projection est dirigée vers le côté de l'hémianesthésie (Charcot).

Dans les lésions du centre cortical de la vision, le fond de l'œil est normal; pourtant lorsque les affections de cette partie sont causées par une tumeur, on voit survenir de la névrite et de l'atrophie optiques. Il est démontré que, dans les *altérations corticales de la vision, la dégénérescence descendante ne s'étend jamais jusqu'aux nerfs opti-*

ques (Fœrster). Dans un cas de ce genre, Henschen a pu constater la dégénérescence descendante dans les radiations optiques, dans le corps genouillé externe et le stratum opticum des tubercules quadrijumeaux; mais les nerfs optiques étaient indemnes. Aussi, chez les animaux privés du centre cortical de la vision, l'atrophie optique ne survient jamais (Munk).

L'atrophie descendante peut non seulement se développer dans les radiations optiques consécutivement à une lésion corticale, mais parfois aussi à la suite d'atrophie du centre cortical de la vision résultant elle-même d'une lésion primitive des radiations optiques, qui a amené la dégénérescence ascendante. Dans les cas de cécité de longue durée, les autres parties de l'écorce cérébrale sont frappées de dégénérescence secondaire coïncidant avec l'atrophie corticale (Henschen); c'est ainsi que le centre de la mémoire visuelle s'atrophie. Les données anatomiques que la science doit à Henschen font comprendre qu'après un certain temps de cécité, la mémoire de la vision se perd complètement; les malades aveugles depuis trente ans ne sont généralement plus en état de se représenter les objets (Stricker).

La destruction des deux centres corticaux de la vision produit la cécité des deux yeux. De tels cas sont très rares; Nothnagel, Mooren, Chvostek en ont observé des exemples. Les expériences faites sur les animaux tendraient à faire admettre que, dans l'amaurose corticale, la réaction pupillaire est conservée. Il est bien regrettable qu'on n'ait pas songé, en général, à consigner les renseignements que fournissent à cet égard les observations faites sur l'homme.

Dans les lésions corticales, on note non seulement le réflexe pupillaire, mais aussi le réflexe du facial. Chez les animaux privés du centre cortical de la vision, on a déterminé le clignotement en leur plaçant des objets lumineux devant les yeux (nous ne supposons pas que, dans ces expériences, il faille tenir compte de l'action de la chaleur sur les organes terminaux du trijumeau). On n'est pas encore certain que ce réflexe existe aussi chez l'homme; mais, d'après Wilbrandt, le fait est très vraisemblable.

La lésion des deux lobes occipitaux dans le voisinage de leur extrémité postéro-supérieure produit, chez les animaux, des symptômes que Munk désigne sous le nom de *cécité de l'âme*. Ils ne se rendent plus compte des impressions visuelles, parce que la mémoire des impressions optiques est détruite. Peu à peu, comme dans l'enfance, ils apprennent de nouveau à utiliser les impressions visuelles. D'autres auteurs, qui ont fait les mêmes expériences, n'admettent pas les explications de Munk. Ils prétendent que des symptômes analogues sont produits non seulement par une lésion occipale, mais aussi par l'écoulement du liquide céphalo-rachidien.

Les expériences de Munk ont encouragé divers savants à rechercher chez l'homme des phénomènes comparables à ceux qu'il a décrits. Fuerstner est arrivé à constater chez quelques malades atteints de paralysie générale des symptômes qui prouvent que ces malades voient, mais qu'ils sont hors d'état d'utiliser leurs impressions visuelles. Cette cécité de l'âme, dénotant la perte de la partie corticale où les représentations visuelles sont localisées, s'observe surtout dans les lésions qui affectent la surface des lobes occipitaux. Généralement, après avoir duré de huit à quatorze jours, la cécité de l'âme disparaît, mais elle peut reparaître plus tard. Elle peut aussi se compliquer d'amaurose passagère.

Sous le nom d'*apraxie*, on a décrit un état mental qui a beaucoup de ressemblance avec la cécité de l'âme, et qui s'accompagne parfois d'aphasie. Les malades ne se rendent pas compte de la nature des objets qu'ils voient; ils prennent un couteau pour une cuiller, et veulent s'en servir pour manger le potage, etc.

De même que la mémoire des impressions visuelles peut être détruite en totalité, de même elle peut n'être que partiellement abolie. Munk prétend avoir observé des chiens qui ont reconnu certains objets, mais n'ont pas reconnu le fouet.

La perte de la mémoire des impressions visuelles produites par des lettres est généralement désignée sous le nom d'*alexie* ou de *cécité verbale* (Wortblindheit). Les malades atteints de cette affection ne peuvent plus reconnaître les lettres, mais ils lisent bien les chiffres. Il arrive que la mémoire, perdue pour un alphabet, soit conservée pour un autre. Michel cite le cas d'un malade qui pouvait lire l'alphabet gothique et avait oublié les lettres latines. Dans un certain nombre d'observations dues à Charcot, Westphahl, Brandenburg, Landolt, Bruns, Stœlting, on voit que la cécité verbale s'était compliquée d'*hémianopsie* homonyme. Un cas de Charcot est des plus remarquables : l'*hémianopsie* accompagnant la cécité verbale s'étant améliorée, le champ visuel s'est agrandi.

La cécité verbale est généralement causée par l'apoplexie. Quant à la localisation de la lésion, on la place « dans le lobule pariétal inférieur, avec ou sans participation du lobule du pli courbe ».

Dans certains cas, les malades pouvaient écrire des lettres sous la dictée, mais ils n'étaient pas en état de les lire. Les fibres d'association reliant la mémoire auditive des mots au prétendu centre d'écriture fonctionnaient, tandis que le centre d'impressions des lettres était détruit. Dans d'autres cas, la cécité verbale était accompagnée d'une certaine difficulté, ou même de l'impossibilité absolue d'écrire (Brandenburg, Knecht). C'est que les fibres d'association reliant le centre des représentations visuelles des lettres (*Buchstabengedæchtniss*) au centre des représentations auditives (*Klangbildergedæchtniss*) étaient affectées. On admet, dans ce cas, que la mémoire des mouvements de l'écriture (*Bewegungsvorstellungen des Schreibens*) est en même temps atteinte.

Quant à l'*agraphie*, Exner et d'autres auteurs ont admis qu'elle était le résultat d'une lésion localisée au pied de la deuxième circonvolution frontale gauche. L'agraphie serait la conséquence de la perte de la mémoire des images des lettres ou d'un trouble dans les connexions du centre où se produisent ces images, soit avec la circonvolution de Broca, soit avec la zone motrice des membres supérieurs et inférieurs. Dans un cas d'agraphie observé par Déjérine, l'autopsie a montré que la lésion siégeait dans les trois quarts inférieurs du pli courbe et se continuait en forme de coin jusque sous l'épendyme du prolongement occipital du ventricule latéral. L'agraphie était complète et pour l'écriture spontanée et pour la dictée. Le sujet avait, en outre, présenté les phénomènes de l'alexie, de la surdité verbale et probablement d'*hémianopsie* droite. L'agraphie et l'alexie relevaient d'une seule et même cause : la perte des images optiques des lettres.

Pour expliquer la fréquence de l'*hémianopsie* dans la cécité verbale, Charcot invoque la distribution des vaisseaux sanguins: la même branche de l'artère sylvienne se distribue à la circonvolution de Broca et au centre où sont localisées la cécité verbale et l'*hémianopsie* homonyme droite. Si la ramification qui se rend à ce dernier centre est seule atteinte, on n'observe que l'*hémianopsie* et la cécité verbale.

Dans des lésions étendues, l'alexie peut se compliquer de cécité de l'âme et d'agraphie, comme Badal l'a observé une fois.

J. Mierzejewski a décrit une forme nouvelle d'alexie, qu'il a proposé d'appeler *Cæcitas syllabaris et verbalis, sed non litteralis*. Le malade est apte à reconnaître les lettres, mais il ne peut plus les réunir en syllabes ou en mots. Celui qui fut observé par Mierzejewski pouvait écrire sous la dictée, mais il était incapable de lire ce qu'il venait d'écrire ; il écrivait des ordonnances (c'était un médecin de cinquante-six ans), mais il était dans l'impossibilité de contrôler ce qu'il avait prescrit ; il copiait l'écriture sans faire de fautes, mais il ne comprenait pas le sens des mots qu'il traçait. Comme il arrive généralement dans la cécité verbale, il reconnaissait et lisait les chiffres, même lorsqu'on les combinait d'une façon compliquée. Cet état fit son apparition après un troisième accès d'urémie, le malade étant atteint de néphrite chronique, d'emphysème pulmonaire et d'hypertrophie du cœur.

Ce cas du professeur Mierzejewski, qui a beaucoup de ressemblance avec un autre publié par Lardat, forme probablement une variété de transition entre la vraie alexie et une difficulté de lire que Berlin a décrite sous le nom de *dyslexie*.

La dyslexie se montre sans la moindre altération de l'organe de la vue. Après avoir lu péniblement quelques mots, le malade éprouve une certaine sensation de malaise qui l'empêche de continuer sa lecture. Ce trouble fonctionnel apparaît parfois sans avoir été annoncé par aucun symptôme prodromique ; d'autres fois, il est précédé de maux de tête, de vertiges et même d'accès épileptiformes. Dans quelques cas, la dyslexie est accompagnée dès le début de troubles de l'innervation du côté droit. Le pronostic de cette affection est presque toujours bénin : elle peut guérir complètement. Berlin pour expliquer cette guérison, admet que d'autres parties de l'écorce cérébrale viennent suppléer celle dont la fonction est détruite. Jusqu'à ce jour, on n'a observé que dix cas de ce singulier trouble de la vision. L'hypothèse de Berlin en vertu de laquelle la dyslexie serait causée par une lésion de la circonvolution de Broca siégeant dans le voisinage de la scissure de Sylvius, s'est trouvée confirmée par une autopsie de Nieden. Dans un autre cas, Bruns a vu, à l'autopsie, la lésion siéger du côté droit, au lieu de se trouver à gauche. Il semble donc que, de même que le centre de la parole se localise à droite chez les gauchers, de même le centre de la lecture puisse se localiser de ce côté chez quelques-uns ; il y a des gauchers pour la lecture, comme il y a des gauchers pour la parole.

BIBLIOGRAPHIE

NERF OPTIQUE. — *Samelsohn*, Arch. f. Ophthalmologie, t. XXVIII, fasc. 3, p. 1. — *Vossius*, Ibidem, t. XXVIII, fasc. 3, p. 301. — *Bunge*, Ueber Gesichtsfeld und Faserverlauf im optischen Leitungsapparate. — *Uhthoff*, Arch. f. Ophthalmologie, t. XXXII, fasc. 4. — *Schmidt-Rimpler*, Ibidem, XXIV, fasc. 3.

CHIASMA. — *Gudden*, Arch. f. Ophthalm., t. XXV, fasc. 1 et 4. — *Ganser*, Arch. f. Psychiatrie, t. XIII. — *Marchand*, Arch. f. Ophthalm., t. XXVIII, fasc. 1. — *Silcock*, Ophthalm. Soc. of the United Kingdom., 10 déc. 1885. — *Van Millingen*, Centralbl. f. Augenheilk., 1886, p. 167. — *Little* (Philadelphie), Amer. Ophthalm. Soc., 1886. — *W. Rath*, Arch. f. Ophthalm., t. XXXIV, fasc. 4. — *Oppenheim*, Virchow's Archiv, 1886.

BANDELETTE OPTIQUE. — *Seguin*, Journ. of nerv. and mental diseases, 1887, t. XIV, nov., déc.

CENTRES SOUS-CORTICAUX. — *Stilling*, Untersuch. ü. d. Bau d. optischen Centralorgane, Berlin et Kassel, 1882. — *Henschen*, Klinische und anatomische Beiträge zur Pathologie des Gehirns, I. Th. Upsala, 1890. — *Nuel*, Dans le Traité de *de Wecker* et *Landolt*, t. IV. — *Bechterew*, Centralbl. Augenheilk., 1884, p. 27. — *Nothnagel*, Semaine médicale, 1889, n° 9. — *Manasse*, Neurolog. Centralbl., 1888, n° 22. — *Veronese*, Wiener Klin. Wochensch., 1889, n° 110. — *Graset*, Traité pratique des maladies du système nerveux, Montpellier, 1886.

RADIATIONS OPTIQUES, CAPSULE INTERNE. — *Lannegrace*, Hémiopie homonyme et amblyopie croisée, Acad. de méd., 1888, 30 octobre. — *Manthner*, Gehirn und Auge., 1881. — *Anderson J.*, Ophthalmic Review, 1885, august.

CENTRE CORTICAL DE LA VISION. — *Séguin*, Archives de neurologie, 1886. — *Hitzig*, Centralbl. f. d. med. Wissensch., 1874, p. 548. — *Ferrier*, The functions of the brain, London, 1876. — *Manthner*, Gehirn und Auge. Wiesbaden, 1880. — *Munk*, Ue. d. Function der Grosshirnrinde, Gesammelte Abhandlungen, 1881. — *Cerelitzky*, Recherches expérimentales sur la fonction de l'écorce occipitale chez les animaux. Saint-Pétersbourg, 1890. — *Wilbrandt*, Die Seelenblindheit als Heerderscheinung, Wiesbaden, 1887. — *Lissauer*, Arch. f. Psychiatrie, XXI, p. 222. — *Siemerling*, Ibidem, p. 228. — *Nothnagel*, 6° congrès de médecine interne à Wiesbaden et Topische Diagnostik der Gehirnkrankheiten, Berlin, 1870.

CÉCITÉ VERBALE, *Charcot*, Leçons 1887, p. 167 et 173. — *Brandenburg*, Arch. f. Ophthalmologie, t. XXXIII, fasc. 3. — *Knecht*, Deutsche Med. Wochenschr., 1887, 15 sept. — *Landolt*, Dans l'ouvrage dédié à M. *Donders*, 1888. — *Bruns* et *Stoelting*, Neurolog. Centralbl., 1888, n°° 17, 18. — *Déjerine*, Méd. moderne, 1891, n° 13. — *Badal*, Archives d'ophthalmologie, 1888, mars-avril. — *J. Mierzejewski*, Przegladhek, 1890, n° 46.

DYSLEXIE. — *Berlin*, Eine besondere Art von Wortblindheit, Wiesbaden, 1887. — *Nieden*, Arch. f. Augenheilk., 1887, fasc. 2. — *Bruns*, Neurolog. Centralb., 1888, n°° 2, 3. — *Uhthoff*, Deutsche Medizinalzeitung, 1890.

B. — NERFS MOTEURS DE L'ŒIL.

GÉNÉRALITÉS.

Les nerfs moteurs de l'œil sont, on le sait, l'oculo-moteur commun, le pathétique et l'oculo-moteur externe.

Le *nerf oculo-moteur commun* prend naissance vers le bord interne

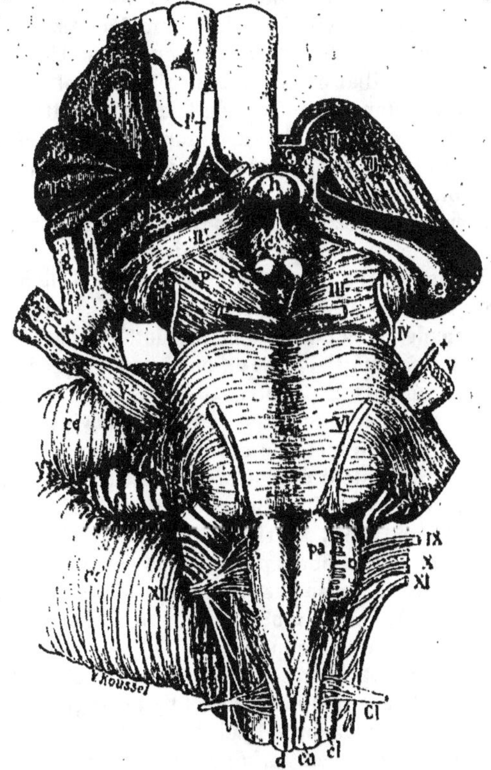

Fig. 5. — Origine des nerfs crâniens (d'après Quain). — Chaque paire nerveuse est indiquée, suivant son ordre d'émergence, par un chiffre romain.

du pédoncule cérébral, immédiatement au-devant du pont de Varole et en dehors de l'espace perforé antérieur. A son origine apparente, il comprend huit, dix et quelquefois douze filaments, qui, après un parcours de 3 à 5 millimètres, se réunissent en un faisceau qui se dirige obliquement en avant et en dehors.

Au point où la tente du cervelet (tentorium cerebelli) s'insère à l'os, le nerf pénètre dans une fente de la dure-mère et continue ensuite son trajet entre l'artère cérébrale profonde et l'artère cérébelleuse supérieure, puis il s'engage dans le sinus caverneux où il reçoit des filets du plexus sympathique entourant l'artère carotide interne. D'après Longet, l'oculo-moteur commun s'anastomose aussi, au niveau du sinus, avec le trijumeau. Dans la fente sphénoïdale, en traversant l'anneau de Zinn, le nerf se divise en deux branches. La branche inférieure, plus volumineuse que l'autre, anime le droit inférieur, le droit interne et l'oblique inférieur. La ramification qui se rend au muscle oblique inférieur fournit aussi une racine (courte ou motrice) au ganglion ciliaire ; ses fibres se terminent dans le sphincter de la pupille et dans le muscle de l'accommodation. La branche supérieure du nerf oculo-moteur commun passe au-dessus du nerf optique et fournit des rameaux au releveur de la paupière supérieure et au droit supérieur.

Depuis les remarquables recherches de Stilling père sur les noyaux des nerfs moteurs de l'œil, nous savons que les fibres de l'oculo-moteur commun passent du point où elles ont leur origine apparente (sur les côtés internes des pédoncules cérébraux) dans la paroi du troisième ventricule, puis dans l'aqueduc de Sylvius. Elles prennent naissance dans un noyau gris, placé au-dessous de l'aqueduc de Sylvius et de la partie antérieure du quatrième ventricule. Ce noyau s'étend depuis la moitié antérieure de l'aqueduc de Sylvius jusqu'au noyau du nerf pathétique. Duval admet que ces deux noyaux sont confondus, mais, pour Forel, ils restent distincts. Les auteurs ne sont pas d'accord sur le point de savoir si les fibres des deux nerfs oculo-moteurs s'entre-croisent ou non avant d'arriver au noyau. Westphal, Édinger et Perlia admettent que leurs fibres postérieures seules s'entre-croisent; Mauthner, au contraire, en se basant sur des faits cliniques, prétend que toutes les fibres de l'oculo-moteur commun arrivent au noyau sans se croiser avec celles du nerf opposé.

Les fibres qui animent chacun des muscles auxquels le moteur oculaire commun envoie des ramifications, ont leur origine dans des parties distinctes du noyau. D'après Kahler et Pick, les filets du muscle de l'accommodation ont leur origine dans la partie antérieure ; puis viennent successivement ceux du sphincter de la pupille, du droit interne, du droit inférieur, du releveur de la paupière supérieure, du droit supérieur, de l'oblique inférieur. Les noyaux des deux nerfs oculo-moteurs communs sont réunis par des anastomoses. Chacun d'eux est en outre relié à la racine sensitive du trijumeau (Meynert) et au noyau de la sixième paire du côté opposé (Duval).

Le *nerf pathétique* (trochlearis) a son origine dans un noyau situé en arrière de celui de la troisième paire, à la partie supérieure (antérieure) du plancher du quatrième ventricule. Quelques auteurs admettent que ses fibres s'entre-croisent sur la ligne médiane avec celles du nerf opposé, mais Mauthner nie le fait. Les fibres du pathétique émergent au-dessus des pédoncules cérébelleux supérieurs, en dehors du pont de Varole et du frein de la valvule de Vieussens. Le nerf comprend, à son origine, de deux à huit filaments, qui, au delà du pont de Varole, se réunissent en un faisceau unique. Il contourne la protubérance et les pédoncules cérébraux, se dirige en avant et en dedans jusqu'au sommet du rocher, et traverse la dure-mère au niveau de l'entre-croisement des deux circonférences de la tente du cervelet; puis il passe en arrière des apophyses clinoïdes postérieures. Au delà

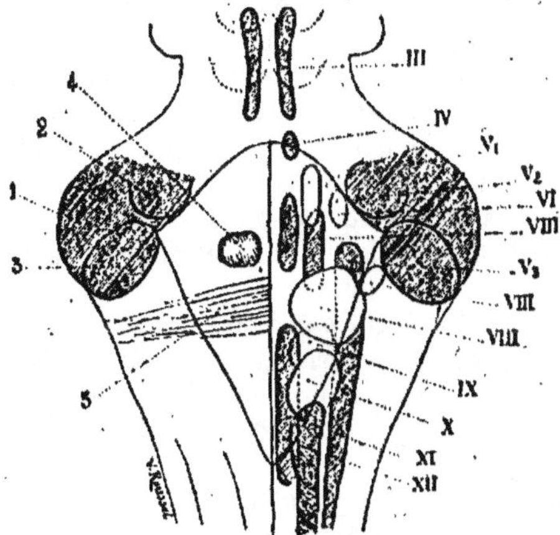

Fig. 6. — Aspect de la face postérieure du bulbe (d'après Erb et Aeby).

1, 2, 3, coupe des pédoncules moyen, supérieur et inférieur; 4, eminentia teres (genou du facial); 5, stries médullaires (racines de l'acoustique). Les chiffres romains indiquent, par leur numéro d'ordre, les origines et les racines apparentes des nerfs bulbaires.

de ce point, il s'anastomose avec la première branche du trijumeau.

Le pathétique est séparé du sinus caverneux par une paroi très mince. Dans la partie antérieure de ce sinus, le nerf ophtalmique de Willis, accolé à la carotide interne, est situé au-dessous du pathétique, jusqu'à leur entrée dans l'orbite. Ce dernier passe dans la partie la plus externe de la fente sphénoïdale. Dans l'orbite, il se place au-dessous du releveur de la paupière supérieure et va se terminer dans le muscle oblique supérieur.

Le *nerf oculo-moteur externe* (abducens) naît d'un noyau gris situé à la partie moyenne du plancher du quatrième ventricule. Son noyau est relié par des fibres anastomotiques au noyau supérieur du facial, que

quelques auteurs considèrent comme uni au premier. Le nerf oculo-
moteur externe traverse la partie antérieure du bulbe; il a son origine apparente dans le sillon postérieur du pont de Varole, au-dessus des pyramides. Après un parcours de 2 millimètres, les sept ou
huit filaments qui le composent se réunissent en un faisceau qui gagne
en avant la partie latérale du clivus Blumenbachii, en dedans du trijumeau. Il traverse la dure-mère au niveau de la suture sphéno-basi-
laire, puis se dirige vers le sinus caverneux qu'il perfore dans sa paroi
postérieure et s'applique sur la paroi inférieure de ce sinus, en dedans
et au-dessous de l'oculo-moteur commun.

Dans le sinus caverneux, le nerf oculo-moteur externe reçoit deux
ou trois filaments du plexus sympathique entourant la carotide, et
s'anastomose avec l'ophtalmique de Willis. Après avoir traversé la
fente sphénoïdale, il entre dans l'orbite par l'anneau de Zinn. Dans
son trajet intra-orbitaire, il est accompagné du nerf nasal et de la branche inférieure de l'oculo-moteur commun. Après s'être dirigé en dehors
et en avant, il se perd dans le muscle droit externe.

Nous connaissons encore mal le trajet intracérébral des fibres des
nerfs qui animent les muscles de l'œil, et nous ne savons que peu de
chose de leurs centres corticaux.

Il semble qu'il y ait un centre des mouvements volontaires de l'œil
localisé dans les gyrus angularis et supramarginalis. En outre, les
recherches de Grasset et Landouzy ont démontré que le centre du
releveur de la paupière supérieure est localisé dans le lobule du pli
courbe (gyrus angularis).

Après les détails anatomiques que nous venons de donner, il est
nécessaire de diviser les paralysies des muscles de l'œil en plusieurs
sections :

1° Les paralysies corticales ;

2° Les paralysies résultant de lésions des fibres qui relient le centre
cortical aux noyaux ;

3° Les paralysies nucléaires ;

4° Les paralysies par lésion des fibres entre les noyaux et les origines apparentes des nerfs à la base du crâne ;

5° Les paralysies basilaires (dans le parcours des nerfs à la base du
crâne) ;

6° Les paralysies causées par des lésions ayant leur siège dans le
sinus caverneux ;

7° Les paralysies par suite de lésions situées en dedans de la fente
sphénoïdale ;

8° Les paralysies orbitaires, résultant de lésions des fibres dans
leur trajet orbitaire ;

9° Les paralysies périphériques.

Avant de commencer la description détaillée de ces diverses formes de paralysies de muscles de l'œil, il sera très utile d'exposer les symptômes de ces paralysies.

Le trouble fonctionnel d'un muscle paralysé de l'œil se traduit par l'absence du mouvement de l'organe dans la direction dans laquelle s'exerce l'action du muscle. S'il y a seulement parésie, l'étendue du champ de fixation est diminuée. Dans l'œil dont un muscle est paralysé, le muscle antagoniste, dont l'action n'est plus contre-balancée, fait dévier l'œil dans sa direction. Par suite, les objets fixés par les deux yeux ne produisent plus d'images dans des parties correspondantes de chaque rétine, mais en des points qui, dans la vision binoculaire, reçoivent les images d'objets différents. C'est pour ce motif que, dans les cas de paralysie d'un muscle de l'œil, les objets ne produisent plus une seule image et que le malade en distingue deux. Les premiers symptômes de la parésie d'un muscle de l'œil sont donc de la *diplopie* et des *vertiges*, qui en sont la conséquence.

Le *diagnostic* de la paralysie d'un muscle dont l'action s'exerce en sens horizontal est très facile ; il suffit de se rappeler que le *droit interne* tourne l'œil en dedans, et que le *droit externe* le tourne en dehors. Lorsqu'on lui fait fixer une bougie après lui avoir mis un verre rouge devant un œil, le malade atteint de diplopie indique de quel œil il voit l'image droite ou gauche.

Dans l'œil paralysé, l'image est déplacée dans la direction où le muscle paralysé exerçait son action à l'état normal. Dans la paralysie d'un muscle droit interne, les deux images sont à la même hauteur et parallèles ; celle de l'œil malade étant déplacée en dedans, il y a diplopie croisée. Lorsque la paralysie affecte le muscle droit externe, il y a diplopie homonyme.

Les yeux sont mus en haut par les muscles droits supérieurs et obliques inférieurs ; c'est le droit inférieur et l'oblique supérieur qui tournent l'œil en bas.

Le *droit supérieur* amène en haut et en dedans l'extrémité supérieure du méridien vertical de la cornée. Si ce muscle est paralysé, l'image prend la direction qu'imprime à l'œil le droit supérieur dans l'état normal ; elle est croisée, située plus haut et son extrémité supérieure se dévie en dedans. Quant à l'œil lui-même, il est dévié en bas et en dehors.

Le *petit oblique* dirige l'œil en haut, et entraîne, en même temps, l'extrémité supérieure du méridien vertical vers le côté externe. L'image, dans un œil dont le petit oblique est paralysé, est située plus haut, et son extrémité supérieure est déviée en dehors ; elle est homonyme.

Le *droit inférieur* tourne l'œil en dedans et en bas, et dévie en dehors l'extrémité supérieure du méridien vertical de la cornée. Lorsque ce muscle est paralysé, l'image est croisée, abaissée et déviée en dehors.

Le muscle *oblique supérieur* tourne l'œil en bas et en dehors, en inclinant en dehors le sommet du méridien vertical de la cornée. Les images de l'œil, lorsque le muscle oblique supérieur est paralysé, sont homonymes, abaissées et dirigées en dehors.

Dans la paralysie du *releveur de la paupière supérieure*, cette paupière est abaissée ; mais il convient de remarquer que le ptosis à un faible degré peut être également produit par une paralysie des fibres lisses du muscle palpébral supérieur de Müller, muscle qui est animé par des filets du sympathique.

Si plusieurs muscles sont paralysés à la fois, il faut examiner avec soin la motilité de l'œil. Les muscles droits interne et externe peuvent être paralysés du même côté sans qu'il en résulte de diplopie. L'examen du champ de fixation, qu'on pratique à l'aide du périmètre de Fœrster, dénote alors l'existence d'une paralysie musculaire. Disons en passant que le champ de fixation a, dans l'état normal, de 34 à 45 degrés en haut, de 45 à 57 degrés en bas, de 45 à 50 degrés en dedans, et de 42 à 50 degrés en dehors.

Dans la paralysie du *sphincter de la pupille*, celle-ci est dilatée (mydriase) et ne réagit ni à la lumière, ni à l'accommodation.

La paralysie du *muscle de l'accommodation* se traduit par des signes très divers, selon l'état de réfraction des yeux du malade.

Un individu atteint d'une myopie très prononcée ou moyenne (jusqu'à 3 D) ne présente aucun trouble fonctionnel, ni lorsqu'il regarde des objets éloignés, ni lorsqu'il fixe des objets rapprochés.

S'il existe une faible myopie, de l'emmétropie ou un peu d'hypermétropie, le malade voit très bien de loin, mais il est incapable de lire ou d'écrire.

Dans les cas où l'astigmatisme est corrigé par une contraction irrégulière du muscle de l'accommodation ; dans l'hypermétropie très prononcée, qui oblige ce muscle à agir pour que le malade puisse regarder de loin, la paralysie du muscle de l'accommodation détermine des troubles oculaires analogues à ceux de l'amblyopie. Cette amblyopie apparente est d'ailleurs très facile à corriger par l'emploi de verres cylindriques ou convexes. Un certain nombre d'amblyopies consécutives à des maladies infectieuses, dont nous parlent les auteurs anciens, ne sont probablement que le résultat de paralysies passagères du muscle de l'accommodation.

Un appareil construit sur mes indications, et à l'aide duquel on peut combiner diverses séries de verres, sert à constater l'existence de paralysie ou de parésie de l'accommodation.

Cet appareil est composé de deux palettes, l'une antérieure, plus courte, et l'autre postérieure. Cette dernière est garnie de deux attelles latérales, en cuivre, dans lesquelles est emboîtée la palette antérieure; celle-ci glisse donc dans la palette postérieure au moyen de ces attelles. La palette *postérieure* contient de haut en bas les verres suivants : 0, + 1, + 2, + 3, — 3, — 2, — 1 D; la palette *antérieure:* + 0,5 +

7, + 14, — 21, — 14, — 7D. Ces verres sont plan-concaves et plan-convexes ; ils sont placés dans la palette de telle façon, que leurs surfaces planes se touchent et que, quand on fait glisser une palette sur l'autre, les axes des deux verres combinés se correspondent exactement.

La valeur de chaque verre est indiquée en dioptries sur les côtés de l'appareil; la valeur de la combinaison s'obtient donc en additionnant les deux chiffres qui se trouvent à la même hauteur.

Supposons maintenant que l'on se propose de se servir de la série des verres convexes. On fera glisser la palette antérieure de haut en bas, et l'on aura ainsi avec + 0,5D : + 1/2, + 1 1/2, + 2 1/2, + 3 1/2D, et sans + 0,5D : + 1, + 2, + 3D.

Il suffit de placer ensuite + 7 en avant de — 3, et en faisant glisser + 7 de haut en bas, on a

$$-3 + 7 = +4D$$
$$-2 + 7 = +5D$$
$$-1 + 7 = +6D$$

Puis on place + 7 en haut, c'est-à-dire en avant du 0 de la palette postérieure, et on fait glisser + 7 de haut en bas ; il en résulte :

$$+1 + 7 = + 8D$$
$$+2 + 7 = + 9D$$
$$+3 + 7 = + 10D$$

Au-dessous de cette dernière combinaison est la combinaison suivante : — 3 + 14 = + 11D.

Qu'on glisse maintenant le verre + 14 dans la même direction que le verre précédent (+ 7), et l'on obtient :

$$-3 + 14 = +11D$$
$$-2 + 14 = +12D$$
$$-1 + 14 = +13D$$
$$0 + 14 = +14D$$
$$+1 + 14 = +15D$$
$$+2 + 14 = +16D$$
$$+2 + 14 = +17D$$

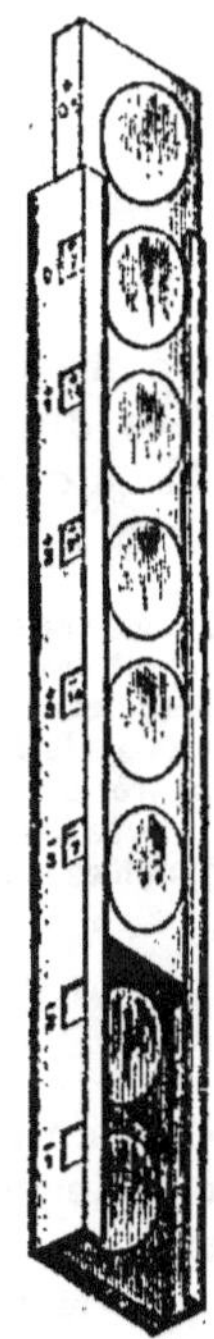

Fig. 7. — Appareil de E. Berger, remplaçant la boîte de verres d'essai.

Supposons qu'il s'agisse d'un individu dont l'amplitude de l'accommodation, si l'on en juge par son âge, doit être d'une valeur de + 5D. Si l'individu est emmétrope, il lira les plus fins caractères à la distance de 20 centimètres. Si, au contraire, il est hypermétrope, il faudra déjà un certain effort du muscle de l'accommodation pour que l'œil regarde en l'air. Que, par exemple, l'hypermétropie soit de + 1D, l'individu en question ne lit qu'à 25 centimètres (+ 4D). Lorsqu'il existe de la paralysie de l'accommodation, dans le premier cas (emmétropie), il faut donner + 5D, dans le second (hypermétropie de 1D) + 6D, pour que l'œil puisse distinguer les plus fins caractères à 20 centimètres.

I. — PARALYSIES INTRA-CÉRÉBRALES DES NERFS MOTEURS DE L'OEIL.

A. — PARALYSIES DE L'OCULO-MOTEUR COMMUN.

1. PARALYSIES D'ORIGINE CORTICALE.

Les observations de Grasset et Landouzy nous ont appris que les lésions du pli courbe entraînent une paralysie (monoplégie) qui n'affecte que le releveur de la paupière supérieure du côté opposé. Nous en citerons comme exemple un cas observé par Lemoine (1).

Un ouvrier âgé de quarante-trois ans, atteint d'un rétrécissement mitral, fut subitement frappé de blépharoptose droite, qui apparut en même temps que des symptômes apoplectiformes. La blépharoptose persista. L'autopsie pratiquée quelques années après l'apparition de la ptosis montra qu'il existait un foyer de ramollissement très ancien dans le gyrus angularis du côté gauche. Cette observation prouve la justesse des idées de Grasset et Landouzy sur le centre cortical du releveur de la paupière supérieure.

2. PARALYSIES PAR DESTRUCTION DES FIBRES RELIANT LE CENTRE CORTICAL DE L'OCULO-MOTEUR COMMUN A SON NOYAU.

Ces paralysies devraient toujours être croisées ; elles se compliquent constamment de paralysies d'autres nerfs crâniens. Nous y reviendrons, lorsque nous nous occuperons des lésions du pont de Varole. D'après Mauthner, il est encore impossible d'en établir le diagnostic d'une façon positive.

3. PARALYSIES NUCLÉAIRES.

Il est quelquefois possible de les diagnostiquer. L'ophthalmoplégie externe (la paralysie des muscles extrinsèques animés par l'oculo-moteur commun, accompagnée ou non de paralysie du pathétique et de l'oculo-moteur externe) est un signe qui doit faire songer à une lésion nucléaire. Il n'est pas encore démontré que cette forme de paralysie soit d'origine corticale, et, dans les lésions du faisceau nerveux, les autres fibres de l'oculo-moteur commun sont toujours atteintes en même temps. La paralysie basilaire ne peut jamais frapper les muscles extrinsèques sans atteindre aussi les muscles intrinsèques (Mauthner, Dufour).

D'un autre côté, on regarde comme une preuve d'une lésion nucléaire l'ophthalmoplégie interne (Parinaud) qui ne frappe que le sphincter de

(1) Lemoine (G.), *De la blépharoptose cérébrale*, in *Revue de médecine*, 1887, p. 572.

la pupille et le muscle de l'accommodation, dont les noyaux forment la partie antérieure de celui de la troisième paire. Les noyaux des muscles intrinsèques de l'œil reçoivent des artères qui forment un réseau distinct de celui qui se rend au noyau des muscles extrinsèques; il n'y a pas d'anastomoses entre leurs vaisseaux artériels, qui sont, par suite, des artères terminales, dans le sens que Cohnheim attache à cette expression. Cette particularité dans la distribution des vaisseaux se rendant au noyau de la troisième paire peut expliquer pourquoi, dans les lésions nucléaires, on voit si fréquemment, tantôt la partie antérieure (muscles intrinsèques seuls), tantôt la partie postérieure (muscles extrinsèques seuls) uniquement intéressée.

Différents processus peuvent amener des lésions nucléaires, et nous citerons : l'artérite syphilitique des vaisseaux du bulbe, l'épendymite chronique proliférante avec dégénérescence secondaire de la substance grise du quatrième ventricule et de l'aqueduc de Sylvius, la sclérose en plaques, le tabes dorsal.

4. PARALYSIES PAR LÉSION DES FAISCEAUX DANS LEUR TRAJET DEPUIS LE BULBE JUSQU'A LA BASE DU CRANE.

Plusieurs cas peuvent se présenter :

a. La paralysie totale de l'oculo-moteur commun peut être le résultat d'une lésion des faisceaux sous-nucléaires. Néanmoins, dans la paralysie totale de ce nerf, il est plus plausible d'admettre une lésion basilaire.

b. La paralysie totale de l'oculo-moteur commun (avec ou sans paralysie des muscles intrinsèques de l'œil) doit faire penser à une lésion des faisceaux sous-nucléaires, siégeant dans le pédoncule cérébral, lorsqu'elle se complique d'hémiplégie du côté opposé. Cet ensemble de symptômes se montre dans les lésions du pédoncule cérébral quand la lésion est considérable, assez étendue et occupe la partie interne du pédoncule.

Alexander (1), en 1887, observa un cas de paralysie des muscles extrinsèques de l'œil droit animés par le nerf oculo-moteur commun, coïncidant avec la paralysie des extrémités du côté opposé ; les symptômes étaient apparus à la suite d'une attaque d'apoplexie. L'auteur de l'observation admit une hémorrhagie occupant les pédoncules cérébraux, dans le point où naît le nerf oculo-moteur. Plus tard, les muscles intrinsèques de l'œil furent paralysés à leur tour. Alexander en conclut que le foyer hémorrhagique avait gagné le troisième ventricule, et son diagnostic fut confirmé par l'autopsie.

Dans des cas analogues, on a également constaté la paralysie croisée

____

(1) Alexander, *Deutsche Medizin. Wochenschrift*, 1887.

du facial (1), l'hémiplégie croisée et la paralysie de l'oculo-moteur commun du côté de la lésion.

c. Les paralysies isolées, symétriques des deux côtés, sont très rarement produites par une lésion des filets de l'oculo-moteur commun avant leur réunion en faisceau.

Chez un malade âgé de quarante-neuf ans, atteint de sclérose en plaques, Thomsen (2) observa une diminution de la motilité des deux yeux en haut; le phénomène était plus accentué du côté gauche. La réaction pupillaire était normale du côté droit, diminuée du côté gauche. Les deux papilles optiques étaient décolorées. L'autopsie montra des plaques de sclérose en différents points du système nerveux, mais les noyaux des muscles de l'œil étaient sains. Une néoplasie gommeuse occupant exactement, entre les deux pédoncules cérébraux, le point d'origine du nerf oculo-moteur commun avait amené la destruction des faisceaux sous-nucléaires de ce nerf. La lésion était superficielle du côté gauche, plus profonde du côté droit où elle atteignait le pied du pédoncule cérébral, la substance noire, jusqu'au noyau rouge de Stilling. Du côté gauche, les faisceaux composant le nerf étaient normaux; mais, du côté droit, ils étaient dégénérés dans une notable étendue. On ne saurait expliquer, dans ce cas, pourquoi la destruction par dégénérescence du côté droit, et la simple compression sans altération ultérieure du côté gauche ont produit des deux côtés les mêmes troubles fonctionnels: la diminution bilatérale de la motilité d'un seul muscle.

B. — PARALYSIES DU PATHÉTIQUE.

On ne connaît pas de paralysies d'origine corticale. La paralysie fasciculaire peut se montrer comme complication de certaines altérations anatomo-pathologiques occupant la fente de Bichat, ainsi que de la méningite tuberculeuse (Michel). Dans certains cas, les graves accidents cérébraux qui apparaissent ne permettent pas de diagnostiquer la paralysie du pathétique. En outre, il faut se rappeler que des lésions siégeant dans la valvule de Vieussens peuvent, par compression, intéresser le pathétique.

La paralysie nucléaire du pathétique a été observée plusieurs fois; quoique rare, elle est plus fréquente que la paralysie fasciculaire.

C. — PARALYSIES DU NERF OCULO-MOTEUR EXTERNE.

On n'a pas encore constaté de cas de paralysie corticale du nerf oculo-moteur externe.

(1) Strümpell, *Nervenkrankheiten*, p. 348.
(2) Thomsen, *Ges. f. Psychiatrie*, Berlin, 1886, 7 juin.

La paralysie nucléaire a été observée à diverses reprises et mise hors de doute par l'autopsie. C'est surtout dans le tabes dorsal qu'on l'a rencontrée, et, dans cette maladie, elle s'accompagne fréquemment d'autres paralysies des muscles de l'œil.

Si les fibres nerveuses sont lésées dans la protubérance annulaire, la paralysie de l'oculo-moteur externe est accompagnée d'une hémiplégie croisée.

D'après Gowers, la paralysie conjuguée des muscles droit externe et droit interne du côté opposé a une certaine valeur pour le diagnostic du siège de la lésion.

a. Si la lésion frappe les fibres de l'oculo-moteur externe dans le *bulbe*, on observe la paralysie complète du droit externe et la convergence de l'œil vers le côté de la lésion.

b. Si le *noyau* du nerf est atteint, on constate les mêmes symptômes, mais, en outre, il existe une paralysie des mouvements conjugués des yeux du côté de la lésion, symptôme que Gowers (1) explique par la présence de fibres commissurales reliant le noyau de l'oculomoteur externe à celui de la troisième paire.

c. Si la lésion se trouve *au-dessus* de la protubérance annulaire, il y a aussi paralysie des mouvements conjugués vers le côté de la lésion, mais la paralysie n'est pas complète et on n'observe pas la convergence de l'œil paralysé.

Comme l'a dit avec raison Hughlings Jackson, cette question se rattache à celle de la déviation conjuguée de Prévost où les yeux sont généralement déviés dans le sens opposé à la lésion ; dans les lésions du pont de Varole, par exemple, ils sont déviés du côté de la paralysie des extrémités. Jackson a, en effet, observé un cas de lésion du pont de Varole avec déviation conjuguée vers le côté de l'hémiplégie. Mais on constate aussi le contraire. Dans une lésion de la moitié du pont, Jackson nota des convulsions unilatérales, et, dans ce cas, la déviation conjuguée s'observait du côté que les convulsions n'avaient pas frappé, c'est-à-dire du côté de la lésion.

L'importance de la paralysie de l'oculo-moteur externe produite par des altérations de la protubérance annulaire nous décide à étudier également les autres symptômes de ces lésions.

Protubérance annulaire. — En dehors des symptômes de paralysie alterne (2) et de paralysie de l'oculo-moteur commun et de l'oculo-moteur externe, on a observé, dans les lésions de la protubérance annulaire, la paralysie du trijumeau et du facial. Si la lésion

---

(1) Gowers, *Ophthalm. Soc. of the United Kingdom*, 1887, 10 mars.
(2) D'après Grasset, la paralysie alterne serait caractéristique des lésions de la protubérance annulaire, mais elle ne se produirait que lorsque la lésion occuperait la région bulbaire postérieure.

atteint les fibres du facial avant leur entre-croisement, c'est-à-dire si elle occupe la partie inférieure de la protubérance, la paralysie faciale et l'hémiplégie siègent du même côté. Mais si la paralysie du facial résulte d'une lésion occupant la partie supérieure de la protubérance (après l'entre-croisement des fibres nerveuses), elle siège du côté de la lésion, tandis que l'hémiplégie se trouve du côté opposé.

a. Dans un cas observé chez un enfant d'un an par Mendel et Hirschberg (1), il existait de la paralysie faciale du côté droit, de la kératite neuroparalytique bilatérale, de l'anesthésie des trois branches du trijumeau du côté gauche, de la paralysie du bras et de la jambe du côté droit. L'autopsie montra un foyer de ramollissement dans la protubérance; le nerf facial était atteint au-dessous de l'entre-croisement de ses fibres.

b. Dans une observation de Bernhardt (2), on voit notées la paralysie du facial droit, la kératite neuroparalytique, l'anesthésie du trijumeau et la paralysie de l'oculo-moteur externe du même côté. Outre une destruction du tubercule quadrijumeau postérieur droit et une légère altération du tubercule quadrijumeau antérieur du même côté, l'autopsie montra une destruction superficielle du pont de Varole. La lésion du facial siégeait au-dessus de l'entre-croisement.

Dans les lésions du pont de Varole, d'autres nerfs bulbaires peuvent être aussi lésés; en voici un exemple :

c. Finny (3) rencontra une tumeur de la grosseur d'une noisette dans la portion gauche du pont de Varole. Lors de l'entrée du malade à l'hôpital, on avait constaté une paralysie et une anesthésie incomplètes du bras et de la jambe gauches. Le sens musculaire faisait défaut, la moitié gauche de la face était paralysée et les yeux étaient déviés à droite. De ce côté, il existait de la névrite optique. Enfin on avait noté de la paralysie de la langue, des lèvres et du pharynx, de l'anesthésie de toute la région dans laquelle aboutit le trijumeau, et de la faiblesse des jambes. La mort survint après une attaque de convulsions.

La myose spasmodique observée d'un côté ou des deux côtés à la fois, dans plusieurs cas d'affections de la protubérance, est probablement la conséquence de la compression ou de l'irritation du noyau de la troisième paire par la lésion elle-même (tumeur, etc.).

II. — PARALYSIES EXTRA-CÉRÉBRALES DES NERFS MOTEURS DE L'ŒIL.

1. FORMES DIVERSES DE LA PARALYSIE BASILAIRE DES NERFS MOTEURS DE L'ŒIL.

Le diagnostic d'une paralysie basilaire des nerfs moteurs de l'œil n'est pas toujours facile. On peut poser en principe avec une certaine certitude que la paralysie des muscles extrinsèques de l'œil, sans paralysie des muscles intrinsèques, n'est jamais d'origine basilaire.

(1) Mendel et Hirschberg, Centralbl. f. Augenheilk., 1890, p. 213.
(2) Bernhardt, Neurolog. Centralbl., 1890, n° 14.
(3) Finny, Soc. royale de méd. et de chirurgie de Londres, 1889, 29 avril.

La paralysie totale des muscles de l'œil peut être ou basilaire ou nucléaire; mais, lorsqu'il existe en même temps de la paralysie d'autres nerfs, la présence de la névrite optique peut aider au diagnostic différentiel, et plaide en faveur de la paralysie basilaire. Examinons d'abord les diverses formes que revêt la paralysie basilaire des muscles de l'œil.

La *paralysie à rechute* de l'oculo-moteur commun atteint généralement tous les muscles animés par ce nerf. Nous y reviendrons à propos

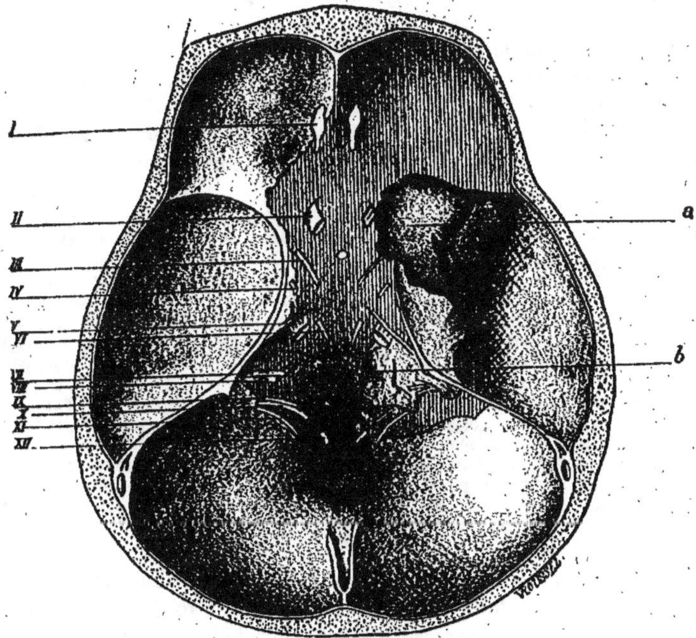

Fig. 8. — L'autopsie d'un cas de paralysie progressive unilatérale des nerfs crâniens, d'après Adamkiewicz.

a, b, tumeur sarcomateuse. — Les chiffres romains indiquent par leur numéro d'ordre les origines et les racines apparentes des nerfs bulbaires.

de la « migraine ophthalmoplégique ». Cette forme de paralysie est probablement basilaire.

La *paralysie bilatérale totale des muscles oculaires* (dans la syphilis) qui se termine par la guérison, peut être nucléaire ou basilaire.

Il en est de même de la *paralysie bilatérale d'un seul des trois nerfs moteurs de l'œil*; elle peut être basilaire ou nucléaire.

Par exemple, les deux nerfs oculo-moteurs externes peuvent être comprimés ensemble par une tumeur basilaire qui siégerait au point où, fort rapprochés l'un de l'autre, ils naissent du sillon postérieur du pont de Varole.

Les deux nerfs oculo-moteurs communs peuvent être comprimés simultanément par l'artère cérébrale profonde, par une exsudation organisée en tissu cicatriciel ou par une tumeur de la base du crâne.

Le pathétique peut être aussi comprimé des deux côtés à la fois par une lésion exerçant elle-même une compression sur la valvule de Vieussens.

La *paralysie unilatérale progressive des nerfs crâniens* peut être d'origine nucléaire ou d'origine basilaire. Dans son ouvrage sur les paralysies des muscles de l'œil, Mauthner en a recueilli huit cas, dans lesquels la paralysie avait été causée par une tumeur basilaire. Adamkiewicz en a, depuis, publié un nouveau cas, fort important.

Le malade d'Adamkiewicz (fig. 8) fut d'abord atteint d'une paralysie des nerfs passant à travers la fente sphénoïdale droite, du pathétique, de l'oculo-moteur externe, de l'ophthalmique de Willis et du trijumeau; plus tard, l'oculo-moteur commun fut atteint à son tour. Ces symptômes firent diagnostiquer un processus ayant débuté dans le centre de la fente sphénoïdale et s'étant propagé vers la partie latérale. On vit s'étendre la paralysie au masseter et aux ptérygoïdiens, en même temps que la partie alvéolaire du maxillaire supérieur s'hypertrophiait. A partir de ce moment, il ne pouvait subsister aucun doute sur l'existence d'une tumeur se développant dans les os de la base du crâne. En effet, quatre mois après, le facial était atteint dans toutes ses parties, et le malade devenait sourd du côté droit. De l'aphonie survint, et l'examen laryngoscopique permit de reconnaître la paralysie de la corde vocale droite, par suite de lésion du nerf récurrent. L'œil, du côté malade, perdit peu à peu la vue, et l'on constata de l'amaurose consécutive à l'atrophie du nerf optique. La mort arriva par paralysie du nerf pneumo-gastrique. L'autopsie montra qu'il existait une tumeur (sarcome) qui avait comprimé et détruit les nerfs dont on avait constaté la paralysie pendant la vie.

Lorsque la paralysie unilatérale progressive se complique d'amaurose du même côté, la lésion est sans doute basilaire. L'hémiopie peut se rencontrer dans la paralysie basilaire aussi bien que dans la paralysie nucléaire (Mauthner).

L'existence d'anosmie et de névrite optique du côté où les nerfs crâniens sont paralysés doit plutôt faire songer à une lésion basilaire.

La *paralysie bilatérale progressive* des nerfs crâniens n'est presque jamais d'origine basilaire; dans l'immense majorité des cas, elle est d'origine nucléaire. Parfois, lorsque les muscles intrinsèques de l'œil sont indemnes, on peut arriver à localiser sûrement le processus dans les noyaux.

La *paralysie de l'oculo-moteur commun compliquée d'hémiplégie* peut être ou fasciculaire (voir ci-dessus) ou bien basilaire. Si l'hémiplégie croisée précède la paralysie totale de l'oculo-moteur commun, il faut, d'après Mauthner, admettre une lésion basilaire. Les lésions de cette nature atteignent d'abord le pédoncule cérébral, puis les faisceaux de l'oculo-moteur commun.

Une lésion basilaire n'a pas toujours son point de départ dans la base du crâne; elle peut débuter en dehors de la cavité crânienne et y pénétrer par suite de son accroissement ultérieur. La pression intra-crânienne qui survient alors, ou bien la compression directe produite par la tumeur peuvent êtres assez fortes pour entraîner la compression et la paralysie des nerfs crâniens.

Lorsque les tumeurs s'accroissent lentement, les nerfs s'accoutument peu à peu à la compression, sans qu'il surgisse de troubles fonctionnels; si l'accroissement est rapide, on ne tarde pas à voir apparaître la paralysie.

Quant aux causes des paralysies basilaires des muscles de l'œil, elles sont nombreuses; citons notamment: la méningite basilaire, la pachyméningite circonscrite, les abcès cérébraux siégeant à la base du crâne, l'artérite syphilitique des artères de la base entraînant des troubles nutritifs dans les nerfs crâniens, les gommes, les tubercules et les tumeurs diverses de la base du crâne.

2. PARALYSIES DES NERFS MOTEURS DE L'ŒIL PAR UNE LÉSION SIÉGEANT DANS LE SINUS CAVERNEUX.

Elles peuvent être produites ou par l'inflammation des parois du sinus caverneux (phlébite du sinus) ou par l'anévrysme artérioso-veineux de la carotide interne. Nous nous occuperons de cette forme de paralysie des muscles de l'œil dans le chapitre consacré aux affections des vaisseaux.

3. PARALYSIES DES NERFS MOTEURS DE L'ŒIL PAR COMPRESSION DANS LA FENTE SPHÉNOÏDALE.

Ces paralysies résultent surtout d'altérations du périoste ou des os eux-mêmes. Les hyperostoses, les affections syphilitiques, et peut-être aussi les affections rhumatismales, sont les causes qui amènent la paralysie par compression dans la fente sphénoïdale. Au point de vue clinique, comme au point de vue anatomo-pathologique, cette paralysie a été encore peu étudiée. Nous en citerons pourtant un cas, qui a été observé par Donath. L'oculo-moteur commun et le nerf sus-orbitaire étaient paralysés. L'affection se manifesta d'abord par du ptosis, puis survinrent la paralysie du droit interne et l'anesthésie de la première branche du trijumeau. L'acuité visuelle, la réaction pupillaire et l'accommodation étaient normales. Il n'existait aucune anomalie du fond de l'œil, mais des douleurs dans le front et dans la tempe. Peu à peu tous les muscles animés par l'oculo-moteur commun furent atteints de paralysie. En pressant sur le globe oculaire, on déterminait de la douleur en arrière. Les paupières devinrent légèrement œdémateuses, et il se manifesta de la diplopie dans toutes les directions, sauf dans celle du droit externe. Donath admit une périostite syphilitique ou rhumatismale des os de la fente sphénoïdale. Un traitement médical continué pendant trois mois guérit le malade, qui ne conserva qu'une légère mydriase.

4. PARALYSIES ORBITAIRES DES MUSCLES DE L'ŒIL.

Généralement le diagnostic de ces paralysies est facilité par un certain nombre de symptômes démontrant l'existence d'une affection de l'orbite : exophthalmie, douleurs dans l'orbite et dans la partie postérieure du globe oculaire ; parfois on constate par la palpation la présence d'une tumeur orbitaire. Quant à l'exophthalmie, il faut se rappeler qu'elle peut être aussi d'origine centrale. S'il existe une paralysie totale de l'oculo-moteur commun sans que d'autres nerfs moteurs de l'œil soient atteints, on ne saurait lui attribuer une cause orbitaire. Dans l'inflammation du tissu rétrobulbaire (phlegmon orbitaire), tous les muscles peuvent être paralysés à l'exception des muscles intrinsèques et, quelquefois aussi, du petit oblique.

5. PARALYSIES PÉRIPHÉRIQUES DES MUSCLES DE L'ŒIL.

Le diagnostic d'une lésion périphérique des muscles de l'œil est parfois très difficile. Ce n'est que lorsque le malade se souvient d'un refroidissement, d'une maladie infectieuse (intoxication par les ptomaïnes), etc., qu'on peut arriver à l'établir. Mais il faut se rappeler que les maladies infectieuses peuvent déterminer des altérations anatomo-pathologiques dans diverses parties du système nerveux. Ainsi, on a cité des exemples de lésions nucléaires dans la diphthérie (Mendel) et dans l'influenza (Goldflamm).

BIBLIOGRAPHIE.

Oculo-moteurs commun et externe. — *Féré*, Traité élémentaire d'anatomie médicale du système nerveux, Paris, 1886. — *V. Graefe*, Graefe u. Saemisch, Handbuch, t. V. — *Foerster*, Ibidem, t. VII. — *Jacobson*, Beziehungen der Störungen u. Veränderungen am Sehorgane zu Allgemein. u. Organleiden. — *Landolt et Epéron*, Traité de de Wecker et Landolt. — *Mauthner*, Die nucleären Augenmuskellähmungen, Wiesbaden, 1883. — *Mauthner*, Die nicht nucleären Augenmuskellähmungen. — *Donath*, Wiener Med. Presse, 1887, n° 40.

III. — CENTRE DES MOUVEMENTS COORDONNÉS DES YEUX.

1. TUBERCULES QUADRIJUMEAUX.

Nous avons déjà dit que, d'après des recherches expérimentales faites sur des animaux, les tubercules quadrijumeaux seraient un centre des mouvements coordonnés des yeux. Plusieurs auteurs nient que les lésions de ces tubercules entraînent constamment, chez l'homme, des troubles dans la coordination des mouvements des yeux (Leichtenstern); si ces troubles existent, ils seraient, prétendent-ils, la conséquence d'une lésion simultanée du noyau de l'oculo-moteur commun, qui est situé dans le voisinage. D'autres auteurs affirment, au contraire, que les troubles dans la coordination des mouvements, observés par eux à la suite d'une lésion des tubercules quadrijumeaux, seraient uniquement dus à cette lésion. Henoch et Steffen ont vu des troubles des mouvements verticaux des yeux être le résultat de lésion des tubercules quadrijumeaux. Bristowe observa la paralysie de tous les muscles de l'œil dans un cas où l'autopsie révéla l'existence d'une tumeur tuberculeuse dans les mêmes organes. Chez un malade étudié par Bergerhof, la paralysie avait frappé le droit interne et le releveur de la paupière supérieur du côté droit ; l'autopsie montra une lésion des tubercules quadrijumeaux du même côté. Parinaud, enfin, constata, dans deux cas, la paralysie des muscles produisant la convergence : dans l'un de ces cas, il existait des plaques de sclérose dans les tubercules quadrijumeaux, et, dans l'autre, les tubercules étaient comprimés par une tumeur.

2. PÉDONCULES CÉRÉBELLEUX.

Des troubles de la coordination, à la suite d'une lésion des pédoncules cérébelleux, ont été constatés par quelques auteurs. Magendie avait signalé, chez les animaux, une déviation oculaire consécutive à une lésion de cette partie de l'encéphale. Les observations cliniques ont permis de reconnaître que les affections des pédoncules cérébelleux entraînent la rotation de la tête et des yeux du côté de la lésion, indépendamment de la position latérale que l'animal est forcé d'adopter.

3. CERVELET.

Quelques auteurs admettent que le centre de la coordination des mouvements des yeux serait le cervelet ; d'après Laborde et Duval, il serait localisé dans le vermis inférieur. Les observations cliniques de Panas et Landouzy, qui ont observé des troubles dans la coordination des mouvements des yeux consécutivement à la lésion de cette partie du cervelet, viennent à l'appui de la théorie de Laborde et Duval. Dans le cas de Panas, une méningo-encéphalite avait amené une altération du vermis inférieur, et les mouvements horizontaux des yeux étaient absolument impossibles.

Parinaud admet que le cervelet est le centre de la convergence ; la lésion de ce centre provoquerait des vertiges et de la diplopie. Il fonde sa théorie sur le fait suivant : dans les lésions du cervelet, comme dans la maladie de Ménière, les malades se plaignent que les corps se meuvent dans l'espace ; or, ces mouvements, qu'on regarde souvent comme des symptômes d'ataxie, seraient le résultat d'une lésion du centre de la convergence, qui entraînerait une certaine désorientation.

Cette sensation de vertiges, cette ataxie des mouvements ont été observées récemment par Awtokratow (1), qui a publié un cas de tumeur tuberculeuse ayant atteint le vermis et déterminé les symptômes dont nous venons de parler. Cette observation plaide en faveur de la théorie de Parinaud.

Assez fréquemment, dans les tumeurs du cervelet, il survient des troubles de la vision qui se terminent par de l'amaurose. Mais le cervelet lui-même n'a aucune relation avec la vue. Il ne faut attribuer les troubles dont il s'agit qu'à une tendance particulière qu'ont les tumeurs de cet organe à entraîner le développement de la névrite optique, tendance moins marquée et moins rapide dans les autres tumeurs cérébrales. Voici l'explication qu'Awtokratow donne de ce fait. La tumeur du cervelet se développant près de l'aqueduc de Sylvius empêche, d'un côté, le courant du liquide cérébro-spinal ; de l'autre côté, elle comprime les veines, notamment la grande veine cérébrale. Il faut, en outre, tenir compte que la tumeur peut, en comprimant les tubercules quadrijumeaux, entraîner des troubles de la vision (Coingt) (2). Un certain nombre d'autres symptômes qui se manifestent dans les cas de tumeurs du cervelet seraient également dus à l'augmentation de la pression intracrânienne.

4. CORPS RESTIFORMES.

Dans leurs expériences sur les animaux, Duval et Laborde ont observé des troubles des mouvements coordonnés des yeux lorsqu'ils lésaient les corps restiformes. Mais nous ignorons encore s'il existe bien, dans ces corps, un centre précis de localisation de la coordi-

(1) Awtokratow, *Medizinskoje Obosrenje*, t. XXXV, 1890 (russe).
(2) Coingt, *Thèse de Paris*, 1878.

nation des mouvements. Nous ajouterons que, d'après les recherches de Brown-Séquard et Filehne, la lésion expérimentale des corps restiformes produit l'exophthalmie.

5. PONT DE VAROLE.

Le pont de Varole a été aussi regardé comme l'un des points importants qui président à la coordination des mouvements des yeux. Le bulbe et les noyaux gris situés au-dessous de l'aqueduc de Sylvius donnent naissance aux nerfs moteurs de l'œil. L'oculo-moteur commun est réuni à l'oculo-moteur externe du côté opposé par une anastomose (Huguenin, Gram, Duval et Laborde). Cette anastomose assure l'action synergique du droit interne avec le droit externe du côté opposé. Duval a également constaté une anastomose entre le noyau du pathétique et celui de l'oculo-moteur du côté opposé.

En résumé, il existe au moins trois centres sous-corticaux différents des mouvements associés des yeux : le premier, dans le pont de Varole ; le deuxième, dans les tubercules quadrijumeaux ; le troisième, dans le cervelet.

6. CENTRE CORTICAL DES MOUVEMENTS COORDONNÉS DES YEUX.

Les centres sous-corticaux des mouvements coordonnés des yeux sont sous la dépendance d'un centre cortical, qui est localisé dans la circonvolution frontale ascendante. La lésion de ce centre produit la déviation conjuguée des yeux vers le côté opposé, et rend impossibles leurs mouvements vers le côté de la lésion. Pour l'exposé des cas fort intéressants de lésions du centre cortical des mouvements associés des yeux qui ont été observés par Stark, Hitzig, Goldthammer, Bechterew et Ball, nous renvoyons à l'excellent résumé de Landolt et Éperon.

7. SYMPTOMATOLOGIE DES TROUBLES FONCTIONNELS DES MOUVEMENTS COORDONNÉS DES YEUX.

Les troubles fonctionnels des mouvements coordonnés des yeux peuvent se présenter sous divers aspects :

a. **Déviation conjuguée.** — Il y a déviation des deux yeux dans une même direction (*déviation conjuguée*); ils sont déviés soit à gauche, soit à droite. Si l'on demande au malade de tourner les yeux du côté opposé à la déviation, il le peut généralement, mais avec une certaine difficulté. Parfois la tête est tournée du même côté que les yeux, mais habituellement elle est tournée du côté opposé. Gad a constaté dans un cas un fait intéressant : les mouvements des yeux vers le côté opposé à la déviation étaient impossibles, mais si le malade fermait un œil, l'autre regardait bien dans la direction où les deux ne pouvaient se tourner en même temps.

La déviation conjuguée est un symptôme qui se rencontre très fréquemment dans les altérations anatomo-pathologiques du cerveau résultant d'hémorrhagie, d'encéphalite, de néoplasie, de ramollissement. Prévost qui, le premier, observa la déviation conjuguée, dit que les yeux sont déviés du côté de la lésion. Mais Vulpian et Landouzy ont montré que la direction de la déviation variait selon que la lésion siégeait dans les couches corticales ou dans le mésencéphale. En outre, la déviation est différente selon qu'il y a contracture ou paralysie conjuguée.

Voici les conclusions auxquelles est arrivé Landouzy :

1° Un malade qui tourne les yeux (d'ordinaire la tête et les yeux) vers ses membres convulsés est atteint d'une lésion hémisphérique (cortico-pédonculaire), de nature irritative ;

2° Un malade qui détourne les yeux de ses membres paralysés est atteint d'une lésion hémisphérique de nature paralytique ;

3° Un malade qui tourne les yeux vers ses membres paralysés est atteint d'une lésion protubérantielle, de nature paralytique ;

4° Un malade qui détourne les yeux de ses membres convulsés est atteint d'une lésion protubérantielle, de nature convulsive.

b. **Nystagmus.** — Sous ce nom on désigne une affection caractérisée par des spasmes cloniques des muscles des yeux, qui se manifeste par des mouvements involontaires et associés des muscles oculaires. Suivant la direction dans laquelle les mouvements oscillatoires des yeux sont exécutés, on distingue le nystagmus en horizontal et rotatoire.

Le nystagmus existe même à l'état de repos, si le regard des deux yeux est parallèle. Les mouvements oscillatoires augmentent d'intensité pendant les mouvements des yeux.

Sauf de rares exceptions, le nystagmus est toujours binoculaire. Sa présence ne permet pas de localiser la lésion dans tel ou tel centre du système nerveux. On l'a constaté, en effet, dans la lésion des tubercules quadrijumaux, dans celles des couches optiques, des corps restiformes, du cervelet (Rühlmann, Hitzig).

c. **Paralysie de la convergence.** — Elle est due à une lésion du centre de la convergence.

Nos connaissances sur le siège de ce centre sont encore bien incomplètes. Henoch le place dans les tubercules quadrijumeaux, d'autres dans les noyaux gris du bulbe et Parinaud dans le vermis inférieur.

1. Dans la *paralysie essentielle de la convergence* fort bien décrite par ce dernier auteur, on observe une diplopie croisée se manifestant dans diverses directions du regard. Les pupilles réagissent à

la lumière, mais elles ne se contractent pas pendant l'accommodation. Généralement il n'y a point de mydriase. Mais l'amplitude de l'accommodation des deux yeux est, ou bien diminuée, ou bien complètement annihilée.

Dans un certain nombre de cas de paralysie ou de parésie de la convergence, attribués à l'insuffisance des droits internes, l'affection est produite par une altération centrale du système nerveux. On a constaté cette paralysie dans la neurasthénie, dans l'hystérie (Borel), dans quelques formes d'intoxication par la morphine ou l'alcool (de Graefe), dans l'ataxie locomotrice (Landolt, Hübscher), dans le goitre exophthalmique (Moebius, Struempell). Dans cette dernière affection, la paralysie doit être attribuée non seulement aux troubles d'innervation consécutifs aux altérations des centres de la convergence, mais aussi à l'obstacle mécanique produit par l'exophthalmie elle-même.

2. La *paralysie combinée de la convergence*, décrite également par Parinaud, est ordinairement accompagnée de paralysie des mouvements combinés en haut et en bas. Les mouvements de latéralité sont au contraire toujours conservés. Landolt remarque avec raison que ces symptômes de la paralysie combinée de la convergence peuvent être attribués à une lésion du noyau de la troisième paire.

d. **La paralysie essentielle de la divergence** s'observe, suivant Parinaud, à la suite d'une lésion isolée du centre de la divergence. Elle se manifeste par une diplopie homonyme, avec peu d'écartement des images. Cet écartement reste à peu près le même dans toutes les directions du regard.

Dans quelques cas, comme Landolt l'a constaté dans l'ataxie locomotrice par exemple, la paralysie de la convergence est accompagnée de celle de la divergence.

e. **Symptôme de Graefe.** — On sait qu'à l'état normal le releveur de la paupière supérieure se baisse, quand le regard est dirigé en bas. Dans le goitre exophthalmique, la paupière, d'après de Graefe qui a observé le premier le fait, ne se meut pas lorsqu'on regarde en bas. Ce symptôme n'est pas constant dans le goitre exophthalmique et s'observe surtout au début de l'affection.

A quoi attribuer ce phénomène ? Suivant nous, à une lésion des fibres d'anastomose entre les noyaux du releveur de la paupière supérieure et du droit supérieur. Nous verrons plus loin que dans le goitre exophthalmique il existe, en effet, des lésions bulbaires.

Il est possible que les prétendues fibres d'entre-croisement de l'oculo-moteur commun (entre-croisement dont l'existence est loin d'être confirmée par l'expérience clinique [Mauthner]) ne soient autre chose que des fibres reliant diverses parties du noyau de la troisième paire. On pourrait de cette façon expliquer certains faits d'incoordination des mouvements associés des yeux ainsi que la paralysie de la convergence dans le tabes dorsal, où les lésions de la troisième paire sont très fréquentes.

BIBLIOGRAPHIE.

Landolt et *Epéron*, Traité de de *Wecker* et *Landolt*, t. III. — *Féré*, Anatomie médicale du système nerveux, Paris, 1886. — *Mauthner*, Die nucleären Augenmuskellähmungen, Wiesbaden, 1885. — *Mauthner*, Die nicht nucleären Augenmuskellähmungen, Wiesbaden, 1887.

C. — NERF FACIAL.

Nous n'allons décrire le nerf facial qu'en tant que nerf moteur du muscle orbiculaire des paupières. Il a pour point d'origine la fossette latérale du bulbe — où il passe par dessus le nerf acoustique — et la fossette sus-olivaire. Du nerf acoustique, il est séparé par le nerf intermédiaire de Wrisberg. Dès son origine apparente, il pénètre dans le bulbe en longeant le côté externe de la racine descendante du trijumeau. Au voisinage du raphé médian du plancher du quatrième ventricule, le nerf contourne le noyau de l'oculo-moteur externe pour atteindre son noyau propre, en formant une sorte de genou du facial (Deiters).

Le nerf facial et le noyau de l'oculo-moteur externe seraient réunis, suivant Huguenin, par plusieurs rameaux, que ce dernier reçoit pendant que le nerf facial se recourbe pour former un genou. Ces rameaux se prolongent jusqu'au raphé médian et s'entre-croisent avec ceux du côté opposé; d'après Meynert, une autre partie se dirigerait en haut vers un noyau particulier. Suivant Mendel, ces faisceaux appartiennent très probablement au nerf facial supérieur; ils se prolongent vers un noyau spécial, qui se trouve dans le voisinage du noyau du moteur oculaire commun.

De l'entre-croisement du nerf facial il résulte que l'hémiplégie est croisée ou alterne, suivant que la lésion se trouve immédiatement au-dessus ou au-dessous de l'entre-croisement (voir p. 42). Après sa sortie du bulbe, le tronc du nerf facial et du nerf intermédiaire de Wrisberg se loge dans une rainure formée par le nerf acoustique et entre avec ce dernier dans le conduit auditif interne, où le nerf facial est situé au-dessus et en avant de l'acoustique jusqu'à sa sortie du trou stylo-mastoïdien.

Dans l'aqueduc de Fallope, le facial donne les branches suivantes : le nerf grand et petit pétreux superficiels, le nerf de l'étrier, la corde du tympan et un rameau pour la fosse jugulaire.

De toutes les branches fournies par le facial après sa sortie du trou stylo-mastoïdien, les rameaux temporo-frontaux nous intéressent seuls; ils sont au nombre de deux ou trois, situés au-dessus du nerf zygomatique, et s'anastomosent avec les rameaux oculo-temporaux du nerf temporal profond et avec le lacrymal. Ces rameaux du facial se perdent dans les muscles abducteur et élévateur de l'oreille, dans les muscles frontal, orbiculaire, palpébral et sourcilier.

Dans les cas de paralysie de ces derniers muscles, ainsi que dans la paralysie des muscles animés par le nerf facial inférieur (labio-facial), on peut conclure à une lésion périphérique du nerf. Les rameaux situés dans l'intérieur du canal de Fallope restent, au contraire, intacts.

Par contre, la paralysie de la corde du tympan (absence du goût),

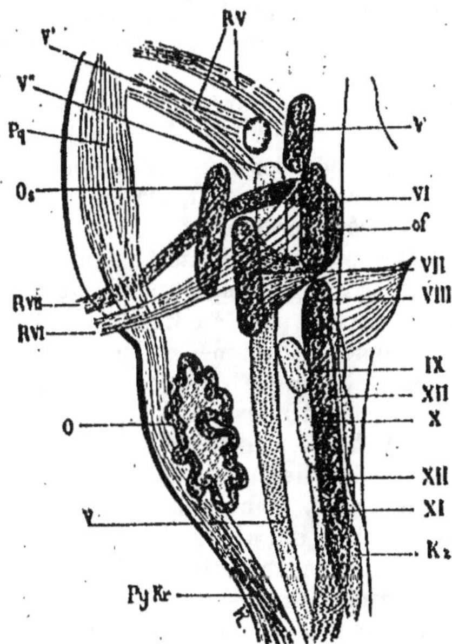

Fig. 9. — Coupe verticale et antéro-postérieure du bulbe, d'après *Erb*. — Les chiffres romains indiquent, par leur numéro d'ordre, le noyau d'origine des nerfs bulbaires.

du tiers postérieur de la langue) avec déviation de la langue, sécheresse de la bouche et paralysie des rameaux de la voûte du palais, résultent d'une lésion de la partie intra-temporale du nerf.

Les deux portions du nerf facial, le nerf oculo-facial et le nerf labio-facial, ayant des noyaux différents d'origine, il en résulte que la paralysie peut frapper l'une ou l'autre suivant le siège de la lésion.

Dans la paralysie faciale d'origine cérébrale résultant d'une lésion des noyaux striés, de la capsule interne, des faisceaux fronto-pariétaux, du centre ovale de Vieussens (Pitres), l'oculo-facial reste intact, tandis que le labio-facial est paralysé. Cette paralysie est accompagnée d'une paralysie homonyme des membres.

Dans la paralysie faciale d'origine corticale, la paralysie des membres peut de même être homonyme. Comme on le sait, le centre du labio-facial est situé dans la partie inférieure de la circonvolution centrale, et notamment de la circonvolution centrale antérieure. La deuxième circonvolution frontale est l'origine supposée du nerf *facial-inférieur*, tandis que le centre des mouvements des membres est situé dans les deux tiers supérieurs de la circonvolution frontale et de la pariétale ascendante et dans le lobule paracentral.

Pour plusieurs auteurs le centre de l'oculo-facial serait situé dans le gyrus angularis.

Dans la paralysie des faisceaux supérieurs du facial, on observe non seulement la paralysie de l'orbiculaire des paupières, du sourcilier, du frontal, mais aussi celle des muscles moteurs du pavillon de l'oreille. O. Berger et Féré ont, en effet, observé l'absence des mouvements de l'oreille du côté paralysé.

Dans la paralysie peu prononcée du nerf oculo-facial, l'écoulement des larmes est troublé par la parésie du muscle de Horner, et il survient un léger ectropion de la paupière inférieure. Dans la paralysie plus prononcée, l'ectropion est lui-même plus accentué : le bord de la paupière inférieure est presque retourné et celui de la paupière supérieure est très fortement relevé en haut, de sorte que le bulbe de l'œil est découvert. La fermeture de l'œil est impossible ; d'où inflammation de la conjonctive et de la cornée, et même suppuration de cette dernière (O. Weber). Comme remède on a proposé, dans ces cas, une opération qui a pour but de rétrécir la fente palpébrale et de rendre possible l'occlusion de l'œil.

Lorsqu'on peut espérer la guérison de la paralysie, il est préférable de procéder à l'occlusion de l'œil à l'aide d'un bandeau.

BIBLIOGRAPHIE.

Féré, loc. cit., p. 350. — *Mendel*, Berlin. klin. Wochenschr., 1857, n° 48.

D. — NERF TRIJUMEAU (première branche).

Le trijumeau sort par ses deux racines de la protubérance, au niveau de l'origine des pédoncules cérébelleux moyens. La racine motrice est située en dedans et en avant ; la racine sensitive en dehors et en arrière. La première sort du noyau masticateur. La seconde qui serait formée, suivant Hyrtl, par la réunion d'une centaine de racines, sort d'un noyau gris, se prolonge à partir du tubercule de Rolando jusqu'à la partie antérieure de la protubérance et n'est qu'un prolongement de la corne postérieure de la moelle épinière. Les deux racines, après leur sortie de la protubérance, se rapprochent sans se confondre, se dirigent en avant et en dehors jusqu'au sommet du rocher, où elles pénètrent par une fente de dure-mère.

La branche sensitive du trijumeau forme, au niveau d'une dépression creusée sur le bord antérieur du rocher, le ganglion de Gasser. A partir de ce point, le trijumeau se divise en trois branches dont l'une, l'ophthalmique de Willis, innerve l'œil, traverse la paroi supérieure du sinus caverneux, passe dans l'orbite par la fente sphénoïdale et se divise en trois parties : 1° le nerf lacrymal, qui innerve la glande lacrymale, envoie une branche temporo-malaire vers la région de l'os malaire et fournit des rameaux à la région cutanée de l'angle externe de l'œil ; 2° le nerf frontal, qui se divise en deux branches appelées nerf frontal interne et nerf sus-orbitaire (frontal externe). Le premier passe au-dessus du muscle oblique supérieur, se porte en avant et en dedans et innerve la peau de la paupière supérieure et du front. Le deuxième (frontal externe) se dirige par l'échancrure sus-orbitaire vers le front qu'il innerve ainsi que la partie de la peau qui n'est pas innervée par le frontal interne ; 3° la troisième branche de l'ophthalmique de Willis est le nerf nasal (naso-ciliaire) qui longe tout d'abord l'artère ophthalmique et le côté temporal du nerf optique, traverse ensuite, avec le nerf oculo-moteur externe, la fente qu'offre le tendon du droit externe (Hyrtl) et envoie, à ce niveau, la racine longue (sensitive) du ganglion ciliaire, qui fournit la sensibilité à la cornée. De là il se dirige en haut et en dedans et se divise, entre le droit interne et le droit supérieur, en deux branches, le nerf nasal interne (nerf ethmoïdal), qui pénètre à travers le trou ethmoïdal dans la cavité du crâne et, de là, traverse la lame criblée pour rentrer dans la cavité nasale. A travers le trou ethmoïdal, postérieur, un filament, appelé par Luschka nerf sphéno-ethmoïdal, se dirige de ce nerf vers le sinus sphénoïdal. Le second rameau du nerf nasal est le nasal externe. Il quitte l'orbite en longeant le côté interne du ligament palpébral interne et innerve la peau de la racine du nez, celle de la paupière supérieure (partie interne), le sac lacrymal, la caroncule lacrymale et la conjonctive.

On connaît aussi au trijumeau des rameaux sécréteurs. L'excitation du trijumeau produit l'*augmentation de la tension intra-oculaire ainsi que des symptômes réflexes* de diverse nature ; elle provoque :

1° La contraction réflexe des muscles animés par le facial, surtout de l'orbiculaire des paupières. Ce n'est pas seulement le toucher de la cornée ou de la conjonctive, mais aussi l'irritation de la peau de la joue (Langendorff) et de certains points de la muqueuse du nez (E. Berger) qui ont pour résultat de produire des contractions de l'orbiculaire des paupières ;

2° L'hypersécrétion de la glande lacrymale ;

3° L'hyperémie dans certains vaisseaux sanguins (hyperémie de la conjonctive, injection ciliaire), comme on l'observe pendant l'accès du *tic convulsif*. Cette hyperémie est en partie réflexe, et en partie due à l'irritation directe des rameaux vaso-moteurs du trijumeau. D'après Doyon, le trijumeau contient encore des rameaux vaso-dilatateurs de la rétine; il aurait aussi des rameaux trophiques.

Étiologie et symptomalogie de la paralysie du nerf ophthalmique de Willis. — La paralysie du trijumeau est due soit à une lésion de la base du crâne, soit à une lésion nucléaire (tabes dorsalis) comme l'a démontré Pierret, soit à une lésion du pont de Varole ou de la capsule interne. La paralysie de la première branche du trijumeau seule est due à une lésion siégeant dans la périphérie de ce nerf, dans l'orbite ou dans la fente sphénoïdale. La paralysie du nerf ophthalmique seul, consécutivement à une lésion nucléaire, n'est pas encore, suivant nous, suffisamment prouvée anatomiquement.

La paralysie totale unilatérale du trijumeau peut être d'origine basilaire, nucléaire ou fasciculaire.

Une lésion de la capsule interne provoque l'anesthésie du trijumeau avec l'amblyopie croisée et s'accompagne d'altérations d'autres nerfs sensitifs crâniens (voir p. 22). L'anesthésie est croisée par rapport au côté lésé.

Dans l'altération du pont de Varole, l'anesthésie croisée du trijumeau est associée à la paralysie faciale et à l'hémiplégie croisée (voir l'observation de Mendel et Hirschberg), ou bien elle est compliquée de la paralysie du facial et de l'oculo-moteur externe.

La paralysie de l'ophthalmique de Willis provoque l'anesthésie du front, de la paupière supérieure, du nez, de la conjonctive, de la cornée et de la muqueuse nasale. On a observé cependant des cas où la cornée, malgré la paralysie de l'ophthalmique de Willis, avait conservé sa sensibilité; c'est ce qu'a vu Baerwinkel, qui a trouvé la conjonctive oculaire et palpébrale anesthésiée, tandis que la cornée avait conservé sa sensibilité. Les pupilles étaient également dilatées, et on ne notait pas de différence dans les vaisseaux des conjonctives. D'autres cas analogues ont été observés par Jaccoud et Dieulafoy, et s'expliqueraient, suivant Claude Bernard, par ce fait que la cornée reçoit en partie ses nerfs du grand sympathique.

Dans une série des cas de paralysie du trijumeau, on a observé un arrêt complet de la sécrétion des larmes. Uhthoff décrit un cas de paresthésie de la deuxième branche du trijumeau qui avait amené le même arrêt de la sécrétion des larmes du côté malade. Cette affection (défaut de sécrétion) peut résulter d'une névrite migratoire due à une extraction d'une dent. Oppenheimer a fait connaître aussi un cas de paralysie du trijumeau et de l'oculo-moteur commun où la sécrétion des larmes n'existait que du côté sain.

Le trijumeau possède-t-il des rameaux trophiques? L'ophthalmie consécutive à l'anesthésie du trijumeau est-elle, oui ou non, due à des causes trophiques? A ces questions on a répondu de différentes manières, et nous renvoyons aux excellents ouvrages de Magendie, Longet, Gudden, Schiff, Meissner, etc., etc.

On sait que la conséquence de l'anesthésie du trijumeau (au troisième jour déjà) est l'opalescence de la cornée, suivie d'injection intense des vaisseaux du bord cornéen. L'opalescence augmente de plus en plus, un ulcère se forme et il survient enfin une panophthalmie suppurée qui entraîne la perte complète de la vue.

Snellen croyait que l'ophthalmie consécutive à la paralysie du trijumeau était d'origine mécanique, et que si, dans ces conditions, on fermait la fente palpébrale par une suture des paupières, l'inflammation serait moins intense. Les mouvements réflexes de l'orbiculaire des paupières ayant disparu, de même que la sensibilité de la cornée, les traumatismes de l'œil expliqueraient, d'après Snellen, la formation d'ulcères et la destruction de l'œil.

Pour le démontrer, Snellen, chez un lapin (dont le trijumeau avait été préalablement coupé) a fixé par une suture l'oreille devant l'œil correspondant, de sorte que la peau de la partie postérieure du pavillon de l'oreille, qui est innervée par les nerfs cervicaux, était dirigée en avant. Et, en effet, il n'est pas survenu d'ophthalmie, la sensibilité de la face postérieure de l'oreille permettant à l'animal de préserver son œil des traumatismes.

Suivant Sinitzin, quand on arrache d'abord le ganglion cervical supérieur du grand sympathique et qu'on coupe ensuite le trijumeau, on n'observe pas d'ophthalmie. Ce fait s'explique par cette circonstance que l'hypérémie consécutive empêche l'apparition d'une ophthalmie d'origine neuro-paralytique. Mais Feuer a démontré plus tard que l'ophthalmie du trijumeau n'est pas d'origine mécanique, mais qu'elle est consécutive à la dessiccation de la cornée. En effet l'œil étant toujours ouvert, grâce à l'absence des mouvements réflexes de l'œil, il en résulte de la sécheresse de la cornée. Si dans l'expérience de Snellen on n'a pas vu survenir une ophthalmie consécutive à la lésion du trijumeau, c'est uniquement parce que, d'après Feuer, l'œil était fermé, et que la sécheresse fut évitée. En effet, dans le lagophthalmos paralytique, où la sensibilité de la cornée est conservée, on observe néanmoins une kératite analogue à la kératite neuro-paralytique. D'après Feuer, la kératite neuro-paralytique, la kératite consécutive au lagophthalmos et la suppuration de la cornée qui survient dans le cours des maladies infectieuses (choléra) seraient dues à la dessiccation de la cornée.

Des expériences nouvelles tendraient à faire croire que la kératite neuro-paralytique est consécutive à l'invasion de germes infectieux dans la cornée. Cependant, Hippel a démontré dernièrement que la kératite neuro-paralytique consécutive à l'anesthésie du trijumeau est évitée lorsqu'on soumet constamment la cornée à l'influence de la vapeur d'eau. On voit que Hippel se range à l'opinion de Feuer.

Les recherches récentes (dues surtout aux élèves de Charcot) sur les troubles trophiques dans d'autres régions du corps humain sembleraient confirmer l'existence des rameaux trophiques de la cornée.

A la suite de la section du trijumeau, on observe d'autres phénomènes démontrant l'influence de causes trophiques. Ainsi Laborde a observé chez le lapin, outre des lésions profondes de l'œil qu'on pourrait attribuer aux modifications des vaso-moteurs, une croissance anormale des dents des mâchoires supérieure et inférieure du côté anesthésié, qui ont subi une hypertrophie considérable.

Les recherches cliniques sembleraient prouver aussi l'existence des rameaux trophiques du trijumeau. Kalt a observé, dans un cas, l'anesthésie de la cornée sans altération trophique. Dans d'autres cas, l'affection du trijumeau est peu prononcée, et on rencontre cependant la suppuration de la cornée, de sorte qu'il faut admettre que les faisceaux sensitifs et trophiques sont lésés à des degrés différents.

Quant aux symptômes de l'herpès zoster ophthalmique dû à la lésion du ganglion de Gasser, nous en parlerons dans un chapitre ultérieur.

BIBLIOGRAPHIE.

Féré, loc. cit., p. 335. — *Langendorff*, Centralbl. f. prakt. Augenheilk., 1887, p. 701. — *Berger*, Chirurgie du sinus sphénoïdal, 1890, p. 20. — *Bernhardt*, Deutsche Medizanalz, 1890. — *Mendel* et *Hirschberg*, Centralbl. f. prakt. Augenheilk., 1890, p. 213. — *V. Hippel*, Arch. f. Ophthalmol., 1800. — *Doyon*, Archives de physiologie, 1890. — *Laborde*, Soc. de biologie, 1889, 16 février. — *Kalt*, Ibidem, 26 mars 1891. — *Uhthoff*, Neurolog. Centralbl., 1885, n° 23.

E. — DIAGNOSTIC DE LA LOCALISATION DES LÉSIONS DU SYSTÈME NERVEUX CENTRAL, D'APRÈS LES TROUBLES FONCTIONNELS DE L'ŒIL.

L'ordre dans lequel se manifestent les paralysies des nerfs crâniens permet, comme le dit Wernicke, de reconnaître le siège de la lésion.

Dans la partie antérieure de la cavité crânienne, on trouve, en dedans, le nerf olfactif, puis le nerf optique et, en dehors et en arrière, la bandelette optique; à l'extrémité interne de la fente sphénoïdale, le nerf trijumeau (première branche) et l'oculo-moteur commun.

Dans une affection de la région des hypophyses, c'est le chiasma qui souffre le premier, puis l'oculo-moteur commun, ensuite l'oculo-moteur externe et enfin le trijumeau (première branche).

Si les lésions siègent dans la partie moyenne de la cavité crânienne et atteignent le pédoncule cérébral, elles provoquent une hémiplégie, puis la paralysie de l'oculo-moteur commun et celle du pathétique.

Si la lésion (tumeur) se propage jusqu'à la fente sphénoïdale, elle provoque la paralysie de l'ophthalmique de Willis et celle des nerfs moteurs de l'œil.

Les lésions qui affectent à la fois le trijumeau, le facial, l'oculo-moteur externe, et déterminent la paralysie du nerf acoustique, du glosso-pharyngien et du pneumo-gastrique ont leur siège dans la partie postérieure de la cavité crânienne.

La paralysie de l'oculo-moteur commun avec hémiplégie croisée, associée parfois à la paralysie de l'hypoglosse, indique une lésion du pédoncule cérébral.

La paralysie du nerf pathétique et de l'oculo-moteur commun avec hémiplégie croisée dénote une lésion très étendue du pédoncule cérébral, lésion se continuant jusqu'à la partie postérieure de la valvule de Vieussens.

La paralysie du nerf oculo-moteur externe avec hémiplégie croisée indique une lésion du pont de Varole; son siège est du même côté que la paralysie du nerf. Souvent les rameaux inférieurs du facial sont également paralysés.

La paralysie du nerf oculo-moteur externe accompagnée d'une paralysie des extrémités est, d'après quelques auteurs, le signe d'une lésion corticale.

La paralysie du trijumeau avec hémiplégie croisée dépend d'une lésion du pont. Dans ces cas, la kératite neuro-paralytique est exceptionnelle, tandis qu'elle est la règle dans les paralysies d'origine basilaire.

Nous avons déjà parlé de la haute importance de l'examen du champ visuel pour le diagnostic de la localisation d'une lésion cérébrale en foyer (voir p. 28).

BIBLIOGRAPHIE.

Wernicke, Diagnostik der Gehirnerkrankungen, 1881. — *Grasset*, Leçons, 1887.

F. — GRAND SYMPATHIQUE.

Portion cervicale du grand sympathique. — La portion cervicale du grand sympathique est formée de trois, quelquefois seulement de deux ganglions. Le ganglion cervical supérieur donne deux branches supérieures, dont l'une s'anastomose au niveau du trou déchiré avec le plexus gangliforme du pneumogastrique, avec l'hypoglosse et avec le glosso-pharyngien. L'autre branche accompagne la carotide interne et forme le plexus qui l'entoure. De ce plexus carotidien se détachent les rameaux destinés au ganglion de Gasser, aux nerfs oculo-moteurs commun et externe et au pathétique.

Le ganglion cervical supérieur s'anastomose avec les troisième, quatrième, cinquième et sixième nerfs cervicaux.

Le ganglion cervical inférieur est souvent réuni au ganglion cervical moyen, et alors ils donnent des rameaux communs, qui remontent vers le trou vertébral des apophyses transverses des dernières vertèbres cervicales. Les rameaux externes du ganglion inférieur forment le plexus qui entoure les artères axillaire et humérale. Ce ganglion s'anastomose avec les sixième, septième, huitième, neuvième nerfs cervicaux et avec le premier nerf dorsal.

Recherches physiologiques. — Des recherches célèbres de Claude Bernard, il résulte que le grand sympathique cervical envoie des rameaux aux vaso-moteurs de la moitié correspondante de la tête. La section de ce nerf provoque, en effet, la dilatation des vaisseaux de la moitié de la tête correspondant à la section; les oreilles deviennent plus chaudes, la sécrétion de la sueur s'exagère en même temps que la sécrétion salivaire. La pupille est contractée, le globe de l'œil semble rétracté par suite de la paralysie du muscle orbitaire de Muller.

En excitant le bout central du tronc sympathique cervical, la pupille se dilate, le globe oculaire fait saillie et les vaisseaux cutanés de la face se resserrent.

Par les recherches de Budge et de Chauveau, nous savons que les rameaux du sympathique qui innervent l'iris sortent de la moelle épinière. En employant la méthode de Waller pour provoquer la dégénérescence descendante des nerfs sectionnés, Chauveau a pu démontrer que ces rameaux sortent de la région cervicale inférieure de la moelle épinière, du centre cilio-spinal de Budge. Suivant Chauveau, le centre cilio-spinal se trouve entre la sixième vertèbre cervicale et la deuxième dorsale.

Le nerf sympathique cervical reçoit, au moyen des rameaux communicants, des fibres qui naissent dans le centre cilio-spinal. L'excitation de ce centre provoque, comme celle du grand sympathique cervical, la dilatation de la pupille.

Ajoutons encore que le grand sympathique envoie des rameaux vers les muscles palpébraux supérieur et inférieur de Muller, formés l'un et l'autre de fibres lisses, et qu'il contient des rameaux trophiques de l'œil. Brown-Séquard a, en effet, observé des troubles trophiques de l'œil et du cerveau consécutivement à la section du sympathique cervical. Ces phénomènes cependant ne se produisent pas toujours.

La dilatation pupillaire consécutive à l'excitation du sympathique cervical a été expliquée de différentes façons; suivant Claude Bernard, deux causes interviennent : 1° l'excitation du muscle dilatateur de la pupille ; 2° le resserrement des vaisseaux de l'iris.

Mais nous savons par les recherches d'Hénocque, de Gruenhagen, d'Eversbusch et d'autres qu'il n'existe pas de dilatateur de la pupille ; de sorte que, dans ces circonstances, la dilatation pupillaire dépend seulement de l'action des vaso-constricteurs. Ces nerfs vaso-constricteurs de l'iris auraient, d'après Salkowsky, leur centre dans la moelle allongée, d'où ils se dirigent vers le centre cilio-spinal de Budge et de là vers le nerf sympathique cervical.

Schiffa, en effet, observé la dilatation des vaisseaux de l'iris à la suite de la section de la moelle allongée. Nous-même nous avons rencontré un cas de myosis consécutif à une lésion de la moelle allongée.

Lesser croit que les nerfs dilatateurs de la pupille ont pour origine la moelle allongée, la moelle épinière cervicale et le grand sympathique cervical.

Les nerfs dilatateurs de la pupille accompagnent le plexus carotidien ; de là, d'après Snellen, Hippel, Gruenhagen et Leber, ils passent en partie dans le trijumeau, mais suivant Balogh ils se jetteraient ensemble dans le ganglion de Gasser.

Symptômes cliniques des lésions de la partie cervicale du grand sympathique. — Le resserrement pupillaire consécutif à la paralysie du nerf sympathique est très prononcé. La pupille réagit moins à la lumière qu'à l'état normal ; dans l'obscurité, par exemple, elle se dilate peu. Il en résulte qu'à l'éclairage faible l'inégalité des pupilles, dans les cas de lésion unilatérale du grand sympathique cervical, est plus prononcée qu'à l'éclairage fort. La pupille du côté paralysé n'a plus sa forme circulaire.

En nous basant sur cette déformation pupillaire, nous attribuons le myosis qu'on observe dans le tabes dorsalis aux seuls troubles vaso-moteurs.

L'instillation d'atropine dans l'œil dont la pupille est rétrécie par suite de paralysie du grand sympathique produit une dilatation relativement peu prononcée. Mais cette dilatation se maintient très longtemps, quelquefois même pendant quatre à cinq semaines.

Horner a le premier observé (1869) une légère ptosis consécutive à la paralysie du sympathique cervical, et ce fait s'explique par la paralysie du muscle palpébral supérieur de Muller. Dans ce cas, la ptosis n'est cependant pas assez prononcée pour que la chute de la paupière amène le recouvrement de la pupille.

Quant aux phénomènes vaso-moteurs observés à la suite de paralysie du sympathique cervical, on peut les diviser en deux périodes. Tout d'abord, on observe une rougeur prononcée d'une moitié de la face, une augmentation de la sécrétion de la sueur et une élévation de la température du côté malade. Dans la seconde période, survient l'atrophie des tissus, la pâleur de la moitié de la face, l'abaissement de la température : la sécrétion de la sueur s'arrête. Tous ces phénomènes n'apparaissent pas simultanément. C'est ainsi que l'élévation de la température et la dilatation des vaisseaux peuvent être observées en même temps que l'arrêt de la sécrétion des glandes sudoripares.

Dans la paralysie des fibres du sympathique cervical, les rameaux vaso-moteurs peuvent être atteints sans que les rameaux oculo-pupillaires soient lésés.

Dans ce dernier cas, la lésion du sympathique n'est très probablement pas localisée à sa portion cervicale, où les deux sortes de fibres nerveuses sont réunies, mais s'étend au parcours central du nerf.

Samelsohn cite un cas extrêmement intéressant : à la suite d'une paralysie du sympathique cervical du côté droit de la face, on n'observa qu'une diminution de la largeur de la fente palpébrale, une rétraction du bulbe oculaire et un rétrécissement de la pupille; du côté gauche, tout d'abord rougeur, élévation de la température de la peau et sécrétion sudorale très prononcée; ensuite pâleur de la face, abaissement de la température, diminution de la sécrétion sudorale. Ces phénomènes s'expliquent par ce fait que du côté droit les nerfs oculo-pupillaires étaient paralysés, pendant que du côté gauche c'étaient les nerfs vaso-moteurs du sympathique qui étaient atteints de paralysie. Dans un autre cas (d'Adamück), on a observé les symptômes d'irritation des rameaux oculo-pupillaires du côté droit (dilatation de la fente palpébrale et mydriase). Au contraire, on a constaté du côté gauche les symptômes d'une paralysie des nerfs vaso-moteurs : pâleur de la face, abaissement de la température, sécheresse de la peau, diminution de la sécrétion lacrymale, resserrement des vaisseaux rétiniens.

Chez ce malade, qu'on a pu observer au début même de l'affection, on a constaté une irritation des rameaux oculo-pupillaires du côté droit et celle des vaso-moteurs du côté gauche.

Brunner a publié un cas très intéressant d'irritation prolongée des rameaux oculo-pupillaires et de paralysie des rameaux vaso-moteurs du sympathique de même côté. La fente palpébrale était, dans ce cas, un peu plus large du côté gauche (malade), la pupille était dilatée et réagissait peu à la lumière. Du même côté, il existait de la pâleur, de l'amaigrissement et une absence de sécrétion sudorale de la face.

L'enfoncement du bulbe oculaire consécutif à la paralysie prolongée du sympathique cervical doit être attribué non seulement à la paralysie du muscle orbitaire de Müller, mais aussi, en partie, à la perte partielle de la graisse du tissu rétro-bulbaire.

Il faut encore noter l'abaissement très considérable de la tension intra-oculaire dans la paralysie du grand sympathique cervical.

BIBLIOGRAPHIE.

Horner, Klin. Monatsbl., 1869. — *Nicati*, La paralysie du nerf sympathique cervical. Lausanne, 1873. — *Du Bois-Reymond*, Arch. f. Anat. u. Physiol., 1860, p. 461. — *Moellendorff*, Virchow's Archiv. t. XLI, p. 388. — *Fraenkel Eugène*, Zur Pathologie des Halssympathicus, Breslau, 1874. Diss.

PUPILLE.

La réaction pupillaire est sous l'influence nerveuse : 1° des rameaux nerveux qui conduisent le réflexe lumineux et qui vont de la rétine vers le centre du mouvement du sphincter irien ; 2° du fonctionnement de ce dernier centre ; 3° des nerfs centrifuges (oculo-moteur commun et sympathique), qui régularisent le diamètre de la pupille.

a. *Réaction de la pupille à la lumière.* — Nous savons (d'après Gudden) que les rameaux amenant le réflexe lumineux de la pupille (voir fig. 1) ne se trouvent que dans le centre de la rétine.

Ces rameaux passent tout d'abord, avec les faisceaux des fibres maculaires, dans le nerf optique (de son côté temporal). On peut les reconnaître anatomiquement, selon Gudden, à ce qu'ils présentent une épaisseur plus considérable.

En général, ils sont plus réfractaires aux processus pathologiques diffus, ce que démontrent quelques cas d'amaurose où le réflexe lumineux est conservé (Heddaeus) abstraction faite des cas d'amaurose d'origine corticale.

On a pu suivre le parcours des fibres optiques servant au réflexe pupillaire en dedans la bandelette optique du même côté. Elles quittent, d'après Darkschewitsch, cette dernière dans le voisinage des tubercules quadrijumeaux, passent à travers les couches optiques jusqu'à la glande linéale et gagnent, à travers la commissure postérieure, le noyau de l'oculo-moteur commun. En faisant une section passant par la partie postérieure de la couche optique (sans intéresser la commissure postérieure) ou la partie postérieure de la paroi latérale du troisième ventricule, Darkschewitsch a produit la dilatation pupillaire seulement du côté correspondant à la section.

Moeli admet lui aussi que les rameaux pupillaires se trouvent au voisinage des parois du troisième ventricule. Dans un cas d'absence de réflexe lumineux observé par lui — le nerf optique étant normal — l'autopsie lui a fait constater la présence d'une tumeur dans la partie antérieure du troisième ventricule. Les nerfs optiques et les nerfs oculo-moteurs communs étaient intacts. Par conséquent, il fallait admettre que l'absence du réflexe lumineux était sans doute due à la lésion des fibres nerveuses servant au réflexe pupillaire. Le siège de la lésion était dans la paroi du troisième ventricule, sur le trajet des fibres vers le noyau de l'oculo-moteur commun.

Mauthner, de son côté, admet également en théorie la localisation du parcours des fibres servant au réflexe lumineux, dans la paroi du troisième ventricule.

Mendel a cherché, d'une façon assez originale, à trouver le centre du réflexe lumineux de la pupille. Suivant en cela la méthode d'expériences employée par Gudden dans ses recherches sur l'entrecroisement des nerfs optiques, il détruisit l'iris chez des animaux nouveau-nés; plus tard, il constata chez ces animaux, dont le centre du réflexe lumineux de la pupille ne fonctionnait point, une atrophie du ganglion de l'habenula du même côté. Se basant sur ces expériences, Mendel conclut que le ganglion de l'habenula est le centre du réflexe lumineux de la pupille, et que c'est par l'intermédiaire de ce centre que se transmet l'irritation du nerf optique vers le nerf oculo-moteur commun.

Voici comment, d'après Mendel, se produirait la réaction pupillaire à la lumière. L'irritation passe du nerf optique vers la bandelette optique et le ganglion de l'habenula correspondant. De là elle gagne le noyau de Gudden, celui de l'oculo-moteur commun et enfin l'iris.

L'expérience clinique a permis d'observer des cas où le réflexe de la pupille à la lumière manquait d'un seul côté, et était conservé de l'autre côté. Ce fait prouve que les fibres optiques servant au réflexe lumineux de la pupille ne subissent aucun entre-croisement partiel avant leur terminaison dans le noyau de la troisième paire, à l'inverse de ce qui se passe pour les fibres optiques servant à la perception lumineuse et de ce qu'il faut admettre pour les fibres optiques servant à la réaction consensuelle de la pupille.

La pupille réagit 1° à la lumière: 2° elle se dilate lorsqu'on excite des nerfs de la peau; 3° elle se rétrécit pendant l'accommodation.

b. *La dilatation de la pupille peut être produite par diverses irritations des nerfs sensitifs de la peau.* — Elle se produit lorsqu'on excite le trijumeau, après la section du tendon des muscles de l'œil dans la strabotomie, lorsqu'on sonde le canal naso-lacrymal. La dilatation est très facilement produite chez des gens sensibles en irritant leur peau.

Chauveau nous a démontré que ce fait se produit par l'intermédiaire de la moelle épinière, et spécialement des cordons postérieurs, dont l'excitation produit la dilatation de la pupille.

Schiff et Foa ont pu provoquer la dilatation de la pupille en excitant la moelle épinière, mais à la condition seulement que les cordons postérieurs fussent irrités. De même l'irritation du centre de la respiration, situé dans la moelle allongée, produit, d'après les mêmes auteurs une dilatation de la pupille.

c. *Réaction pupillaire consensuelle.* — En éclairant la rétine d'un œil, il se produit, comme l'on sait, une contraction de la pupille de l'autre œil. Ce phénomène s'explique par ce fait : 1° que probablement les rameaux conduisant le réflexe lumineux ne se terminent pas seulement dans le noyau du sphincter du côté correspondant, mais qu'ils envoient encore des rameaux vers le noyau du côté opposé ; 2° en outre, les commissures qui réunissent les deux noyaux des sphincters de l'iris doivent assurer la concomitance des mouvements des sphincters.

C'est en effet à tort qu'un certain nombre d'auteurs a contesté l'entre-croisement partiel des fibres optiques servant au réflexe consensuel de la pupille : les faits cliniques démontrent cet entre-croisement. J'ai observé, en 1888, un cas d'ataxie locomotrice, où la pupille d'un côté ne se resserrait pas à la lumière, mais bien par l'irritation lumineuse de l'autre œil. D'un autre côté, il se peut que la réaction lumineuse d'un œil manque et que l'irritation de cet œil par la lumière produise la contraction de l'autre pupille. Des faits de ce genre ont été observés dans ces dernier temps par Jessop (de Londres).

Réaction pupillaire à l'accommodation. — Il se peut que la pupille ne réagisse plus à la lumière, et continue à se rétrécir pendant l'accommodation. Ce phénomène a été décrit pour la première fois par Argyll Robertson. On l'observe dans le tabes dorsalis, dans la paralysie générale, dans quelques cas de syphilis cérébrale, dans l'intoxication par l'oxyde de carbone (Uhthoff).

On constate l'absence du réflexe lumineux avant la disparition du réflexe pupillaire, à l'excitation des nerfs de la peau.

On pourrait expliquer ce phénomène par ce fait que le réflexe passe des cordons sensitifs de la moelle allongée vers le centre vaso-moteur des vaisseaux de l'iris, situé dans la moelle allongée. Par suite d'irritation réflexe du centre vaso-constricteur de l'iris, les vaisseaux de cette membrane se contractent, et la mydriase apparaît. L'absence de ce réflexe s'explique par la suppression de la fonction des fibres centripètes des cordons postérieurs de la moelle épinière (1).

Examen et valeur diagnostique des symptômes pupillaires. — Voici ce qu'on peut conclure de l'examen des mouvements des pupilles :

1° Si le diamètre des pupilles est normal, les mouvements pupillaires sont normaux ; il n'est pas nécessaire de pratiquer un examen ; dans ces cas la réaction accommodatrice de la pupille est presque toujours conservée ;

2° Si le diamètre et les mouvements de la pupille sont normaux d'un côté, et que l'autre pupille soit immobile (d'où l'inégalité des pupilles), il faut examiner alors leur réaction pendant la convergence pour savoir s'il s'agit : d'une immobilité absolue de la pupille (immobilité à la lumière et à l'accommodation), ou de l'immobilité de la pupille à la lumière pendant que la réaction à la convergence est conservée. Si les deux pupilles ne changent pas de diamètre, malgré la différence dans l'intensité de la lumière, la cause en peut être dif-

(1) Voir Heddaeus, *Archiv für Augenheilkunde*, XX, Bd., H. 1.

férente : ou bien il s'agit d'une immobilité absolue des pupilles, ou bien de l'immobilité absolue de la pupille d'un œil et de l'immobilité à la lumière seule de l'autre, ou bien, enfin, de l'immobilité des deux pupilles à la lumière, mais pas à la convergence. Il faut encore mentionner comme quatrième cause du phénomène en question, l'insensibilité au réflexe lumineux (anesthésie de la rétine). Abstraction faite de cette dernière cause, on peut établir, au point de vue du siège d'une lésion en présence des symptômes indiqués ci-dessus, que les troubles de la mobilité de la pupille sont dus à des altérations des nerfs centrifuges de la pupille (oculaire-moteur commun et grand sympathique).

3° Si les pupilles sont inégales, il faut déterminer laquelle des deux est altérée. S'il y a un doute, c'est la pupille dont les mouvements sont affaiblis qui est altérée; et, dans ce cas, il reste à établir, si la lésion porte sur l'oculo-moteur commun ou bien sur le sympathique. Quand la pupille est dilatée, il faut encore savoir si la dilatation est due à la paralysie du sphincter ou à l'excitation du dilatateur de la pupille. Lorsque la pupille est rétrécie, le rétrécissement est dû soit à l'irritation du sphincter, soit à la paralysie des vaso-moteurs de l'iris.

4° L'immobilité de la pupille peut être due à l'insensibilité au réflexe, la rétine ne transmettant pas la sensation lumineuse; le diamètre de la pupille est, dans ce cas, aussi large que dans l'obscurité.

La présence des divers troubles fonctionnels des pupilles ne nous permet pas encore de déterminer le siège des lésions en foyer du cerveau. Voici quelques indications utiles, à cet égard :

Dans la mydriase unilatérale, avec absence du réflexe lumineux et amaurose, il y a interruption du trajet nerveux entre l'œil et le chiasma.

Dans le cas de destruction de la partie centrale du chiasma, déterminant l'hémianopsie temporale, la réaction pupillaire est conservée des deux côtés. Dans la destruction totale du chiasma, la réaction pupillaire fait défaut. Ce symptôme peut servir à établir le diagnostic différentiel entre une lésion des deux nerfs optiques du chiasma et des bandelettes optiques d'un côté, et une lésion des centres sous-corticaux, des radiations optiques et des centres corticaux de la vision de l'autre.

Dans la lésion des bandelettes optiques, l'hémianopsie homonyme est accompagnée de la perte du réflexe lumineux pupillaire à l'excitation lumineuse dans la moitié hémianopsique de la rétine (d'accord avec les résultats des recherches anatomiques). Au contraire, dans les lésions situées au delà de la bandelette optique (centres sous-corticaux, radiations optiques, centre cortical de la vision), on observe la réaction de la pupille à l'excitation lumineuse de la moitié de la rétine dont la fonction est abolie (Wernicke).

D'après quelques auteurs, les lésions des tubercules quadrijumeaux intéresseraient toujours les pupilles et provoqueraient principalement l'inégalité pupillaire. Cependant les recherches ne sont pas assez avancées pour pouvoir affirmer qu'il en soit ainsi, lorsqu'il n'existe pas une lésion simultanée du noyau du sphincter de la pupille.

Nous reviendrons encore, en traitant des troubles oculaires consécutifs aux altérations du cerveau, de la localisation des lésions basées sur des symptômes pupillaires.

BIBLIOGRAPHIE.

Gudden, Münchner Ges. f. Morpholog. u. Physiol., 1885. — *Mœli*, Centralbl. f. Augenh., 1885, p. 273. — *Darkschewitsch*, Wratsc, 1886,! n° 43. — *Claude Bernard*, Compt. rend. de l'Acad. des sciences, 1862, t. IV, p. 382. — *Leeser*, Die Pupillarbewegung, Wiesbaden, 1881.

ARTÈRES, VEINES ET LYMPHATIQUES DE L'ŒIL.

Nous avons suffisamment montré les intimes rapports anatomiques et physiologiques qui existent entre l'organe de la vue et le système nerveux central et expliquent que les maladies du système nerveux entraînent si fréquemment des troubles fonctionnels de la vue. Au point de vue anatomique, des rapports aussi intimes existent entre les vaisseaux sanguins et lymphatiques du cerveau et ceux de l'organe de la vision.

Artères. — L'artère ophthalmique qui est l'artère nourricière de l'œil est une branche de la *carotide interne.* Dès lors on comprend que lorsqu'on aperçoit à l'ophthalmoscope des anomalies des vaisseaux rétiniens on peut conclure à l'existence d'altérations des autres branches cérébrales de la carotide interne.

L'artère ophthalmique se détache du bord convexe de la dernière courbure de la carotide interne.

Tout d'abord elle longe le côté externe et inférieur des nerfs optiques, puis elle pénètre dans l'orbite à travers le canal optique et se dirige en haut, en passant au-dessus et en dedans du nerf optique, pour se diviser enfin, au-dessous de la trochlée, en artère frontale et naso-dorsale.

Dans ce parcours, l'artère ophthalmique donne l'artère centrale de la rétine, l'artère lacrymale, plusieurs vaisseaux pour les muscles de l'œil ; plus loin, les artères ciliaires longues et courtes postérieures (3 à 4), l'artère sus-orbitaire, les artères ethmoïdales antérieure et postérieure, les artères palpébrales interne, supérieure et inférieure.

Les artères ciliaires postérieures longues et courtes traversent la sclérotique dans le pourtour du nerf optique.

Les artères ciliaires postérieures courtes se distribuent dans la choroïde ; les longues passent entre la choroïde et la sclérotique, se prolongent jusqu'aux procès ciliaires du côté nasal et du côté latéral et forment le grand cercle artériel de l'iris.

Des branches de cette artère accompagnent les muscles droits et envoient 1 à 2 rameaux vers la conjonctive et vers l'anneau vasculaire du rebord de la cornée.

La *carotide externe* fournit des branches pour les paupières et les glandes lacrymales. Une de ses branches, l'artère transversale faciale, envoie des rameaux aux paupières et au muscle orbiculaire des paupières. L'artère zygomato-orbitaire (branche de la temporale superficielle) envoie des rameaux à la région de la glande lacrymale. L'artère sous-orbitaire donne des branches à l'orbite, surtout à la *périorbite*, et distribue des rameaux aux muscles droit inférieur et oblique inférieur.

Veines. — Le sang veineux de l'œil passe en grande partie par les *vasa vorticosa* de Sténon, qui, au nombre de 4 à 6, sortent de la choroïde et traversent la sclérotique en arrière de l'équateur de l'œil. Les autres veines du globe oculaire (les veines ciliaires antérieures, postérieures longues et petites) sont de peu d'importance en comparaison surtout de leurs artères homonymes.

Les *vasa vorticosa* aboutissent à la veine ophthalmique soit directement, soit par l'intermédiaire des veines musculaires. En outre, d'autres veines aboutissent à la veine ophthalmique ; ce sont : la veine frontale, la veine du sac lacrymal, les veines musculaires de l'œil, la veine de la glande lacrymale, la veine centrale de la rétine et la veine ophthalmique inférieure. Cette dernière s'anastomose avec la veine sous-orbitaire et avec les veines ethmoïdales ; les veines faciales antérieures s'anastomosent avec les ramifications de la veine ophthalmique et avec les veines de la paupière inférieure.

De la veine ophthalmique, le sang veineux se dirige vers les sinus caverneux et de là vers la veine jugulaire interne. La circulation veineuse se fait encore par les veines de la cavité nasale et par celles de la face. C'est Gurwitsch qui nous a fait connaître cette circulation complémentaire. Lorsque l'on comprime l'artère carotide d'un côté, l'artère ophthalmique du côté correspondant reçoit du sang par l'intermédiaire de l'artère communiquante antérieure, de sorte qu'à l'ophthalmoscope on n'observe aucun changement dans la circulation sanguine de l'œil, après la ligature de la carotide. Au contraire, dans l'interruption du courant veineux d'un côté, la circulation veineuse est défectueuse par suite d'absence de circulation veineuse collatérale. L'œil est donc mieux protégé contre le développement des troubles artériels que contre l'apparition d'une stase veineuse.

C'est surtout l'œil gauche qui, d'après nos connaissances cliniques, est prédisposé aux stases sanguines. Suivant Langer ce fait s'expliquerait de la manière suivante : le travail exécuté par le bras et l'épaule droits rend la circulation plus active dans la veine jugulaire droite. L'écartement de l'arc fibreux axillaire de Lange faciliterait conséquemment la circulation veineuse. Par suite, la circulation veineuse de la jugulaire droite étant plus active que celle de la jugulaire gauche, la stase sanguine dans cette veine, aussi bien que dans la veine ophthalmique droite, se produirait beaucoup plus rarement qu'à gauche.

Lymphatiques. — Sans nous arrêter à la direction du courant lymphatique de l'œil, nous décrirons simplement les principales voies par lesquelles passe la lymphe de l'œil.

Les lymphatiques antérieurs de l'œil et des paupières se divisent en lymphatiques superficiels et lymphatiques profonds. Les superficiels se terminent, d'après les recherches classiques de Sappey, dans les glandes lymphatiques pré-auriculaires situées à la surface de la parotide et en avant de cette dernière glande.

Les lymphatiques profonds accompagnent la veine faciale pour se diriger vers les glandes lymphatiques maxillaires.

Schwalbe a démontré, en faisant des injections dans l'espace intervaginal du nerf optique, que cette dernière cavité lymphatique communique avec un réseau situé entre les faisceaux des fibres optiques et l'enchevêtrement fibreux du nerf optique. Ce réseau lymphatique est surtout très développé en dedans de la lame criblée. D'autre part, l'espace intervaginal du nerf optique communique avec les espaces sub-dural et sub-arachnoïdien du cerveau. Et, en effet, dans nombreuses autopsies on a trouvé l'espace intervaginal du nerf optique dilaté en forme d'ampoule à la suite d'une augmentation de la tension intracrânienne. L'espace lymphatique sus-vaginal (*cavitas supra-vaginalis*), qui entoure les gaines du nerf optique, communique avec la cavité de Tenon. Cette dernière communique avec l'espace lymphatique supra-choroïdien (situé entre la choroïde et la sclérotique) à l'aide des gaines lymphatiques qui entourent les *vasa vorticosa*.

Ces courtes remarques sur les rapports anatomiques existant entre les éléments nerveux de l'œil et ceux du cerveau d'un côté, la circulation du sang et de la lymphe de l'autre, suffisent pour faire comprendre les relations qui existent au point de vue clinique entre l'œil et le cerveau.

BIBLIOGRAPHIE.

Traités de *Sappey, Cruveilhier, Testut.* — *Leber*, In Handbuch der Gewebelehre de Stricker, 1871, p. 1010. — *G. Schwalbe*, Ibidem, p. 1063. — *Lange*, Mittheilungen a. d. Augenheilanstalt u. Petersburg, 1890, f. 3.

PARTIE SPÉCIALE

I. — TROUBLES OCULAIRES DANS LES MALADIES DU SYSTÈME NERVEUX

A. — MALADIES DU CERVEAU.

1. ANOMALIES DE LA QUANTITÉ DU SANG.

a. **Hypérémie du cerveau.** — L'hypothèse qu'aux troubles de la circulation du cerveau correspondent des troubles analogues de la circulation de l'œil ne se confirme pas toujours. Il semble, en effet, que les vaisseaux du cerveau et ceux de l'œil ne se trouvent pas sous la dépendance des mêmes centres nerveux; de sorte que d'une hypérémie de l'œil on ne peut pas conclure à l'existence d'hypérémie cérébrale.

Cependant, on a constaté fréquemment des cas d'hypérémie du cerveau coïncidant avec l'hypérémie de l'organe de la vision. C'est ainsi qu'on a vu, dans des cas d'hypérémie cérébrale, l'injection des vaisseaux du globe oculaire et une *myosis* causée par la dilatation des vaisseaux de l'iris. Il existe des faits cliniques, qui peuvent croire à une inégalité dans la quantité du sang reçue par les deux hémisphères cérébraux ; en effet, on a constaté la myosis d'un côté (du côté de l'hypérémie cérébrale) et une pupille normale de l'autre côté (Jacobson). L'*inégalité des pupilles* peut être la *conséquence de l'inégale distribution du sang* dans les branches des deux carotides internes. On a vu, chez des enfants, une hypérémie de la conjonctive et une myosis précéder l'apparition des convulsions, qu'on pouvait attribuer à l'hypérémie du cerveau. Niemeyer cependant fait observer que, dans des cas graves d'hypérémie cérébrale, on n'a pas observé de symptômes d'hypérémie de l'œil.

Il est incontestable que la circulation des vaisseaux du fond de l'œil est souvent troublée dans l'hypérémie cérébrale. Mais il n'est pas possible d'invoquer l'hypérémie des vaisseaux rétiniens comme un argument en faveur d'une hypérémie cérébrale, étant donnée la variabilité du diamètre de ces vaisseaux à l'état normal.

Dans les cas d'hypérémie du cerveau, on constate cependant assez souvent une *rougeur appréciable de la papille optique*, qui s'arrête à l'anneau sclérotical. Les vaisseaux rétiniens eux-mêmes sont normaux, mais, par suite du contraste des couleurs, leurs parois apparaissent sous forme de lignes transparentes entourant la colonne sanguine. C'est seulement, en effet, le contenu dans les vaisseaux rétiniens qu'on observe à l'état normal : les parois vasculaires et le tissu de la rétine étant transparents ne sont pas visibles à l'ophthalmoscope.

Dans l'*hypérémie veineuse chronique du cerveau* on observe quelquefois une *mydriase* peu marquée, que Jacobson (1) attribue à la parésie de l'oculo-moteur commun. La coïncidence de la mydriase et de l'hypérémie veineuse du cerveau est alors probablement accidentelle.

b. **Anémie du cerveau.** — Dans l'anémie du cerveau on trouve les *pupilles dilatées.* Cette mydriase est due à une anémie concomitante des vaisseaux de l'iris, ainsi que l'ont prouvé les recherches de Kussmaul et Tenner sur l'anémie du cerveau. Ces auteurs ont procédé de la façon suivante : ils ont mis à découvert le cerveau d'un animal et l'ont recouvert ensuite d'un morceau de verre, de telle manière qu'ils ont observé directement la circulation sanguine du cerveau. Ils ont ainsi constaté l'apparition de mydriase à la suite d'une perte subite de sang. Dans les pertes sanguines lentes ils ont observé tout d'abord un resserrement de la pupille.

Cette myosis passagère, comme nous le verrons plus tard, peut être attribuée à l'auto-intoxication qui est la conséquence de la résorption des produits toxiques de l'économie restés dans l'organisme. Par suite de la diminution de la quantité du sang, les tissus du corps ne sont plus en état de se débarrasser d'une façon suffisante des produits de l'échange.

On sait en effet que les animaux, après une saignée abondante, meurent avec des symptômes convulsifs, qui sont dus d'après Brown-Séquard à l'intoxication par l'acide carbonique.

L'anémie du cerveau peut être accompagnée de l'*anémie des vaisseaux du fond de l'œil;* mais ce dernier symptôme n'est pas constant. On observe dans ce cas une diminution du calibre des vaisseaux de la papille optique, phénomène qu'on a constaté également à la suite de spasmes des vaisseaux cérébraux (hémicrânie, accès épileptiques et pertes sanguines abondantes).

L'anémie des petits vaisseaux du nerf optique se manifeste par la *paleur de la papille,* c'est seulement dans les grands vaisseaux qu'on peut observer une diminution très appréciable du calibre.

Quant à la *rétine,* son anémie ne peut pas être diagnostiquée avec certitude. Cependant on peut l'admettre avec vraisemblance dans les cas où la colonne sanguine des vaisseaux de la rétine est d'une couleur moins foncée qu'à l'état normal, le sang n'étant pas, d'ailleurs, altéré dans sa composition.

(1) Jacobson, *loc. cit.,* p. 102.

L'anémie du cerveau, comme l'hypérémie, peut provoquer une période d'irritation cérébrale (Marshall Hall). A ce point de vue, les expériences de Knoll sont très intéressantes. Cet observateur provoqua chez des animaux une anémie du cerveau en faisant la ligature des artères cérébrales, et il observa des *mouvements associés des yeux*. Comme conséquence d'une anémie cérébrale prolongée il vit apparaître le *nystagmus*, qui cessa après la disparition de l'anémie elle-même. Mais le *nystagmus* est de nouveau très facilement provoqué chez le même animal, par exemple, par l'excitation des nerfs pauciers, par des impressions acoustiques, etc.

2. AFFECTIONS DES MÉNINGES CÉRÉBRALES.

a. **Pachyméningite. — Hématome de la dure-mère.** — Ces affections se manifestent, au début, par des symptômes d'excitation cérébrale, maux de tête, etc., etc., symptômes accompagnés de *resserrement de la pupille*. Dans les cas d'hématome de la dure-mère, on observe le rétrécissement de la pupille correspondante (Dieulafoy, I, *Path. int.*, p. 579). Une névrite optique (*Stauungspapille*) a plusieurs fois déjà été constatée dans l'hématome de la dure-mère (Zacher). A l'autopsie, on a trouvé l'espace intravaginal du nerf optique dilaté, altération que les anciens auteurs expliquaient par l'augmentation de la tension intra-crânienne.

b. **Apoplexie des méninges.** — Dans les hémorrhagies méningées on observe, d'après Hutchinson fils, du côté malade ou bien des deux côtés à la fois, la *mydriase*, qui serait, d'après cet auteur, le symptôme d'une augmentation de la tension intra-crânienne; le *myosis* au contraire est très rare. Il faut, en effet, se rappeler que, vu les nombreuses causes du changement (par voie réflexe) du diamètre des pupilles, on ne peut conclure de la présence de la mydriase ou de myosis à l'existence d'anémie ou d'hypérémie du cerveau. Un certain nombre de symptômes de processus cérébraux en foyer, l'aphasie, la cécité verbale, l'hémianopsie, dont nous avons déjà parlé, résultent également d'hémorrhagies méningées.

A la suite des hémorrhagies méningées, quelquefois très abondantes, qui surviennent au cours de l'accouchement, on a souvent observé du *strabisme* et des convulsions.

c. **Méningite aiguë** (simple, tuberculeuse, cérébro-spinale).

1° Dans la première période de la *méningite simple* on observe la *myosis*, attribuée par Jacobson à l'irritation du nerf oculo-moteur commun. Mais, comme la myosis devance les autres symptômes d'irritation cérébrale, il nous semble plus rationnel d'attribuer ce symptôme à l'hypérémie du cerveau.

2° Dans la seconde période de la méningite, on peut observer la *mydriase* ou la *myosis*, quelquefois aussi l'inégalité des pupilles.

Dans la *méningite basilaire*, on constate tout d'abord la myosis, plus tard la mydriase, l'inégalité des pupilles, l'affaiblissement ou même l'absence totale du réflexe lumineux de la pupille.

Très souvent la même pupille change de diamètre. L'assertion qu'une forte dilatation de la pupille serait l'indice d'un fort épanchement hydrocéphalique est vraie dans la grande majorité des cas, mais pas dans tous.

Dans la première période, on observe du *strabisme* causé par l'irritation de l'oculo-moteur commun, des mouvements involontaires et lents du globe oculaire et quelquefois du nystagmus. Dans la seconde période de la méningite on voit apparaître la *paralysie* des nerfs cérébraux, par exemple la ptosis uni ou bilatéral; les globes oculaires exécutent des mouvements incoordonnés, ou bien ils dévient en dedans ou en dehors (Strümpell). Dans les muscles animés par le nerf facial on observe, pendant la première période, des mouvements spasmodiques et de légères contractions toniques; dans la deuxième période on constate la paralysie des muscles innervés par ce nerf.

Il faut noter, du côté de l'organe de la vision, une série de complications dues à la propagation du processus pathologique par la voie de la gaine du nerf optique ou des vaisseaux vers l'œil, comme, par exemple, la choroïdite, et l'irido-choroïdite avec opacité du corps vitré, l'affection du nerf optique et de la rétine. Cette dernière peut être également atteinte par l'embolie. D'après Bouchut, une *congestion* plus ou moins intense de la *papille optique* serait la règle dans la méningite (surtout dans la première période). Cette congestion peut se terminer par une névrite optique (*Stauungspapille*). La tuméfaction de la papille et le voile œdémateux qui occupe son pourtour sont quelquefois peu prononcés. Tout autour des vaisseaux apparaissent quelques petits foyers hémorrhagiques en forme de stries. On a observé dans quelques cas de méningite une *amblyopie* ou de l'*amaurose*. Dans cette amaurose, la réaction pupillaire peut ou non être conservée. Tandis que dans d'autres maladies infectieuses la conservation de la réaction pupillaire rend le pronostic de l'amaurose en général bénin, ce même symptôme n'a aucune signification au point de vue du pronostic dans l'amaurose d'origine méningitique. Hirschberg, en effet, a observé un cas d'amaurose méningitique, où la réaction pupillaire était conservée, et peu après il survint une atrophie du nerf optique. Les troubles fonctionnels de la vue consécutifs à l'affection du nerf optique causée par la méningite sont ou la cécité complète ou l'amblyopie avec un rétrécissement concentrique du champ visuel. Dans la méningite cérébro-spinale, l'apparition des troubles de la vue est tardive, de sorte qu'on les a regardées comme des accidents de la convalescence. Dans quelques cas de cette maladie, on a constaté une diminution de l'acuité visuelle, compliquée de l'absence de perception du rouge et vert, ou bien l'amblyopie avec absence complète de la perception des couleurs. Nous reviendrons plus tard (en parlant des maladies infectieuses) sur la théorie qui peut expliquer ces troubles de la vue.

Dans quelques cas on a vu guérir l'affection du nerf optique. La vision et le champ visuel reviennent à l'état normal. Dans d'autres cas, au contraire, l'amaurose et l'amblyopie persistent. La papille optique devient blanche, les vaisseaux rétiniens se rétrécissent, la lame criblée devient très distincte par suite d'atrophie des fibres nerveuses. Les cloisons de la lame criblée se distinguent très peu des fibres optiques, de sorte que la papille présente une couleur blanche uniforme.

Cependant, lorsqu'à un examen ophthalmoscopique ultérieur on rencontre de faibles sinuosités des vaisseaux du fond de l'œil c'est qu'il existait auparavant de la névrite optique. Le plus souvent ce sont les enfants âgés de moins de cinq ans, qui perdent la vue par suite de cette affection du nerf optique survenant à la suite d'une méningite.

Les recherches anatomiques ont révélé l'existence d'exsudats autour du chiasma dans les cas où l'atrophie optique était consécutive à la méningite. On suppose que lorsque l'amaurose persiste, l'exsudat, au lieu de s'être résorbé, s'est transformé en tissu cicatriciel, qui, par compression a détruit le chiasma. — On a pu en outre constater la présence de pus dans la gaine du nerf optique dans tout son parcours du chiasma jusqu'au globe oculaire; on a vu la gaine optique infiltrée, ses vaisseaux très dilatés et entourés en quelques points d'hémorrhagies.

Toutefois, dans quelques cas d'amaurose consécutive à la méningite cérébro-spinale, on n'a trouvé altérée que la *partie supérieure de la moelle épinière* et quelques parties de la *moelle allongée;* la base du crâne, au contraire, était exempte d'exsudation. On a essayé d'expliquer ce phénomène en disant que l'inflammation s'empare simultanément de diverses parties du système nerveux éloignées l'une de l'autre et indépendantes. Mais je crois qu'il serait plus logique d'admettre un certain rapport entre l'atrophie optique et les lésions de la moelle allongée (1). A la suite d'une *méningite purulente septique,* de la nécrose ou de la carie de la base du crâne (par exemple du rocher, comme on le voit assez souvent), on n'observe quelquefois une affection du nerf optique que du côté malade, ou bien la lésion est plus prononcée de ce côté.

Dans les trois formes de méningite on a rencontré des altérations du *tractus uvéal,* principalement à la suite d'une méningite cérébro-

____

(1) Voir page 20.

spinale épidémique d'un caractère grave. Les symptômes qu'elles produisent sont les mêmes que ceux de la choroïdite septique que nous décrirons dans un chapitre suivant et qui se termine par l'*atrophie du globe oculaire*.

Cette atrophie du globe oculaire est de telle nature que même après plusieurs années on peut reconnaître son origine méningitique. Les globes oculaires sont mous et enfoncés dans l'orbite. Le diamètre de la cornée est diminué, mais la membrane conserve sa transparence; la chambre antérieure de l'œil est étroite, l'iris un peu projeté en avant. La forme de la pupille est irrégulière, le rebord pupillaire est adhérent ou bien la pupille est recouverte d'un exsudat; elle ne réagit pas à la lumière. Le cristallin est transparent, un reflet blanchâtre arrive du fond de l'œil, de sorte qu'on peut apercevoir à l'œil nu, sans ophthalmoscope, sur la rétine *décollée*, de petits vaisseaux. La rupture de l'œil à la suite de la choroïdite suppurée d'origine méningitique est très rare. Weeks décrit en un cas de perforation des membranes du globe oculaire par le pus. Dans ce cas, la perte de la vue est survenue trois semaines après le début de la méningite. La choroïdite suppurée peut même amener la cécité bilatérale (Sutphen) chez des enfants qui ont été atteints de méningite.

Nous reviendrons plus tard sur l'importance que présente pour le diagnostic la constatation des *tubercules de la choroïde* dans le cours d'une méningite basilaire.

Dans l'état actuel de la science, il est impossible d'expliquer le développement de la *cataracte* à la suite d'une méningite simple. Bock en a observé cinq cas, et il admet que la cataracte s'est formée sous l'influence d'une affection du nerf optique, car, d'après lui, les vaisseaux périphériques de la rétine auraient une influence sur la nutrition du cristallin. Il est plus rationnel, à notre sens, d'attribuer la cataracte à une lésion peu prononcée et passagère du tractus uvéal.

Le processus inflammatoire du cerveau peut se propager aussi, à *travers la fente sphénoïdale*, au tissu rétro-bulbaire et provoquer un *abcès de l'orbite*, accompagné de chémosis (œdème inflammatoire de la conjonctive) et d'exophthalmie.

Dans un cas de Leyden, le chémosis fut un des premiers symptômes de la méningite.

d. **Méningite chronique.** — Elle peut atteindre la base du cerveau, et on constate alors un exsudat *gélatineux* sur la base du crâne. Dans ces cas, on a observé, outre des troubles psychiques graves, l'*atrophie du nerf optique*. Les recherches anatomo-pathologiques ont fait découvrir une inflammation chronique de la gaîne du nerf optique. Les prolongements que la pie-mère envoie dans le nerf optique sont couverts de cellules, qui compriment les faisceaux du nerf optique. Dans la méningite chronique l'inflammation se propage également du cerveau vers la papille par l'intermédiaire de l'espace intervaginal du nerf optique. La méningite chronique peut encore provoquer l'atrophie du nerf optique par la compression du chiasma résultant des néo-membranes du tissu lamineux; on voit alors des troubles oculaires graves se développer très rapidement, en quelques semaines ou même plus tôt. Dans un cas de Panas, l'amaurose bilatérale survint dès le quatrième jour. Cette marche extraordinairement rapide se manifestant avec les symptômes d'une névrite optique, s'expliquerait, d'après Panas, par une poussée aiguë de la méningite chronique.

Dans d'autres cas, moins fréquents, la marche de l'affection du nerf optique est lente. Peu à peu survient un rétrécissement du champ visuel, et l'acuité visuelle diminue; dans la suite ces symptômes peuvent s'améliorer; le processus peut même s'arrêter complètement. L'atrophie optique s'accompagne ordinairement dans la méningite chronique de la paralysie du facial, de celle des muscles de l'œil, de maux-de-têtes, de ralentissement du pouls, de somnolence.

Il est rare que la méningite chronique provoque une choroïdite par transmission de germes infectieux. En tous cas cette inflammation n'entraîne pas d'atrophie du globe oculaire. Les altérations de la choroïde se manifestent ordinairement par la formation de petites exsudations, quelquefois situées dans la macula, et ayant l'apparence de plaques blanchâtres et jaunâtres, ou bien par une atrophie partielle du pigment choroïdien. Cependant, les plaques dont il s'agit n'ont rien de caractéristique, comme le prétend Brown.

3. AFFECTIONS DE LA SUBSTANCE CÉRÉBRALE.

a. **Apoplexie cérébrale.** — Nous avons déjà parlé de la déviation conjuguée et de la rotation de la tête qui sont la conséquence d'hémorrhagies cérébrales, et nous avons dit que les yeux se tournent dans la plupart des cas du côté de l'hémorrhagie.

La *pupille* ne présente rien de particulier. Souvent les pupilles sont normales; parfois elles sont rétrécies ou dilatées; d'autres fois elles sont inégales. La réaction pupillaire est conservée tant que les fibres servant au réflexe pupillaire et leurs centres sont intacts. Dans les cas graves, la réaction de la pupille à la lumière est le plus souvent affaiblie. Dans les hémorrhagies des ventricules cérébraux, on constate une forte myosis bilatérale.

D'après Gowers, au début de l'hémorrhagie cérébrale, on observe souvent une *hémiopie passagère*. La simultanéité d'une hémiopie persistante et de l'hémiplégie a été observée à plusieurs reprises (Strümpell). Malheureusement les autopsies exactes manquent. Cependant, on peut supposer que dans ces cas la lésion est localisée dans la capsule interne et dans la couche optique.

Comme conséquence de l'apoplexie cérébrale, on peut également observer une hémiopie accompagnée d'hémiplégie, d'hémianesthésie et d'aphasie. Dans un cas de ce genre, Bristowe a trouvé une lésion

de la partie postérieure de la couche optique et de la capsule interne,
lésion qui s'était propagée à la substance blanche du lobe occipital.
Dans l'hémiopie causée par une hémorrhagie dans le centre cortical
de la vision, on a souvent observé une amélioration ultérieure du
champ visuel, comme l'ont vu Doyne et Anderson. L'hémianopsie par
lésion corticale est, en effet, la plus favorable au point de vue du pronostic. Il est rare d'observer une *névrite optique* à la suite d'apoplexie cérébrale; toutefois il faut tenir compte du siège de l'hémorrhagie. On connait maintenant cinq autopsies de cas où, à la suite
d'une hémorrhagie cérébrale, le sang s'était écoulé en avant dans la
gaine du nerf optique et avait causé une névrite optique. Dans un
de ces cas, celui de Remak, il s'agissait d'une forte hémorrhagie
occupant les ganglions cérébraux; dans les trois autres cas, il s'agissait d'une hémorrhagie produite par la rupture d'anévrismes de
l'artère sylvienne. Le nerf optique et sa gaine étaient également
imbibés de sang.

Nous avons déjà parlé (voir p. 39) des troubles de la vue survenant
à la suite d'hémorrhagies dans le pédoncule cérébral (paralysie de
l'oculo-moteur commun, avec hémiplégie croisée).

Nothnagel a observé chez des *hémiplégiques*, à la suite d'hémorrhagie cérébrale, des symptômes dépendant d'une lésion du grand sympathique : élévation de la température, rougeur de la face du côté
paralysé, rétrécissement de la fente palpébrale et resserrement de la
pupille du côté de l'hémorrhagie. Ces symptômes sont généralement
peu accentués et transitoires, cependant ils peuvent persister.

Les hémorrhagies à répétition dans la rétine et dans la conjonctive
ont une certaine importance au point de vue du pronostic, attendu
que ces hémorrhagies précèdent souvent une apoplexie cérébrale.
Comme nous l'expliquerons plus tard, l'altération anatomo-pathologique des parois des vaisseaux rétiniens, cause des hémorrhagies de
la rétine, peut être reconnue à l'examen ophthalmoscopique.

Ainsi Raehlmann (de Dorpat) a fait le premier, à l'aide de l'ophthalmoscope, le diagnostic des *anévrysmes miliaires de la rétine*. Bouchard
a, comme on le sait, établi le rôle important que jouent les anévrysmes
miliaires dans l'apoplexie cérébrale; il les avait rencontrés, à l'autopsie, dans le cerveau, et Liouville dans la rétine.

b. **Embolie, thrombose des artères cérébrales.** — L'encéphalomalacie consécutive à l'embolie ou à la thrombose des artères cérébrales se développe, le plus souvent, dans les parties nourries par
l'artère sylvienne et ses branches.

Les foyers de ramollissement situés dans le centre cortical de la
vision (hémiopie) ou dans le centre de la mémoire des images, des
lettres (alexie), sont moins fréquents, à la suite des embolies, que
ceux du centre de la parole (aphasie) et des membres (monoplégie

corticale). Une embolie d'une artère cérébrale peut coïncider avec une embolie de l'artère centrale de la rétine, appréciable à l'ophthalmoscope. Le ramollissement est assez rare dans la couche optique, la bandelette optique, le pédoncule cérébral et le pont de Varole. Nous avons déjà décrit, dans un chapitre antérieur, les symptômes produits par une lésion en foyer de ces parties du cerveau.

Parmi les causes de ramollissement cérébral qui provoquent des troubles visuels, il faut surtout mentionner les altérations *syphilitiques* et *athéromateuses* des artères cérébrales.

c. **Encéphalite suppurée.** — En général un abcès du cerveau, comme toute autre lésion en foyer, peut provoquer des troubles fonctionnels qui permettent d'arriver à la localisation de la lésion. Ainsi on a observé l'*hémiopie* dans des cas où l'abcès s'était développé dans le lobe occipital (Struempell, *l. c.*, p. 381). Comme on le sait, on a très souvent constaté des abcès du lobe temporo-sphénoïdal à la suite d'une otite moyenne. D'après Macewen (de Glasgow), on voit parfois, dans ces cas, survenir, du côté lésé, une paralysie de la troisième paire, tandis que du côté sain on note une parésie du bras et de la face. A cette occasion, et quoique ceci sorte de notre cadre, nous ferons remarquer qu'il est possible de faire le diagnostic d'abcès dans le lobe temporo-sphénoïdal. Dans ces cas, on observe parfois des altérations du goût ou de l'odorat; quelquefois le malade croit sentir une odeur nauséabonde, que les personnes qui l'entourent ne parviennent pas à percevoir (Hughlings Jackson).

Le diagnostic du siège d'un abcès cérébral est extrêmement important, attendu que son ouverture par la trépanation peut sauver le malade. Il importe, au point de vue du diagnostic différentiel, de noter que la névrite optique est plus prononcée dans les cas de tumeurs cérébrales que dans l'abcès du cerveau.

L'abcès du cerveau peut aussi provoquer seulement une *névrite optique unilatérale*, et toujours du côté de l'abcès. Greenfield a décrit un cas d'abcès cérébral consécutif à une otite moyenne : il avait occasionné une paralysie totale de l'oculo-moteur commun, du pathétique et du trijumeau. La trépanation fut pratiquée, et ces paralysies disparurent.

d. **Encéphalite des enfants.** — Cette affection, qui a été aussi décrite sous le nom de paralysie cérébrale infantile (*hemiplegia spastica infantilis* de Benedikt), atteint le plus souvent les centres corticaux moteurs (*poliencéphalite supérieure*). Des altérations analogues s'observent aussi, d'après quelques auteurs, à la suite de certaines maladies infectieuses (rougeole, scarlatine).

De Graefe a eu plusieurs fois l'occasion d'observer la *suppuration de la cornée* (kératite névro-paralytique) au cours d'une encéphalite infantile, surtout chez des enfants chétifs. Nous verrons plus tard que la même affection survient dans le cours de maladies infectieuses chez des gens chétifs, et nous traiterons dans un chapitre ultérieur de la théorie de cette kératite.

Ajoutons encore qu'on a observé du *nystagmus* avec contracture des extrémités pendant une encéphalite infantile (Zehender).

Il est rare de voir la poliencéphalite aiguë primitive se compliquer d'une *papillite* (névrite optique). Pourtant Parisotti a observé dans cette maladie un cas de papillite avec excroissance blanchâtre en forme de chou-fleur. A l'autopsie, on a trouvé une hyperémie généralisée du cerveau et des nerfs optiques. Les tissus nerveux étaient le siège d'une congestion hémorrhagique intense, avec exsudation périvasculaire, migration des cellules embryonnaires et formation de vaisseaux nouveaux.

e. **Sclérose en plaques.** — Les *plaques* de sclérose se trouvent principalement dans la substance blanche du cerveau, dans les parois des ventricules latéraux et dans le fornix; des foyers nombreux s'observent aussi dans le pont de Varole, mais ils sont moins nombreux dans la moelle allongée; ils sont très communs, au contraire, dans la substance blanche de la moelle épinière. Les données anatomo-pathologiques font supposer que les troubles de la vision ne sont pas rares dans cette maladie, ce que, du reste, la clinique confirme. Nous décrirons les troubles oculaires dus à la sclérose en plaques dans le chapitre consacré aux maladies de la moelle épinière.

f. **Tumeurs cérébrales.** — Nous avons déjà parlé des symptômes produits par les lésions en foyers des diverses parties du cerveau en rapport avec l'organe de la vision, symptômes qui permettent de terminer le siège de la lésion cérébrale. Il va sans dire qu'il est de même possible de déterminer le siège d'une tumeur cérébrale, en se basant sur l'abolition de certaines fonctions du cerveau.

On peut en outre faire remarquer qu'au fur et à mesure que s'accroissent les tumeurs cérébrales, leurs symptômes deviennent de plus en plus intenses et des complications nouvelles surgissent. L'examen de l'œil peut contribuer à déterminer le siège de la tumeur, et ce fait a une importance considérable au point de vue pratique. Ainsi, par exemple, dans les cas d'hémianopie d'origine corticale survenant à la suite d'une tumeur du cerveau, l'intervention chirurgicale, l'ablation de la tumeur, est tout à fait justifiée, si l'on tient compte des résultats très encourageants obtenus par Horceley (de Londres) dans la chirurgie du système nerveux central.

Parmi tous les symptômes des lésions en foyer du cerveau, qui contribuent à faire diagnostiquer une tumeur et engagent à pratiquer l'opération, il en est un des plus intéressants, sur lequel nous voulons attirer l'attention : les tumeurs de la partie postérieure du lobule pariétal peuvent provoquer la *chute de la paupière supérieure du côté opposé* (Landouzy).

Nous devons particulièrement nous occuper des altérations que produisent les tumeurs cérébrales dans le nerf optique, altérations décrites pour la première fois, en 1860, par Schneller et Graefe sous le nom de *Stauungs-papille* (*névrite optique*). Cependant, des recherches ultérieures ont démontré que cette lésion n'est pas un signe pathognomonique d'une tumeur cérébrale et qu'elle se rencontre dans d'autres affections, dans celles de l'orbite, par exemple, et particulièrement dans les tumeurs orbitaires, où la névrite optique est unilatérale. On

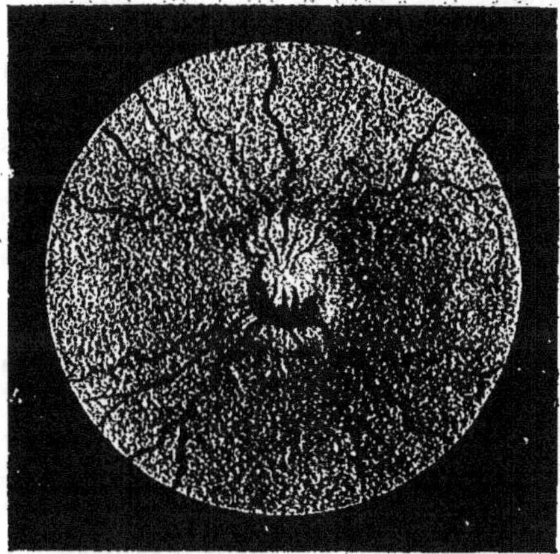

Fig. 10 — Névrite optique (image droite)

voit, en outre, apparaître ce symptôme consécutivement à la compression du nerf optique par des tumeurs des cavités voisines du nez, dans l'hydropisie des ventricules cérébraux, dans les abcès cérébraux, l'apoplexie cérébrale (rarement), les échinocoques du cerveau, le ramollissement, l'encéphalite diffuse, l'œdème des méninges, les méningites tuberculeuse et cérébro-spinale, la thrombose du sinus caverneux. La névrite optique est encore un signe de névrite descendante dans les affections du chiasma et des bandelettes optiques. Enfin, on l'observe dans les maladies infectieuses.

De même, on a constaté des altérations de la papille optique dans la maladie de Bright (néphrite), et ces altérations se sont montrées analogues à celles de la névrite optique consécutive aux tumeurs cérébrales. A l'ophthalmoscope, l'affection apparaît sous l'aspect suivant : la papille est rougeâtre ou gris-rougeâtre et proéminente (par suite de gonflement œdémateux). Tout autour, la rétine est opaque, ou bien recouverte d'un voile œdémateux, plus ou moins distinctement rayé. Les contours de la papille sont effacés; ses artères sont normales ou bien rétrécies. Les veines, au contraire, sont dilatées, sinueuses, et leur couleur est plus foncée; il existe des hémorrhagies longitudinales ou irrégulières dans la papille et dans son pourtour.

A l'autopsie, on a trouvé la surface de la papille convexe, et proéminente dans le corps vitré. Les fibres nerveuses amyéliniques du nerf optique sont hypertrophiées, gonflées sous l'action du sérum sanguin et compriment les cylindres-axes (Axel Key). Le tissu de la papille est infiltré de leucocytes et de cellules granuleuses, on y voit de petites hémorrhagies, surtout autour des vaisseaux. Dans une période plus avancée, on observe le développement de tissu conjonctif embryonnaire entourant les fibres optiques.

Plusieurs auteurs ont cherché à établir les symptômes caractéristiques de deux formes différentes de névrite optique : 1° la forme typique (*Stauungspapille*), avec des manifestations attribuées par de Graefe à la stase sanguine dans la veine ophthalmique par suite de compression du sinus caverneux; 2° la névrite optique descendante, consécutive à des processus inflammatoires cérébraux. C'est pour cette dernière forme que Leber a proposé le nom de papillite ou de papillo-rétinite. Mais l'expérience a démontré que cette distinction n'est pas fondée, attendu qu'il y a des cas où les deux formes se transforment l'une dans l'autre.

A un plus haut degré d'inflammation, la papille se transforme en une masse gris-rougeâtre, contenant de nombreux vaisseaux de nouvelle formation; son pourtour est troublé par des exsudations d'un blanc grisâtre; au lieu d'un voile rayé rougeâtre on constate dans cette partie une opacité intense. Par endroits les vaisseaux sont couverts d'exsudats et, par suite, à l'examen ophthalmoscopique ils semblent interrompus. Plus tard, on observe des exsudations en forme de plaques, ou parfois des altérations en forme d'étoile, comme dans la rétinite albuminurique. C'est surtout cette dernière forme qu'on a décrite sous le nom de papillo-rétinite, et qu'on voulait séparer de la névrite optique proprement dite.

Pour vérifier la théorie de Graefe sur le développement de la névrite optique, Manz a fait chez des lapins des injections d'eau dans l'espace subdural du cerveau. Il a trouvé, en augmentant ainsi la pression intracrânienne, des altérations du calibre des vaisseaux de la rétine : les veines se dilataient et présentaient des pulsations vermiculaires. Après une injection de sérum sanguin, la stase et l'hypérémie veineuses étaient plus prononcées et plus prolongées. Il fallait toujours répéter plusieurs fois les injections pour provoquer un gonflement de la papille et de la partie voisine de la rétine.

Schmidt et Manz admettent que, par suite d'augmentation de la pression intracrânienne, le liquide cérébro-rachidien pénètre dans l'espace intervaginal du nerf optique, qui, d'après Schwalbe, communique avec l'espace subdural du cerveau. Ce liquide (*hydrops vaginæ nervi optici*) comprimerait les vaisseaux du nerf optique.

Fuerstner admet l'explication de Manz et se base pour cela sur l'autopsie d'un cas de névrite optique, où il a trouvé une dilatation sacciforme de l'espace intervaginal du nerf optique (hydropisie vagino-optique), et un œdème du tronc du nerf optique, outre la prolifération des cellules étoilées de la névroglie et une infiltration de la gaîne du nerf optique (péri-névrite optique).

Parinaud et Ulrich pensent, au contraire, que l'œdème du nerf optique, cause principale de la névrite optique (*Stauungspapille*), résulte d'une propagation du processus intracrânien vers le nerf optique. La dégénérescence du nerf commencerait en effet, d'après ces

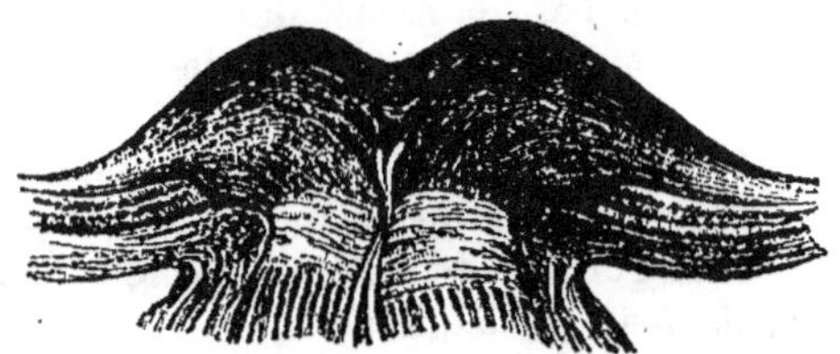

Fig. 11. — Névrite optique (coupe sagittale).

auteurs, par la couche périphérique. Les fibres centrales (axiales) ne sont atteintes qu'au moment où apparaît l'atrophie du nerf optique. C'est ce qui explique pourquoi dans la névrite optique la vision centrale est conservée pendant si longtemps.

Lorsque l'œdème des gaînes du nerf optique est peu prononcé, la névrite optique n'apparaît pas et à sa place on observe une atrophie progressive du nerf optique.

Les récentes recherches de Deutschmann ne confirment pas non plus l'hypothèse qui attribue à la stase sanguine la névrite optique consécutive à des tumeurs cérébrales. En effet, il fait observer que si on pratique, dans l'espace subdural, une injection sous une pression assez forte, pour que les veines rétiniennes, sous l'influence de l'augmentation de la tension intracrânienne, deviennent sinueuses, elles reviennent à leur état normal au bout de quelques minutes ou de deux ou trois heures. Si, au contraire, on injecte des germes infectieux (*staphylococcus pyogenes aureus*), on observe le type de la névrite optique. Il s'agit donc d'un processus inflammatoire infectieux et non d'une compression mécanique du nerf optique.

D'après Deutschmann, l'augmentation de la tension intracrânienne ne jouerait qu'un rôle secondaire dans le développement de la névrite optique : elle aide à faire progresser les germes infectieux immigrés dans le cerveau (abcès cérébral) vers la gaine du nerf optique. Dans les cas de tumeur cérébrale, où il n'y a pas de germes infectieux, ce sont, d'après l'auteur, les produits sécrétés par les tumeurs, qui doivent à leur composition chimique des propriétés irritantes; grâce à l'augmentation de la tension intracrânienne, ils atteignent la gaine du nerf optique et provoquent l'inflammation du nerf.

Si la théorie mécanique de la névrite optique était vraie, cette affection se développerait indépendamment du siège de la tumeur. Si, au contraire, la névrite optique est due à une névrite descendante, son apparition rapide ou tardive dépend du siège de la tumeur.

Dans 40 cas de tumeurs cérébrales, W. Edmonds et Lawford ont vu le nerf optique enflammé dans toute sa longueur. Ils ont analysé 96 cas d'autopsies des tumeurs cérébrales décrits par divers auteurs, et ils ont constaté que la névrite optique était indiquée dans 86 p. 100 des cas de tumeurs de la base du crâne, des ganglions cérébraux, et du cervelet, et seulement dans 46 p. 100 des cas de tumeurs de l'écorce cérébrale.

L'absence de névrite optique dans les tumeurs de la base du crâne est certainement très rare. Dans un cas tout à fait exceptionnel décrit par Hutchinson, le fond de l'œil était normal quoiqu'une tumeur cérébrale existât depuis quatre à cinq mois.

Au début de la névrite optique, la fonction de la rétine est peu troublée, ou bien normale, de sorte que ce n'est qu'en examinant l'œil à l'ophthalmoscope que l'on constate l'altération du nerf. Dans quelques cas, les malades se plaignent de sensations lumineuses subjectives. Knapp a remarqué que le diamètre du punctum cæcum était agrandi, ce qui s'accorde avec les résultats des recherches d'anatomie pathologique prouvant une périnévrite optique.

En effet, nous savons que les faisceaux périphériques du nerf optique situés sous le périnèvre se terminent dans la partie postérieure de la rétine tout près de la papille. Knapp a constaté en outre des lacunes en forme de secteur dans le champ visuel. Une troisième catégorie de troubles de la vue dans les cas de névrite optique consiste dans l'affaiblissement de l'acuité visuelle causé par des altérations de la macula.

Le développement de la névrite optique peut être lent ou rapide. Presque toujours, d'après Oppenheimer, le gonflement de la papille est précédé de l'apparition sur un œil, et ensuite sur l'autre, de symptômes inflammatoires qui, lentement ou rapidement, sont suivis du gonflement.

Dans les cas, d'ailleurs très rares, de tumeurs cérébrales sans névrite optique, les symptômes d'augmentation de la tension intracrânienne manquent également, d'après Oppenheimer, et ce sont seulement les symptômes d'une lésion en foyer qu'on peut observer, c'est-à-dire la perte d'une fonction, dont le centre et le trajet nerveux sont détruits par la tumeur. L'augmentation de la tension intracrânienne favoriserait donc, selon cet auteur, le développement de la névrite optique.

L'acuité visuelle peut rester normale pendant longtemps malgré la présence d'une névrite optique (cinq mois dans le cas de Schiess-Gemuseus, $V = 1$), pour disparaître complètement à l'apparition de l'atrophie optique. On constate ensuite que les vaisseaux sont peu sinueux, que la papille est d'une coloration blanc-jaunâtre, que ses contours restent assez bien accusés pour qu'on puisse reconnaître à l'ophthalmoscope l'atrophie qui se développe à la suite d'une névrite optique.

Quant à la valeur de la névrite elle-même au point de vue du diagnostic, il faut reconnaître que si cette affection est accompagnée d'autres symptômes de tumeur cérébrale, elle contribue pour beaucoup à la confirmation du diagnostic, attendu que la statistique a démontré sa rareté relative dans d'autres processus pathologiques du cerveau. Oppenheimer a, dans son nouveau travail (1890), encore rehaussé son importance. Cependant il faut se rappeler que, dans quelques cas de tumeur cérébrale, la névrite optique n'apparaît qu'à la dernière période de la maladie; son absence ne prouve donc pas qu'il faille écarter l'idée d'une tumeur cérébrale.

4. TROUBLES OCULAIRES DANS LES MALADIES MENTALES.

a. **Paralysie générale.** — La *pupille* des paralytiques présente toute une série d'anomalies et sa forme même s'écarte très souvent de la normale : elle est irrégulière, quelquefois triangulaire ou quadrangulaire (Salgo). Quant à sa largeur elle peut également varier selon l'état du système nerveux central.

L'inégalité des pupilles est certainement très fréquente chez les paralytiques, et jadis on attribuait à ce symptôme, qui est un des plus précoces de la paralysie générale, une importance considérable; mais il se rencontre aussi dans d'autres affections du système nerveux, par exemple dans la syphilis cérébrale et le tabes dorsal (Charcot).

La statistique a donné des résultats très divers sur la fréquence de l'inégalité des pupilles dans la paralysie générale et dans d'autres maladies mentales. Sur 100 cas d'aliénation mentale, Nasse l'a trouvée 64 fois, Wernicke 24, Castiglione 75. L'inégalité des pupilles peut aussi bien accompagner la myosis bilatérale, que la mydriase bilatérale; d'autres fois il y a myosis d'un côté et mydriase de l'autre.

Les anomalies de la réaction pupillaire ont une plus grande importance au point devue du diagnostic de la paralysie générale que l'inégalité des pupilles : Moeli, sur 500 cas de paralysie générale, a rencontré l'absence de réaction lumineuse dans la proportion de 47 p. 100.

D'après Buccola, la dilatation pupillaire à la suite d'excitation des nerfs sensitifs apparaît plus tard qu'à l'état normal chez les paralytiques. Elle ferait complètement défaut dans les cas où le réflexe lumineux est aboli (Moeli), mais ce fait est contesté par certains auteurs.

La paralysie de l'accommodation n'a été constatée par Moeli que dans 1 1/2 p. 100 des cas. Il semblerait que ce chiffre soit au-dessous de la réalité, attendu que l'examen précis de l'amplitude de l'accommo dation est difficile à faire chez des paralytiques. Le symptôme d'Argyll Robertson, c'est-à-dire l'absence de réaction lumineuse de la pupille, qui se contracte pendant l'accommodation, a aussi une importance beaucoup plus considérable que l'inégalité pupillaire au point de vue du diagnostic. Ce symptôme apparaît plutôt que le symptôme de Westphal et se rencontre aussi dans le tabes dorsal. Il est rare dans d'autres affections du système nerveux central. Parmi les cas d'absence de réflexe lumineux que Moeli a pu réunir, il n'y en avait que 14 p. 100 qui fussent consécutifs à une autre affection que le tabes dorsal ou la paralysie générale. Il a trouvé le symptôme d'Argyll Robertson dans huit cas de syphilis cérébrale accompagnée d'autres symptômes, par exemple de paralysie de l'oculo-moteur commun et des extrémités. Chez les alcooliques il ne l'a rencontré que quatre fois et, dans trois cas, il n'a été que transitoire. Uhthoff a trouvé le symptôme d'Argyll Robertson dans un cas d'empoisonnement par le sulfure de carbone. Thomson et Siemerling, qui eux aussi faisaient des recherches sur la fréquence du symptôme d'Argyll Robertson dans la paralysie générale, affirment également sa haute importance au point de vue du diagnostic de cette affection.

Quant aux troubles fonctionnels du *nerf optique* et de *la rétine* chez les paralytiques, ils sont peu connus, et cela s'explique par les difficultés que l'on rencontre pour examiner le fonctionnement de l'œil chez ces malades. Cependant on a constaté à l'ophthalmoscope l'atrophie du nerf optique surtout dans le cas où la paralysie générale était compliquée de tabes dorsal.

Uhthoff a rencontré l'*atrophie* optique treize fois sur trente-deux cas de paralysie générale. Albutt affirme que l'atrophie est très fréquente ; d'après lui une altération du fond de l'œil serait la règle dans la paralysie générale. Sur un total de cinquante-trois cas, il n'a trouvé le fond de l'œil normal que cinq fois.

Tout comme dans le tabes dorsal, l'examen anatomique ne fait découvrir aucune continuité entre l'altération du nerf optique et celle du système nerveux central. D'après les recherches anatomiques de Westphal et Leber, l'atrophie du nerf optique débute dans sa portion rétrobulbaire et frappe d'abord les fibres périphériques. Le processus clinique commence, d'après Albutt, par une irritation et une légère rougeur de la papille optique. Dans la période d'hyperémie la pupille serait le plus souvent rétrécie, mais quand l'atrophie se manifeste, elle se dilate au contraire.

Klein a décrit une altération particulière du fond de l'œil chez les paralytiques : les vaisseaux rétiniens présentent alternativement des dilatations et des rétrécissements ; les contours de la papille optique sont recouverts par un voile léger. Klein attribua cette altération de la rétine à un processus inflammatoire, et il l'a décrite sous le nom de rétinite paralytique.

Uhthoff a confirmé l'existence de cette *rétinite chez les paralytiques*. Sur trente-deux paralytiques il l'a trouvée douze fois accompagnée d'hyperémie de la papille, et six fois d'une légère névrite optique. On n'a pas observé de diminution de l'acuité visuelle centrale chez les malades atteints de la rétinite paralytique.

Chez des paralytiques quelques troubles fonctionnels de l'œil doivent probablement être attribués à des altérations de l'écorce cérébrale. C'est à cette cause qu'il faut attribuer la cécité de l'âme, dont nous avons déjà parlé (p. 27).

Charcot a le mérite d'avoir attiré l'attention sur l'importance considérable, au point de vue du diagnostic, du *scotome scintillant*, qui, chez les paralytiques, est probablement d'origine corticale. Ce symptôme est un des premiers accidents congestifs de la paralysie générale.

Les attaques de congestion cérébrale, les accès épileptiformes, la perte de connaissance, l'aphasie transitoire qui surviennent dans la paralysie générale, peuvent dans quelques cas être précédés d'accès de migraine ophthalmique. Les scotomes scintillants se montrent plusieurs années avant l'apparition des symptômes de la paralysie générale, comme l'a observé aussi Parinaud.

La *perception subjective de couleurs* n'est pas rare chez des paralytiques pas plus que chez d'autres aliénés.

En nous fondant sur les observations faites par des aliénistes, qui ont noté, par exemple, que leurs malades ont vu le ciel en couleur rouge sang, nous avons exprimé l'avis, en 1885, que l'*érythropsie* n'est probablement pas rare chez des aliénés et peut être la cause d'un crime. Plus tard, en 1889, Ladame (de Genève) a décrit chez un paralytique un cas non douteux d'érythropsie, qui fut un des symptômes prodromaux de la maladie mentale. La paralysie générale s'affirma bientôt par l'hésitation de la parole, l'obtusion de l'intelligence, le tremblement des lèvres et des mains, des changements dans les habitudes.

Baillarger a un des premiers décrit les *hallucinations de la vue* dans la paralysie générale. Cependant, ce phénomène est assez rare. Ces hallucinations sont en rapport avec le délire. Il arrive souvent aux malades de voir tous les objets d'une teinte uniforme : le noir pour les lypémaniques, le blanc ou l'or pour les excités et les ambitieux.

Il faut encore mentionner la *paralysie des muscles des yeux*, qui est quelquefois un des premiers symptômes de la paralysie générale. Cette paralysie qu'on observe est passagère et ne diffère en rien de celle des muscles dans le tabes dorsal et sur laquelle nous reviendrons.

b. **Manie.** — Les intéressantes recherches d'Albutt ont démontré la fréquence des troubles de la circulation sanguine du fond de l'œil dans la manie et dans d'autres maladies mentales. Ces anomalies de la circulation sanguine sont analogues à celles que d'après les faits cliniques on suppose atteindre les vaisseaux de l'écorce cérébrale dans diverses psychopathies.

Sur cinquante cas de manie, Albutt a pu vingt-cinq fois constater des altérations appréciables du fond de l'œil, notamment de l'anémie de la papille optique qui apparaît pendant les accès de manie par suite de spasmes des vaisseaux. Quelques jours après l'accès, Albutt observa au contraire une forte congestion de la papille, très probablement due à une dilatation paralytique des vaisseaux. D'après l'auteur, des altérations persistantes se produiraient parfois dans les vaisseaux du fond de l'œil et entraîneraient l'atrophie du nerf optique.

c. **Mélancolie.** — Dans la mélancolie, d'après Albutt, l'anémie des aisseaux centraux de la rétine est fréquente. Nous avons eu l'occasion de la constater à l'examen ophthalmoscopique chez des malades de la clinique de psychiatrie de Meynert (de Vienne). S'il survient des altérations graves très prononcées dans la rétine et le nerf optique, il faut, d'après Albutt, admettre la présence d'altérations analogues dans le cerveau. Dans quelques cas de mélancolie nous avons observé des altérations du fond de l'œil semblables à celles produites par l'anémie, altérations bien explicables par le fait que la nutrition est défectueuse chez les mélancoliques.

d. **Démence.** — Sur trente-huit cas de démence consécutive à des maladies mentales, Albutt a trouvé vingt-trois fois, à l'examen ophthalmoscopique, des altérations du nerf optique ou de la rétine, semblables à celles de la manie et de la mélancolie.

Dans la démence aiguë, il n'a rencontré aucune altération de fond de l'œil.

5. TROUBLES DE LA VUE CHEZ LES DÉGÉNÉRÉS.

a. **Idiotie.** — Après avoir parlé des altérations de l'organe de la vue chez les aliénés, il nous semble très intéressant de nous occuper des anomalies de l'organe de la vision qui accompagnent le développement congénital défectueux du cerveau ou en sont la conséquence, et se manifestent parfois par un fonctionnement anormal de l'appareil de la vision.

Puisque l'idiotie est assez souvent accompagnée d'un vice de conformation du crâne, les anomalies congénitales du nerf optique chez quelques idiots doivent être probablement attribuées en partie aux anomalies osseuses.

Schleich, qui a examiné les yeux de 156 idiots, a trouvé que les vices de conformation du fond de l'œil se rencontrent presque exclusivement chez des microcéphales. C'est à la même cause (vice de conformation du crâne) que nous attribuons les cinq cas d'atrophie du nerf optique et le cas d'atrophie partielle qu'Albutt a trouvés en examinant les idiots, ses observations ayant porté sur douze sujets. Olivier examina vingt idiots et n'a rencontré aucune anomalie du fond de l'œil.

D'après Guibert seulement, les cas les plus graves d'idiotie (microcéphalie) sont accompagnés de vices de conformation de l'œil (microphtalmie, cataracte congénitale, aniridie, ptosis congénital.)

Le même auteur a constaté des altérations du fond de l'œil : névrite optique (surtout chez les hydrocéphales); atrophie du nerf optique consécutive le plus souvent à la méningite; puis des cas encore assez fréquents d'amblyopie à la suite des lésions cérébrales les plus graves (kyste, porencéphalie, sclérose, etc.).

Nous croyons cependant que si on est arrivé à des résultats si divers relativement à la fréquence des altérations du fond de l'œil chez les aliénés et les dégénérés, cela tient à ce que les différents auteurs n'ont pas employé la même méthode d'examen ophthalmoscopique.

En variant l'intensité de l'éclairage dans l'examen ophthalmoscopique, on peut observer chez les mêmes individus des nuances très différentes de la couleur de la papille optique : c'est à cette cause que doit quelquefois être attribuée la prétendue hypérémie ou l'anémie du fond de l'œil, sans compter que la coloration de la papille normale est assez variable. Il serait à désirer que de nouvelles recherches fussent entreprises sur l'état du fond de l'œil chez les aliénés. L'examen de la réfraction chez les idiots accuse, d'après Schleich, presque exclusivement l'hypermétropie. Le strabisme est d'une fréquence frappante.

L'acuité visuelle par le fait de l'hypermétropie presque générale, la fréquence des taies, l'absence de vision binoculaire chez les strabiques et les malades atteints d'insuffisance est, d'après Guibert, le plus souvent diminuée. Les imbéciles en plus grand nombre que les idiots ont l'acuité normale. La perception des couleurs, le champ visuel, n'ont rien de particulier chez les imbéciles, ce n'est que chez les idiots que la perception des couleurs est imparfaite, imperfection qui disparaît plus tard par l'éducation (GUIBERT).

D'après Guibert, les lésions que nous venons d'indiquer sont plus fréquentes chez les idiots que chez les imbéciles. Cet auteur n'a pas rencontré de cas de rétinite pigmentaire, et pourtant le plus souvent, dans les cliniques, on constata qu'elle coïncide avec un certain degré de faiblesse intellectuelle.

b. **Organe de la vue des criminels.** — C'est avec raison qu'on a recherché en France si les criminels n'étaient pas des dégénérés ayant acquis souvent par hérédité leur infirmité morale et présentant aussi très souvent des symptômes de dégénérescence du corps. Les études anthropomorphiques des criminels faites à l'instigation de l'éminent Dr Bertillon (de Paris) ont montré combien l'idée était fondée. Aussi devait-on être amené à rechercher s'il était possible de constater dans l'organe de la vision, dont le développement embryologique est si intimement lié avec celui du cerveau, des symptômes de dégénérescence.

Ottolengi examina le champ visuel de criminels et trouva un rétrécissement concentrique irrégulier pour le blanc et les couleurs. La forme du champ visuel présenta des dépressions dans divers secteurs. Nous ne discuterons pas les conclusions de l'auteur, qui prétend que ce rétrécissement asymétrique du champ visuel (la vision centrale étant normale et le résultat ophthalmoscopique négatif) doit être attribué à une anomalie de la fonction du centre cortical de la vision.

Remarquons que les partisans des idées de Bertillon attribuent aussi une grande importance aux vices de conformation du pavillon de l'oreille, du crâne, du nez, des dents, qu'on peut constater chez des criminels. Le rétrécissement du champ visuel des criminels est probablement dû à un développement défectueux de la partie périphérique de la rétine. Gradenigo, qui examina l'organe de l'ouïe de cent cinquante criminels, trouva souvent une diminution de l'acuité auditive, ce qu'il faut attribuer plutôt à un état de dégénérescence qu'à des processus inflammatoires. Cependant, d'après cet auteur, le degré de diminution de l'acuité auditive n'est pas en raport avec le degré des troubles fonctionnels des autres sens, par exemple du toucher, du goût, de l'odorat, troubles fonctionnels qu'on a d'ailleurs constaté très fréquemment chez des criminels.

Chez ces individus, d'après E. Moravsik l'inégalité des pupilles serait d'une fréquence remarquable. Sur 365 cas, il l'a rencontrée 99 fois. Il est possible qu'il faut attribuer quelques-uns de ces cas à une affection du système nerveux central. Dans son mémoire, E. Moravsik est arrivé à cette conclusion qu'il y a chez des criminels, sans que le système nerveux soit atteint, et sans influence des agents

toxiques (alcool, nicotine), des troubles fonctionnels tels que l'inégalité des pupilles, le tremblemént de la langue et des mains.

6. TROUBLES OCULAIRES DANS L'HYDROCÉPHALIE.

a. **Hydrocéphalie des enfants**. — Dans l'hydrocéphalie primitive des enfants, les *orbites sont enfoncées* sous la saillie des os frontaux. Les yeux, d'après Strümpell (*loc. cit.*, p. 418), sont le plus souvent dirigés en bas, grâce à une innervation insuffisante des
muscles des yeux et aussi à la forme irrégulière de l'orbite. Parmi
les organes des sens, c'est l'œil qui est le plus souvent atteint.
L'espace intervaginal du nerf optique est dilaté; et en effet à l'examen
ophthalmoscopique on observe une névrite optique assez peu prononcée, avec absence du pouls veineux de la rétine, ou bien une
atrophie du nerf optique, avec rétrécissement des artères et dilatation
des veines. Les troubles fonctionnels qui en résultent sont l'amblyopie ou la cécité absolue. Les deux yeux ne sont pas frappés au même
degré : il se peut que l'un soit atteint d'amblyopie, l'autre d'amaurose.
Dans certains cas on a vu l'amblyopie accompagnée de rétrécissement
concentrique du champ visuel, ce qu'on a voulu attribuer à une altération des faisceaux périphériques du nerf optique.

b. **Hydrocéphalie des adultes**. — On constate les mêmes altérations à l'examen ophthalmoscopique que dans l'hydrocéphalie des
enfants. L'amaurose doit être attribuée en partie à la dégénérescence
du nerf optique consécutive à la névrite, mais surtout à la dilatation
très prononcée du diverticulum de Michel situé dans le chiasma,
dilatation qui entraîne la compression des fibres optiques.

Les cas d'hydrocéphalie interne, qui se présentent avec les
symptômes d'une *névrite optique et d'écoulement continuel du liquide
cérébro-spinal par les fosses nasales*, sont très intéressants. Pristley-
Smith (de Birmingham) a le premier observé ce dernier symptôme,
chez un malade qui avait en même temps des polypes nasaux.
D'après lui, ces polypes avaient produit l'inflammation des sinus sphénoïdaux et des cellules ethmoïdales, d'où l'écoulement de liquide.
D'après nous, cette opinion est inexacte, attendu que les symptômes
d'inflammation des sinus sphénoïdaux et des cellules ethmoïdales
sont tout à fait différents de ceux observés par l'auteur.

En dehors des cas observés par Smith, nous connaissons d'autres
cas analogues observés par Bristowe, Elliotson, Nettleship, Leber,
Nothnagel, Emrys-Jones. Dans un cas dont nous devons l'observation
à Leber, le liquide fut examiné au point de vue chimique par Dollens,
et son identité avec le liquide cérébro-spinal a été démontrée.
L'écoulement continu peut se produire par une narine ou par les
deux ; la quantité de liquide rendue dans les vingt-quatre heures

peut dépasser un litre et demi. Dans tous les cas l'affection frappa des jeunes gens; elle débuta sans qu'on pût invoquer aucune influence extérieure, avec des symptômes d'augmentation de pression intra-crânienne, des maux de tête, des vertiges, de la faiblesse motrice, mais très rarement des crampes; en outre l'acuité visuelle peut diminuer jusqu'à amener la cécité complète. L'examen du fond de l'œil montre qu'il existe de l'atrophie du nerf optique consécutive à la névrite optique. Cette atrophie ne se développe pas simultanément et avec la même rapidité dans les deux yeux. Ainsi, dans le cas de Leber, l'œil droit était atteint d'amaurose, tandis que de l'œil gauche le malade pouvait compter les doigts à 12 mètres. Au début, le champ visuel était d'une étendue normale du côté nasal, mais très rétréci du côté temporal, phénomène qu'on pourrait attribuer à une lésion des fibres optiques voisines du diverticulum de Michel.

Aussitôt qu'apparaît l'écoulement du liquide cérébro-spinal par le nez on voit cesser les symptômes d'augmentation de pression intra-crânienne (maux de tête, vertige, etc.). L'écoulement peut continuer pendant des années, comme dans le cas d'Emrys-Jones, qui l'observa pendant douze ans par la même narine. Dans ce cas, l'atrophie du nerf optique était plus développée du côté de l'écoulement du liquide que de l'autre. Dans un seul cas de Pristley-Smith, l'écoulement s'est produit tantôt d'un côté, tantôt de l'autre. Chez un malade de Nothnagel, le liquide s'écoulait aussi par le *cul-de-sac* de la conjonctive. La communication s'était probablement établie par l'espace supra-vaginal du nerf optique, la capsule de Ténon et les lymphatiques antérieurs de l'œil. Si l'écoulement s'interrompt pendant longtemps, tous les symptômes d'augmentation de pression intra-crânienne réapparaissent (somnolence, vertiges, etc.). Dans les cas de Nettleship et de Leber, on observa l'anosmie; dans celui de Nettleship des palpitations du cœur; dans celui de Baxtor de l'hypertrophie de la glande thyroïde.

L'explication de ces phénomènes devint possible le jour où Leber a remarqué le premier l'apparition d'une déformation hydrocéphalique du crâne, se manifestant par la proéminence appréciable du front.

L'opinion de Pristley-Smith qui attribue ces symptômes à une lésion des sinus sphénoïdaux et des cellules ethmoïdales est fausse, attendu que dans l'autopsie qui fut faite du sujet observé par Baxtor, ces cavités pneumatiques étaient intactes; on ne constata qu'une hyperostose des os du crâne. Baxtor suppose qu'une affection chronique quelconque des sinus sphénoïdaux ou de la région voisine de l'ethmoïde peut provoquer ces symptômes par la propagation du processus inflammatoire vers le chiasma et les parties voisines du cerveau. Morel Mackenzie, qui a examiné un des malades de Pristley-Smith pendant l'interruption de l'écoulement du liquide rachidien, admit que la rhinorrhée était le symptôme réflexe d'une névrite optique. D'une communication particulière qui nous a été faite, il résulte que Smith s'est rangé à l'opinion de Leber, qui attribue ce processus à l'hydrocéphalie interne. Leber se base sur ce fait que, dans un cas observé par Quincke, un kyste du cervelet adhérent au plexus choroïdal avait provoqué les mêmes symptômes d'augmentation de pression intracrânienne (anorexie, crampes, parésie motrice et névrite optique). Dans le cas de Nothnagel, une tumeur des tubercules quadrijumeaux était accompagnée d'hydrocéphalie interne et d'écoulement de liquide cérébro-spinal par le nez.

Leber croit que l'écoulement se produit par de petits trous des parois supérieures du sinus sphénoïdal et des cellules ethmoïdales, ouvertures qui se forment par suite de l'augmentation de la pression intracrânienne. En 1886, j'ai exprimé l'avis que sous l'influence de la pression intracrânienne, les gaînes lymphatiques, qui, d'après les recherches d'Axel Key et de Retzius, entourent les nerfs olfactifs subissent une dilatation; ces gaînes communiquent avec l'espace subdural du cerveau et se terminent à la surface de la muqueuse nasale. C'est la dilatation de ces gaînes lymphatiques qui facilite l'écoulement du liquide cérébro-spinal par le nez, et qui provoque l'anosmie par l'atrophie des nerfs olfactifs se développant sous l'influence de pression. En effet, dans le cas de Nothnagel l'examen anatomique a confirmé l'exactitude de mon explication.

BIBLIOGRAPHIE.

HYPÉRÉMIE DU CERVEAU. — *Foerster*, loc. cit., p. 104. — *Jacobson*, loc. cit., p. 102.

ANÉMIE DU CERVEAU. — *Jacobson*, loc. cit., p. 14. — *Knoll*, Wiener Sitzber., 1886.

PACHYMÉNINGITE, HÉMATOME DE LA DURE-MÈRE. — *Dieulafoy*, Patholog. interne, I, p. 579. — *Zacher*, Neurolog. Centralbl., 1888, p. 125.

APOPLEXIE DES MÉNINGES. — *Hutchinson fils*, Ophthalmic Review, 1887, janvier.

MÉNINGITE AIGUE. — *Bouchut*, Du diagnostic des maladies du système nerveux par l'ophthalmoscopie. Paris, 1866. — Compt. rendus de l'Acad. des sciences, LXVI, n° 23, p. 1141. — Du diagnostic de la méningite avec l'ophthalmoscope. Gaz. méd. de Paris, 1866, n°s 1, 3, 6, 8, 11, 28, 33. — *Foerster*, loc. cit., p. 103. — *Jacobson*, loc. cit., p. 74, 113, 125. — *Weeks*, Centralbl. f. Augenh., 1885, p. 129. — *Bock*, Wiener med. Woch., 1880, n°s 47, 48.

MÉNINGITE CHRONIQUE. — *Panas*, Rec. d'ophthalm., 1886, n° 11. — *E.-A. Browne*, Ophthalmic Hospital Rep., 1889, janvier.

APOPLEXIE CÉRÉBRALE. — *Prévost*, Déviation conjuguée des yeux et rotation de la tête. Thèse de Paris, 1868. — *Landouzy*, Progrès médical, 1870. — *Foerster*, loc. cit., p. 104. — *Bristowe*, Ophthalmic Society of the United Kingdom, 1886, 11 mars. — *Remak*, Berlin. klin. Woch., 1886, n° 49. — *Raehlmann*, Klin. Monatsbl. f. Augenh., 1889, juillet.

ENCÉPHALITE SUPPURÉE. — *Macewen* (de Glasgow). Semaine médicale, 1889, n° 30. — *Michel*, Traité, p. 630. — *Greenfield*, Brit. med. Journ., 1887, 12 février.

ENCÉPHALITE DES ENFANTS. — *De Graefe*, Arch. f. Ophthalm. 1886, XII, 2, p. 250.

SCLÉROSE EN PLAQUES. — *Charcot*, Leçons, 1874. — (Voir aussi : Maladies de la moelle épinière).

TUMEURS CÉRÉBRALES. — *Schneller*, Arch. f. Ophthalm., t. III, f. 1, p. 70. — *De Graefe*, Ibidem, f. II, p. 58. — *Manz*, Deutsches Arch. f. klin. Medizin, 1871, p. 183. — *Abadie*, Névrite optique symptomatique des tumeurs cérébrales, 1880. — *Pagenstecher*, Ophth. Hosp. Rep., VII, 2 novembre 1871. — *J. Hutchinson fils*, Ophthalm. Hosp. Rep., 1859, janvier. — *H. Jackson*, Ibidem, 1871, p. 231. — *Schmidt*, Arch. f. Ophthalm., t. XV, f. 2, p. 103. — *Ulrich*, Soc. d'ophthalm. de Heidelberg, 1886. — Arch. f. Augenheilk., XVIII, 3. — *Fuerstner*, Berlin klin. Woch., 1889, n° 8. — *Deutschmann*, Ueber Neuritis optica, besonders die sogenannte Stauungspapille, etc. Jena, 1887. — *W. Edmonds* et *J.-D. Lawford*, Ophthalmic Review, 1887, mai. — *Oppenheim*, Arch. f. Psych., t. XXI, XXII.

MALADIES MENTALES. — *Albutt*, Med. Times and Gaz., 1868, May 9, 16, 30, June 13, July 18, Aug. 1. — On the use of the ophthalmoscope in diseases of the nervous system. London, 1871. — *Westphal*, Arch. f. Psych. 1, 1. — *Foerster*, loc. cit., p. 130, 127. — *Moeli*, Berl. Ges. f. Psychiatrie, 1885, 15 juillet. — *Buccola*, Revista sperimentale di freniatrice e di medicina legale, XI, f, 1, 1885. — *Salgo*, Centralbl. f. Nervenheilk., 1886, octobre. — *Ladame*, Congrès de psychiatrie de Paris, 1889.
IDIOTISME. — *Schleich*, Klin. Monatsbl. f. Augenh., 1888, octobre. — *Oliver, Ch. A.* The eye of the adulte imbecile. Trans. of the Americ. Ophthalm. Soc., 1887, 21 juillet. — *Guibert*, La vision chez les idiots et les imbéciles. Paris, 1892.
CRIMINELS. — *E. Moravsik*, Gyosgyaszal, 1891, n° 2. — *Gradenigo, G.* Compt. rend. de l'Académie de médecine de Turin, 1890, 9 juin. — *Ottolenghi*, Ibidem. 20 juin 1890.
HYDROCÉPHALIE. — *Berger* et *Tyrman*, Krankheiten d. Keilbeinhöhle u. des Siebbeinlabyrinthes, 1886, p. 41. — *Emrys Jones*, Ophthalmic Review, 1888, avril. — *Nothnagel*, Wiener Mediz. Blaetter, 1888, n°° 6 et 8.

B. — TROUBLES OCULAIRES DANS LES MALADIES DE LA MOELLE ALLONGÉE.

1. PARALYSIE LABIO-GLOSSO-LARYNGÉE.

Cette maladie est aujourd'hui ordinairement réunie à la sclérose latérale amyotrophique, qui en réalité n'est que le commencement ou la fin de cette maladie. On désigne ces deux affections sous le nom de maladie de Charcot.

Il existe également une grande analogie entre la paralysie labio-glosso-laryngée et l'atrophie progressive musculaire (Struempell) : dans les deux affections les centres moteurs et trophiques sont atteints.

Dans la paralysie labio-glosso-laryngée les noyaux gris inférieurs du bulbe sont seuls lésés; par conséquent on ne constate la *paralysie des muscles de l'œil*, que dans les cas où le processus pathologique s'est propagé vers la partie supérieure du plancher du quatrième ventricule. Il en résulte du ptosis et du strabisme.

Dans la paralysie du facial d'origine bulbaire, l'oculo-facial reste généralement intact. Cependant, dans des cas rares, le facial tout entier est pris. Parfois on observe également une paralysie du nerf oculo-moteur commun, dont le noyau d'origine, comme nous l'avons déjà décrit, se trouve en rapport avec le noyau de l'oculo-facial.

Il semblerait que la paralysie de l'oculo-moteur externe soit relativement plus fréquente dans la paralysie labio-glosso-laryngée que celle de l'oculo-moteur commun. Des autopsies ont aussi montré les lésions de l'oculo-moteur externe. Ainsi dans un cas de Hunn on a constaté l'atrophie unilatérale de l'oculo-moteur externe. Guinon et Parmentier décrivent un cas de paralysie de tous les muscles extrinsèques de l'œil (ophthalmoplégie externe), combinée à la paralysie labio-glosso-laryngée.

Erb observa un cas de paralysie labio-glosso-laryngée, où, en dehors de la difficulté des mouvements de la langue et de la déglutition, de l'affaiblissement des muscles cervicaux (nerf accessoire de Willis) et de la parésie des muscles masticateurs (partie motrice du trijumeau); on a encore constaté le *ptosis*. Quelquefois on observe une *atrophie bilatérale des nerfs optiques* en même temps que la paralysie des nerfs oculo-moteur externe et facial.

2. TROUBLES OCULAIRES DANS LES LÉSIONS BULBO-MÉDULLAIRES SE MANIFESTANT PAR LA THERMO-ANESTHÉSIE, L'ANALGÉSIE, DES TROUBLES SUDORAUX ET VASO-MOTEURS (GRASSET).

Une affection bulbo-médullaire produit un ensemble de symptômes, qui ont été décrits par Grasset. Dans le cas qu'il a observé ces symptômes consistaient en thermo-anesthésie unilatérale absolue du côté droit et en analgésie prononcée (le sens du toucher et la pression étaient conservés). Dans ce cas cet auteur a constaté une augmentation de la sécrétion sudorale et de la température du côté droit; en outre, il existait de l'hémiparésie droite et de la parésie du facial du côté gauche ainsi que de l'*immobilité des pupilles*. Le sens du goût manquait du côté gauche de la langue. Grasset attribue cette affection à une lésion de la moelle allongée (glio-sarcome, myélite), et spécialement de la substance grise latérale postérieure.

Chez un homme âgé de vingt-cinq ans, la maladie commença brusquement par une forte douleur de la joue gauche, suivie bientôt de vomissement, d'éblouissement, de diplopie et de parésie de la jambe gauche. Un an plus tard, survint un nouvel accès, qui se répéta pendant trois années consécutives; le quatrième accès survint trois ans après le troisième et fut bientôt suivi d'un cinquième. Chaque accès donnait toujours lieu à des symptômes graves. Il s'agissait probablement de poussées, d'envahissement de la moelle allongée par la gliomatose.

3. PARALYSIE BULBAIRE ANTÉRIEURE (SUPÉRIEURE). OPHTHALMOPLÉGIE PROGRESSIVE.

L'ophthalmoplégie progressive est caractérisée, comme nous l'avons déjà dit, par la *lésion des noyaux des nerfs oculo-moteur commun, oculo-moteur externe et pathétique*. L'ophthalmoplégie *externe* (paralysie des muscles extrinsèques), et l'*ophthalmoplégie interne* (muscles intrinsèques), sont chacune pour sa part causées par une affection nucléaire. L'ophthalmoplégie totale *peut* être ou non d'origine nucléaire.

Dans l'ophthalmoplégie progressive on observe un affaiblissement lent et symétrique des mouvements de l'œil dans toutes les directions. Avant que la paralysie nucléaire ne soit complètement établie les mouvements volontaires des yeux sont encore possibles sous l'influence de la volonté (Mauthner). Les symptômes de parésie de muscles de l'œil sont plus prononcés le soir que le matin. Si la paralysie nucléaire est ancienne, la diplopie peut manquer dans beaucoup de cas. Quand l'ophthalmoplégie progressive s'est complètement développée, on observe l'immobilité du globe oculaire et le ptosis qui, sans être complet, est assez prononcé.

On rencontre également à la suite de la paralysie nucléaire ancienne une *dégénérescence des muscles de l'œil*. Westphal a vu un sujet dont les muscles avaient un aspect jaune : les faisceaux musculaires avaient subi une dégénérescence graisseuse.

Haab divise les symptômes de l'ophthalmoplégie progressive en deux groupes : 1° la paralysie atteint l'oculo-moteur externe, le pathétique et l'oculo-moteur commun (excepté les muscles intrinsèques de l'œil) ; 2° d'autres fois on constate une ophthalmoplégie totale, à laquelle s'ajoute la paralysie du trijumeau et de l'hypoglosse ; en d'autres termes, l'ophthalmoplégie progressive est suivie de paralysie labio-glosso-laryngée.

L'ophthalmoplégie peut être aiguë, subaiguë ou chronique. Les deux premières formes sont accompagnées de somnolence et de faiblesse musculaire, et peuvent se terminer par la mort.

Examinons les symptômes des différentes formes d'ophthalmoplégie (poliencéphalite inférieure).

I. — POLIENCÉPHALITE INFÉRIEURE AIGUE

α. POLIENCÉPHALITE INFÉRIEURE AIGUE HÉMORRHAGIQUE.

Cette forme peut être consécutive au traumatisme. Dans quelques cas de tabes dorsal, la paralysie nucléaire des muscles de l'œil est probablement d'origine hémorrhagique (Michel). Le pronostic de la forme hémorrhagique de la poliencéphalite inférieure n'est pas encore suffisamment connu. Nous avons déjà attiré l'attention sur le rapport entre la paralysie nucléaire aiguë hémorrhagique et l'atrophie du nerf optique (voir p. 20) dans le cas de Peltesohn.

Dans des cas de poliencéphalite inférieure hémorrhagique, on constata à l'autopsie que la substance grise des ventricules cérébraux était d'une coloration rougeâtre avec de petites extravasations.

A la même affection appartiennent (Mauthner) les variétés suivantes :

a. **Nona.** — C'est la maladie du sommeil, affection qui est accompagnée de ptosis et de somnolence et qui est mortelle dans la plus grande majorité des cas.

b. **Poliencéphalite inférieure aiguë.** — Cette forme *toxique*, due à l'abus de l'alcool et se manifestant par des cauchemars, est probablement causée, d'après Mauthner, par la paralysie passagère de la substance grise centrale des ventricules.

Les symptômes de cette maladie sont les mêmes que ceux des autres formes de poliencéphalite inférieure, mais on observe en outre qu'elle se complique souvent de névrite optique.

Mauthner insiste sur ce fait que toutes les maladies du système nerveux accompagnées de lésions graves de la substance grise centrale des ventricules cérébraux sont caractérisées par la somnolence. Là-dessus, il base sa théorie du sommeil physiologique, qui serait d'après lui la conséquence d'une interruption temporaire du courant nerveux dans ces centres.

En effet, le sommeil commence par une lourdeur des paupières supérieures qui tendent à tomber, et par l'apparition de diplopie (Donders). Des autopsies de sujets morts de la maladie du sommeil ont, en effet, prouvé qu'il existe des altérations anatomo-pathologiques dans les parties du système nerveux dont la lésion, d'après Mauthner, provoquerait la somnolence.

β. POLIENCÉPHALITE AIGUE INFECTIEUSE.

A cette forme appartient la paralysie nucléaire des muscles de l'œil consécutive à la *diphthérie* (Mendel) et à l'*influenza*.

Uhthoff a décrit un cas de paralysie de l'accommodation dans la convalescence de l'influenza où le malade présenta les symptômes de poliencéphalite inférieure (cycloplégie nucléaire). La guérison survint trois semaines après le début de la maladie. Deux autres cas de paralysie du muscle de l'accommodation consécutive à l'influenza, observés par Uhthoff, doivent, au contraire, être attribués à la paralysie périphérique toxique (ptomaïnes) de ce muscle.

Goldflam a publié deux observations très instructives de paralysie nucléaire consécutive à l'influenza :

I. Un médecin âgé de soixante ans a été atteint, peu de temps après une attaque d'influenza, de chute de la paupière gauche et de diplopie; huit jours après, on vit apparaître la chute de la paupière droite, de la faiblesse dans les jambes, et des convulsions dans la station. Il avait eu un chancre à l'âge de vingt ans et des attaques d'épilepsie pendant ses études universitaires. A l'examen Goldflam constata un ptosis bilatéral complet; *les globes oculaires étaient presque immobiles, les pupilles contractées avec conservation de la réaction lumineuse et accommodative ; l'acuité visuelle était bonne de loin et de près.* Peu à peu apparut une roideur des doigts de la main gauche avec une paralysie passagère des extenseurs du bras, suivie bientôt de paralysie des fléchisseurs de la main droite; le triceps brachial s'atrophia, les muscles de la partie inférieure de la moitié gauche de la face perdirent leur force. Ces symptômes indiquent qu'il existait une lésion des cornes antérieures de la substance grise de la moelle épinière cervicale, ainsi que des noyaux du plancher du 4° ventricule. Bientôt survinrent la parésie des mouvements des lèvres, la difficulté de la prononciation, l'irrégularité du pouls, et, enfin, la difficulté de la déglutition et la mort.

II. Dans la 2mo observation de Goldflam, il s'agissait d'une femme âgée de trente ans, qui sans cause apparente fut prise de douleurs de la nuque, suivies bientôt de ptosis, de diplopie, de paralysie des extrémités supérieures et inférieures, de troubles de la parole et de la déglutition, de dyspnée; le pouls devint petit et accéléré, il apparut des frissons, et enfin des symptômes bulbaires et de la salivation. La dyspnée était si prononcée, qu'on s'attendait à une terminaison fatale. Petit à petit cependant ce symptôme diminua et la déglutition devint plus facile. La malade guérit et accoucha bientôt après.

II. — POLIENCÉPHALITE INFÉRIEURE SUB-AIGUE ET CHRONIQUE.

Nous allons examiner les différentes formes sous lesquelles cette affection se présente. Malheureusement les recherches anatomo-pathologiques sont peu avancées, de sorte que nous ne nous baserons que sur les manifestations cliniques. Dans notre groupement systématique nous tiendrons surtout compte des travaux de Mauthner.

α. MALADIE DES NÈGRES. NÉLANANE.

Sous ce nom on désigne une maladie qui règne parmi les nègres du Sénégal et qui produit de la somnolence, de la faiblesse musculaire, de l'amaigrissement, de l'apathie, de l'abattement, de la *paralysie des muscles de l'œil*, et qui se termine après deux ou trois mois par la mort.

β. MALADIE DE GAYET.

Sous ce nom Mauthner désigne une maladie décrite par Gayet, et qui est caractérisée par de la somnolence, du ptosis, de la paralysie des autres muscles extrinsèques de l'œil animés par l'oculo-moteur commun. On observe de l'apathie, de l'affaiblissement musculaire et de la somnolence, sans troubles de la motilité, ni de la sensibilité. Le malade de Gayet est mort cinq mois après le début de la maladie; à l'autopsie, on trouva une poliencéphalite inférieure.

La maladie de Gayet, d'après Mauthner, est probablement identique à la nélanane. Sa longue durée dans le cas de Gayet doit être attribuée vraisemblablement à ce qu'on nourrissait le malade pendant l'interruption de la somnolence, ce que probablement on ne fait pas aussi consciencieusement au Sénégal.

γ. MALADIE DE GERLIER. VERTIGE PARALYSANT.

Cette affection, suivant l'excellent travail de Haltenhoff (de Genève), règne surtout dans plusieurs villages de la Suisse et atteint principalement la population masculine et pauvre. L'accès apparaît le plus souvent dans l'après-midi et se caractérise par : *a.* la parésie frappant principalement les extenseurs; *b.* la douleur de la nuque; *c.* les troubles oculaires, dont un des premiers est le ptosis.

Le début des accès est si brusque que les malades tombent comme foudroyés. La durée d'une attaque est de dix minutes environ. Dans l'intervalle, les malades se sentent bien. L'affection est épidémique ; ses causes sont encore inconnues ; elle se termine toujours par la guérison.

δ. POLIENCÉPHALITE INFÉRIEURE SYPHILITIQUE.

Cette affection doit être attribuée à une endartérite syphilitique. Il s'agit d'un processus amenant la dégénérescence par oblitération totale ou partielle des branches de l'artère basilaire consécutivement à une endartérite syphilitique ; c'est ce qui explique que les troubles fonctionnels ne correspondent nullement à des lésions d'un groupe anatomique des noyaux des muscles de l'œil. Ce qui est caractéristique, c'est que la *lésion* des noyaux est discontinue et n'a aucun rapport avec le schéma de Kahler et Pick (voir p. 32). Nous reviendrons encore sur cette importante forme de poliencéphalite inférieure en parlant des troubles oculaires consécutifs à la syphilis.

ε. POLIENCÉPHALITE INFÉRIEURE CONSÉCUTIVE A L'ÉPENDYMITE CHRONIQUE.

L'épendymite proliférante chronique des ventricules cérébraux se termine par la sclérose et la dégénérescence des noyaux des nerfs moteurs de l'œil ; elle se manifeste cliniquement par la paralysie des muscles oculaires. On observe des paralysies nucléaires des muscles de l'œil, consécutives à l'épendymite, surtout dans le tabes dorsal et dans la paralysie générale.

4. APOPLEXIE BULBAIRE.

Dans la partie générale de notre ouvrage, nous avons déjà dit que si la lésion du facial est localisée dans la partie supérieure de la moelle allongée, il en résulte une hémiplégie homonyme du facial et des extrémités. Si la lésion atteint le nerf avant son entre-croisement dans le bulbe, il en résulte une paralysie croisée de la face et des extrémités. Le même fait se reproduit, quoique plus rarement, avec d'autres nerfs bulbaires. Ainsi la paralysie des extrémités peut être croisée par rapport à la paralysie unilatérale de la langue et de l'oculomoteur externe.

5. EMBOLIE ET THROMBOSE DE L'ARTÈRE BASILAIRE.

Les symptômes sont les mêmes que ceux de l'apoplexie bulbaire. La paralysie des extrémités peut être bilatérale ; mais elle ne frappe le plus souvent qu'un seul côté, et alors l'hémiplégie est alterne par rapport à la paralysie des muscles de l'œil et du facial. En général l'embolie et la thrombose de l'artère basilaire ont pour cause l'artérite syphilitique ou la dégénérescence athéromateuse.

6. THROMBOSE DE L'ARTÈRE VERTÉBRALE.

Nous en citerons un exemple emprunté à Goldscheider. Ce cas est le type de lésion bulbaire, compliquée de symptômes oculaires survenant à la suite de thrombose de l'artère vertébrale.

Goldscheider a observé, dans son cas de paralysie bulbaire compliquée de dysarthrie, la difficulté de la déglutition, la paralysie faciale, la diplopie, avec suppression des mouvements latéraux des yeux, et l'hémiplégie droite accompagnée de parésie de la jambe gauche. La sensibilité de la peau du membre supérieur droit était intacte, tandis que les mouvements passifs effectués par le malade dans diverses articulations passaient inaperçus pour lui. Du côté gauche, la sensibilité des tissus superficiels et profonds n'était pas altérée. L'autopsie fit découvrir une thrombose de l'artère vertébrale gauche.

BIBLIOGRAPHIE.

Mauthner, Die nucleären Augenmuskellächmungen, Wiesbaden. 1888. — *Dufour*, Annales d'oculistique, 1890, mars, avril. — *Strümpell*, Traité, p. 293, 295. — *Guinon* et *Parmentier*, Nouvelle Iconographie de la Salpêtrière, 1890, n° 5, septembre, octobre. — *Michel*, Lehrbuch d. Augenheilk. p. 620. — *Peltesohn*, Centralbl. f. Augenheilk., 1886, p. 107. — *Haltenhoff*, Rec. d'Ophthalm., 1889, juillet. — *Mauthner*, Wiener Mediz. Wochenschr., 1890, n° 23. — *Grasset*, Leçons sur le syndrome bulbo-médullaire constitué par la thermo-anesthésie, l'analgésie et les troubles sudoraux ou vaso-moteurs (substance grise latéro-postérieure). Montpellier, 1890. — *Goldflam*, Medycyna, 1891, n° 7 à 9 (polonais). — *Goldscheider*, Muskelsinnstoerungen bei Bulbäraffectionen, Zeitschr. f. klin. Medizin.

C. — TROUBLES OCULAIRES DANS LES AFFECTIONS DE LA MOELLE ÉPINIÈRE.

1. MÉNINGITE RACHIDIENNE.

Dans la méningite de la partie inférieure de la portion cervicale et de la partie supérieure de la portion dorsale de la moelle épinière on observe, comme le faisaient prévoir les expériences physiologiques, des altérations des pupilles (mydriase) dues à l'irritation des fibres oculo-pupillaires qui se détachent de cette partie de la moelle épinière. On observe également la mydriase et pour le même motif, au début du mal de Pott cervical.

Cette mydriase spinale spasmodique est provoquée par une périnévrite, ou névrite des fibres oculo-pupillaires, qui les frappe à leur sortie de la moelle épinière consécutivement à la lepto-méningite ou à la pachy-méningite.

Si le processus aboutit à la paralysie des faisceaux oculo-pupillaires, il en résulte le myosis.

Les symptômes pupillaires ont, comme on le voit, une grande importance pour déterminer le siège d'une lésion des méninges rachidiennes. Les mêmes considérations s'appliquent aux tumeurs des enveloppes de la moelle épinière et de la moelle elle-même, ainsi qu'à l'apoplexie des méninges rachidiennes.

2. TRAUMATISME DE LA MOELLE ÉPINIÈRE.

Le traumatisme expérimental de la moelle épinière entre la sixième vertèbre cervicale et la deuxième dorsale provoque chez les animaux le myosis dû à la paralysie des fibres oculo-pupillaires. Ce symptôme s'observe cliniquement chez l'homme dans les mêmes conditions. L'atrophie du nerf optique peut résulter d'une lésion traumatique de la moelle épinière, comme l'ont démontré plusieurs observations. Cette atrophie est d'autant plus fréquente et plus précoce que la lésion traumatique est située plus haut. Nous renvoyons à la page 19 pour l'explication de ce phénomène.

L'atrophie optique est, d'après Albutt, précédée d'hypérémie de la papille dont les contours s'effacent ; les veines rétiniennes sont légèrement sinueuses. Mais ces symptômes n'arrivent jamais jusqu'à produire la névrite optique.

Ordinairement l'atrophie du nerf optique apparaît tardivement. Dans l'intervalle, entre le début de l'affection et le moment où l'atrophie optique est appréciable à l'ophthalmoscope, l'acuité visuelle est diminuée dans des proportions très diverses. Dans les cas graves, lorsque le traumatisme de la moelle épinière se termine par la mort, il ne se développe pas de troubles fonctionnels du nerf optique.

Albutt attribue l'atrophie du nerf optique à une méningite secondaire subaiguë *ascendante*. On pourrait cependant se demander pourquoi, à la suite de cette méningite ascendante, le nerf optique seul est atteint et les autres nerfs crâniens restent intacts. La méningite intercurrente, en effet, est toujours invoquée lorsqu'on manque d'arguments pour expliquer les complications qui surviennent du côté des divers nerfs crâniens. Sur treize cas de traumatisme médullaire, Albutt a constaté huit fois à l'ophthalmoscope une altération du nerf optique qui est, suivant cet auteur, très fréquente dans cette affection.

Nous reviendrons encore sur les troubles de la vision consécutifs à quelques traumatismes médullaires (*railway spine*), à l'occasion des troubles oculaires qu'on observe dans l'hystérie traumatique, attendu que ces troubles sont les mêmes dans les deux affections.

3. MYÉLITE DIFFUSE AIGUE.

Les *symptômes pupillaires* observés dans cette maladie, quand elle a pour siège la région cilio-spinale, sont les mêmes que ceux de la méningite rachidienne dont nous avons déjà parlé ci-dessus : au début on constate de la mydriase, et dans une période ultérieure du myosis. Il peut arriver que le processus se développe inégalement dans les deux moitiés de la moelle, de sorte qu'on trouve d'un côté une irritation, de l'autre une paralysie des fibres oculo-pupillaires. Il s'ensuit une inégalité des pupilles (mydriase d'un côté, myosis de l'autre).

On observe également l'*exophthalmie* au cours de cette affection. Sa cause est encore difficile à expliquer. Il est vraisemblable qu'elle est due à une névrite ascendante, qui amène la paralysie des centres vaso-moteurs des vaisseaux orbitaires (situés dans la moelle allongée) ou bien celle des fibres qui émanent de ces centres. L'exophthalmie se voit également dans la lésion des corps restiformes, le processus pouvant aussi les atteindre. Dans une observation de Van Deeren, l'exophthalmie s'améliora en même temps que la myélite aiguë.

On a plusieurs fois constaté que la myélite diffuse aiguë était accompagnée de *névrite optique*. Les recherches anatomiques de Kalt nous ont expliqué ce phénomène.

En faisant l'autopsie d'un cas de myélite infectieuse, cet auteur a trouvé que le chiasma était diminué de volume; l'examen histologique montra une inflammation interstitielle de la bandelette optique gauche, propagée dans l'épaisseur du chiasma et dans les deux nerfs optiques. Mais, fait remarquable, la lésion n'envahit que la portion axiale des nerfs, respectant les fibres périphériques et les enveloppes, et s'arrêta vers le milieu de la portion orbitaire du nerf.

Kalt rencontra cependant, immédiatement en arrière de la lame criblée, un nouveau foyer auquel doivent être rapportés les symptômes ophthalmoscopiques. L'infection de la moelle s'est propagée vers le chiasma grâce aux vaisseaux, comme le démontrent les signes de périvasculite. Du chiasma elle a envahi les nerfs optiques.

4. SCLÉROSE EN PLAQUES DU CERVEAU ET DE LA MOELLE ÉPINIÈRE.

Dans la sclérose en plaques on observe assez fréquemment, à peu près dans la moitié des cas, des *altérations du nerf optique*. Les troubles oculaires auxquels elles donnent lieu sont l'amblyopie, l'achromatopsie et le rétrécissement du champ visuel. Mais il est très rare de voir une affection du nerf optique, dans la sclérose en plaques, entraîner la cécité complète.

Uhthoff a noté dans cette affection du nerf optique la fréquence

relative du scotome central, qui coïncide ordinairement avec le rétrécissement périphérique du champ visuel. L'étendue du rétrécissement
du champ visuel n'est pas toujours proportionnelle à celle du scotome
central. En effet, l'acuité visuelle peut être très atteinte, grâce au
scotome central, tandis que les limites du champ visuel sont très
peu rétrécies.

Dans un cas rapporté par Uhthoff, le scotome central ayant disparu,
le rétrécissement périphérique du champ visuel au contraire a persisté.

Les troubles oculaires se développent généralement avec beaucoup
de rapidité; ils débutent par des étincelles et des nuages. Dans quatre
cas observés par Uhthoff, l'amblyopie fut le premier symptôme de la
sclérose en plaques. Dans deux autres cas, l'amélioration des troubles
oculaires coïncida avec l'amélioration de l'état général. Nous avons
observé le même fait chez un malade âgé d'une quarantaine d'années.
Les souffrances morales et physiques, le surmenage, peuvent provoquer une aggravation des troubles oculaires.

Les recherches anatomiques d'Uhthoff ont démontré que le processus pathologique consiste essentiellement dans la prolifération
du tissu interstitiel des cloisons fines du nerf optique et des cellules
étoilées situées à la surface des faisceaux du tissu interstitiel du nerf.
Plus tard le même processus atteint les gros faisceaux du tissu interstitiel et la gaîne interne du nerf optique. Par suite de l'hypertrophie
du tissu interstitiel, la substance nerveuse elle-même est le siège d'altérations.

Les gaînes myéliniques disparaissent bientôt, tandis que les cylindres-axes restent longtemps intacts.

D'après Uhthoff, les altérations des vaisseaux (leur dilatation, la prolifération des tissus voisins) ne sont que secondaires. L'atrophie du
nerf optique est causée par l'hypertrophie du tissu interstitiel; sa
marche est assez lente, et ce fait explique la rareté relative d'altérations du nerf optique appréciables à l'examen ophthalmoscopique.
A l'examen microscopique, la rétine et la papille peuvent être normales, tandis que le nerf optique est altéré dans sa partie rétrobulbaire.

En somme, les altérations ophthalmoscopiques, dans la sclérose
en plaques, sont assez rares relativement à la fréquence des troubles
fonctionnels du nerf optique.

Sur 100 cas examinés par Uhthoff, l'atrophie du nerf optique n'a
été visible à l'ophthalmoscope que 3 fois. Dans 19 p. 100 des cas, il
a constaté une décoloration partielle de la papille; dans 18 cas, une
atrophie partielle de la moitié temporale de la papille; dans 5 cas,
une névrite optique; dans 55 cas, le fond de l'œil était tout à fait
normal. Dans 5 de ces cas, l'autopsie a démontré une lésion de la
portion rétrobulbaire du nerf optique.

L'atrophie du nerf optique est indépendante des altérations anatomo-pathologiques du système nerveux central ; en d'autres termes l'atrophie du nerf optique n'est pas la conséquence d'une dégénérescence secondaire descendante des centres nerveux qui se trouvent en rapport avec les fibres optiques.

L'affection du nerf optique dans la sclérose en plaques n'a rien de commun avec l'atrophie du nerf optique d'origine spinale. On peut plutôt, d'après Uhthoff, la comparer à la névrite rétro-bulbaire, au point de vue du début et du développement des troubles visuels. Cette atrophie optique se distingue de celle qu'on observe dans le tabes dorsal ; dans ce dernier cas, en effet, le scotome central est rare, les troubles visuels sont généralement accompagnés d'altérations ophthalmoscopiques appréciables ; les exemples d'amélioration sont très rares, et les rémissions n'existent pas (Charcot).

Dans la sclérose en plaques, on rencontre relativement peu d'altérations de la pupille. Sur 100 cas, Uhthoff n'a observé le symptôme d'Argyll Robertson qu'une seule fois ; dans 3 cas, il a observé l'inégalité des pupilles. Quatre fois, il existait du myosis avec conservation de la réaction lumineuse, qui était cependant affaiblie. On a également rencontré la mydriase, comme un des symptômes de la paralysie totale de l'oculo-moteur commun.

Michel (*Traité*, p. 521) a attiré l'attention sur l'*oscillation rythmique de la pupille* dans la sclérose en plaques. Ces oscillations consistent en contractions et dilatations qui se succèdent avec une grande rapidité, même si l'on dirige la lumière sur la pupille. Suivant cet auteur, ce phénomène, d'ailleurs inconstant, n'est, en quelque sorte, qu'une contraction clonique des fibres lisses de l'iris. Elle serait analogue au nystagmus.

Les *troubles fonctionnels des muscles de l'œil*, dans la sclérose en plaques, sont les suivants :

1° *Paralysies des muscles de l'œil* ;

2° *Incoordination des mouvements de ces muscles*, par exemple, nystagmus (Charcot), et paralysie de la convergence.

La paralysie des muscles de l'œil est, d'après Charcot, plus fréquente au début de la sclérose en plaques qu'à celui du tabes dorsal. Uhthoff l'a trouvée dans 17 cas ; dans la moitié des cas, cette paralysie est d'origine nucléaire.

L'oculo-moteur externe est deux fois plus souvent paralysé que l'oculo-moteur commun. Les branches de ce dernier ne sont paralysées qu'exceptionnellement.

Leube a décrit un cas d'immobilité totale des bulbes oculaires survenue au cours d'une sclérose en plaques ; à l'autopsie, on a rencontré une dégénérescence des nerfs oculaires commun et externe.

Lionville, de son côté, a observé un cas de paralysie des deux oculo-moteurs communs.

Il faut encore y ajouter la paralysie essentielle de la convergence bilatérale, un des troubles de la coordination des mouvements des yeux. L'excursion des yeux est diminuée dans la vision binoculaire; le regard du malade porte un cachet tout à fait particulier (Charcot).

Le nystagmus a une importance considérable au point de vue du diagnostic.

Les petits mouvements oscillatoires n'apparaissent au début de la maladie que dans les mouvements volontaires, et ce phénomène est analogue au tremblement des membres qui, dans la sclérose en plaques, n'apparaît aussi que pendant les mouvements volontaires (Charcot).

Lorsque le nystagmus est continu, il serait, d'après quelques auteurs, la conséquence d'une légère parésie, en quelque sorte un tremblement parétique des muscles oculaires. Dans 58 p. 100 des cas de sclérose en plaques, Uhthoff a vu le nystagmus ou les oscillations nystagmiques, apparaître seulement dans les mouvements des yeux. Dans cette affection le nystagmus est incomparablement plus fréquent que dans le tabes dorsal où son existence a même été contestée.

5. — TABES DORSAL.

Les troubles oculaires sont certainement très fréquents dans le tabes dorsal. D'après Karger, sur 100 malades, 35 présentent des troubles oculaires dès le début de l'affection. Les névro-pathologistes seuls peuvent nous donner des chiffres exacts sur la fréquence des troubles oculaires dans cette maladie. Marina, par exemple, sur 92 cas de tabes a trouvé 45 fois le symptôme d'Argyll Robertson; 24 fois l'inégalité des pupilles; 4 fois l'immobilité des pupilles à la lumière et à l'accommodation; 39 fois le myosis; 6 fois la mydriase; 6 fois le ptosis; 12 fois les troubles fonctionnels de l'appareil moteur de l'œil; 9 fois l'atrophie du nerf optique.

a. **Atrophie du nerf optique.** — D'après Leber, on la constate dans 26 p. 100 des cas; dans 12 à 13 p. 100, d'après Michel. L'atrophie optique est surtout fréquente dans les cas où le tabes est compliqué de paralysie des muscles de l'œil (Michel). Les troubles oculaires du début sont des éblouissements, la perception d'étincelles ou d'ombres et la dyschromatopsie. Nous avons observé, au début de l'affection du nerf optique, 2 cas d'érythropsie survenant par accès.

C'est à tort qu'on croyait jadis que l'érythropsie ne survenait qu'après l'opération de la cataracte par extraction ou par discission. Dans ce cas, les accès d'érythropsie apparaissent toujours dans la soirée et consistent dans la sensation d'une coloration rouge de la zone amblyopique du champ visuel.

Au début de l'affection, le rétrécissement du champ visuel a une forme très variable. Le plus souvent il se développe du côté temporal;

cependant, d'après nos recherches, ce dernier fait ne s'observe pas
dans la moitié des cas. On a observé également le rétrécissement
concentrique du champ visuel, le rétrécissement supérieur, inférieur et
interne. Le rétrécissement peut se produire simultanément en deux
directions opposées, de sorte que le champ visuel se réduit à une *fente*
oblongue ou ovale. Très souvent le rétrécissement se montre simultanément et symétriquement dans les deux yeux ; d'autres fois, un seul
œil est d'abord atteint le premier, puis le rétrécissement du champ
visuel apparaît dans l'autre œil d'une façon symétrique.

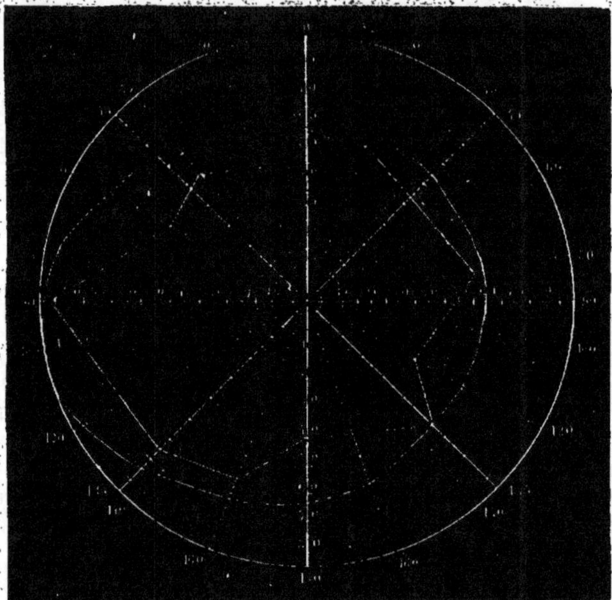

Fig. 12. — Rétrécissement du champ visuel au début de l'atrophie optique dans le
tabes dorsal.

Le scotome central et l'hémiopie sont exceptionnels. Le rétrécissement concentrique du champ visuel dans le tabes a ceci de caractéristique, qu'il commence en forme de secteurs périphériques, dans
lesquels les limites périphériques des couleurs se terminent d'une
façon analogue à celle qu'on observe dans l'embolie partielle des artères centrales de la rétine.

On a également observé dans le champ visuel l'absence d'un cadran tout entier, comme dans le cas de Gowers, où manqua le quart
externe et inférieur. Le plus souvent les troubles oculaires commen-

cent d'un seul côté, et ce n'est que plus tard qu'ils deviennent binoculaires. Dans plusieurs cas observés par nous, l'œil gauche a été beaucoup plus souvent atteint le premier que l'œil droit. L'intervalle qui s'est écoulé entre le début de l'affection et le moment où elle frappa le second œil a varié chez nos sujets entre deux mois et quinze ans; quelquefois il peut encore être plus long (1).

Les recherches photométriques sont d'une importance capitale pour le diagnostic différentiel de l'atrophie du nerf optique au début de l'affection. Il faut se servir dans ce but, non du photomètre de Fœrster, mais de celui de Chibret. Tandis qu'avec le premier nous ne pouvons déterminer que le minimum de lumière sensible à l'œil (R, Reizschwelle), avec le photomètre de Chibret, nous pouvons déterminer aussi le minimum de différence lumineuse (U, Unterschiedschwelle). Or, pendant que R reste invariable dans les atrophies du nerf optique, U subit de très grandes modifications, surtout dans les cas dus à une lésion centrale. Avec le photomètre de Chibret, on peut même fixer dans une certaine mesure le siège et déterminer la nature de l'affection étiologique.

L'examen ophthalmoscopique fait au début de l'affection du nerf optique ne donne souvent aucun résultat : le fond de l'œil est normal, malgré le rétrécissement du champ visuel; l'affaiblissement de la vision centrale et le rétrécissement des limites des couleurs (voir ma communication sur les troubles oculaires dans le tabes dorsal).

La première altération qu'on observe dans le fond de l'œil est l'hypérémie de la papille optique, qui devient légèrement trouble ; plus tard elle devient d'une teinte gris rougeâtre. Les parois des vaisseaux ont, par contraste, l'aspect de lignes transparentes entourant le filet sanguin. Au début, les vaisseaux centraux sont d'un calibre normal. La période d'hypérémie de la papille est suivie d'une période d'atrophie.

Au début de l'atrophie, la moitié nasale de la papille, ordinairement plus rouge que la moitié temporale, paraît uniformément grise. La lame criblée et les *taches* d'un gris foncé, qui se trouvent entre ses trabécules correspondant aux fibres myéliniques, deviennent très apparentes. Ce phénomène est dû à l'atrophie des faisceaux nerveux situés en avant de la lame criblée ; par conséquent, lorsque la lame criblée apparaît nettement dans toute son étendue, c'est qu'on se trouve en présence d'une atrophie au moins partielle des faisceaux nerveux situés en avant de la lame criblée. L'excavation du nerf optique appréciable à l'ophthalmoscope n'est qu'apparente; nous l'avons déjà démontré dans un précédent ouvrage.

Non seulement il n'y a pas d'ectasie de la lame criblée, mais par

(1) Berger, *Beitrage zur Anatomie des Auges in normalem und pathologischem Zustande*, Wiesbaden, 1887, s. 151.

suite du processus elle devient, au contraire, beaucoup plus résistante. L'apparence excavée du nerf optique est, en effet, causée par
l'atrophie des fibres situées en avant de la lame criblée.

Dans cette période d'excavation la coloration de la papille est,
suivant nous, d'un bleu grisâtre. Plus le tissu conjonctif de la lame
criblée est hypertrophié, plus les gaines myéliniques du nerf sont
atrophiées (les fibres optiques conservent normalement leur gaine
myélinique jusqu'en arrière, ou même en dedans de la lame criblée),
ou cachées par la lame criblée hypertrophiée. L'aspect blanc uniforme, nacré (Charcot) du nerf optique est donc l'indice de son atrophie avancée.

Quant aux vaisseaux capillaires, ils sont, au début, incontestablement dilatés. Les vaisseaux centraux de la rétine subissent les altérations de calibre suivantes :

1° Les artères et les veines sont normales au début ; 2° les artères
se resserrent, les veines restant normales ; 3° dans une période ultérieure les artères sont resserrées et les veines dilatées; 4° enfin les
artères et les veines sont rétrécies. Nous parlerons du reste plus
tard des processus qui entraînent ces altérations des vaisseaux.

D'après Schmeichler, le resserrement des artères, comme la dilatation des veines, serait un effet mécanique résultant de l'*induration* et
du rétrécissement des fentes inter-trabéculaires de la lame criblée.
Mais comme nous savons par Leber que l'atrophie du nerf optique
se propage de la périphérie vers l'axe, il faudrait admettre que l'altération de calibre des vaisseaux ne survient qu'à un degré avancé de
l'atrophie, ce qui n'est pas d'accord avec les faits cliniques. Nous
croyons que l'atrophie optique et les altérations du calibre des vaisseaux ne sont que la conséquence de lésions des parois des vaisseaux
eux-mêmes. Cette altération des parois vasculaires se manifeste par
leur épaississement et leur obscurcissement, qu'on a attribués à une
soi-disant périvasculite des vaisseaux, mais l'affection intéresse en
réalité toute l'épaisseur de la paroi vasculaire.

On observe également des altérations au pourtour de la papille
optique, particulièrement l'élargissement de l'anneau pigmentaire, et,
plus rarement, des altérations de la choroïde au pourtour de la
papille, à la suite desquelles ses vaisseaux deviennent visibles. Le fait
que les cloisons antérieures de la lame criblée se continuent dans
la choroïde nous explique pourquoi le processus pathologique se
propage de la lame criblée vers la membrane choroïdienne.

Dans la grande majorité des cas de tabes dorsal, l'atrophie du nerf
optique apparaît pendant la période préataxique et peut même être
le premier symptôme du tabes, ou bien précéder les symptômes médullaires. Dans un cas observé par nous, l'atrophie optique a précédé
de deux ans l'apparition du premier symptôme spinal (douleurs lan-

cinantes). Dans un cas de Charcot, l'intervalle entre l'affection du nerf optique et celle de la moelle épinière a été de dix ans; cet intervalle fut de trois ans dans un cas de Fœrster, et de quinze à vingt ans dans plusieurs cas de Gowers.

Un fait intéressant a été noté pour la première fois par Benedikt (de Vienne): l'affection spinale s'arrête chez ceux des tabétiques qui sont atteints d'atrophie du nerf optique. Déjérine et Martin ont constaté le même fait chez des malades, où cet arrêt s'est produit au bout de dix, vingt et même trente ans. Tous ces ataxiques étaient à la première période de la maladie. Les cas dont nous avons parlé plus haut démontrent qu'il y a aussi des exceptions : les symptômes spinaux succèdent parfois à l'atrophie du nerf optique.

D'après Bénédikt l'atrophie du nerf optique arrête non seulement les symptômes spinaux, mais elle empêcherait même l'apparition de douleurs fulgurantes.

Cet auteur a aussi admis (en 1887) que l'atrophie optique pouvait faire également rétrograder les troubles de la coordination des mouvements, quel que soit le degré qu'ils aient atteint.

Cette dernière assertion est absolument inexacte. Nous avons observé, comme l'ont fait Déjérine et Martin, des ataxiques, chez lesquels l'atrophie du nerf optique a apparu dans la période ataxique ou même paralytique; le fait est rare, mais il a été nié à tort par plusieurs auteurs. Dans ces cas les symptômes d'incoordination des mouvements n'étaient nullement améliorés.

La marche de l'atrophie du nerf optique est variable. Elle peut aboutir dans l'espace de quelques mois à une cécité absolue; d'autres fois la marche est excessivement lente; la maladie dure des années et peut même s'arrêter, ce qui est d'ailleurs exceptionnel.

D'après Gowers, dans les cas à marche rapide, la papille a l'aspect gris gélatineux et desserré; dans les cas à marche lente elle serait, au contraire, d'une couleur plus claire et présenterait une excavation.

En général le pronostic de l'atrophie ataxique est grave. Il résulte de notre statistique que lorsqu'elle survient dans la période avancée du tabes elle se termine plus rapidement par la cécité que lorsqu'elle est précoce. Si notre statistique diffère sous ce rapport de celle d'autres auteurs, c'est parce que nous comprenons, avec Magnus, sous la dénomination de cécité, les cas où les malades ne voient que les doigts, tandis que pour les autres auteurs la cécité est synonyme d'amaurose absolue.

La plupart des auteurs nient qu'il y ait des rémissions du processus de l'atrophie optique dans le tabes. Michel, cependant, nous a fait connaître un cas d'atrophie optique unilatérale, accompagnée de troubles très prononcés de la coordination des mouvements des extrémités supérieures et où cependant l'acuité visuelle remonta de 1/10 à 1/2. La perception des couleurs disparaît dans l'ordre suivant : vert, rouge, jaune, et enfin bleu.

Le champ visuel se rétrécit de plus en plus ; il n'en reste à la fin plus qu'une partie très restreinte, correspondant à une partie de la rétine située entre la macula et la papille.

Il semble que les troubles fonctionnels de l'atrophie optique chez les ataxiques soient en rapport au début non pas avec des altérations anatomiques, mais avec des troubles vasomoteurs (Fœrster, E. Berger).

On sait que les fibres périphériques du nerf optique innervent la partie postérieure de la rétine et que les fibres situées en dedans aboutissent à la zone équatoriale de la rétine. Or nous savons, depuis les recherches anatomiques de Leber, que l'atrophie du nerf optique se propage de la périphérie vers l'axe ; par conséquent il devrait en résulter, au début de l'affection, un élargissement du punctum cæcum de Mariotte et l'apparition du scotome central (comme dans la sclérose en plaques). En réalité il n'y a aucun rapport entre l'étendue du rétrécissement du champ visuel et les altérations anatomo-pathologiques.

Les troubles fonctionnels de la rétine ne peuvent pas s'expliquer par l'interruption du parcours des fibres du nerf optique, mais seulement par des troubles vasomoteurs. Ces troubles vasculaires sont probablement d'origine centrale. Ce qui le prouve c'est la symétrie avec laquelle apparaît et se propage le rétrécissement du champ visuel dans les deux yeux chez les tabétiques.

Des altérations des parois vasculaires sont en effet appréciables à l'ophthalmoscope et sont probablement identiques avec celles de la moelle épinière, au point de vue anatomo-pathologique.

Quant à la thérapeutique de l'atrophie du nerf optique dans le tabes dorsal, on a prétendu qu'elle avait parfois arrêté la marche de l'affection ; mais les exemples laissent prise au doute, attendu qu'on observe des arrêts spontanés de l'affection du nerf optique. Les frictions mercurielles, que le tabes soit d'origine syphilitique ou non, sont plutôt nuisibles qu'utiles (Charcot, Leber). Le meilleur traitement est la galvanisation du nerf optique, ou bien l'élongation non opératoire de ce nerf préconisée par M. Weiss.

Cette méthode consiste dans la faradisation d'un des muscles horizontaux de l'œil pendant une minute et demie ou deux minutes, ce qui provoque une déviation considérable de l'œil dans une direction donnée ; il en résulte du tiraillement et l'élongation du nerf. Malheureusement les expériences ne sont pas assez nombreuses pour apprécier la valeur de la méthode. L'élongation chirurgicale du nerf optique n'a pas donné les résultats qu'on en attendait. Les injections hypodermiques de strychnine provoquent une amélioration seulement passagère de l'acuité visuelle, mais elles agissent moralement très bien sur les malades. Faites avec prudence, elles sont sans danger pour l'état général et ne provoquent pas le retour des douleurs fulgurantes. L'iodure de potassium, le nitrate d'argent, l'arsenic peuvent être essayés. Les résultats obtenus ne sont pas considérables, mais, il faut l'avouer, certains malades exigent qu'on emploie ces moyens pour qu'ils voient qu'on s'occupe d'eux. On peut alterner ce traitement avec le traitement par la chambre obscure. Nous avons essayé plusieurs fois les inhalations de nitrate d'amyle, qui produit la dilatation des vaisseaux de la rétine, sans obtenir aucun résultat appréciable.

Galezowski prétend avoir obtenu des résultats très encourageants avec des injections de cyanure d'or. La suspension, qui améliore ordinairement l'état général des ataxiques, ne produit aucun effet dans les troubles oculaires et même, d'après Hirschberg et d'autres, les aggrave. La paralysie des muscles de l'œil, pas plus que le symptôme d'Argyll Robertson, ne sont influencés par la suspension.

Danillon et Przyschodsk ont même observé, à la suite de la suspension, l'apparition de quelques phénomènes oculaires, par exemple l'exophthalmie, la dilatation des pupilles suivie de vertiges. A notre sens ces symptômes n'apparaissent qu'à la suite d'abus de ce traitement.

b. **Troubles fonctionnels de la pupille.** — Les anomalies de la pupille dans le tabes sont incontestablement très fréquentes. Charcot a particulièrement attiré l'attention sur l'inégalité des pupilles dans son intéressant travail sur les troubles oculaires dans le tabes dorsal. On ne comprend pas que ce symptôme ait passé inaperçu pendant si longtemps. Nous l'avons trouvé 27 fois sur 100 cas et Dillmann 34 fois sur 100 cas.

Nous l'avons constaté plus fréquemment dans la période préataxique que dans la période ataxique; dans la période paralytique il redevient fréquent. La mydriase, dans le tabes dorsal, est généralement d'origine paralytique; elle est une des manifestations de la paralysie de l'oculo-moteur commun. Cependant, au début de la maladie, la mydriase peut être d'origine spasmodique et durer assez longtemps. Souvent la mydriase spasmodique est suivi de myosis. Chauveau (voir p. 64) nous a donné l'explication de cette mydriase spasmodique.

La dilatation pupillaire survient également à la suite de crises gastriques, comme l'a observé le premier Duchenne de Boulogne.

Le myosis s'observe plus fréquemment dans le tabes que la mydriase. Erb l'a trouvé dans 59 p. 100, et Althaus dans 60 p. 100 des cas. Il est plus commun dans la période ataxique qu'avant l'ataxie. Dans plusieurs cas de tabes observés par nous, la pupille avait une forme irrégulièrement ovale, à diamètre oblique. Ce phénomène, qui est beaucoup plus fréquent et plus prononcé dans la paralysie générale, a été également observé par Kahler. Cette difformité pupillaire démontre l'origine paralytique du myosis dans le tabes dorsal; elle est causée par la dilatation paralytique des vaisseaux iriens (paralysie des rameaux sympathiques). Elle n'est sans doute pas spasmodique, comme l'ont cru plusieurs auteurs.

En dehors des faits que nous venons de citer, il y a encore d'autres symptômes qui démontrent l'existence de paralysie des fibres du grand sympathique cervical :

1° Jacobson a, le premier, démontré l'existence, dans le tabes dorsal, d'une paralysie dite sympathique de la paupière supérieure : elle se manifeste par un léger ptosis. Elle peut apparaître dans la première période de la maladie, mais le plus souvent, comme le démontrent mes observations, elle survient dans la période paralytique;

2° De même origine est l'hypotonie du globe oculaire, que nous avons vue le premier dans quelques cas d'ataxie et qui a été observée depuis par Adamück.

Chacun de ces symptômes de paralysie sympathique peut apparaître séparément, ce qui démontre que les altérations anatomo-pathologiques du grand sympathique cervical (Arthaud et Raymond) ne sont pas la cause des troubles oculaires qu'on rencontre dans le tabes dorsal. Le grand sympathique n'est que l'intermédiaire par lequel les altérations de la moelle épinière se propagent vers les yeux. Il s'ensuit que le siège des lésions qui provoquent les troubles fonctionnels de l'organe de la vue dans le tabes dorsal se trouve dans le système nerveux central.

La réaction pupillaire est le plus souvent affaiblie. Très souvent la réaction lumineuse est diminuée ou complètement abolie, tandis que la réaction à l'accommodation est conservée.

Ce symptôme, connu sous le nom d'Argyll Robertson (d'Édimbourg), s'observe, d'après Dillmann, dans les trois quarts des cas de tabes dorsal. Dans la période où se produit la perte de la réaction lumineuse, on observe une oscillation particulière des pupilles à la lumière (Gowers), ce qui, du reste, n'est pas caractéristique du tabes. La pupille se contracte fortement à la lumière, puis se dilate et fait ensuite quelques contractions passagères.

Plus tard seulement la réaction devient de plus en plus faible et disparaît complètement; puis la pupille cesse de réagir à l'excitation des nerfs sensitifs de la peau. Dans quelques cas très rares les troubles fonctionnels des pupilles ne se développent pas simultanément dans les deux yeux. Quelquefois la réaction pupillaire à l'accommodation est également abolie.

c. **Troubles de l'accommodation.** — Les troubles de l'accommodation peuvent apparaître au début du tabes et accompagner la mydriase ou le myosis. Ils sont parfois compliqués d'insensibilité de la peau de la région périorbitaire (Galezowski). Le plus souvent ces phénomènes apparaissent dans la période paralytique et c'est alors qu'ils accompagnent le myosis, ce qui démontre entre autres que le myosis du tabes est de nature paralytique. Il serait en effet incompréhensible que deux nerfs (celui du sphincter de la pupille et celui du muscle de l'accommodation) dont les noyaux sont voisins et qui se dirigent ensemble vers le globe oculaire, fussent l'un paralysé depuis des années, et l'autre excité. Comme conséquence de la paralysie de l'accommodation on observe l'apparition d'une hypermétropie manifeste qui était auparavant à l'état latent.

Le traitement de la paralysie de l'accommodation consiste dans l'emploi de verres convexes pour la lecture. Dans les cas de forte hypermétropie, il faut donner des verres pour voir de loin et d'autres pour voir de près. En outre la paralysie de l'accommodation peut être améliorée par l'instillation de pilocarpine (2 p. 100) dans le sac conjonctival. Nous en avons obtenu de bons résultats.

Lorsque la paralysie du sphincter de la pupille est combinée à celle de l'accommodation, on peut conclure à la présence d'une lésion nucléaire.

d. **Troubles fonctionnels des muscles de l'œil.** — La paralysie des muscles de l'œil est fréquemment observée. Erb l'a constatée dans 7 p. 100, Mœli dans 39 p. 100, et nous dans 38 p. 100 des cas.

Mauthner, Przibram, etc., etc., admettaient (et nous étions de leur avis) l'origine nucléaire de la paralysie des muscles de l'œil dans le tabes dorsal. Mais nous savons maintenant, surtout depuis les travaux de Déjérine, que ces paralysies peuvent être également consécutives à des altérations périphériques des nerfs moteurs de l'œil.

Les paralysies musculaires du début du tabes, qui en sont les premiers symptômes et disparaissent bientôt, sont d'origine périphérique (Kahler) ; au contraire, les paralysies de la période ataxique ou paralytique sont plus stables et sont d'origine nucléaire.

La durée des premières paralysies est variable. Elle peut être de quelques heures et provoquer une diplopie passagère ; elle peut aussi durer quelques semaines ou quelques mois. La paralysie peut disparaître complètement ou s'aggraver après une légère amélioration ou bien réapparaître après avoir disparu.

Dans les paralysies musculaires du début, c'est le droit externe qui est le plus fréquemment atteint. Mais si on examine la fréquence des paralysies des muscles de l'œil, d'après les nerfs crâniens qui les animent, c'est le nerf oculo-moteur qui est le plus fréquemment pris.

Sur 100 cas de tabes, Dillmann a trouvé 26 fois la paralysie de l'oculo-moteur commun, 12 fois celle de l'oculo-moteur externe et 3 fois celle du pathétique.

Des muscles innervés par l'oculo-moteur commun, ceux qui sont le plus souvent paralysés, d'après nos recherches, sont : le releveur de la paupière supérieure, puis par ordre de fréquence, les droits internes, le supérieur, l'inférieur et enfin les deux obliques. La paralysie de l'oculo-moteur commun était bilatérale dans 44 p. 100 des cas examinés par nous.

La paralysie des muscles de l'œil a une certaine importance pour le diagnostic du début du tabes dorsal, à tel point que Strümpell a pu dire : « Chaque fois qu'on voit survenir brusquement, sans prodromes, une paralysie du nerf oculo-moteur commun ou externe, il faut penser à la possibilité du tabes. »

Dans la paralysie d'origine nucléaire, on voit les muscles extrinsèques seuls atteints, ou bien les muscles intrinsèques seuls ; il est extrêmement rare que les deux soient pris ensemble (Dumont).

Parmi les troubles de la coordination des muscles de l'œil les plus fréquemment observés au début de l'affection, nous citerons : 1° la paralysie de la convergence (Landolt, Borel) qui peut même précéder l'apparition des autres symptômes du tabes.

2° Le nystagmus vrai, c'est-à-dire les mouvements oscillatoires des muscles de l'œil apparaissant même dans la direction parallèle du regard, est très rarement observé dans le tabes ; certains auteurs nient même son existence. Sur 100 cas, Dillmann n'en a observé qu'un cas. Mais ce qui est assez fréquent, même dans l'absence de paralysie des muscles de l'œil, ce sont des mouvements oscillatoires des muscles dans la direction latérale du regard, ce qui a été nié à tort par Mœbius.

Comme thérapeutique, on a préconisé le courant galvanique. Eulenburg a proposé l'électrisation épisclérale, après l'anesthésie préalable de la conjonctive par la cocaïne. Si l'électrothérapie échoue, on a recours à la strabotomie, qu'il ne faut pas effectuer avant un an au moins après le début de la paralysie.

e. **Paralysie du nerf facial.** — Cette paralysie peut être d'origine nucléaire ou périphérique. Michel a évidemment tort de conclure, de la présence d'une paralysie faciale, à la non-possibilité d'une affection spinale.

Dans la paralysie faciale d'origine nucléaire, c'est la branche inférieure du facial qui est atteinte.

Cependant plusieurs symptômes indiquent que le noyau du facial supérieur qui se trouve, d'après Mendel, dans le voisinage du noyau de l'oculo-moteur commun est également attaqué dans le tabes dorsal. Ces symptômes sont : la difficulté de la fermeture des paupières, la contraction de l'orbiculaire des paupières ne se faisant qu'avec la contraction simultanée du sourcilier ; le tremblement de l'orbiculaire des paupières après leur fermeture, ce qui, d'ailleurs, s'observe également dans d'autres affections nerveuses. Il faut encore mentionner le lar-moiement qui est la conséquence de la parésie du muscle de Horner (animé par le facial) et en partie de l'hypersécrétion de la glande lacrymale.

Ajoutons que d'autres nerfs bulbaires peuvent être également atteints dans le tabes dorsal. Ainsi on observe fréquemment des névralgies ou l'anesthésie de quelques branches du trijumeau. Il est rare que ce nerf soit affecté dans sa totalité. Le plus souvent c'est une ou quelques branches qui sont atteintes (anesthésie des pharyngiennes, par exemple).

f. **Tabes et syphilis.** — Des recherches faites par nous, il résulte que les ataxiques syphilitiques et non syphilitiques sont atteints pour une part égale de troubles graves de la vue (atrophie du nerf optique, paralysie des muscles extrinsèques de l'œil); Dillmann et Oppenheim sont arrivés au même résultat. D'après Dillmann, les femmes ataxiques sont moins fréquemment atteintes d'atrophie du nerf optique que les hommes; d'après Eulenburg, et nous partageons cet avis, le tabes chez les syphilitiques débute beaucoup plus fréquemment par des troubles fonctionnels du côté du cerveau et des nerfs crâniens que chez les non syphilitiques.

Parmi les symptômes initiaux du tabes syphilitique les plus fréquents sont : la paralysie de l'oculo-moteur commun ou de l'oculo-moteur externe, l'affection du nerf optique, du facial, du nerf acoustique, l'hémianopsie (Eulenburg), les troubles de la parole, les vertiges le diabète sucré, le tremblement de la tête (Eulenburg). Quant aux paralysies des muscles oculaires, nous avons trouvé que les ataxiques syphilitiques sont plus exposés aux paralysies multiples et prolongées, que les ataxiques non syphilitiques.

g. **Les symptômes oculaires du tabes et la théorie du tabes dorsal.** — Puisque les altérations anatomo-pathologiques du système nerveux, et celles de l'organe de la vision en particulier, dans l'ataxie locomotrice ne peuvent pas être expliquées par un processus frappant des faisceaux nerveux ayant un rapport anatomique, j'ai cherché à les expliquer par des altérations se développant par l'intermédiaire des vaisseaux. Voici les preuves qu'on peut donner : 1° les troubles fonctionnels de la rétine ne sont explicables, comme nous l'avons déjà vu, que par la présence d'altérations vasculaires; 2° les parties atteintes de la moelle épinière correspondent aux altérations des vaisseaux, sous la dépendance desquels elles se trouvent (Adamkiewicz); 3° dans le tabes ce sont les nerfs dont les noyaux se trouvent dans la moelle allongée, lieu où on doit aussi placer le siège des centres vasomoteurs, qui sont le plus souvent atteints.

Il y a aussi d'autres symptômes qui nous démontrent que les lésions de la moelle allongée jouent un rôle considérable dans la symptoma-

tologie du tabes, par exemple le diabète sucré ou le goître exophthalmique qui viennent le compliquer (Ballet).

Il est vrai que cette théorie n'explique pas les névrites périphériques,
qui apparaissent comme symptôme initial du tabes dorsal, et au
moment où les altérations du système nerveux central n'existent
pas encore. Ceux qui admettent l'origine périphérique des altérations
qu'on rencontre dans l'ataxie considèrent l'atrophie du nerf optique
se développant au début comme une manifestation d'une névrite périphérique de ce nerf. Strümpell, partisan de cette théorie,
croit que cette névrite périphérique est de nature toxique et provoquée par les ptomaïnes syphilitiques; il admet même que tous
les cas de l'ataxie locomotrice sont d'origine syphilitique, ce qui est
inexact.

Nous nous occuperons, dans un chapitre ultérieur, des troubles
visuels, qu'on peut attribuer avec une certaine vraisemblance à
l'action des ptomaïnes de la syphilis, et nous verrons qu'ils diffèrent
d'une façon essentielle de ceux du tabes dorsal.

On n'a pas encore proposé une théorie qui puisse expliquer tous
les symptômes si différents du tabes dorsal, ce qui, d'ailleurs, ne
doit pas nous empêcher d'en chercher une plausible.

6. SYPHILIS MÉDULLAIRE PRÉCOCE.

Les recherches cliniques récentes nous permettent de faire le
diagnostic des altérations de la moelle épinière consécutives aux
altérations syphilitiques des artères. D'après Gilbert et Léon, la
moelle épinière et les méninges peuvent déjà être prises de trois à six
mois après l'accident primitif de la syphilis, mais les lésions de la
moelle peuvent se manifester jusqu'à la fin de la deuxième année.

La syphilis médullaire précoce commence ordinairement par des
rachialgies, une sensation de resserrement du thorax et de l'abdomen,
du picotement aux extrémités inférieures, et des troubles divers de
la sensibilité. Parfois on observe aussi l'apparition de paraplégie
accompagnée de l'exagération des réflexes rotuliens, de troubles de
l'éjaculation du sperme et de la défécation. Tous ces troubles peuvent
coexister. Les quatre extrémités peuvent être prises simultanément,
mais il est rare que les troubles fonctionnels débutent par les extrémités supérieures. Dans quelques cas les accidents cérébraux domi-
nent, et alors il s'agit de syphilis cérébro-spinale précoce. Parfois on
observe le tremblement et le *nystagmus*, des troubles de la coordination des mouvements des membres avec disparition du réflexe rotulien
et l'*amblyopie*; on est alors en droit de soupçonner la présence de la
sclérose en plaques ou du tabes dorsal. La marche de la maladie
peut être aiguë, subaiguë ou chronique. Elle peut être progressive ou

bien présenter des rémissions plus ou moins durables ou, enfin, disparaître pour quelque temps.

Dans la grande majorité des cas, cette affection se termine par la guérison. Le traitement mercuriel seul ou bien combiné aux iodures peut hâter la guérison. Quelquefois la marche est, au contraire, chronique : la maladie est inguérissable et se termine par la mort. Cette terminaison peut survenir avec des symptômes bulbaires, des escharres fessières ou des plaques gangréneuses disséminées.

7. ATAXIE HÉRÉDITAIRE, MALADIE DE FRIEDREICH.

Dans cette affection, contrairement à ce qu'on observe dans l'ataxie locomotrice, le symptôme d'Argyll Robertson manque. Ce qui est caractéristique, c'est l'apparition du *nystagmus* observé pour la première fois par Friedreich. Les oscillations n'apparaissent que dans les mouvements latéraux de l'œil (Friedreich), et jamais à l'état de repos des muscles de l'œil, comme on le voit dans le nystagmus proprement dit. Pour Friedreich, ce nystagmus n'est autre chose que l'ataxie des muscles de l'œil.

Il est inexact que dans l'ataxie héréditaire les *nerfs optiques* et les *muscles de l'œil* restent toujours intacts. Ainsi Remak a observé dans un cas le ptosis, la diplopie et la diminution de l'acuité visuelle accompagnés de douleurs fulgurantes. Dans un autre cas, le même auteur a constaté des douleurs fulgurantes et l'atrophie du nerf optique ; dans un troisième cas, l'atrophie du nerf optique était accompagnée de névralgie du trijumeau.

Oppenheim a décrit un cas analogue à la maladie de Friedreich, chez une jeune fille de quinze ans, chez laquelle on constata l'atrophie du nerf optique et un ptosis unilatéral. A l'autopsie, en dehors de l'atrophie du nerf optique, on a trouvé des altérations anatomopathologiques dans le cordon latéral, les pyramides, le cordon antérieur, les cordons de Gall et de Burdach, altérations se répandant dans la région des cordons grêle et cunéiforme, les pyramides de la moelle allongée et s'arrêtant aux noyaux du facial et de l'oculo-moteur externe. La racine descendante du trijumeau était atrophiée dans toute sa longueur (1).

8. SCLÉROSE LATÉRALE AMYOTROPHIQUE.

Nous avons vu plus haut que cette affection n'est qu'un symptôme de la maladie de Charcot, à laquelle appartient également la paralysie labio-glosso-laryngée. Comme cette dernière affection, la sclérose

(1) Voir l'autopsie d'un cas de maladie de Friedreich par Déjérine (*Société de biologie*, 1890, 17 avril).

latérale amyotrophique peut être associée à l'atrophie du nerf optique, ainsi que l'a observé Pellesohn.

Cet auteur a vu un malade âgé de vingt-huit ans, atteint de sclérose latérale amyotrophique dont l'acuité visuelle était réduite d'un côté à la seule perception de la lumière ; l'autre œil pouvait encore distinguer les mouvements des doigts.

Suckling a observé, chez un autre malade âgé de vingt-cinq ans, atteint de tabes spasmodique, la névrite optique bilatérale et une névrite unilatérale. Ce malade étant syphilitique, il ne nous semble pas démontré que ces complications soient nécessairement d'origine spinale, comme le prétend l'auteur.

9. ATROPHIE MUSCULAIRE PROGRESSIVE.

Les recherches de Charcot, Jouffroy, Hayem, Bergmann et d'autres, ont démontré que cette affection est produite par des altérations des cornes antérieures de la moelle épinière. Il semble que dans cette maladie les noyaux des nerfs moteurs de l'œil soient atteints de la même façon que les cornes antérieures de la moelle.

D'après Michel (*loc. cit.*, p. 188), on observe dans des cas rares la diplopie et la parésie du releveur de la paupière supérieure chez des enfants atteints d'atrophie grise des cornes antérieures de la moelle épinière. Guinon et Parmentier ont observé un cas d'ophthalmoplégie externe, combinée à l'atrophie musculaire progressive. H. Oppenheim a vu de son côté un malade âgé de vingt ans, qui avait été atteint d'atrophie musculaire infantile progressive, et chez lequel cette affection s'était compliquée de troubles fonctionnels des muscles de l'œil et du larynx. Les troubles fonctionnels des muscles de l'œil consistaient dans l'insuffisance des muscles internes et dans le nystagmus. Ce dernier se produisait même à l'état de repos et dans la direction horizontale.

Dans plusieurs cas de paralysie musculaire progressive, associée à l'atrophie des muscles cervicaux, on a également observé, d'après Michel (*loc. cit.*, p. 519), le myosis paralytique bilatéral. Ce phénomène peut être aussi unilatéral. C'est ainsi que dans un cas de Jacobson, où les muscles d'un seul bras étaient atteints, la pupille correspondante était resserrée et ne réagissait pas à la lumière.

10. ATROPHIE MUSCULAIRE MYOPATHIQUE.

Dans la forme typique décrite par Landouzy et Déjérine, on sait que l'affection débute très souvent par la paralysie des muscles de la face. Dans ce cas la fermeture complète des paupières devient parfois aussi impossible par suite de lésion de l'orbiculaire des paupières.

11. SYRINGO-MYÉLIE.

Cette affection amène quelquefois des troubles oculaires, si le centre oculo-pupillaire et le noyau du facial sont atteints.

Dans le cas très intéressant de Kretz, on a constaté le rétrécissement de la pupille et le nystagmus. Les autres symptômes étaient : l'atrophie musculaire dégénérative, la parésie ou la paralysie des muscles des extrémités supérieures et de quelques-uns des muscles innervés par les nerfs facial et spinal, la diminution de la sensibilité au toucher dans une région peu étendue de la peau ; de larges parties des téguments étaient le siège d'analgésie ou d'hypoalgésie ; la sensibilité à la température était considérablement diminuée et il existait des troubles trophiques de diverses sortes. On constata à gauche la surdité accompagnée de bourdonnements d'oreilles, sans troubles psychiques. Le développement de ces symptômes fut très lent et continua pendant quatorze ans.

Voici quelles sont, d'après Kretz, les lésions anatomiques qui existent dans ce cas : dans la moelle allongée et au plancher du quatrième ventricule, on voit des altérations du noyau du facial gauche, des deux noyaux du nerf accessoire de Willis, du noyau sensitif du trijumeau et, secondairement, du faisceau du facial droit ; dans la portion cervicale de la moelle épinière, ce sont les cornes antérieures et postérieures et la partie gauche du centre oculo-papillaire qui sont atteintes.

Déjérine et Tuilant attirent en outre l'attention sur l'existence d'un rétrécissement du champ visuel dans la syringo-myélie : le vert est surtout rétréci. Cependant, d'après Souquez, dans la syringo-myélie (type Morvan) le champ visuel peut être normal. Pour les autres couleurs il n'y a pas de règle distincte. Le fond de l'œil est normal. Aucun symptôme n'indique, dans les cas de Déjérine et Tuilant, l'existence d'une lésion encéphalique matérielle quelconque. Ces auteurs pensent qu'il serait possible que l'hydrocéphalie, qu'on trouve dans quelques autopsies (à un léger degré), ne fût pas la cause du rétrécissement du champ visuel.

BIBLIOGRAPHIE

MÉNINGITE RACHIDIENNE. — *Foerster*, loc. cit., p. 135. — *Jacobson*, loc. cit., p. 94, 95.
TRAUMATISMES DE LA MOELLE ÉPINIÈRE. — *Foerster*, loc. cit., p. 135. — *Michel*, traité p. 628.
MYÉLITE DIFFUSE AIGUË. — *Kall*, Soc. franç. d'ophthalmie, 1889. — *Van Deeren*, Recueil d'ophthalmologie, 1886, juin.
SCLÉROSE EN PLAQUES. — *Charcot*, Rec. d'ophthalmie, 1887, novembre. — *Uhthoff*, Ueber die Sehstörungen bei multipler Sclérose, Berlin, 1890.
TABES DORSAL. — *Charcot*, De l'amaurose tabétique, Journal d'ophthalmologie, I, p. 1. — *Cyon*, Die Lehre von der Tabes dorsalis, Berlin, 1887. — *Foerster*, loc. cit., p. 131. — *Eulenburg*, Virchows'Archiv, 1885. — *Fournier*, Bulletin médical, 1887. — *Borel*, Archives d'ophthalmologie, 1887, novembre-décembre. — *Karger Max*, Die Initialsymptome der Tabes dorsalis, Berlin, 1887. — *Berger E.*, Revue de médecine, 1890. — *K. Dillmann*, Ueber tabetisch Augensymptome, Leipzig, 1889. — *Galezowski*, Rec. d'ophthalm., 1889, mai. — *Meyer*, Société d'ophthalmie de Heidelberg, 1889. —

Howard, R. P., Amer. Journal of Med. science, 1889, mars.'— *Déjérine,* Progrès médical, 1889, n° 26, mars. — *Martin Joannes,* De l'atrophie du nerf optique et de sa valeur pronostique dans la sclérose des cordons postérieurs de la moelle épinière, Paris, 1890. — *Adamueck,* Arch. f. Augenheilk, 1889, f. 3. — *Kahler,* Wiener Klin. Woch., 1890, n° 6. — *Struempell,* X° Congrès internat. de médecine, Berlin, 1890. — *Danitto,* et *Przychodski, Przeglat Lekarski,* 1890, n°° 33-41 (polonais). — *Marina,* Revista sperimentato di frenatria, 1890. — *Rossolimo,* Neurolog. Centrabl. 1890, 15 octobre. — *Ballet,* Rapports de l'ataxie lococomotrice et du goître exophthalmique. Semaine méd., 1889, p. 53.

Syphilis médullaire précoce. — *Gilbert* et *Léon,* Arch. gén. de médecine, 1889, X, XI, XII.

Ataxie héréditaire. — *Remak,* Centrabl. f. Augenh, 1887. — *Oppenheim,* Neurolog. Centrabl, 1888, n° 23.

Sclérose latérale amyotrophique. — *Peltesohn,* Centrabl. f. Augenheilk, 1886, p. 106. — *Suckling,* Brit. Med., Journ., 1882, p. 169.

Atrophie musculaire progressive. — *Guinon* et *Parmentier,* De l'ophthalmoplégie externe combinée à l'atrophie musculaire progressive. Nouv. Iconographie de la Salpêtrière, 1890, n° 5. — *H. Oppenheim,* Charité-Annalen, 1888, p. 367.

Atrophie musculaire myopathique. — *Strümpell,* Nervenkrankheiten, p. 247. — *Jackson H.,* Ophthalmic Review, 1885, août.

Syringomyélie. — *Déjérine* et *Tuilant,* Médecine moderne, 1890. — *Krets,* Berl. Klin. Wochenschr. 1890, n°° 26, 27. — *Souquet,* Nouvelle Iconographie de la Salpêtrière, 1891, n° 4. — *Briancean,* Contribution à l'étude du champ visuel dans la syringomiélie et la maladie de Morvan. Thèse de Paris, 1891, Steinheil. — *Rouffinet,* Troubles oculaires dans la maladie de Friedreich et la syringomiélie, Thèse de Paris, 1891, Steinheil.

D. — TROUBLES OCULAIRES DANS LES NÉVROSES.

1. ÉPILEPSIE.

Les troubles fonctionnels de l'organe de la vue sont très fréquents dans l'épilepsie. Comme prodrome d'attaque on a constaté le *rétrécissement du champ visuel* (Finkelstein) augmentant progressivement avant l'accès et disparaissant après. Les *troubles de la perception des couleurs* sont communs quelque temps avant l'attaque, mais ils ne sont pas constants (Hösslin, Finkelstein). Le plus souvent la sensation du vert manque. De même, des troubles passagers de l'olfaction et du goût peuvent précéder les attaques.

Dans quelques cas, surtout chez les épileptiques pyschopathes, on a constaté l'inégalité des pupilles avant l'accès, mais ce signe disparaît après. C'est ainsi que G. Masso l'a constaté dans 22 p. 100 des cas d'épilepsie. On a également observé, comme *aura* ou pendant l'*aura*, la perception subjective de lumière et de couleurs, la micropsie, la mégalopsie, de véritables hallucinations pendant lesquelles le malade se croit entouré d'hommes ou d'animaux.

Hilbert a fait connaître le cas d'un épileptique sujet à des accès de *xanthopsie* (pendant 24 heures le malade voyait tous les objets colorés en jaune) : l'accès de xanthopsie précédait chaque attaque épileptique. Pour cet auteur, la xanthopsie, dans ce cas, n'est en quelque sorte qu'une hallucination des couleurs.

Au début de l'attaque les *pupilles* sont *dilatées, immobiles* à la lumière et la face est pâle; Nothnagel attribue ces deux phénomènes à l'irritation du grand symphatique. Mais comme il n'existe pas de dilatateur de la pupille, il faut attribuer la dilatation des pupilles à la contraction des vaisseaux iriens. Cette anémie de l'iris n'est, à notre avis, qu'un symptôme d'anémie cérébrale, les vaisseaux de l'iris étant, comme on le sait, les branches terminales des vaisseaux cérébraux.

L'examen ophthalmoscopique, fait pendant l'accès, montre qu'il existe bien de l'anémie dans les branches de la carotide interne. Hughlings Jackson a constaté l'*anémie de la papille optique pendant l'attaque* épileptique.

Teobaldi a observé qu'immédiatement après l'accès les artères de la rétine étaient rétractées, tandis que les veines rétiniennes étaient dilatées.

Les recherches de Knies sur l'état des vaisseaux rétiniens pendant l'attaque sont de la plus haute importance. Cet auteur a constaté que dix à vingt secondes avant l'accès, les artères rétiniennes sont resserrées, que cette rétraction dure pendant l'attaque pour disparaître après. Les veines rétiniennes, qui ont conservé leur calibre normal pendant l'attaque, se dilatent ensuite. Les mêmes altérations se produisent très vraisemblablement dans le calibre des vaisseaux du cerveau (d'abord rétrécissement des artères dû à l'accumulation des substances toxiques (acide carbonique?), puis retour à l'état normal.

Knies a observé un épileptique avec des accès qui détermineraient, pendant plusieurs minutes, une cécité absolue de l'œil droit. Le champ visuel se rétrécissait de plus en plus et finissait par être réduit à zéro. D'après Knies, il s'agirait probablement d'épilepsie fruste consistant en un spasme des vaisseaux rétiniens.

Il n'est pas rare de constater pendant l'attaque des contractions cloniques rotatoires des muscles oculaires. Parfois les bulbes oculaires présentent une déviation conjuguée toujours du même côté. Ce phénomène est probablement produit par l'excitation des centres corticaux de la coordination des muscles de l'œil.

Après l'attaque, les malades sont fréquemment atteints de scotome scintillant. Leur rétine est très vite fatiguée par l'impression de la lumière (Finkelstein). Les pupilles présentent quelquefois, après l'accès, des *oscillations rythmiques* (Michel, *loc. cit.*, p. 821).

Dans l'intervalle des attaques, plusieurs auteurs (Albutt, Teobaldi) ont encore observé une dilatation des veines rétiniennes et nous en avons vu nous-même des exemples.

Schleich, qui a pratiqué l'examen ophthalmoscopique chez 127 épileptiques, a observé, en dehors de la dilatation des veines rétiniennes, la pâleur de la moitié temporale de la papille dans 8 cas, et, dans 52 cas, une légère altération de la couleur du fond de l'œil, sans qu'il y eut de troubles fonctionnels; la dilatation des veines était le phénomène le plus fréquent. En outre, d'après cet auteur, il ne serait pas rare de constater un léger effacement des limites de la papille et des parties voisines de la rétine.

D'après les auteurs récents, la névrite optique et l'atrophie des nerfs optiques n'existent pas dans l'épilepsie essentielle. Ces altérations du fond de l'œil s'observent, au contraire, dans l'épilepsie symptomatique, c'est-à-dire là où l'accès épileptiforme n'est que le symptôme d'un processus cérébral grave (8 à 9 p. 100 des cas d'épilepsie d'après Pichon).

La statistique de Labor démontre qu'il n'existe pas d'amaurose épileptique ou d'épilepsie rétinienne. Les troubles décrits sous ce nom ne sont autre chose que des accès d'hémianopsie passagère de l'hystéro-épilepsie. S'il est permis d'employer le nom d'amaurose épileptique, c'est dans les cas de Knies, dont nous avons parlé plus haut.

Hughlings Jackson, qui, le premier, a décrit cette forme d'*amaurose passagère*, l'attribue au spasme des vaisseaux rétiniens, comme l'attaque épileptique elle-même est la conséquence du spasme des vaisseaux cérébraux.

Feré a observé chez un épileptique les symptômes de Graefe et de Stellwag. Le premier consiste, comme l'on sait, dans l'immobilité de la paupière supérieure pendant que le regard est dirigé en bas ; le second dans la rétraction de la paupière supérieure accompagnée d'une diminution dans la fréquence du clignotement.

Dans deux autres cas, il a également observé la rareté du clignotement des paupières avec immobilité presque absolue de la paupière supérieure lorsque l'œil regardait en bas. Il reste à savoir s'il faut considérer ces symptômes comme une complication de l'épilepsie, qui serait accompagnée de goître exophthalmique.

Feré attire en outre l'attention sur la fréquence de l'hétérechromie de l'iris chez les épileptiques. Il a observé le fait 31 fois sur 115 cas d'épilepsie. L'hétérechromie serait, d'après lui, un stigmate de névropathie.

Feré et Vignes ont cherché à déterminer la fréquence de l'*astigmatisme* chez les épileptiques. Ils ont trouvé qu'il est en effet très fréquent et coïncide toujours avec d'autres malformations des yeux ou de l'œil correspondant. Nous reviendrons plus tard sur cette question, et nous examinerons quel rôle l'astigmatisme joue dans l'apparition des attaques épileptiques. L'image diffuse de la rétine, la tendance de la rétine à apprécier la véritable forme d'objets d'après des images diffuses, la forte irritation du nerf optique, enfin les anomalies de la fonction des muscles oculaires seraient, d'après quelques auteurs, d'une certaine importance dans la production des attaques d'épilepsie.

2. ÉCLAMPSIE DES ENFANTS.

Pendant l'attaque d'éclampsie, on observe les mêmes mouvements rotatoires des yeux (Strümpell, p. 448), la même déviation conjuguée que dans l'attaque épileptique.

3. CHORÉE.

La chorée débute assez souvent par des spasmes cloniques de l'orbiculaire des paupières. Le clignotement se produit simultanément des deux côtés, tandis que les autres mouvements involontaires des muscles qu'on trouve dans la chorée sont au contraire unilatéraux. Le clignotement des choréiques s'observe surtout chez les enfants de six à quinze ans. C'est généralement ce symptôme que l'entourage du malade aperçoit tout d'abord et qu'on attribue à une mauvaise habitude. Le médecin peut, dès ce moment, observer d'autres symptômes qui passent généralement inaperçus à l'entourage, par exemple des mouvements convulsifs, la contraction des épaules et des ailes du nez, et des mouvements rotatoires de la tête.

D'après Strümpell la dilatation des pupilles serait très fréquente chez les choréiques et serait due à l'irritation du grand sympathique.

4. PARALYSIE AGITANTE (MALADIE DE PARKINSON).

Ce qu'on appelle « masque » de la paralysie agitante est produit par l'immobilité des muscles de la face; c'est un phénomène très fréquent qui, par exception, semble aussi frapper les muscles oculaires. C'est ainsi que Debove a constaté chez un malade une grande difficulté de lecture; le malade ne pouvait qu'avec peine suivre les lignes du regard.

Les muscles oculaires ne sont pas atteints du tremblement qu'on observe aux extrémités. Une seule fois Galezowski, à l'aide d'une loupe, a pu à peine apercevoir un nystagmus minime.

Peltesohn a observé dans un cas de paralysie agitante des mouvements rotatoires de l'œil, qu'il attribue à l'existence du scotome paracentral constaté dans ce cas.

Il est rare de rencontrer des affections du nerf optique consécutives à la maladie de Parkinson. Lorsque l'on constate ces affections on ne peut affirmer qu'elles dépendent de la paralysie agitante. Peltesohn, par exemple, a décrit un cas de paralysie agitante compliquée d'atrophie du nerf optique; il attribue cette complication à ce que le siège central de l'affection était localisé dans les tubercules quadrijumeaux, mais cette explication est en désaccord avec ce que nous avons dit des fonctions de ces tubercules. Galezowski a observé un cas de maladie de Parkinson compliqué de rétrécissement du champ visuel. Déjérine, au contraire, n'a jamais vu un seul cas de rétrécissement du champ visuel chez tous les malades qu'il a examinés. Nous en concluons que, dans le cas de Galezowski, il faut attribuer le phénomène à d'autres causes qu'à la maladie de Parkinson.

5. TÉTANOS.

D'après Strümpell, les yeux ont dans cette affection une direction fixe en avant. Mais on ne saurait encore dire si les muscles oculaires prennent part aux contractions toniques. On n'est pas d'accord non plus sur l'état de la pupille dans cette maladie. Strümpell l'a trouvée rétrécie; Jacobson, au contraire, dilatée. Ce dernier auteur attribue la dilatation des pupilles à l'exagération de l'excitabilité de la moelle épinière.

6. TÉTANIE.

Dans cette affection, les complications oculaires semblent également rares. C.-G. Kunn a décrit le cas d'un homme âgé de vingt et un ans, atteint depuis deux ans d'accès de tétanie; le malade présenta de la névro-rétinite. Les pupilles très dilatées réagissaient peu à la lumière. La névro-rétinite s'est terminée par l'atrophie du nerf optique. Il s'agirait de savoir si cette coïncidence n'est pas accidentelle.

7. MALADIE DE THOMSEN.

Dans quelques cas de cette maladie, qui se manifeste par une certaine raideur des muscles après leur contraction, Raymond a constaté des symptômes oculaires (1). Chez un malade, à la suite de mouvements fatigants du corps, il a vu se produire une rétraction des paupières : les yeux devinrent saillants et le regard présenta quelque chose d'étrange; la frayeur ou un bruit soudain occasionnaient une amblyopie passagère. Dans le cours de la maladie, les muscles oculaires augmentèrent de volume. Chez un deuxième malade, Raymond observa des symptômes analogues. Lorsque le patient fermait fortement les paupières, il ne pouvait plus les ouvrir que difficilement et avec lenteur. Quand il regardait en bas, la paupière supérieure ne suivait pas le mouvement, phénomène analogue à ce qu'on rencontre dans la maladie de Basedow. Si le malade imprimait à la tête des mouvements rapides, il survenait des obnubilations passagères du champ visuel, que Raymond veut expliquer par la compression exercée sur

(1) Raymond, *Gaz. méd. de Paris*, 1891, n° 26.

le globe oculaire par les muscles extrinsèques de l'œil. Parmi les muscles oculaires, ce sont surtout les muscles droits qu'atteint l'hypertrophie. Les mouvements de l'iris ne sont pas troublés par le processus.

8. NÉVRASTHÉNIE.

La faiblesse générale des muscles, ou pour mieux dire le manque d'énergie musculaire, s'observe également dans les muscles. Le *muscle de l'accommodation* en particulier se fatigue vite; il en résulte un certain nombre de phénomènes d'asthénopie tels que la sensation de pression dans l'œil, fatigue à la lecture, douleurs dans le front, etc. L'asthénopie accommodative névrasthénique s'améliore en même temps que l'état général. C'est ainsi que Collins a obtenu des résultats en traitant les cas d'asthénopie accommodative par la méthode de Weir-Mitchell (suralimentation, préservation d'irritation des divers sens et faradisation des muscles). Cependant nous avons observé une amélioration dans des cas où les malades ont été soumis à ce traitement, mais d'une façon moins rigoureuse.

Les *muscles extrinsèques* de l'œil s'affaiblissent également assez vite, chez des névrasthéniques et particulièrement les muscles droits internes, surtout dans les cas où ils travaillent dans des conditions très défavorables au point de vue mécanique (ces conditions s'évaluent par la présence de la divergence en mettant devant les yeux un prisme à axe horizontal [méthode de Graefe]). Ainsi, on observe très fréquemment chez des névrasthéniques l'insuffisance des droits internes. C'est à cette insuffisance et non à l'hypochondrie, comme on le croyait auparavant (on considérait les névrasthéniques comme hypochondriaques), qu'il faut attribuer certains symptômes oculaires subjectifs, causés par la difficulté de supprimer la diplopie (vertiges, agoraphobie) (1), etc., qu'on a observés chez des névrasthéniques.

Du côté de la *rétine*, les malades se plaignent d'apercevoir des mouches volantes; leur rétine se fatigue, et il se développe très rapidement des images complémentaires.

Le *champ visuel*, suivant l'école de la Salpêtrière, est normal, ce qui servirait à établir le diagnostic différentiel entre la neurasthénie et l'hystérie. Finkelstein et de Hösslin ont aussi trouvé, dans l'immense majorité des cas, le champ visuel normal pour le blanc, mais souvent rétréci pour les couleurs.

Wilbrandt (de Hambourg) prétend, au contraire, avoir trouvé le champ visuel très souvent rétréci chez les névrasthéniques. Ce fait aurait même pour lui une grande importance au point de vue du

____

(1) L'*agoraphobie* a été décrite par Westphal en 1885, comme entité morbide; d'après cet auteur et d'après Nieden, elle est fréquemment compliquée de rétrécissement du champ visuel.

diagnostic. Mais il se trouve seul de son opinion. Dans les cas que nous avons examinés nous-même, le champ visuel était normal ou bien si peu rétréci, qu'il n'en fallait même pas tenir compte. La perception des couleurs peut être incomplète chez des névrasthéniques; d'après Finkelstein, c'est surtout la perception du vert qui manque. La dyschromatopsie s'améliore en même temps que l'état général.

Dans quelques cas, les névrasthéniques sont atteints d'accès d'érythropsie. Nous avons eu l'occasion de soigner un étudiant névrasthénique, chez lequel l'érythropsie apparaissait tous les soirs dans des circonstances particulières. Il avait été blessé dans le pourtour de l'œil en faisant de l'escrime et cette blessure, d'ailleurs insignifiante, l'avait mis dans un état psychique épouvantable; il avait peur que cette blessure n'entraînât des conséquences très graves pour sa santé. L'émotion psychique était la cause du développement des accès d'érythropsie. Après l'avoir tranquillisé, les accès disparurent. Ces cas sont plus fréquents chez les névrasthéniques qu'on l'avait admis jusqu'ici (Purtscher).

9. HYSTÉRIE.

Du côté de l'organe de la vision on observe la même multiplicité de symptômes que du côté des autres organes. On ne saurait encore dire si les troubles oculaires observés dans cette maladie (appelée si judicieusement par Charcot: maladie imitatrice) sont des symptômes réflexes, ayant surtout leur origine dans les affections des organes génitaux chez la femme et retentissant sur le nerf optique et sur les muscles de l'œil. Ce qui est certain, c'est qu'il y a des cas d'hystérie sans affection des organes génitaux.

Rappelons seulement les cas d'hystérie traumatique et toxique, qu'on observe également chez l'homme. Un certain nombre de troubles oculaires, par exemple l'amblyopie croisée, l'hémianopie, etc., indiquent l'existence de troubles fonctionnels des centres nerveux dans l'hystérie. Parmi les lésions des organes génitaux qui provoquent l'hystérie chez la femme, il faut surtout noter : l'ovarite chronique, la paramétrite, la métrite et l'endométrite chroniques, les flexions et les versions de l'utérus, et, en général, toutes les affections qui provoquent des troubles menstruels. Il en est de même des altérations du col, telles que l'allongement, le rétrécissement et les excoriations. Les affections aiguës, au contraire, ne provoquent qu'exceptionnellement l'hystérie.

Les affections chroniques de la vulve (ulcérations, excoriations, prurigo, anévrisme) peuvent également provoquer des symptômes hystériques.

Le *champ visuel* des hystériques présente toujours (et ceci a une importance considérable) un *rétrécissement concentrique*. Ce rétrécissement est précédé, d'après Parinaud, d'une amblyopie des parties périphériques de la rétine. Dans ces cas, l'acuité visuelle centrale peut être normale. Dans l'éclairage faible, l'acuité visuelle diminue à un plus haut point qu'à l'état normal, sans toutefois baisser comme dans l'héméralopie. Très souvent, presque toujours, le rétrécissement du champ visuel se complique du rétrécissement des limites des couleurs. Les limites du bleu, qui, à l'état normal, sont en dehors du rouge, se rétrécissent le plus chez les hystériques et passent en dedans de ce dernier.

Dans l'*achromatopsie hystérique*, les couleurs disparaissent dans l'ordre suivant: violet, vert, bleu, jaune, et enfin rouge, c'est-à-dire qu'on observe le contraire de ce qui se passe dans l'atrophie du nerf optique. En appliquant un aimant ou une plaque de métal (or, cuivre, étain) sur le front, on constate le retour de la perception des couleurs en raison inverse de leur disparition (Burq). On observe des cas d'achromatopsie hystérique où le rouge seul est encore perçu. Dans l'atrophie optique, c'est au contraire le rouge et le vert qui disparaissent les premiers. Ce qui est étrange, c'est que l'achromatopsie disparaisse à la suite d'amélioration de l'hystérie, et reparaisse par l'application des plaques de métal (Charcot).

A l'ophtalmoscope, on constate chez les hystériques un état normal du fond de l'œil malgré les troubles fonctionnels que nous venons de décrire.

Le rétrécissement du champ visuel et des limites des couleurs attribué à l'anesthésie rétinienne a été également observé par Parinaud et par d'autres auteurs dans l'hystérie masculine et le *railway spine* (hystérie traumatique). Dans l'achromatopsie hystérique l'acuité visuelle est diminuée. Une forte excitation des nerfs sensitifs (par le diapason ou par les verres rouges à travers lesquels on fait regarder le malade) peut, d'après Féré, rendre normale l'acuité visuelle et la perception des couleurs; une excitation exagérée ou trop prolongée les abaisse au contraire (Féré). Le même phénomène s'observe du côté d'autres organes des sens.

Un phénomène très fréquent dans l'hystérie est la rapidité avec laquelle la rétine se fatigue pendant l'acte de la vision; ce phénomène est connu sous le nom d'*hyperesthésie rétinienne* ou *asthénopie névroptique* (Nuel); il a été décrit aussi sous le nom d'*anesthésie rétinienne spontanée*. En présence d'une lumière intense, les malades éprouvent des éblouissements et des sensations douloureuses dans les globes oculaires. Ils voient devant les yeux de nombreuses taches noires, qui disparaissent s'ils détournent le regard des objets bien éclairés, ou bien ils aperçoivent un nuage qui apparaît très rapidement et disparaît ensuite. Pendant la lecture, les caractères s'entremêlent après quelques minutes et disparaissent bientôt tout à fait. En examinant le champ visuel, on trouve parfois le premier méridien normal, quelle que soit la direction par laquelle on a commencé l'examen. Le second reste au dessous de la normale; dans le troisième, le champ visuel est plus manifestement rétréci; de sorte que pendant l'examen le rétrécissement du champ visuel se prononce de plus en plus (Wilbrandt).

Il ne s'agit donc ici, ni d'hyperesthésie, ni d'anesthésie de la rétine, mais tout simplement d'une rapide fatigue de cette membrane. La vision baisse rapidement, pour peu que les malades appliquent leur organe visuel; des nuages passagers recouvrent les objets, et l'on constate dans ces cas de véritables scotomes, même centraux, d'une durée variable.

La perception des couleurs, diminuée en raison du degré de l'amblyopie et du rétrécissement du champ visuel, peut même être abolie complètement dans les cas graves.

Le plus souvent l'*amaurose hystérique* est unilatérale, à l'exception de quelques cas rares d'amaurose bilatérale décrits par Jacobson, Harlant et d'autres auteurs. La réaction de la pupille à la lumière peut cependant être conservée (Mendel); on peut provoquer dans certains cas d'amaurose hystérique, en pressant la rétine anesthésique, l'apparition des phosphènes (Graefe), qui cependant peuvent manquer dans d'autres cas (Landolt, Schweigger).

La cécité peut alors apparaître brusquement, mais après une durée de quelques jours elle disparaît complètement. En outre, il existe des cas d'amblyopie hystérique présentant des aggravations passagères des troubles oculaires.

Les recherches faites par Féré sur l'étiologie de l'hystérie traumatique ont démontré que l'amaurose peut être provoquée par la pression sur le nerf sus-orbitaire. *L'amaurose hystéro-traumatique serait, d'après lui, une paralysie due à une excitation par épuisement.*

Dans l'anesthésie unilatérale, l'amblyopie de l'œil du côté anesthésié est toujours plus prononcée; cet œil peut même être atteint d'amaurose. Nous avons déjà parlé des théories nombreuses et contradictoires à l'aide desquelles on a voulu expliquer l'amblyopie et l'amaurose croisées (voir p. 21).

Les *troubles oculaires qui accompagnent les cas présentant un point ovarique* ont un grand intérêt. Ce point consiste, comme on sait, en douleurs plus ou moins obtuses, souvent spontanées, mais qui peuvent être toujours provoquées par la compression de l'un ou de l'autre ovaire; la moitié correspondante du corps est anesthésiée; les organes des sens sont plus ou moins obtus.

Selon Landolt, ces troubles oculaires sont les suivants:

1° La vision est normale du côté sain; du côté ovarique le champ visuel est rétréci, du moins pour les couleurs, et l'acuité visuelle est diminuée.

2° A une période plus avancée, l'acuité visuelle et l'achromatopsie sont diminuées des deux côtés; les deux champs visuels sont rétrécis, surtout du côté ovarique.

3° Plus tard, on observe l'achromatopsie ou même une amblyopie fort prononcés. A l'ophthalmoscope on constate des exsudats séreux de la rétine et la dilatation des vaisseaux rétiniens.

4° Dans un cas, Landolt a même vu une atrophie partielle du nerf optique.

On observe également, comme manifestation d'hystérie, des accès de migraine ophthalmique ou des scotomes scintillants (Babinski).

Quelquefois l'attaque convulsive de l'hystéro-épilepsie est précédée de *migraine ophthalmique*, qui en est l'*aura*. D'autres fois, la migraine ophthalmique remplace l'attaque.

En hypnotisant les malades, Babinski a pu arriver à reproduire ou à arrêter à volonté les accès de migraine ophthalmique. D'après cet auteur, cette migraine peut être accompagnée d'autres manifestations hystériques telles qu'une sensation de battements dans les tempes, ou une sensation de constriction dans la gorge; elle peut également être provoquée par des pressions exercées sur la région ovarique.

Les cas d'*hémianopsie homonyme passagère* (Rosenthal, Sturge, Galezowski, Féré, Westphal) dans l'hystéro-épilepsie doivent être attribués, comme le pense très justement Mauthner, à un processus analogue à celui qui provoque l'apparition du scotome scintillant.

Nous avons, pour notre part, observé un cas de ce genre; il s'agissait d'une jeune fille hystérique, âgée de vingt-quatre ans, employée dans un grand magasin de nouveautés, qui se plaignait de ne voir de temps en temps qu'une moitié des gens qu'elle rencontrait.

En dehors de l'hémianopie homonyme, il existe encore dans l'hystérie, d'après Rosenthal, des cas d'hémianopsie temporale hétéronyme, qui cependant sont douteux.

Dans l'hémianopsie homonyme le champ visuel des deux yeux est rétréci à un degré différent; le rétrécissement est plus prononcé du côté de l'anesthésie. L'acuité visuelle n'est jamais normale dans ces cas. L'hémianopsie peut être absolue, c'est-à-dire que le malade ne voit rien dans les deux moitiés homonymes du champ visuel. D'autres fois le scotome est relatif, c'est-à-dire que le malade voit dans les deux moitiés homonymes du champ visuel comme à travers un nuage; il s'agit donc alors d'une hémi-amblyopie homonyme.

Si les attaques d'hémianopsie homonyme se répètent, on voit survenir pendant les accès dans la moitié du champ visuel qui est amblyope, l'achromatopsie, et la dyschromatopsie dans l'autre moitié.

Lors du passage d'un fort courant électrique, les malades voient apparaître en obscur leur scotome.

L'hémianopsie consécutive à la lésion d'une bandelette optique se distingue de celle de l'hystéro-épilepsie par l'insensibilité de la conjonctive, qu'on observe dans cette dernière affection (Féré).

Le pronostic de l'amaurose et de l'amblyopie hystériques dépend de l'état général des malades; le plus souvent il est favorable. En dehors de la métallothérapie, la suggestion peut encore donner de bons résultats thérapeutiques.

Le pronostic des troubles oculaires est moins favorable, si l'affection causale est déjà ancienne. Cependant les cas les plus graves sont susceptibles d'amélioration, sinon de guérison, à la condition que l'état général puisse lui-même être modifié.

On constate chez des hystériques des *hallucinations de la vue* et surtout des *couleurs*. Les malades projettent les hallucinations vers le côté anesthésié (Charcot). Quant aux sensations subjectives des couleurs, il faut surtout mentionner l'*érythropsie*, qui semble cependant très rare (Purtscher) et n'apparaît que le soir sous forme d'accès. Nous-même nous avons eu l'occasion de l'observer chez une vieille hystérique, demoiselle et fiancée depuis douze ans, sans espoir de voir jamais aboutir ses projets de mariage. Le soir elle voyait à plusieurs reprises autour d'elle un grand cercle rouge et demandait à son entourage s'il n'y avait point de feu.

On a souvent constaté chez des hystériques (voir surtout les travaux si remarquables faits à la Salpêtrière) la *micropsie* et la *mégalopsie* (Parinaud), phénomènes qui, d'après cet auteur, seraient inséparables de la *polyopie monoculaire*.

Ce dernier phénomène, observé pour la première fois par Parinaud, l'a été également par Charcot et ses élèves, en France, et par Sanderson et d'autres auteurs à l'étranger. Le malade voit d'un seul œil les objets doublés et même triplés. La polyopie monoculaire n'est pas l'apanage de l'hystérie; on l'observe également dans quelques affections oculaires; mais on peut reconnaître si le phénomène est dû à des anomalies de l'organe de la vue capables de produire la polyopie monoculaire sans hystérie. Ainsi on a observé la polyopie monoculaire, sans lésions fonctionnelles de l'appareil de l'accommodation, dans l'astigmatisme par kératite ou dans l'astigmatisme congénital, dans la cataracte commençante, etc., etc. Voici quelle est la théorie professée par Charcot pour expliquer cette polyopie.

« Le cristallin offre une structure segmentaire telle qu'à la rigueur on pourrait le dire composé de trois lentilles. On comprend par là que dans certaines conditions plusieurs images, deux ou trois, puissent se produire sur la rétine. C'est là en quelque sorte un défaut naturel plus ou moins prononcé suivant les sujets, que, dans l'état ordinaire vient corriger le jeu normal de l'accommodation. Il est facile de concevoir que lorsque le fonctionnement physiologique de l'accommodation sera troublé, la polyopie monoculaire pourra s'ensuivre. C'est ainsi qu'on l'observe dans la paralysie de l'accommodation produite par l'atropine, dans la contraction de l'accommodation déterminée par l'action de l'ésérine. Dans ce dernier cas elle est en général très peu accentuée, vraisemblablement à cause du myosis concomitant. C'est d'ailleurs à la contraction du muscle de Brücke sans myosis que devrait être rapportée, suivant Parinaud, la polyopie monoculaire. »

Dernièrement G. Bull a exprimé l'opinion que la polyopie monoculaire est due au plissement de la cornée comprimée par les paupières par suite de blépharospasme.

La théorie professée par Charcot nous amène tout naturellement aux troubles fonctionnels de la pupille et du muscle de l'accommodation, troubles qu'on observe très fréquemment dans l'hystérie.

Les convulsions hystériques sont accompagnées d'*oscillations rythmiques des pupilles*. Elles consistent en spasmes cloniques du sphincter de la pupille produisant alternativement des dilatations et des contractions pupillaires, spasmes que Michel compare au clignotement nerveux.

On observe également chez les hystériques le *myosis paralytique* uni ou bilatéral, accompagné de *paralysie de l'accommodation ;* tous les deux sont passagers.

Il faut encore mentionner l'inégalité de pigmentation des deux iris (sans iritis précédente). Sur 76 cas d'hystérie, Féré a trouvé 62 fois ce phénomène appelé hétérophthalmie (ou hétérocorie). Pour cet auteur c'est un stigmate névropathe.

La *kopiopie hystérique* décrite très soigneusement par Foerster, se rencontre fréquemment chez les hystériques. Les malades se plaignent de troubles oculaires, qui ne sont que subjectifs. En effet, l'examen objectif ne fait découvrir ni larmoiement, ni blépharospasme, ni autres anomalies quelconques.

Les malades accusent des douleurs dans le front ou dans d'autres régions animées par le trijumeau. Ils éprouvent parfois des sensations de chaleur et de brûlure à la surface de l'œil (conjonctive, paupières), la sensation de tension et des douleurs térébrantes dans l'orbite; l'œil est sensible à la lumière, plus particulièrement à la lumière de la lampe qu'à celle du soleil. L'intensité de la douleur est variable. Une lecture trop prolongée devient impossible, à cause de l'asthénopie accommodative.

Ces phénomènes sont d'habitude également prononcés des deux côtés et sont en rapport avec d'autres troubles de l'état général. Le plus souvent ils disparaissent dans la nuit.

Foerster croit devoir attribuer ces douleurs à l'hyperesthésie réflexe du nerf optique et du trijumeau, consécutivement à l'irritation du plexus nerveux péri-utérin. Cette irritation est provoquée par l'inflammation du tissu cellulaire péri-utérin (périmétrite chronique atrophique de Freund).

Les symptômes si pénibles de kopiopie hystérique ne disparaissent qu'après plusieurs années. Leur traitement se réduit aux soins hygiéniques : il faut éviter une lumière trop intense et des efforts trop grands d'accommodation; prescrire des verres fumés, et pour la lecture des verres convexes. Mais la chose la plus importante est de soigner l'état général.

On observe également dans l'hystérie des troubles fonctionnels du côté des *muscles extrinsèques* de l'œil, par exemple l'insuffisance de la convergence. Ainsi Oppenheimer a plusieurs fois observé des *troubles de la convergence* dans l'affection qu'il appelle névrose traumatique et que nous appelons hystérie traumatique. La *paralysie* des muscles de l'œil s'observe plus rarement dans l'hystérie que le spasme de ces muscles. Les travaux remarquables de Borel nous ont fait connaître les affections musculaires de l'œil dans l'hystérie. Plusieurs cas de paralysie, qu'on regarde comme des paralysies réflexes, ne seraient autre chose, d'après Borel, que des paralysies hystériques (vers, menstruation, grossesse, masturbation).

La diplopie, qui précède l'attaque hystérique et se continue quelquefois après, est la conséquence des *spasmes musculaires*. Le plus souvent c'est l'orbiculaire des paupières qui est atteint de spasmes. Viennent ensuite par ordre de fréquence, le droit interne et enfin les muscles obliques. On observe encore dans l'hystérie une déviation conjuguée des yeux. Parmi les paralysies les plus fréquentes il faut citer le ptosis et la paralysie de l'oculo-moteur externe. Mais il est quelquefois difficile de faire le diagnostic différentiel entre une paralysie d'un muscle de l'œil et le spasme convulsif d'un muscle antagoniste. Ainsi le ptosis peut être provoqué par la paralysie du releveur de la paupière supérieure ou par le spasme de l'orbiculaire. Dans cette dernière forme de ptosis (*ptosis pseudo-paralytique* de Parinaud) on observe, suivant Charcot, le plissement de la paupière supérieure.

Quant aux véritables ophthalmoplégies, la plupart des auteurs en nient l'existence dans l'hystérie. Cependant Debove a eu l'occasion d'observer, chez un homme âgé de trente-six ans, à la suite d'un coup de pied de cheval au-dessus de l'œil droit, une paralysie bilatérale du nerf oculo-moteur commun d'origine hystéro-traumatique. Cette paralysie était accompagnée d'insensibilité frontale, de rétrécissement du champ visuel et de monoplégie du membre supérieur droit.

C'est Parinaud qui a le premier décrit l'ophthalmoplégie hystérique. D'après cet auteur, ce sont les *mouvements volontaires* des yeux qui sont intéressés; les malades sont dans l'impossibilité de porter leur regard dans les différentes directions, tandis que les mouvements réflexes ou involontaires s'exécutent d'une façon normale. Les mêmes faits s'observent dans l'hystérie combinée au goitre exophthalmique. L'ophthalmoplégie est due à la paralysie des centres corticaux psycho-moteurs des muscles de l'œil. On constate parfois dans l'hystérie la perte ou la diminution du sens musculaire (Borel), et le strabisme paralytique, consécutif à la contracture des muscles antagonistes.

Tous ces troubles musculaires peuvent également être provoqués par la *suggestion*. C'est ainsi que Borel a pu provoquer le ptosis, le strabisme, la déviation conjuguée, accompagnés souvent d'anesthésie unilatérale de la conjonctive et de la cornée. Il faut cependant être très prudent dans ces sortes d'expériences, attendu que les troubles provoqués par la suggestion peuvent fort bien persister.

La suggestion joue un rôle considérable dans le traitement des spasmes et des paralysies des muscles de l'œil, surtout du blépharospasme.

C'est principalement Luys et Fontan qui ont étudié l'action de l'hypnotisme et de la suggestion sur l'organe de la vue. Luys prétend que si l'on tient devant les yeux du malade en état d'hypnose des verres ou des globes colorés, on provoque une disposition d'esprit en rapport avec la couleur de l'objet : c'est ainsi que le rouge provoquerait la gaîté, le bleu la tristesse. Nous mentionnons ces expériences en faisant toutes nos réserves.

Suivant certains auteurs, l'état des vaisseaux rétiniens s'améliorerait au point de vue du calibre à la suite d'hypnose. Dans ces cas, nous avons observé nous-même chez des hystériques, un élargissement du champ visuel. Nous croyons cependant qu'il faudra beaucoup de nouvelles recherches avant de pouvoir affirmer la guérison de l'amblyopie sans lésions du fond de l'œil, de l'asthénopie hystérique, des névralgies du trijumeau et d'autres affections de l'organe de la vue qu'on prétend avoir été guéries par le traitement suggestif.

BIBLIOGRAPHIE

ÉPILEPSIE. — *Teobaldi*, L'ottalmoscopia nella alienazione mentale, nella epilepsia, 1870. — *Aldrige*, West Riding Lunatic Asylum Reports, I, 1871. — *Jackson*, Med. Times and Gazette, 1863, oct. 3. — *Nuel*, Traité de de Wecker et Landolt, t. III, p. 683. — *Foerster*, loc. cit., p. 141. — *Stevens*, Med. Record. New-York, t. XXXVI, p. 688. — *Féré*, Soc. de biologie, 1888, 24 novembre. — *Féré*, Nouvelle Iconographie de la Salpêtrière, 1890, nº 4. — *Hilbert*, Arch. f. Augenh., XIV, fig. 3 et 4. — *Pichon* (G.), De l'épilepsie et de ses rapports avec les fonctions visuelles, Thèse de Paris, 1885. — *Finkelstein*, Wratsch., 1886, nº 1. — *Schleich*, Klin. Monatsbl. f. Augenheilk, 1886, nov. — *Féré*, Progrès médical, 1886, sept. — *Knies*, XIIIᵉ Congrès des névropathologistes allemands, 1888. — V. *Hæsslin*, Münchner Mediz. Woch, 1889, nº 6.

ÉCLAMPSIE DES ENFANTS. — *Strümpell*, Nervenkrankheiten, p. 438.

CHORÉE. — *Foerster*, loc. cit., p. 141.

PARALYSIE AGITANTE. — *Pellesohn*, Centralbl. f. Augenheilk., 1886, p. 91. — *Strümpell*, Nervenkrankh., p. 449. — *Galezowski*, Soc. de biologie, 1891, 7 février. — *Déjérine*, Ibidem.

TÉTANOS, *Jacobson*, loc. cit. p. 100. — *Strümpell*, loc. cit., p. 459.

TÉTANIE. — *C. G. Kunn*, Berlin. Klin. Wochenschr., 1889, nº 12.

NÉVRASTHÉNIE. — *Berger* (E.), Centralbl. f. Augenheilk., 1885, mai. — *Wilbrandt*, Arch. f. Augenheilk, 1883, t. XII, f. 2. — *Finkelstein*, Wratsch, 1886, n° 1. — V. *Hoesslin*, Münchner Med. Woch., 1889, n° 6. — W. C. *Collins*, Royal Lond. Ophthalm. Hospital Rep , 1889, IV.

Hystérie. — *Charcot*, Leçons, 1887, p. 47, 260, 322. — *Foerster*, loc. cit., p. 89, 113. — *Jacobson*, loc. cit. p. 59. — *Purtscher*, Centralbl. f. Augenheilk., 1885, p. 75. — *Féré*, Soc. de biologie, 1886, 9 avril. — *Borel*, Affections hystériques des muscles oculaires, Arch. d'opthalm., 1886, nov.-déc. — *Féré*, Rec. d'ophthalm., 1886, n° 10. — *Lunzenberger*, Wiener Med. Wochenschr., 1886, n° 37. — *Parinaud*, Annales d'oculistique, 1886. — *Badal*, Arch. d'opthalm., 1888, septembre-octobre. — *Harlan* (G. C.), Amer. Ophthalm. Society, 1889. — *Parinaud*, Archiv. de neurologie, 1889, t. XVII. — *Santesson*, Hygiea, 1889, p. 169. — *Debove*, Soc. médicale des hôpitaux, 1890, 12 décembre. — *Babinski*, Soc. de biologie, 27 juillet 1889. — *Fontan*, Rec. d'ophthalm., 1887, août. — *Luys*, Soc. de biol., 1888.

E. — TROUBLES OCULAIRES DANS LES NÉVROSES VASOMOTRICES ET TROPHIQUES.

1. HÉMICRANIE.

Dubois-Reymond, qui a eu l'occasion de s'observer lui-même pendant des accès d'hémicrânie, a constaté que la pupille correspondant à la moitié atteinte de la tête était dilatée et l'artère temporale très contractée; le front et l'oreille du même côté étaient froids et pâles. L'examen ophthalmoscopique pratiqué pendant l'accès a fait voir dans d'autres cas une anémie des vaisseaux rétiniens (Jacobson, *loc. cit.*, p. 29). Par suite, cette forme d'hémicrânie n'est causée que par l'excitation du grand sympathique, ou plutôt elle est accompagnée des symptômes d'excitation de ce nerf.

On appelle cette forme d'hémicrânie sympathico-tonique ou spasmodique.

Pendant l'accès d'hémicrânie sympathico-paralytique, décrite pour la première fois par Möllendorf, il y a injection des vaisseaux de l'épisclera et dilatation des artères et des veines rétiniennes. Suivant O. Berger, la pupille correspondante est contractée. Eugène Frænkel, qui lui aussi a eu l'occasion de s'observer lui-même pendant des accès d'hémicrânie paralytique, constata que la contraction pupillaire commence au début de l'accès et persiste pendant toute sa durée.

Cette contraction pupillaire est surtout évidente à l'éclairage faible et contraste avec la dilatation de la pupille du côté sain. Avec une lumière intense, au contraire, les deux pupilles sont contractées également, sans qu'on puisse constater aucune différence entre leurs diamètres.

2. MIGRAINE OPHTHALMIQUE.

Il est probable que la migraine ophthalmique (Piorry) est provoquée elle aussi par des troubles vaso-moteurs de la bandelette optique ou du centre cortical de la vision.

Pendant l'accès de migraine ophthalmique le malade voit dans la partie périphérique du champ visuel un scotome négatif (lacune), qui petit à petit s'élargit vers le côté du point de fixation, sans cependant l'atteindre. En dehors de ce scotome, le malade aperçoit une lumière vacillante. Cette lumière a d'abord une forme circulaire, puis demi-circulaire et, enfin, la forme de zigzags. Cet arc oscillatoire a sa convexité en dedans dans un œil, en dehors dans l'autre ; il subit des mouvements vibratoires très rapides. L'arc ne dépasse jamais le méridien vertical passant par la macula. Les objets qui se trouvent dans la zone comprise entre cet arc lumineux et le scotome sont quelquefois visibles pour le malade.

Après avoir dépassé les limites périphériques du champ visuel, l'arc vibratoire disparaît, le scotome au contraire persiste encore pendant quelques minutes. L'accès lui-même dure de quinze à vingt minutes.

La migraine ophthalmique peut apparaître aussi sous forme d'hémianopsie homonyme, qui n'atteint habituellement pas le point de fixation.

Après l'attaque on peut encore constater, à l'aide d'un périmètre, la persistance des scotomes, qui deviennent cependant à peine appréciables. Dans un cas observé par Jacobson, il manquait après l'attaque deux à trois lettres à droite du point de fixation.

A la suite d'un accès on constate des douleurs de tête, surtout dans les régions frontale et temporale, des nausées, des vomissements. Les malades éprouvent une sensation extrémement pénible de tension à l'intérieur de l'œil correspondant au côté des sensations douloureuses, et qui rappelle celle du glaucome aigu.

La migraine ophthalmique peut se compliquer d'aphasie passagère, d'embarras passager de la parole, de fourmillement, d'engourdissement et même de parésie d'une moitié du corps.

En général le pronostic est bénin. Les accès se succèdent de temps en temps sans que pour cela l'état général s'en ressente. Il y a cependant des cas où la migraine ophthalmique est un symptôme avantcoureur d'ataxie locomotrice ou de paralysie générale (Charcot, Parinaud).

Comme traitement, on a conseillé de faire coucher le malade pendant l'attaque dans une chambre obscure, et d'éviter tout bruit.

A l'intérieur, on préconise le salicylate de soude à la dose de 1 à 2 grammes, la morphine et du café noir.

3. MIGRAINE OPHTHALMOPLÉGIQUE.

Sous ce nom Charcot a décrit une affection connue en Allemagne sous le nom de *Periodische Oculo-motorislähmung* (paralysie périodique de l'oculo-moteur commun). Étant donnée son analogie incontestable avec la migraine et la fréquence des douleurs intenses dans cette affection, la nomenclature de Charcot est justifiée. Au début on observe des douleurs intenses unilatérales, localisées le plus souvent dans la région des tempes et se propageant vers l'occiput. Elles sont accompagnées de nausées et de vomissements.

Les douleurs disparaissent aussitôt qu'on voit survenir les symptômes de paralysie des muscles de l'œil. Nieden rapporte le cas très curieux d'un malade qui, après avoir atrocement souffert pendant des semaines, a vu les douleurs se calmer à la première apparition des symptômes de paralysie. Les symptômes de paralysie musculaire sont : le ptosis, la paralysie des droits supérieur, interne et inférieur, du petit oblique inférieur, l'abolition du réflexe pupillaire à la lumière et à l'accommodation.

Toutes les branches de l'oculo-moteur commun ne sont pas atteintes au même degré. Il peut arriver aussi que l'oculo-moteur commun soit intact et que d'autres nerfs crâniens soient atteints.

Dans un cas rapporté par Vissering les muscles intrinsèques de l'œil étaient atteints à un degré moindre que les muscles extrinsèques. Dans le cas de Nieden l'oculo-moteur commun était resté intact, tandis que l'oculo-moteur externe et le facial étaient paralysés.

Ordinairement la paralysie ne frappe qu'un côté, et c'est toujours le même œil dont les muscles sont pris à chaque attaque. Quant à la marche de la maladie, il faut distinguer deux formes : 1° la durée de l'attaque est courte (quatre à six jours), mais les accès se succèdent à un intervalle très rapproché ; 2° la durée de l'attaque est plus longue (plusieurs semaines), mais les intervalles sont aussi plus longs. Dans un cas de Joachim cet intervalle a été de deux ans.

Quelquefois une attaque est fruste (Vissering), et celles qui lui succèdent sont au contraire d'une grande intensité.

Dans quelques cas, les attaques de paralysies périodiques des muscles oculaires ont été accompagnées d'autres symptômes (diminution de la sensibilité des parties de la peau innervée par le trijumeau, ptyalisme, larmoiement et léger œdème du pourtour de l'œil dans le cas de Vissering ; paralysie de quelques branches de l'hypoglosse, dans un autre cas de migraine ophthalmoplégique).

Dans l'intervalle entre les accès de migraine ophthalmoplégique on constate très souvent l'existence de douleurs légères et quelques symptômes passagers de paralysie. L'affection débute ordinairement dans le jeune âge et est précédée d'accès de migraine. Le plus souvent elle atteint les femmes (16 fois sur 20). La guérison complète est très rare. L'affection peut même se terminer par la paralysie persistante de l'oculo-moteur commun, comme par exemple dans le cas observé par Charcot. L'étiologie de l'affection est inconnue. Quelques auteurs invoquent le traumatisme ou la tare nerveuse.

L'analogie de cette affection avec la migraine ophthalmique est frappante. Les deux affections débutent par des maux de tête, suivis de troubles fonctionnels du nerf optique (dans la première), ou de quelques nerfs moteurs de l'œil (dans la seconde affection).

D'après Vissering (élève de Strümpell), la cause intime de cette affection serait une auto-intoxication, produite par l'accumulation (rétention) des produits toxiques de l'échange (1).

En dehors de la migraine ophthalmique, l'épilepsie, la paralysie des extrémités de Westphal et peut-être l'hémoglobinurie périodique seraient aussi d'après Vissering, des symptômes d'auto-intoxication.

Il est probable que, dans le cas d'Emmert (2), il s'agissait d'une auto-intoxication périodique. Une enfant de onze ans fut atteinte onze fois d'attaques d'amaurose passagère. Ces attaques étaient précédées chaque fois de congestions de la tête.

Diagnostic différentiel. — Il est impossible de confondre cette affection avec une tumeur cérébrale ou avec le tabes dorsal. Dans le premier cas, les paralysies des muscles de l'œil sont persistantes ; dans le tabes, il existe en même temps d'autres symptômes.

L'observation de Charcot est d'un grand intérêt. Il s'agit d'une femme âgée de trente-cinq ans, bien portante d'ordinaire. A l'âge de trente ans, première attaque (ce qui est assez rare ; il faut cependant ajouter que déjà depuis l'âge de quinze ans jusqu'à vingt-trois ans elle souffrait de migraines).

Cette première attaque dura deux mois. L'année suivante survint une autre attaque plus courte. Après ce dernier accès, la santé générale ne se rétablit plus ; pendant les trois années suivantes, la malade éprouva des douleurs et des paralysies avec exacerbations de temps en temps.

Les symptômes de paralysie ne disparurent pas complètement après la deuxième attaque. Il importe de noter que l'oculo-moteur externe fut aussi atteint.

Il s'agissait évidemment dans ce cas d'altérations persistantes des nerfs localisées dans la base du crâne.

Au début de l'affection les symptômes ci-dessus décrits sont, d'après Charcot, produits par des troubles circulatoires. Comme traitement ce savant prescrit du bromure de potassium (5 à 6 grammes par jour) ou de l'iodure de potassium. Vissering prescrit de l'antipyrine.

____

(1) Les attaques épileptiques seraient le résultat d'accumulation de substances toxiques élaborées dans l'économie et provoquant des convulsions.

(2) Emmert, *Arch. f. Augenheilk.*, V, p. 402.

4. HÉMIATROPHIE FACIALE PROGRESSIVE.

Tous les auteurs qui se sont occupés de cette affection sont d'accord pour l'attribuer à des *altérations du trijumeau*. Quant au siège de ces altérations les uns le placent dans le ganglion sphéno-palatin, d'autres dans le ganglion de Gasser.

Symptomatologie. — On constate une atrophie très prononcée de toute une moitié de la face (front, orbite, pommette, nez, mâchoires supérieure et inférieure). L'œil du côté atrophié paraît plus enfoncé; il est plus dur au toucher, comme l'a noté Nothnagel qui remarqua que les pupilles étaient inégales, mais aussi que leur réaction était normale.

En examinant à l'ophthalmoscope l'œil du côté malade, Hirschberg et Kalt ont trouvé la *choroïde altérée* (plaques blanches de choroïdite disséminée entourées de pigment) et des opacités dans le corps vitré. Kalt a en outre constaté des *opacités dans la couche corticale antérieure du cristallin*, consécutives probablement à des altérations du tractus uvéal.

Il est important de faire observer que les altérations de la choroïde sont consécutives aux troubles trophiques.

Après avoir pratiqué une section intracrânienne du trijumeau, Laborde a noté, dans la suite, des altérations du fond de l'œil et de la choroïde en particulier, analogues à celles dont nous venons de parler plus haut.

Dans le cas de Kalt, la *papille* était un peu voilée, les veines rétiniennes tortueuses et dilatées, les artères normales.

Dans le cas d'Hirschberg, examiné au point de vue clinique par Virchow et Romberg, la trophonévrose s'est déclarée à l'âge de huit ans, consécutivement à la rougeole.

Dans le cas de Kalt elle paraît avoir été congénitale.

5. HERPÈS ZOSTER OPHTHALMIQUE.

L'herpès zoster appartient sans aucun doute au groupe d'affections dues aux *troubles trophiques et vasomoteurs du trijumeau*.

L'herpès zoster ophthalmique est consécutif aux altérations du *ganglion de Gasser* et des branches du trijumeau, qui en sortent, ce qui résulte d'une autopsie faite par Wyss en pleine éruption d'herpès. La branche ophthalmique du trijumeau était d'une coloration gris rougeâtre et d'une consistance gélatineuse. Les faisceaux nerveux étaient séparés les uns des autres par un tissu gris rougeâtre, riche en vaisseaux très fins. Les mêmes altérations anatomo-pathologiques se montrèrent sur la branche ophthalmique de Willis, à partir de sa portion orbitaire jusqu'aux ramifications périphériques. Dans la portion comprise entre le ganglion de Gasser et l'orbite, l'ophthalmique de Willis était entourée de nombreuses extravasations sanguines. Le ganglion de Gasser était le siège d'un gonflement œdémateux.

Les altérations du tiers interne du ganglion de Gasser, d'où sort la première branche du trijumeau, étaient celles qu'on trouve dans une inflammation aiguë : forte hyperémie et infiltration cellulaire considérable dans le tissu interstitiel du ganglion (Wyss). Des altérations analogues ont été constatées à l'autopsie par Baerensprung dans un cas d'herpès zoster intercostal où les ganglions intervertébraux ont été trouvés lésés.

Nous reviendrons plus tard sur les manifestations cliniques de l'herpès ophthalmique. Pour le moment nous nous bornerons aux remarques suivantes :

En présence d'une sécrétion lacrymale exagérée, accompagnée d'un léger œdème, il se forme sur la cornée des groupes de vésicules, dont le contenu est clair, ou bien quelquefois trouble. Ces vésicules se rompent pour former des ulcérations au pourtour desquelles on aperçoit des lambeaux épithéliaux.

Dans les cas d'affection grave, les ulcérations sont groupées en forme de chapelet ; parfois des lignes opaques apparaissent dans la cornée en forme de fourche. Le fond des ulcérations est gris ou d'un gris jaunâtre. Leur ensemble rappelle, suivant la comparaison bien juste de Michel, une grappe de raisin.

L'herpès des paupières est tout à fait analogue à l'herpès de la peau. Dans l'herpès zoster ophthalmique, la température du côté affecté dépasse jusque de 2 degrés celle du côté opposé, d'après les recherches de Horner. Cette élévation de température dure ordinairement deux mois et peut être accompagnée d'une diminution de la tension intra-oculaire ; ces symptômes disparaissent petit à petit dans l'espace d'un mois à six semaines.

Dans les quatre-vingts cas d'herpès zoster par affection du nerf ophthalmique de Willis recueillis par Kocks, l'œil (le plus souvent le gauche) était affecté quarante-six fois ; la tension intra-oculaire était diminuée dans vingt cas. L'iris était intéressé quatorze fois, dix fois l'altération de l'iris était accompagnée de celle de la cornée.

Jessop prétend que le globe oculaire participe à l'affection, lorsque le nerf frontal est intéressé à son tour. D'après cet auteur, l'herpès zoster ophthalmique peut être accompagné des symptômes suivants : augmentation de la tension intra-oculaire, kératite ponctuée, avec iritis, anesthésie de la cornée, kératite superficielle, phlyctènes, ulcère de la cornée. Quelques auteurs, et parmi eux Hutschinson, notent encore l'œdème des paupières et de la conjonctive, la mydriase et quelquefois le myosis et l'inflammation très légère de la papille optique. Ce dernier symptôme, accompagné de dilatation de l'artère ophthalmique, a été constaté à l'autopsie par Jessop.

Les recherches futures nous démontreront peut-être s'il existe une relation entre la présence d'une névrite optique et la lésion du trijumeau. Il semblerait cependant que l'observation de Kalt, où une trophonévrose était accompagnée d'altérations de la papille, doive faire admettre cette hypothèse.

Nous ne pouvons par contre admettre l'opinion de Jessop, qui pense que les complications oculaires de l'herpès zoster ophthalmique seraient produites par la dilatation des vaisseaux.

Gould nous a fait connaître un cas d'herpès zoster ophthalmique, où, en dehors de photophobie, de dacryocystite, de névralgies très douloureuses du nerf sus-orbitaire, il a pu constater un voile occupant le pourtour de la papille optique. L'examen de l'œil malade montra dans ce cas un fait assez étrange : l'astigmatisme myopique léger existant antérieurement fit place à un astigmatisme mixte très prononcé, phénomène dû à l'existence des troubles fonctionnels du muscle de l'accommodation. Des recherches récentes ont démontré que la kératite superficielle ponctuée avec toutes ses variétés (kératite maculée de Reuss, kératite nummulaire de Stellwag) caractérisées par l'existence d'opacités ponctuées ou en forme de taches, occupant les couches superficielles de la cornée sont des affections de même nature que l'herpès zoster ophthalmique.

Nous avons démontré que les lésions des nerfs trophiques produisent des troubles fonctionnels divers : œdème des paupières, injection plus ou moins prononcée de la conjonctive, troubles inflammatoires de la cornée et de l'iris (quelquefois avec synéchies), qu'on explique dans d'autres affections par le passage de germes infectieux, mais qui dans l'herpès existent, d'après Kocks, même si la cornée est indemne.

Les trophonévroses peuvent par suite provoquer elles-mêmes des troubles inflammatoires, comme le démontre par exemple l'inflammation de la papille optique dans l'herpès zoster ophthalmique et dans l'hémiatrophie faciale et l'inflammation du tractus uvéal dans cette dernière affection. Ce fait a un grand intérêt scientifique : Il démontre que des processus inflammatoires peuvent être provoqués non seulement par l'invasion de germes infectieux, mais aussi par une lésion des nerfs trophiques.

6. GOITRE EXOPHTHALMIQUE. MALADIE DE BASEDOW. MALADIE DE GRAVES.

Nous parlons à cette place de cette affection, suivant en cela la classification établie par l'usage.

Il serait plus juste, à notre sens, de traiter de cette affection dans le chapitre des maladies de la moelle allongée.

Un des symptômes capitaux de cette maladie est sans doute l'*exophthalmie* ; elle peut en être la première manifestation. Le plus souvent l'exophthalmie est bilatérale, quoique toujours plus prononcée d'un côté. L'exophthalmie unilatérale est extrêmement rare et s'observe seulement au début de l'affection. Dans quelques cas l'exophthalmie manque totalement (goitre exophthalmique sans exophthalmie). Avec les progrès de la maladie elle devient de plus en plus prononcée ; quelquefois elle reste stationnaire et enfin exceptionnellement elle diminue d'intensité.

Parfois l'exophthalmie est si prononcée qu'il en résulte une luxation des globes oculaires. La fermeture des paupières devient impossible, et, consécutivement à ce lagophthalmos, on observe des opacités, de l'inflammation, des abcès de la cornée et même l'atrophie du globe oculaire.

La saillie de l'œil est due à la dilatation des vaisseaux, et principalement des veines orbitaires ; après la mort elle disparaît.

Dans les cas d'exophthalmie de longue durée, le tissu conjonctif de l'orbite a été trouvé hypertrophié (Virchow).

Très souvent cette affection est accompagnée du *symptôme de Græfe*, qui d'ailleurs n'est pas constant. Il consiste, comme nous l'avons déjà décrit (page 51), en ce que le releveur de la paupière supérieure reste immobile pendant que le regard est dirigé en bas. Grâce à cette immobilité de la paupière supérieure, et grâce à la rétraction du tendon du releveur, le regard immobile du malade prend un cachet tout particulier.

Le symptôme de Graefe peut exister, même quand l'exophthalmie est peu développée. Il a une importance considérable au point de vue du diagnostic, surtout si les autres symptômes du goitre manquent ou sont peu développés.

Il ne serait pas invraisemblable, selon Fœrster, que cette immobilité de la paupière supérieure fût causée par un spasme du palpébral supérieur (muscle lisse découvert par Müller dans la paupière supérieure), qui se trouve sous la dépendance du grand sympathique. Il base son opinion sur une expérience de Remak, qui en irritant le grand sympathique cervical a provoqué une élévation de la paupière supérieure.

Il faut donc admettre, d'après Fœrster, que les branches du sympathique animant le muscle palpébral supérieur de Muller étaient excitées. L'exophthalmie au contraire est attribuée généralement à la paralysie des vaso-moteurs (Trousseau).

Les symptômes oculaires du goitre exophthalmique ne peuvent pas être attribués à l'affection du grand sympathique, l'état normal de la pupille et de la tension intra-oculaire (au moins dans les cas observés jusqu'à ce jour) le prouvent surabondamment.

La *mydriase* ne se rencontre qu'exceptionnellement (Mooren, Demme,

Heymann) dans le goitre exophthalmique. Elle peut en être le symptôme unique ou bien être accompagnée d'autres symptômes de paralysie de l'oculo-moteur commun. Quant au symptôme de Graefe, c'est très probablement un trouble de coordination dû à une lésion de la commissure reliant les noyaux gris du releveur de la paupière supérieure et du droit supérieur. La présence d'autres troubles de la coordination des muscles des yeux aussi bien que les observations anatomo-pathologiques doivent faire admettre l'existence de lésions du plancher du quatrième ventricule et de la partie inférieure de l'aqueduc de Sylvius, siège des noyaux gris du releveur de la paupière et du droit inférieur.

Parmi les autres troubles de la coordination dus aux mêmes lésions il faut encore noter l'*insuffisance des muscles droits internes* (Mœbius), qu'on observe dans l'exophthalmie très prononcée. La convergence unilatérale est normale; mais la force de la convergence binoculaire est sensiblement diminuée, et pendant la convergence unilatérale, l'œil dévie bientôt. Les causes de ces troubles sont en partie dues à une lésion du prétendu centre de la convergence, en outre elles sont mécaniques et se trouvent sous la dépendance de l'exophthalmie elle-même.

On observe encore dans le goitre exophthalmique la *rétraction du tendon de la paupière supérieure* (symptôme de Stellwag), d'où résulte l'élargissement de la fente palpébrale. Cette rétraction du muscle releveur de la paupière supérieure ne peut s'expliquer par des contractions toniques de ce muscle ou du muscle de Müller, parce que l'innervation du muscle orbiculaire des paupières provoque la fermeture complète de la fente palpébrale. Quand ce muscle se trouve dans l'impossibilité de fermer complètement la fente palpébrale, il faut invoquer le degré considérable de l'exophthalmie et non pas la contracture du muscle antagoniste (releveur).

D'après Stellwag, l'ouverture exagérée de la fente palpébrale. sur laquelle Dalrymple d'ailleurs a le premier attiré l'attention, serait due à des troubles de certaines voies réflexes du centre nerveux. Des contractions réflexes de l'orbiculaire se produisent à l'état de veille de la manière suivante : l'irritation des nerfs sensitifs de la surface du bulbe et de la rétine se transmet vers la portion oculaire du facial, qui provoque un certain degré de contraction dans l'orbiculaire palpébral, d'où le clignotement rythmique des paupières.

Il s'agit donc de troubles dans la transmission du réflexe entre le trijumeau et les centres optiques sous-corticaux d'un côté et le facial de l'autre. Ces troubles ont pour conséquence, comme l'a le premier démontré Stellwag, la rareté de clignotement qu'on constate dans le goitre exophthalmique.

Quant aux troubles dans la transmission du réflexe, on peut les attribuer aux lésions des anastomoses qui réunissent les noyaux du trijumeau, du facial et des centres optiques sous-corticaux, lésions qui devraient également être localisées dans le plancher du quatrième ventricule.

Que le plancher du quatrième ventricule soit altéré, on n'en saurait douter. En effet, dans le goitre exophthalmique, il survient des *paralysies des muscles de l'œil* et principalement du strabisme transitoire; or, ces symptômes sont produits par des altérations nucléaires, et quelquefois, selon toute apparence, par des troubles fonctionnels des centres corticaux (complication du goitre exophthalmique avec l'hystérie).

Nous renvoyons du reste pour cette question à la communication très intéressante de Ballet sur l'ophthalmoplégie externe et les paralysies des nerfs moteurs bulbaires dans leur rapport avec le goitre exophthalmique.

Sattler a encore noté dans le goitre exophthalmique la *diminution de la sensibilité de la cornée*, qui serait due, d'après lui, au peu d'humidité de l'œil. L'anesthésie est passagère, survient par accès et est disposée par certaines régions de la cornée. Il n'est pas encore démontré que ces troubles fonctionnels du trijumeau soient dus à des lésions du noyau de ce nerf.

Dans les lésions des centres vaso-moteurs auxquelles G. Sée attribue la pathogénie du goitre exophthalmique, il faut également faire entrer les altérations de la moelle allongée, où ces centres sont situés. Il est également probable que l'altération du nerf optique (atrophie) ainsi que l'ataxie locomotrice qui complique quelques cas de goitre exophthalmique, se développent par l'intermédiaire de la moelle allongée (voir p. 19 et 48).

Huglings Jackson, qui lui aussi admet que le goitre exophthalmique est occasionné par une affection de la moelle allongée, base son opinion sur ce fait que souvent cette maladie se complique d'ophthalmoplégie externe, de spasmes du facial et de diabète sucré. Cette opinion est du reste partagée par nombre d'auteurs qui se basent sur une série d'autopsies du goitre exophthalmique. Ainsi Cheedle a constaté une forte vascularisation de la moelle allongée et du pont. Dans le cas de M. B. White, il existait une légère inflammation au niveau de la partie inférieure des olives, et notamment sur la face postérieure de la moelle allongée. Immédiatement au-dessous, à partir de la ligne médiane jusqu'aux corps restiformes (peu affectés), il existait plusieurs foyers d'hémorrhagie, presque tous superficiels. Ces foyers s'étendaient vers le quatrième ventricule, où on pouvait les suivre encore jusqu'à l'aqueduc de Sylvius. En outre, le ganglion cervical supérieur présentait un amas de cellules de pus; les autres parties du grand sympathique étaient normales.

Filehne de son côté a démontré expérimentalement que l'apparition de goitre exophthalmique doit être attribuée à des lésions du bulbe.

Les troubles de l'action du cœur se manifestent également dans la *circulation rétinienne*, comme l'a constaté pour la première fois O. Becker. Les artères sont dilatées; leur calibre est presque égal à celui des veines. Il y a pouls artériel dans la rétine, et ce pouls est isochrone aux pulsations de l'artère radiale. La pulsation des artères rétiniennes se manifeste par deux phénomènes : dilatation de la colonne sanguine et augmentation de sinuosité. Tous ces phénomènes (qui ne sont cependant pas constants) sont dus au surcroît de l'action cardiaque et à la paralysie des muscles lisses des parois vasculaires. Le surcroît du travail cardiaque provoque la pulsation artérielle; la paralysie des muscles lisses, leur dilatation.

Les parois vasculaires peuvent être atteintes à des degrés divers dans les différents points. Cela explique comment le même vaisseau peut présenter une dilatation très variable dans ses différentes parties.

Nous renvoyons aux manuels de névro-pathologie pour le traitement et le pronostic de cette affection. Le pronostic pour la vue est surtout grave, si la cornée est atteinte (1); d'où la nécessité de prendre toutes les mesures nécessaires contre le défaut d'occlusion de la fente palpébrale.

BIBLIOGRAPHIE

HÉMICRANIE. — *Du Bois-Reymond*, Arch. f. Anat. u. Physiologie, 1860, p. 461. — *Moellendorf*, Virchow's Arch., t. XLI, p. 388. — *Fraenkel (E.)*, Zur Pathologie des Halssympathicus, Breslau, 1874.

MIGRAINE OPHTHALMIQUE. — *Charcot*, Leçons, 1877, p. 79. — *Parinaud*, Arch. de neurologie, t. V, p. 87. — *Raullet*, Migraine ophthalmique, Thèse de Paris, 1883.

MIGRAINE OPHTHALMOPLÉGIQUE. — *Charcot*, Progrès médical, 1890, n⁰⁵ 31, 32. — *Emmert*, Arch. f. Augen. u. Ohrenheilk., V, p. 402. — *Vissering*, Münchner Med. Woch, 1889, n⁰ 41. — *Joachim*, Deutsches Arch. f. klin. Medicin, t. XLIV, p. 185, 1880. — *Nieden*, Centralb. f. Augenheilk., 1890, p. 165. — *Ziehen*, Ibidem, p. 318.

HÉMIATROPHIE FACIALE PROGRESSIVE. — *Virchow*, Berlin, klin. Wochenschr., 1880. — *Kall*, Soc. de Biologie, 1889, 23 février. — *Laborde*, Ibidem, 1889, 16 février. — *Nothnagel*, Soc. imp. roy. des médecins de Vienne, 1891, 9 janvier.

HERPÈS ZOSTER OPHTHALMIQUE. — *Wyss*, Arch. der Heilkunde, XII, p. 285. 1871. — *Horner*, Klin. Monatsbl., 1871, p. 31. — *Kocks*, Ueber Herpes zoster ophthalmicus, Bonn, 1871. — *Hutchinson*, Ophthalm. Hosp. Rep. V, p. 191. — *Gould*, The Policlinic, 1888, octobre. — *Jessop*, Ophthalm. Soc. of. the United Kingdom, 1886, 8 avril. — *Stellwag*, Wiener klin. Woch, 1890, n⁰⁵ 33, 34.

GOITRE EXOPHTHALMIQUE. — *De Graefe*, Arch. f. Opthalm., t. III, f. 2, p. 278. — *Foerster*, loc. cit., p. 97. — *Ballet*, Rec. d'ophthalm., 1888, juin. — *Moebius*, Centralbl., f. Nervenheilkunde, 1880, n⁰ 12. — *White*, Brit. Med. Journ. 1889, 30 mars. — *Alan Reeve Mauby*, Ibidem, 11 mai.

(1) On recommande dans de tels cas l'occlusion de l'œil par le bandeau, l'application des collyres antiseptiques et, dans des cas graves, la ponction de la chambre antérieure de l'œil.

F. — TROUBLES OCULAIRES DANS LES AFFECTIONS DES NERFS PÉRIPHÉRIQUES.

1. NÉVRITE MULTIPLE.

Cette affection n'est que rarement compliquée d'*inflammation du nerf optique*. Dans ce cas, la névrite optique n'a d'ailleurs rien de caractéristique et rappelle le tableau clinique de la névrite optique aiguë. Son pronostic est favorable.

2. SPASMES DU NERF FACIAL.

On en distingue deux formes : des spasmes cloniques et de toniques du facial. Dans les deux cas, l'*orbiculaire des paupières* est également atteint.

Les spasmes du facial peuvent dépendre d'une affection du trijumeau; le nerf lui-même, ses branches ou ses organes terminaux sont le siège d'excitation (voir p. 55).

Les contractions toniques sont le plus souvent bilatérales; elles peuvent durer des jours et des semaines avec des rémissions.

On connaît l'effet de la pression sur quelques points du trijumeau, points constatés pour la première fois par de Graefe et qui correspondent aux points d'émergence du nerf. Il en existe de semblables sur d'autres régions du corps, sur la colonne vertébrale par exemple (Strümpell, *loc. cit.*, p. 106). Une pression pratiquée sur un de ces points fait cesser les contractions toniques de l'orbiculaire des paupières, et les yeux s'ouvrent subitement.

3. PARALYSIE RADICULAIRE.

Les deux sortes de racines spinales, motrices et sensitives, qui forment le plexus brachial, fournissent après leur réunion (en dehors des ganglions spinaux) les rameaux communicants pour le tronc du grand sympathique. Dans la paralysie totale du plexus brachial, les rameaux d'anastomose du centre cilio-spinal et du grand sympathique sont également paralysés. Dans ce cas on constate des phénomènes oculo-pupillaires, notamment le myosis, le rétrécissement de la fente palpébrale (paralysie du muscle de Müller) et quelquefois aussi la rétraction du globe oculaire (Hutchinson, Le Bret).

D'après les expériences de Mme Klumpke-Déjerine, ces phénomènes oculo-pupillaires sont dus à la destruction des rameaux communicants du premier nerf dorsal. En effet, nous constatons ces troubles dans la paralysie du plexus brachial du type inférieur (paralysie du nerf cubital), et on en voit des exemples dans les observations de Séeligmüller et de Baerwinkel. Dans la paralysie du plexus brachial du type supérieur, au contraire, les troubles oculo-pupillaires manquent (observation de Sécrétan).

4. PARALYSIE DU FACIAL (voir p. 54).

5. ANESTHÉSIE DU TRIJUMEAU (voir p. 56).

6. NÉVRALGIE DU TRIJUMEAU ; TIC DOULOUREUX.

Pendant l'accès du tic douloureux la conjonctive devient rouge, les vaisseaux péricornéens s'injectent ; il y a de la photophobie et la sécrétion lacrymale augmente ; les pupilles sont quelquefois dilatées (Notta). Tous ces phénomènes sont dus à une vaso-dilatation réflexe, excepté la mydriase, qui est un symptôme de vaso-constriction produite par voie réflexe et consécutive à l'excitation des fibres sensitives. Nous avons déjà parlé de la mydriase consécutive à l'irritation des fibres sensitives en étudiant les troubles oculaires dans les affections de la moelle épinière (voir p. 60).

L'hyperémie réflexe de l'organe de la vue par vaso-dilatation survenant pendant l'accès de tic convulsif est quelquefois appréciable aussi à l'ophthalmoscope dans les vaisseaux rétiniens.

L'influence de l'excitation d'autres nerfs sensitifs sur le nerf optique peut être différente, suivant les cas. Si cette irritation est légère et passagère, on constate que l'excitation d'un nerf sensitif augmente également l'excitabilité d'un autre nerf sensitif. C'est ce qui explique pourquoi, au début des névralgies, la sensibilité de la rétine est augmentée, pourquoi, dans les névralgies sus-orbitaires, les malades voient dans leur champ périphérique des points scintillants. Si l'excitation du trijumeau est plus prolongée, on constate au contraire une diminution de la sensibilité du nerf optique et même l'amblyopie ou l'amaurose. Dans ces amblyopies réflexes, le champ visuel est le plus souvent rétréci (Jacobson, *loc. cit.*, p. 25). Quant à l'amblyopie, elle devient d'autant plus prononcée que les attaques deviennent plus fréquentes.

Avec la cause provocatrice, l'amblyopie ou l'amaurose réflexe disparaît à son tour.

Ainsi von Beer a observé un cas d'amaurose qui disparut après des incisions profondes au niveau de l'échancrure sus-orbitaire. Les incisions avaient coupé des cicatrices qui existaient à cet endroit et qui, douloureuses à la pression, causaient l'amaurose par l'excitation du nerf sus-orbitaire.

Leber nous a fait connaître un cas très intéressant d'amblyopie consécutive à l'irritation du trijumeau et compliquée de dyschromatopsie, survenue chez un garçon âgé de onze ans dans les conditions suivantes : à la suite d'une blessure du nerf sus-orbitaire, on avait constaté toute une série de phénomènes complexes, photophobie, blépharospasme, diminution de l'acuité visuelle des deux côtés. Quatorze jours après survinrent des crampes des muscles de la face, le nerf sus-orbitaire devenait douloureux à la pression, et il apparaissait du rétrécissement du champ visuel et de l'achromatopsie (le malade confondait le rose avec le bleu). Plus tard, on note de la diplopie croisée. Ces phénomènes s'amendèrent sous l'influence d'injections sous-cutanées de morphine, et ce fait démontre qu'ils étaient provoqués par l'irritation du trijumeau.

L'irritation du nerf trijumeau peut encore provoquer des troubles du côté des nerfs moteurs. Ainsi, dans quelques cas, à la suite d'un accès de tic convulsif, l'accommodation devient douloureuse et la fixation pénible. Du côté du nerf facial cette irritation, dans un cas observé par Leber, a provoqué un véritable tic convulsif; dans d'autres cas il n'en est résulté qu'un blépharo-spasme. De Graefe a publié un cas de blépharospasme survenu à la suite d'une blessure de la première branche du trijumeau. Le blépharospasme n'a guéri qu'après la section du nerf sus-orbitaire.

Nous avons déjà parlé des troubles trophiques consécutifs aux affections du trijumeau. Ces troubles se produisent non seulement à la suite de lésions du ganglion de Gasser, mais même à la suite d'une lésion située en dehors du ganglion lorsqu'elle est consécutive à une affection de la racine bulbaire du trijumeau (Duval).

On a constaté, à la suite de névralgies du trijumeau, l'herpès zoster, la chute des cheveux, la chute des cils, le grisonnement de la tête, le grisonnement des cils à la suite de la névrose sympathique, et enfin, dans des cas exceptionnels, des troubles graves analogues à ceux de l'ophthalmie névro-paralytique (Strümpell, *loc. cit.*, p. 20).

La connaissance des points d'émergence du nerf, points qui deviennent sensibles à la pression dans l'affection de l'ophthalmique de Willis, est très importante pour le diagnostic de la partie affectée. On sait que le lacrymal émerge de la partie externe de la paupière supérieure (point lacrymal) ; le frontal avec sa branche externe, sort de l'échancrure sus-orbitaire (point sus-orbitaire). Le nerf nasal et sa branche externe sortent au-dessous de l'angle externe de l'œil (point nasal). La branche interne du nerf nasal traverse le cartilage latéral du nez et s'épanouit dans le lobule nasal (point naso-lobaire).

Chibret a constaté que quelques cas de kératite et d'iritis sont des affections synalgiques dépendantes d'une affection du trijumeau. Ces affections, dont Chibret a observé et suivi plusieurs cas, se distinguent des affections similaires, et notamment des autres kératites et iritis, de la façon suivante : 1° en explorant par la pression digitale les émergences du sus-orbitaire et des branches du nasal externe, on trouve que les affections synalgiques de l'œil coïncident constamment avec la sensibilité plus ou moins vive de ces émergences à la pression, qui détermine quelquefois une douleur intolérable ; 2° le massage des émergences nerveuses, douloureuses à la pression, constitue, d'après Chibret, un traitement sûr, rapide et souvent unique des affections synalgiques de l'œil. D'un autre côté ces affections et les troubles trophiques qu'elles occasionnent dans la cornée, ont souvent pour conséquence d'augmenter la réceptivité microbienne du tissu cornéen. Elles sont, d'après l'auteur, le point de départ de la gravité d'un certain nombre de kératites infectieuses, qui progressent malgré l'antisepsie et s'arrêtent quand on y ajoute le massage.

Une forme particulière de névrose réflexe du trijumeau, est celle des nerfs ciliaires d'un œil, survenant à la suite d'une affection des nerfs ciliaires de l'autre œil ; on l'a décrite sous le nom de névrose sympathique (Donders).

Dans l'atrophie douloureuse de l'œil, où les nerfs ciliaires sont affectés par suite de la compression produite par une cicatrice par l'ossification de la choroïde, par un ratatinement des cicatrices, par des dépôts calcaires, l'œil sain peut être pris de son côté : 1° il devient sensible à la pression dans les points symétriques à ceux de l'autre œil (de Graefe) ; 2° il devient sensible à la lumière (photophobie) ; 3° on y voit bientôt apparaître d'autres troubles oculaires, tels que l'asthénopie rétinienne, une forte injection péri-cornéenne accompagnée de parésie de l'accommodation.

Il est important de faire le diagnostic différentiel entre la névrose sympathique simple et l'inflammation (ophthalmie) sympathique. En effet, le pronostic de cette dernière affection est excessivement grave pour la vue, et l'énucléation de l'œil malade devient absolument nécessaire. Ni l'éviscération de l'œil sympathisant, ni la résection du nerf optique de cet œil (voir le cas de Trousseau) ne mettent sûrement l'autre œil à l'abri d'une ophthalmie sympathiq. Cette affection, appelée par Deutschmann ophthalmie migratrice, est produite par la propagation à travers le chiasma des microbes de l'œil malade vers l'œil sain.

BIBLIOGRAPHIE

NÉVRITE MULTIPLE. — *Strümpell*, loc. cit., p. 122.
SPASME DES MUSCLES ANIMÉS PAR LE FACIAL. TIC CONVULSIF. — *Strümpell*, loc. cit., p. 108.
PARALYSIE RADICULAIRE DU PLEXUS BRACHIAL. — *Hutchinson*, Med. Tim. a. Gaz., 1868, t. I, p. 584. — *Le Bret*, Société de biologie, 1853. — *Mlle Klumpke*, Rev. de méd., juillet et septembre 1886. — *Seeligmüller*, Berlin. klin. Woch., 1872, p. 43. — *Bärwinkel*, Deutsch. Arch. f. klin. Med., 1874, p. 543. — *Secretan*, Thèse de Paris, 1885.
NÉVRALGIE DU TRIJUMEAU. TIC DOULOUREUX. — *Duval*, Journ. de l'anat. et de la physiol., 1887, novembre, 1878, janvier. — *Notta*, Arch. gén. de médecine, 1854. — *Jacobson*, loc. cit., p. 29, 132. — *Chibret*, Compt. rend. de l'Académie des sciences, 1889, 15 juillet.

II. — TROUBLES OCULAIRES DANS LES MALADIES DE LA PEAU.

Le *purpura* et la *maladie de Werlhof* provoquent des hémorrhagies dans les diverses parties du corps et aussi dans l'organe visuel, sur les paupières, où elles se manifestent sous forme des taches, sur la conjonctive, la rétine et le corps vitré.

La conjonctive et les couches superficielles de la cornée formant une entité anatomique au point de vue embryologique, les dermatites superficielles, surtout l'*impétigo*, l'*eczéma* et le *psoriasis*, affectent non seulement la conjonctive, mais se propagent vers la portion conjonctivale de la cornée. La conjonctive est hypérémiée et sa sécrétion augmente; en même temps les couches superficielles de la cornée sont atteintes d'une inflammation accompagnée de nouvelle formation de vaisseaux; l'infiltration cornéenne entraîne des abcès superficiels ou bien la régénération des tissus atteints. D'après Gifford, dans les affections de la conjonctive provoquées par l'eczéma, on trouve un coccus identique à celui de l'eczéma, qui d'ailleurs n'est pas la cause de cette affection, mais seulement un saprophyte. Du reste l'analogie entre l'inflammation catarrhale des membranes muqueuses et l'eczéma est depuis longtemps déjà démontrée par des cliniciens et des pathologistes.

Chez les enfants scrofuleux les affections eczémateuses et impétigineuses se compliquent souvent de conjonctivites et de kératites, qui ne disparaissent qu'avec la cause provocatrice. Les conjonctivites de cette nature provoquent parfois une sécrétion si abondante, qu'on pourrait la croire blenorrhagique. La moins longue durée de l'affection, l'absence ou la présence des diplococcus de Neisser fournissent des éléments suffisants pour le diagnostic de la conjonctivite blennorhagique, qui, d'ailleurs, provoque généralement une sécrétion plus abondante que la conjonctivite scrofuleuse.

Chez les adultes comme chez les enfants, l'eczéma et le psoriasis généralisés se compliquent souvent aussi de conjonctivite catarrhale.

L'eczéma du cuir chevelu ou de la face, par l'excitation des organes terminaux du trijumeau qu'il produit, retarde la guérison de certaines affections oculaires à cause, très probablement, de l'hypérémie réflexe de l'œil provoquée par le trijumeau. Ainsi on a observé plusieurs cas de kératite phlycténulaire chez des gens présentant des poux de la tête. Cette kératite ne disparaît qu'avec la disparition des poux et qu'avec la guérison de l'eczéma provoqué par le grattage.

Au contraire de l'eczéma et de l'impétigo, le psoriasis palpébral est rare, comme, du reste, il est rare sur la peau de la face. Il provoque la chute des cils et un catarrhe si fort de la conjonctive, qu'il se forme quelquefois même un léger ectropion (Michel).

Le *lichen ruber* des paupières est en tout point identique au lichen de la peau.

Les pustules de l'*acné rosacé* de la face se propagent parfois vers les paupières, surtout vers les paupières inférieures.

De même l'*érythème exsudatif multiforme* a été constaté dans les paupières en même temps qu'à la face.

Les affections parasitaires de la chevelure et de la barbe, le *sycosis parasitaire*, par exemple, peuvent également se propager aux cils et aux sourcils.

Il faut faire remarquer que le sycosis parasitaire a pour cause un microbe analogue à celui de l'herpès tonsurant ou bien la propagation de l'eczéma vers le cuir chevelu. Mais, dans la plupart des cas, la pathogénie de cette affection est inconnue.

Le traitement consiste dans l'arrachement des cils malades et l'antisepsie à l'aide de la pommade boriquée.

Le *favus*, en dehors du cuir chevelu, affecte encore quelquefois les paupières. Elles se couvrent de croûtes blanc-jaunâtre, après l'enlèvement desquelles la peau apparaît rouge et enflammée. Les cils deviennent secs et se rompent. Son traitement est analogue à celui du sycosis parasitaire (arrachement des cils malades et des croûtes et traitement antiseptique).

Le *furoncle* apparaît le plus souvent sur la paupière supérieure. Il s'accompagne de gonflement et de rougeur de la peau; il est de la dimension et de la forme d'un pois, de consistance ferme, très douloureux jusqu'au moment où apparaît le pus; il provoque généralement le gonflement des ganglions lymphatiques préauriculaires.

Les compresses d'eau froide calment au début les douleurs; si le furoncle suppure, il faut en faire la ponction, évacuer le pus et employer un traitement antiseptique (pommade boriquée ou créolinée).

Le *milium* est une affection caractérisée par l'apparition de petits points ronds, blanchâtres, faisant saillie à travers la peau, dont ils ne sont couverts que par une couche très mince. Le milium est provoqué par la rétention de la sécrétion sébacée et atteint généralement la peau de la face et surtout des paupières.

Le *molluscum contagiosum*, que, malgré son titre, les dermatologistes modernes ne croient pas contagieux du tout, n'est pas rare sur les paupières. Mittendorf a cependant observé deux épidémies de cette affection dans un hôpital (27 cas dans la première et 41 dans la seconde). L'affection se trouvait surtout à la face et aux paupières. La contagion est également admise par Boeck. Le traitement consiste dans l'excision des petites tumeurs.

Les cas décrits sous le nom d'*ichthyose* de la conjonctive ne nous semblent pas être suffisamment prouvés. Dans deux cas décrits par Büller, l'affection était entièrement semblable à la conjonctivite granuleuse. D'après cet auteur, les granulations se distingueraient de celles de la conjonctivite granuleuse par leur forme, leur grosseur, leur consistance et couleur ; l'affection ne produirait pas de phénomènes inflammatoires et résisterait au traitement ordinaire de la conjonctivite granuleuse.

Dans l'*alopécie totale*, les cils et les sourcils manquent d'une façon absolue (observations de Magnus, Wicherkiewicz et Nieden).

L'*urticaire* peut être accompagnée d'une éruption aux paupières. Förster cite un cas très intéressant de Lawnson, où l'urticaire a provoqué une parésie du muscle de l'accommodation. Peschel décrit un autre cas d'urticaire compliqué d'iritis (sans synéchies), — deux complications qui surviennent généralement dans les maladies infectieuses. Dans les maladies microbiennes, la paralysie des muscles de l'accommodation est due, comme on le sait, à l'action toxique des ptomaïnes (toxines) sur les terminaisons périphériques des branches nerveuses de ce muscle. De même l'iritis qui survient dans la blennorrhagie par exemple (dans les cas où on n'a pas constaté le diplococcus de Neisser), ou dans le diabète sucré (Leber) est d'origine toxique.

D'après Bouchard, l'urticaire serait le produit de la rétention des produits toxiques dans l'économie. Cette opinion semble être confirmée par ce fait que certains médicaments toxiques peuvent, dans certaines conditions, provoquer une éruption d'urticaire.

D'après nous, ce n'est pas l'urticaire qui, dans le cas de Lawnson, a provoqué la parésie de l'accommodation, et l'iritis dans le cas de Peschel. Les produits toxiques de l'échange provoquent l'urticaire, mais ils peuvent également, comme les toxines, provoquer un iritis toxique ou la parésie du muscle de l'accommodation.

Dans quelques cas, assez rares, d'*herpès iris* généralisé, la conjonctive participe à l'éruption, et surtout la conjonctive palpébrale. On voit apparaître des fausses membranes lardacées, dont le détachement commence par le rebord des paupières. Après la disparition des fausses membranes, la muqueuse est uniformément et assez fortement injectée ; elle est gonflée et saigne au moindre contact.

La durée de l'affection est de trois semaines. Son pronostic est très favorable : aucune complication n'est à craindre.

Le *pemphigus* n'atteint l'œil que très rarement. Les recherches récentes ont démontré que des cas décrits par de Graefe comme *phthisie* essentielle de la conjonctive n'étaient que du *pemphigus* conjonctival, dont les débuts avaient passé inaperçus. L'aspect clinique que présente cette affection est variable suivant la période. Au début, Jacobson a constaté, en effet, de petites vésicules situées dans le limbe conjonctival ; elles crèvent, et par leur union avec la conjonctive située en face, atteinte d'excoriation, elles donnent naissance au symblépharon. Dans la grande majorité des cas, le pemphigus n'a été observé par les auteurs que dans la période de l'ulcération ; cette période a ceci de particulier qu'elle produit la rétraction de la conjonctive. White Cooper et, après lui, de Wecker et d'autres auteurs ont démontré que cette affection de la conjonctive est l'effet de pemphigus : ils ont, en effet, pu constater plusieurs fois la simultanéité de l'apparition des vésicules du pemphigus sur la peau du corps, les muqueuses buccale, pharyngienne et nasale (Critchett) avec celle de l'affection conjonctivale. Le symblépharon est une conséquence assez fréquente du pemphigus. L'affection peut progresser de la conjonctive vers la cornée et provoquer une kératite suppurée. Bäumler a décrit un cas de pemphigus de la conjonctive compliqué de kératite suppurée, qui s'est terminé par la perte de la vue. Tilly cite un autre cas de kératite suppurée double produite par la même cause et suivie de la perte des deux yeux.

La thérapeutique semble impuissante. Il est impossible d'arrêter la rétraction cicatricielle. Quant au symblépharon, on a recommandé, pour éviter sa formation, l'instillation d'huile d'olive, comme dans le traitement de la combustion de la conjonctive. L'application de collyres antiseptiques est évidemment indiquée dans la suppuration de la conjonctive.

La *pellagre*, qui se montre sous forme d'érythème superficiel, se propage des joues vers les paupières. Les complications oculaires, d'après Rampoldi, ne surviendraient qu'en été et en automne ; parmi celles-ci citons, par ordre de fréquence : 1° les affections de la rétine et de l'épithélium pigmentaire, et la rétinite pigmentaire (héméralopie) ; 2° les affections du nerf optique (amblyopie, amaurose) ; 3° les affections de la cornée (ulcère torpide, nécrose, kératite parenchymateuse). Des altérations se développent aussi dans la choroïde (destruction des cellules pigmentaires) et dans le corps vitré (apparition d'opacités, qui ne sont que des symptômes de l'altération de la choroïde).

Dans tous les cas, où l'*éléphantiasis des Arabes* a atteint l'organe de la vue, on n'a observé d'altérations que dans la paupière supérieure, sans que la fonction du releveur de cette paupière soit troublée. Dans une autopsie d'un cas d'éléphantiasis de l'extrémité inférieure gauche, Michel a constaté une hyperplasie du chiasma et du nerf optique droit ; probablement cette altération était accidentelle et n'avait aucun rapport avec l'éléphantiasis.

Parmi les affections de l'organe de la vision qui viennent compliquer les maladies de la peau dans les pays chauds, il faut citer le *bouton d'Alep*. Cette affection consiste en une inflammation chronique et circonscrite de la peau, le plus souvent limitée à la face et intéressant l'angle externe de l'œil. Elle atteint moins souvent la paupière supérieure et très rarement la paupière inférieure. D'après Villemin, les paupières seraient les premières attaquées.

Cette affection ne frappe parmi les indigènes, que les enfants âgés d'un à six ans. Elle est endémique sur les bords de l'Euphrate, en Perse, à Chypre, en Syrie, au Caire. Les étrangers peuvent en être atteints à tous les âges.

Quant à la nature de l'affection, les opinions sont partagées ; d'après les uns elle serait de nature lupo-tuberculeuse, d'après d'autres de nature furonculeuse.

Les *brûlures étendues de la peau* peuvent provoquer des troubles visuels, abstraction faite des conséquences des brûlures de la peau des paupières et du pourtour de l'œil, qui peuvent occasionner l'ectropion.

Wagenmann a constaté, par exemple, chez un jeune homme de dix-neuf ans, atteint de brûlures étendues de la peau, en dehors de l'apathie et de la céphalalgie, d'hémorrhagies stomacales et intestinales, une rétinite hémorrhagique bilatérale ; les hémorrhagies se trouvaient surtout au pourtour de la papille optique ; elles ont disparu au bout de quatre mois, et le malade a guéri.

Wagenmann admet qu'à la suite de brûlures il se forme dans le sang des substances phlogogènes (Ponfick, Klebs), qui provoquent un processus inflammatoire du côté des reins (néphrite), de la rétine, des plèvres et des poumons. Faut-il invoquer, au contraire, dans ces cas, les embolies capillaires ? Il est encore difficile de se prononcer.

Mooren et, après lui, Förster ont exprimé l'hypothèse que les *éruptions chroniques de la peau prédisposent a la cataracte*, en provoquant *une cachexie générale* (Förster), dont la cataracte, par conséquent, ne serait qu'une manifestation.

Elles prédisposeraient également, d'après Mooren, au développement de la rétinite et de la névrite optique, en provoquant une hypérémie des méninges et, par conséquent, des troubles circulatoires dans le nerf optique et dans la rétine.

Il serait, à notre avis, plus juste d'admettre que les affections de la peau et les troubles oculaires (nerf optique et rétine) se trouvent sous la dépendance d'une cause unique, que nous ne connaissons pas encore, mais qu'il faut peut-être chercher dans la rétention des produits toxiques dans l'économie. Cela découle au moins assez nettement d'un cas observé par Mooren, où l'eczéma et une affection (dégénérescence graisseuse) de la rétine ont apparu simultanément sous l'influence très probable d'une néphrite interstitielle, dont le malade est mort quelque temps après.

Les observations de Rothmund et de Nieden sont très intéressantes ; elles contribueront à résoudre une question difficile, à savoir si la cataracte peut être ou non provoquée par une affection de la peau.

Nieden a eu l'occasion d'observer des téléangiectasies sur toute la peau de la figure, survenues chez une jeune fille âgée de quinze ans au moment de la formation. Il apparut simultanément, sur l'œil gauche, des opacités dans la couche corticale du cristallin; sur l'œil droit, une cataracte polaire postérieure. Dans les cas de Rothmund, il s'agissait d'enfants appartenant à trois familles demeurant dans trois communes différentes du Vorarlberg (Autriche); ils étaient atteints d'une éruption particulière de la peau, qui, au début, était caractérisée par une dégénérescence graisseuse de la couche de Malpighi et des corps papillaires et qui a abouti finalement à l'atrophie de l'épiderme. L'affection débuta par la peau de la face et des extrémités supérieures, à l'âge de trois à six mois. Entre la troisième et la sixième année, apparurent les opacités cristalliniennes, qui aboutirent à la cataracte bilatérale totale. D'après Rothmund le fait s'explique par l'origine du cristallin qui, au point de vue embryologique, est un diverticulum de l'épiderme. L'épiderme et le cristallin sont donc prédisposés aux mêmes affections, dont les causes sont les mêmes, mais dont le développement clinique n'est pas parallèle.

BIBLIOGRAPHIE

GÉNÉRALITÉS. — *Foerster*, loc. cit., p. 151.
MOLLUSCUM CONTAGIOSUM. — *Mittendorf*, Amer. Ophthalm. Soc., 1887.
ICHTHYOSIS. — *Buller (F.)*, A rare form of ophthalmia granulosa associated with ichthyosis. Amer. Journ. of ophthalm., 1887, déc.
URTICAIRE. — *Foerster*, loc. cit., p. 230. — *Peschel*, Rapporto di servizi occulistial fatti 1885 e 1886; Torino.
HERPES IRIS. — *Neumann (J.)*, Centralbl. f. Augenheilk., 1883.
PEMPHIGUS. — *Critchett and Juler*, Ophthalm. Soc. of the United Kingdom, 1885, 10 décembre. — *Cohn (H.)*, Breslauer Aerztl. Zeitschr., 1885, n° 10. — *Bäumler*, Klinische Monatsblätter, 1885, August. — *Tilley*, Amer. Journ. of Ophthalm., 1887. — *Jacobson*, loc. cit. p. 126. — *Foerster*, loc. cit. — *Wecker*, Klin. Monatsbl., 1868, p. 232.
PELLAGRE. — *Rampoldi*, Annali di Ottalmologia, 1885, 2, 3.
COMBUSTIONS DE LA PEAU. — *Wagenmann*, Graefes Archiv., XXXIV, 2.
DÉVELOPPEMENT DE LA CATARACTE DANS LES AFFECTIONS DE LA PEAU. — *Mooren*, Ophthalmologische Mittheilungen, 1874, p. 93. — *Rothmund*, Archiv. f. Ophthalm, XIV, I, p. 159. — *Nieden (A.)*, Centralbl. f. Augenheilk., 1887, décembre.

III. — TROUBLES OCULAIRES DANS LES MALADIES DE L'OREILLE.

En dehors des expériences d'Urbantschitsch, démontrant l'influence des maladies des oreilles sur l'acuité visuelle, il existe encore les travaux de Kieselbach et Wolffberg, dont la conclusion est la même. Après avoir pratiqué le cathétérisme chez un homme atteint d'une affection de l'oreille, compliquée de rétrécissement du champ visuel et d'héméralopie, ces auteurs ont eu la satisfaction de constater, non seulement une amélioration sensible de l'ouïe, mais encore une amélioration de l'acuité visuelle et un agrandissement du champ visuel et du champ des couleurs.

Quelques auteurs ont noté, à la suite de l'otite moyenne suppurée, la névrite optique, la paralysie de l'accommodation, celle du nerf oculo-moteur externe, et ils prétendent que les troubles oculaires seraient causés par l'affection de l'oreille.

Ces complications oculaires, en effet, étaient provoquées par la même cause ou bien coïncidaient purement et simplement avec l'otite moyenne, sans en être la conséquence.

L'observation de Keller peut servir à le démontrer. Chez un enfant âgé de sept ans, en convalescence de la rougeole, on a vu apparaître simultanément une otite moyenne suppurée gauche et une paralysie de l'oculo-moteur externe du côté correspondant, accompagnée d'une névrite optique bilatérale. Ces complications oculaires sont, à notre sens, très vraisemblablement indépendantes de l'otite; elles ont été provoquées par les toxines de la rougeole.

Dans un autre cas de Holt, il s'agissait d'un jeune homme de vingt-quatre ans atteint, au cours d'une otite moyenne *à frigore*, d'une paralysie de l'accommodation et du nerf facial. Dans un cas de Boerne Bettmann, on a noté, au cours d'une otite moyenne suppurée, en dehors des maux de tête et des vomissements, une paralysie de l'oculo-moteur externe correspondant. Après un traitement approprié à l'affection de l'oreille, les troubles oculaires s'amendèrent en même temps que les troubles de l'ouïe.

Styx nous a fait connaître le cas très intéressant d'un jeune homme de vingt et un ans, atteint d'une otite moyenne, accompagnée dans la troisième semaine de fièvre, de céphalalgies, de vomissements et de constipation. Simultanément on vit apparaître du côté correspondant une névrite optique peu prononcée et la paralysie de l'oculo-moteur externe.

Ces complications, que Styx prétend être de nature méningitique, s'améliorèrent en même temps que l'otite moyenne, qui en était la cause provocatrice.

Dans un cas de Wiethe, un abcès orbitaire vient compliquer l'otite moyenne suppurée.

Les complications oculaires que nous avons notées (sauf dans le cas de Wiethe) au cours d'une otite moyenne suppurée sont probablement dues aux toxines engendrées par cette dernière affection. Comme nous le verrons plus tard, en étudiant les maladies infectieuses, certains nerfs sont particulièrement prédisposés aux névrites périphériques toxiques, se développant sous l'influence de ptomaïnes. C'est ainsi qu'il faut expliquer les troubles de l'accommodation dans le cas de Holt et l'affection du nerf optique et de l'oculo-moteur externe dans les autres cas. L'apparition des symptômes généraux comme fièvre, maux de tête, vomissements, etc., symptômes qui précédèrent les complications oculaires, plaident en faveur de la théorie des ptomaïnes. Il est inutile, à notre avis, de faire intervenir la méningite intercurrente, qui affecterait toujours certains nerfs et guérirait constamment. La théorie des ptomaïnes est appuyée par les observations de Burow, qui a constaté la fréquence des complications oculaires (iritis, paralysies des muscles de l'œil) dans le cours des maladies d'oreilles. Les complications furent dues à ce que les instruments employés dans les cliniques otologiques étaient dans un état de malpropreté assez marquée.

Selon Bethmann, la paralysie de l'oculo-moteur externe survenue dans les cas dont nous avons parlé plus haut est due à la pénétration du pus à travers le *tegmentum tympani*.

Styx donne l'explication suivante des complications oculaires décrites plus haut. L'inflammation de l'oreille moyenne s'est propagée vers le labyrinthe ; de là, par l'intermédiaire de la carotide interne, vers le plexus veineux qui l'entoure, et enfin vers le sinus caverneux ; d'où stase sanguine dans la veine ophthalmique, apparition de névrite optique et des phénomènes de compression de nerf oculomoteur externe.

On voit d'ici l'invraisemblance de toutes ces hypothèses.

Si' le transport du pus se fait directement de l'oreille moyenne vers l'œil, les phénomènes de paralysie des muscles oculaires peuvent manquer comme dans le cas de Wietho. L'abcès orbitaire, noté par cet auteur, s'est formé aux dépens du pus de l'oreille moyenne, qui est arrivé dans l'orbite en suivant le trajet des plexus veineux tympanique et ptérygoïdien et la veine ophthalmique inférieure.

BIBLIOGRAPHIE

Kieselbach und *Wolffberg*, Berlin. klin. Woch., 1885, n° 13. — *Boerne Bettmann*, Journ. of the Amer. Med. Assoc., 1887, 1er jan. — *Keller*, Monatschrift f. Ohrenheilk., 1888, n° 6. — *E. E. Holt*, Med. Record., 1889, 3 août. — *Styx*, Centralbl. f. d. med. Wissenschaft, 1889, n° 22.

IV. — RAPPORTS ENTRE LES MALADIES DES YEUX ET CELLES DU NEZ ET DES CAVITÉS VOISINES.

CONSIDÉRATIONS GÉNÉRALES.

Malgré le grand nombre de travaux publiés dans ces dernières années sur les rapports qui existent entre les maladies du nez et celles des yeux, ces rapports ne semblent pas encore suffisamment étudiés. Les relations entre ces deux organes sont très complexes. Il existe souvent une coïncidence fortuite, et qui néanmoins fait supposer une relation de cause à effet, entre certaines affections des organes olfactifs et ceux de la vision. Une maladie générale peut aussi par son retentissement simultané sur les deux organes, entraîner une affection des yeux et du nez.

L'anatomie nous fait connaître les voies de propagation d'un processus pathologique allant du nez vers l'organe de la vue et vice-versa. Les membranes muqueuses nasale et oculaire par leur continuité sont considérées, depuis fort longtemps, comme le chemin que suivent les processus pathologiques pour se propager de l'un des organes à l'autre. Mais il faut se rappeler aussi que l'orbite est entourée de cavités pneumatiques : en haut et en dedans, il y a le sinus frontal; en bas, le sinus maxillaire. La paroi interne de l'orbite (la lame papyracée de l'ethmoïde) n'est autre chose que la paroi externe des cellules ethmoïdales) ; une paroi, généralement très mince, sépare le canal optique du sinus sphénoïdal.

Des solutions de continuité, des espèces de déhiscences se trouvent très fréquemment, et sans que cela soit pathologique, dans les parois osseuses qui séparent les cavités pneumatiques de l'orbite, d'une part, du canal optique, d'autre part. La membrane muqueuse des cavités pneumatiques recouvre alors le tissu orbitaire. Si une communication anormale de ce genre existe sur la paroi inféro-interne du canal optique, ainsi que je l'ai constaté dans des préparations anatomiques, la muqueuse du sinus sphénoïdal recouvre la gaîne externe du nerf optique. Ainsi, sans parler des voies lacrymales, nous voyons qu'un processus pathologique peut se propager du nez et des cavités voisines vers l'organe de la vision, et cela par des voies très nombreuses.

Indépendamment des affections qui se communiquent à l'organe visuel par voie directe, il en est qui peuvent l'atteindre par voie réflexe, provoquées par un processus pathologique siégeant dans le nez. Ce sont surtout ces troubles oculaires réflexes d'origine nasale qui ont été plus particulièrement étudiés, depuis les travaux si remarquables de Hack. Comme exemple des précautions qu'il faut prendre lorsqu'il s'agit de constater si un symptôme oculaire est, ou non, d'origine réflexe, je citerai le larmoiement qui se produit dans certaines maladies des fosses nasales ou des sinus avoisinants.

Ce larmoiement peut être d'origine réflexe et dû à une hypersécrétion de la glande lacrymale ; mais il peut aussi résulter : 1° du gonflement de la muqueuse du cornet inférieur; 2° du gonflement de la muqueuse du canal naso-lacrymal; 3° de la compression exercée sur le canal naso-lacrymal par une tumeur des cellules ethmoïdales antérieures. Aussi, faut-il être très prudent pour déclarer de nature réflexe le larmoiement qui survient dans les polypes du nez; ce symptôme peut être produit, ou bien par voie réflexe, ou bien par une ou même plusieurs causes mécaniques, empêchant l'écoulement des larmes dans les fosses nasales.

De même, un rétrécissement du champ visuel, qui se développe dans le cours d'une maladie du nez, peut être d'origine réflexe, ou causé par une affection du nerf optique consécutive à un processus pathologique qui s'est propagé du nez vers les cavités voisines.

Pour établir le diagnostic différentiel, il existe un moyen très simple : si l'on injecte une solution de cocaïne dans les fosses nasales ou si l'on fait une injection hypodermique de morphine, on fait disparaître ou l'on améliore sensiblement, pour un certain temps, les symptômes oculaires de nature réflexe.

A. — DÉFORMATIONS CONGÉNITALES DES OS DES CAVITÉS PNEUMATIQUES.

Nous avons vu que l'anatomie normale explique les rapports qui existent si fréquemment entre les maladies du nez et celles des yeux. On peut donc facilement admettre que des anomalies congénitales des os en question puissent retentir sur l'organe de la vue.

C'est ce qu'on observe surtout du côté de l'*ethmoïde*. Si cet os se développe d'une manière insolite dans le sens transversal, la distance entre les deux orbites devient exagérée, et l'effort des muscles droits internes ne suffit plus, par une raison toute mécanique, pour produire la convergence. C'est ainsi que se manifeste l'insuffisance des droits internes. Dans d'autres cas, il s'établit du strabisme divergent.

Lorsque l'ethmoïde atteint un développement excessif, la forme de l'orbite est anormale, et il peut en résulter de l'astigmatisme cornéen. Ce fait a surtout été établi par les remarquables travaux de Bresgen. La forme de la cornée et de toute la partie antérieure de l'œil est déterminée par l'action des muscles droits (E. Meyer, Leroy). Il se peut que, par suite d'insertions anormales (provenant de la déformation de l'orbite), l'action de ces muscles soit aussi plus ou moins modifiée.

Si les cellules ethmoïdales antérieures sont excessivement développées, elles peuvent toucher la paroi postérieure du canal naso-lacrymal, ainsi que je l'ai observé sur des préparations anatomiques, et même entraîner un certain degré de rétrécissement de ce canal. Il est probable qu'il s'agit d'une anomalie congénitale de ce genre dans les cas publiés par Nieden ; ce savant observa, chez divers membres de la même famille, un larmoiement causé par une étroitesse congénitale du canal naso-lacrymal.

Des *anomalies dans la croissance du corps du sphénoïde* peuvent retentir sur le développement du canal et produire, comme je l'ai montré dans une autre communication, un étranglement du nerf optique dans le canal. En 1885, j'ai déjà établi, en effet, et l'autopsie de Ponfick (1888) en a fourni la confirmation, que l'étroitesse du canal optique a été la cause de l'atrophie congénitale du nerf optique dans quelques cas de déformations congénitales du crâne. Ce fait est surtout évident dans la trochocéphalie où, par suite d'une synostose pathologique, il y a un arrêt de développement des divers os de la base du crâne. Cette atrophie peut probablement aussi se développer pendant la vie intra-utérine, par le fait de la croissance irrégulière du corps du sphénoïde.

Un grand nombre de considérations nous permettent d'admettre que le corps du sphénoïde puisse se développer aux dépens du canal optique. Zuckerkandl a démontré que les cellules ethmoïdales peuvent être tellement développées qu'elles remplissent une grande partie des sinus maxillaire et frontal.

La compression d'un tissu nerveux a des effets différents, suivant qu'elle se produit lentement ou d'une façon rapide (Adamkiewicz, Kahler). Dans ce dernier cas, elle entraîne l'atrophie du tissu nerveux. Mais si elle arrive lentement, le tissu nerveux s'y accoutume peu à peu; on en trouve la preuve dans les observations cliniques des tumeurs de la moelle épinière et du cerveau qui se développent lentement. Les altérations anatomo-pathologiques qu'on observe dans ces derniers cas peuvent être caractérisées, d'après Kahler, par la *disparition presque complète de la gaîne myélinique*. D'accord avec Kahler, Adamkiewicz distingue trois degrés dans la compression du tissu nerveux. On peut observer : 1° la conservation de la fonction ; 2° des troubles passagers de la fonction ; 3° des troubles persistants de la fonction. Les altérations qui se rattachent à la compression du nerf optique dans le canal optique peuvent être facilement expliquées par la différence dans le degré de compression du tissu nerveux. Nous pouvons distinguer les degrés suivants :

a. **Décoloration du nerf optique avec acuité visuelle normale.** — L'aspect de la papille ressemble à celui qu'elle a dans l'atrophie du nerf optique. De Jaeger a décrit ce cas comme décoloration bleuâtre de la pupille optique (Bläuliche Sehnervenverfaerbung).

Pour moi, cette anomalie du fond de l'œil résulte de l'atrophie de la gaîne myélinique des fibres du nerf optique (1). Il est probable qu'il s'agit d'une anomalie analogue dans le cas décrit par Trousseau sous le nom de pseudo-atrophie du nerf optique. J'ai constaté une décoloration bleuâtre du nerf optique avec conservation de l'acuité visuelle dans un cas de trochocéphalie. Des cas semblables ont été décrits par E. de Jaeger et Schmidt-Rimpler.

<hr>

(1) Les fibres du nerf optique conservent leur gaîne myélinique, dans l'état normal, jusqu'en arrière et même en dedans de la lame criblée. Il doit donc se produire un changement dans l'aspect de la papille si les fibres perdent cette gaîne.

b. **Décoloration du nerf optique avec diminution très faible de l'acuité visuelle.** — J'en ai décrit un cas (dans ma chirurgie du sinus sphénoïdal, p. 20). Sans aucune cause appréciable, chez un jeune homme dont le fond de l'œil était auparavant normal, on constata, pendant la croissance, une décoloration du nerf optique des deux côtés, surtout à gauche.

L'aspect était celui de l'atrophie du nerf optique. L'acuité visuelle de l'œil droit était normale; celle de l'œil gauche ♂ : XXV, et du même côté il y avait un rétrécissement du champ visuel pour le blanc et les couleurs.

c. **Atrophie complète du nerf optique, se produisant à la fin de la croissance du corps du sphénoïde.** — Il est probable qu'un certain nombre des cas — nous faisons abstraction de ceux débutant avec un scotome central — que l'on décrit sous les noms de : « atrophie héréditaire du nerf optique » (genuine Sehnerven-atrophie, maladie de Leber), et qui se produisent chez des jeunes gens de 18 à 20 ans, sont la conséquence d'une croissance irrégulière du corps du sphénoïde. Cette atrophie débute par des troubles de la vision, brouillards, phénomènes subjectifs de lumière et de couleurs. On constate quelquefois des céphalalgies, des vertiges, des fourmillements dans les membres ou des accès épileptiformes. Dans une même famille, l'atrophie optique héréditaire frappe surtout le sexe masculin.

Michel prétend que cette maladie a une certaine analogie avec l'ataxie héréditaire, et cette explication était la seule admise avant la publication de mon ouvrage. Quoi qu'il en soit, il est très important, pour bien apprécier celle que je viens de donner, de remarquer que, dans ces cas, l'évolution de l'atrophie du nerf optique a lieu à l'âge où, d'après Tillaux, la croissance du sphénoïde est terminée.

Le développement irrégulier des os de la base du crâne peut, d'un autre côté, exercer une compression sur différentes parties du système nerveux, ce qui pourrait expliquer les autres symptômes qui accompagnent la maladie de Leber.

B. — PROPAGATION D'UNE MALADIE DE LA MUQUEUSE DU NEZ VERS LA CONJONCTIVE ET RÉCIPROQUEMENT.

Il est certain que l'on voit plus souvent des altérations de la muqueuse du nez se propager vers la conjonctive, que l'on ne trouve dans celle-ci le point de départ d'une affection de la muqueuse nasale. On observe fréquemment des conjonctivites infectieuses qui ne sont pas accompagnées de maladie du nez ; la blennorrhée de la conjonctive en est un exemple.

L'infection de la muqueuse nasale n'a lieu dans cette dernière affection, que dans des cas exceptionnels. L'inverse est tout aussi rare (Stoerk, Horner). Il est d'observation constante qu'il n'existe qu'exceptionnellement une affection du nez en même temps qu'un *catarrhe aigu* de la conjonctive.

Nous avons pratiqué la rhinoscopie dans plusieurs cas de conjonctivite aiguë, et nous n'avons jamais trouvé d'inflammation concomitante de la muqueuse nasale. Au contraire, dans le *coryza aigu*, la conjonctive est toujours atteinte.

Il n'est pas possible d'expliquer ces faits en disant que dans les catarrhes infectieux, surtout dans la blennorrhée, le gonflement de la muqueuse des canaux lacrymaux empêche d'une façon mécanique l'écoulement des larmes dans le nez ; ce gonflement, en effet, n'existe pas au début des conjonctivites infectieuses. Mais il est certain que *les microbes trouvent, dans la muqueuse nasale, un terrain moins favorable que dans la conjonctive.* Indépendamment de l'infection par les larmes, il y a aussi d'autres moyens de propagation — les doigts, les mouchoirs, etc., — qui peuvent porter les germes infectieux de la conjonctive dans les fosses nasales.

D'ailleurs, les diverses muqueuses ne sont pas toutes également prédisposées aux atteintes de la *blennorrhagie*. Celle du rectum l'est moins que celle de l'urèthre. En tenant compte de la fréquence relative de la pédérastie (Voir les traités de névropathologie et de médecine légale), il y a lieu de signaler la rareté excessive de la blennorrhagie du rectum.

Le *trachome* peut, on le sait déjà depuis longtemps, exister dans la conjonctive sans se produire dans le nez. Généralement, cette affection ne provoque qu'un catarrhe nasal très léger (Scheff). Dans plusieurs cas de trachome que j'ai observés récemment et qui dataient de plusieurs mois, je n'ai absolument rien trouvé d'anormal dans les fosses nasales. Ziem commet certainement une erreur en admettant que le trachome conjonctival puisse être la conséquence du trachome nasal. Cependant, dans des cas graves qui ont une durée de plusieurs mois, on trouve aussi des altérations dans les fosses nasales. Moauro a constaté deux fois, anatomiquement, la présence du trachome dans les canaux lacrymaux ; les granulations se trouvaient dans le tissu adénoïde de ces canaux.

Ce dernier auteur a rencontré dans le sac lacrymal une valvule, qui n'était qu'une production pathologique, par prolifération du tissu muqueux infecté.

Quant à la *diphtérie*, je n'ai pu constater, dans aucune des observations publiées, que cette affection se soit propagée de la conjonctive vers le nez, ou vice versa.

Le croup ne se propage pas davantage vers la muqueuse du nez, ou réciproquement.

On sait que l'*érysipèle* envahit quelquefois les fosses nasales (Schif-

fers) (1), d'où il peut envahir les cavités voisines du nez (Weichselbaum, Virchow, Tillmanns). Mais il n'existe pas d'observation prouvant que le processus morbide se propage, par la voie du canal
naso-lacrymal, des fosses nasales vers la conjonctive, ou de la conjonctive vers la muqueuse nasale.

Quant à la *tuberculose*, on n'a pas encore observé, lorsqu'elle s'est
montrée sur la conjonctive, qu'elle ait envahi les fosses nasales, par
les voies lacrymales. Knapp (2) a décrit un cas de lupus des fosses
nasales qui avait entraîné la conjonctivite tuberculeuse. Wagenmann
observa un cas de tuberculose des fosses nasales, qui s'était propagé
vers le canal naso-lacrymal et avait produit les symptômes cliniques
de la dacryocystite blennorrhagique (3).

Le *coryza syphilitique*, au contraire, ne se propage jamais vers la
conjonctive.

Quant aux affections de la muqueuse nasale et de la conjonctive,
qui sont inséparables de quelques maladies infectieuses, elles sont
probablement dues à des processus qui se développent indépendamment l'un de l'autre ; l'infection ne se propage pas d'une des deux
muqueuses vers l'autre.

De toutes ces considérations, il résulte que la *conjonctive est plus
souvent menacée d'une infection venant des fosses nasales que la récipro-
que n'est vraie*. La propagation d'un processus infectieux par le canal
naso-lacrymal a une grande importance au point de vue clinique.
Cette voie de communication peut, en effet, être si sérieusement atteinte qu'elle présente des symptômes beaucoup plus graves que l'affection des muqueuses qu'elle réunit. Dans de tels cas un examen
rhinoscopique est d'une très grande importance. L'examen endosco-
pique des canaux lacrymaux, pratiqué pour la première fois par
Rothziegel (4) (de Vienne), n'a aucune valeur pratique ; les canaux ne
sont presque jamais le point de départ d'une maladie des voies lacrymales.

Au point de vue rhinoscopique, il faut surtout examiner le cornet
inférieur. J'ai fait construire un petit instrument qui peut faciliter cet
examen. C'est un petit miroir métallique (5) (fig. 4) qu'on introduit
dans les fosses nasales, après avoir écarté les narines à l'aide du spé-
culum de Duplay. Ce miroir, d'un diamètre de 4 millimètres, est fixé
à une tige qui fait avec lui un angle de 45 degrés.

En enfonçant l'instrument à des profondeurs variables dans les

(1) Schiffers, quatrième congrès international d'Otologie. Bruxelles, 1888.
(2) Knapp, New-York Akademie of Medicin, 1890, 20 janvier.
(3) Voir également une observation publiée par Arnozan, *Arch. d'Ophtal.*, 1891,
n° 6.
(4) Rothziegel, Û. Endoscopie der Thraenenrœhrchen, etc. *Wiener med. Blaetter*,
1885, n° 37.
(5) Ce miroir se vend chez Luër-Wulfring, à Paris.

fosses nasales et en lui donnant toutes sortes de directions, on peut observer certaines parties des cornets inférieurs, qui ne seraient pas accessibles à la vue par un examen rhinoscopique ordinaire. On comprend que, par cette méthode, on ne puisse jamais observer l'extrémité inférieure du canal naso-lacrymal ; mais, en plusieurs cas, on peut voir ainsi une partie de la muqueuse nasale, plus voisine du canal naso-lacrymal que celle que l'on aperçoit par la simple rhinoscopie antérieure.

Cependant, dans des cas d'absence du cornet inférieur par vice de

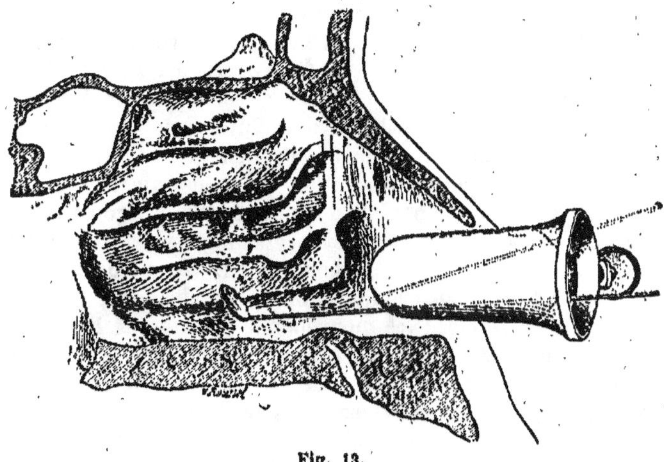

Fig. 13.

conformation (Hyrtl) (1) ou par nécrose syphilitique des os du nez, on peut espérer voir, par la rhinoscopie, l'extrémité inférieure du canal naso-lacrymal, ce qui permettra peut-être de résoudre maintes questions intéressant la physiologie des voies lacrymales.

Examinons maintenant les troubles oculaires résultant d'affections diverses ayant leur point de départ dans le nez, mais se propageant par une autre voie que celle du canal naso-lacrymal.

C. — TROUBLES OCULAIRES RÉFLEXES D'ORIGINE NASALE. — TROUBLES OCULAIRES RÉSULTANT DE LA PROPAGATION D'UN PROCESSUS DES FOSSES NASALES VERS LES SINUS.

a. **Coryza aigu.** — Dans le coryza aigu, on observe des troubles oculaires réflexes, tels que du larmoiement, de la photophobie. Par

(1) Hyrtl, Angeborener Mangel der unteren Nasenmuscheln. *Sitzungberichte der Wiener. Acad. der Wissensch,* 1859.

la propagation du processus morbide vers les sinus, il peut se produire des céphalalgies, de la douleur orbitaire.

Les affections des cavités voisines du nez qui se développent après un simple coryza peuvent, dans quelques cas, entraîner des altérations graves, surtout dans l'organe de la vue, si la propagation du processus est facilitée par l'existence de solutions de continuité dans les os. Schœfer et Hartmann ont décrit des cas où, après un coryza, il s'était développé un abcès orbitaire. L'autopsie, dans un de ces cas, et l'examen clinique, dans l'autre, ont prouvé qu'une inflammation suppurative des cellules ethmoïdales avait été la voie de communication entre le coryza et l'abcès orbitaire.

Il faut se demander si, dans nombre de cas d'abcès orbitaires dont l'origine est douteuse, il ne s'agit pas d'un processus analogue. Ponfick (1) a constaté, dans un cas de méningite consécutive à une maladie des fosses nasales, l'existence de solutions de continuité dans les parois osseuses situées entre le sinus sphénoïdal et la cavité crânienne. Nous verrons que la production d'une névrite rétrobulbaire aiguë par refroidissement peut être expliquée d'une façon analogue.

Jacobson a observé un cas de coryza aigu suivi d'une ténonite aiguë. Les paupières étaient gonflées : il y avait une injection pâteuse des vaisseaux sous-conjonctivaux, du chémosis, une sécrétion abondante de larmes ; les mouvements latéraux de l'œil étaient douloureux et un peu gênés ; une simple pression sur le globe oculaire provoquait de la douleur. La ténonite guérit en quelques semaines au moyen de cataplasmes tièdes aromatiques. Il est possible que la ténonite et le coryza aient eu la même cause : le refroidissement.

b. **Rhinite chronique hypertrophique.** — C'est dans cette affection, et surtout dans l'hypertrophie chronique des cornets inférieur et moyen, que l'on observe la gamme des troubles oculaires réflexes. On sait que Hack a constaté un certain nombre de troubles réflexes d'origine nasale : la céphalalgie, l'asthme, la migraine, la névralgie sus- et sous-orbitaire. On observe aussi des troubles réflexes oculaires d'origine nasale dans d'autres affections; ce sont :

1° *Des douleurs* dans les paupières et dans le globe de l'œil, la sensation d'un corps étranger dans le sac conjonctival ; quelquefois les malades se plaignent de démangeaisons et de sensation de brûlure dans les paupières sans qu'on y trouve rien d'anormal. Dans d'autres cas, la conjonctive est injectée, les paupières sont légèrement gonflées. D'après Bettmann, ce gonflement des paupières peut se présenter sous la forme d'un pseudo-érysipèle. Il explique ce phénomène par le fait du refoulement du sang veineux, dont la circulation serait

(1) Ponfick, *Centralbl. f. die med. Wissensch.*, 1882, n° 3.

entravée par le gonflement des corps caverneux des cornets. A mon avis, ce gonflement des paupières dérive en partie de la blépharite consécutive au larmoiement, et en partie du blépharospasme qui accompagne les troubles réflexes.

2° *De la photophobie.* — Ce symptôme, déjà mentionné par Hack, se rencontre très fréquemment comme phénomène réflexe.

3° *Du larmoiement.* — Le larmoiement est si fréquent comme symptôme réflexe dans les affections du nez que Gruening a bien raison de dire qu'il faut chaque fois examiner les fosses nasales. L'hypertrophie du cornet inférieur produit aussi le larmoiement par cause mécanique.

Pour se rendre compte de la facilité avec laquelle peut se produire le larmoiement d'origine réflexe, il suffit d'arracher un poil des narines; il en résulte une hypersécrétion lacrymale du même côté.

4° *Du rétrécissement de la fente palpébrale.* — Il est la conséquence du blépharospasme produit par irritation de la membrane muqueuse du nez. Le blépharospasme se manifeste du côté de la maladie des fosses nasales; il disparaît après la guérison de celle-ci. Pour montrer la relation qui existe entre le blépharospasme et la maladie du nez, je citerai un cas, que j'ai observé, dans lequel chaque aggravation de l'affection nasale entraînait de nouveau l'apparition du blépharospasme.

J'ai déjà fait remarquer, dans une publication antérieure, qu'en chatouillant avec un tuyau de plume certaines parties de la membrane muqueuse du nez, on produit l'occlusion spasmodique de la fente palpébrale du même côté. Si l'irritation était très grande, elle pourrait entraîner, du même côté, des contractions spasmodiques de tous les muscles de la face innervés par le nerf facial. Il s'agit, en effet, d'un réflexe physiologique des organes terminaux du trijumeau, par l'intermédiaire du nerf facial. Le centre nerveux du réflexe est le plancher du quatrième ventricule.

Il serait intéressant de rechercher quelles sont les altérations de la fosse losangique dans lesquelles ce réflexe manque et celles dans lesquelles il se produit.

Je considère comme très probable que les affections de la membrane pituitaire sont, dans certains cas, la cause du tic convulsif. Les expériences de Langendorff (1) ont prouvé que des contractions peuvent se produire dans les muscles de la face par suite d'excitation des organes terminaux du trijumeau qui se trouvent dans la peau du visage.

5° *De l'injection ciliaire et de l'injection de la conjonctive.* — L'injection ciliaire est un symptôme fréquent. Cette injection des vais-

(1) Analysées dans le *Centralblatt für Augenheilkunde*, 1887, p. 79.

seaux par voie réflexe (vaso-dilatation) est probablement la cause
qui rend quelques formes de conjonctivites et de kératites si difficiles
à guérir ou même incurables lorsqu'elles existent en même temps
qu'une affection du nez. Ce fait a conduit plusieurs auteurs à admettre
un certain rapport entre ces affections oculaires et les maladies des
fosses nasales. Ainsi, la conjonctivite et la kératite phlycténulaire,
l'ophtalmie scrofuleuse surtout, ne guérissent quelquefois qu'après
la disparition de l'affection nasale. Mais, pour prouver qu'il s'agit
bien de troubles vasculaires réflexes produits par l'irritation du trijumeau, je mentionnerai quelques autres exemples.

Les maladies des dents, par exemple, peuvent empêcher la guérison
des affections oculaires. De même, l'irritation des organes terminaux
du trijumeau dans les cas d'eczéma de la peau peut mettre obstacle à
la guérison de la kératite phlycténulaire ; ainsi, on cite des cas de
cette forme de kératite qui n'ont guéri qu'après la disparition d'un
eczéma survenu chez des malades qui, atteints de poux de tête,
s'étaient grattés avec les ongles. Cependant, dans quelques maladies
générales, les affections oculaires se développent indépendamment de
celles du nez, et c'est à tort, par exemple, que quelques auteurs cher-
chent à établir une relation entre les maladies oculaires et nasales,
dans la scrofule.

Quant à l'injection de la conjonctive qui survient à la suite d'une
irritation de la muqueuse nasale, c'est, je crois, la cause qui peut
expliquer la récidive du *catarrhe printanier*, à chaque aggravation de
l'affection du nez. Bettmann en relate un cas dans lequel la guérison
du catarrhe ne se produisit qu'après celle de la maladie nasale.

On pourrait expliquer de même la névrose sympathique dont
parle Ziem, qui ne disparut qu'après la guérison d'une affection
nasale.

Indépendamment de l'hypérémie réflexe que produit dans la conjonctive l'irritation des organes terminaux du trijumeau dans le nez,
on pourrait invoquer aussi l'épisclérite et mentionner également
comme cause d'affection oculaire la gêne apportée à la circulation
sanguine par la congesti   se produit dans les fosses nasales, où
une partie du sang veineu   . . orbite se déverse normalement (veines
ethmoïdales).

6° *De l'asthénopie.* — On observe quelquefois de l'asthénopie accommodative plus ou moins marquée dans les affections des fosses
nasales.

Les malades peuvent être très incommodés. Ils se plaignent de fatigue dès qu'ils lisent ; les lignes ne sont plus distinctes, les lettres s'entremêlent. Ces malades éprouvent un certain malaise, des douleurs ou
des tiraillements dans les yeux, une sensation désagréable au front
ou sur le dos du nez (Bronner). Il y a des cas où il se manifeste des

symptômes analogues par suite d'insuffisance des muscles droits internes. Je me rappelle une communication personnelle de mon confrère Kessel, qui m'a dit avoir même observé des cas de diplopie passagère dans le cours des affections des fosses nasales.

7° *Du rétrécissement du champ visuel.* — En 1887, j'ai observé le premier un rétrécissement du champ visuel, consécutivement à une affection des fosses nasales. Peu de temps après ma communication, des observations analogues furent publiées par Ziem, Killian, Hamilton et d'autres.

Mᵐᵉ A. V..., bourgeoise, âgée de vingt-huit ans, avait été traitée en novembre 1885, par un médecin d'un petit village de Styrie, pour une affection chronique des fosses nasales. Ce médecin tenta de provoquer l'oblitération du tissu caverneux des fosses nasales par l'application du galvano-cautère (méthode de Hack). La malade, sentant son état s'aggraver considérablement, s'adressa à M. le Dʳ Herzog, spécialiste de Gratz, très distingué pour les maladies du nez. Celui-ci, apprenant que des troubles oculaires s'étaient développés pendant le traitement par le galvano-cautère, invita la malade à venir me consulter. Autant que me permettent de le supposer les notes remises à la malade par M. Herzog, il est probable qu'une application inhabile du galvano-cautère avait entraîné une nécrose de l'os nasal droit et de quelques parties du toit du nez; de petits séquestres s'étaient détachés.

En même temps, la malade s'aperçut que sa vue était plus faible de l'œil droit que de l'œil gauche. Cet affaiblissement de la vision existait aussi bien lorsque la malade regardait au loin que lorsqu'elle regardait de très près. Elle éprouvait la sensation d'un brouillard devant l'œil droit.

En juillet 1887, l'acuité visuelle de l'œil droit s'était améliorée considérablement.

L'examen des parties externes du nez me montra un gonflement de la peau qui recouvre l'os nasal droit; dans un point des téguments, je pus reconnaître une petite fistule. La fente palpébrale droite était un peu rétrécie; je constatai aussi du larmoiement du côté droit et de la photophobie.

L'examen du fond de l'œil ne révéla pas la moindre altération; l'acuité visuelle était normale des deux côtés. Le champ visuel de l'œil gauche était normal. Celui de l'œil droit était rétréci concentriquement de 10 à 15 degrés; dans la région temporale, ce rétrécissement avait environ cinq degrés de plus.

8° *De l'amblyopie.* — L'amblyopie réflexe a été observée dans plusieurs cas d'affections des fosses nasales. Indépendamment de mon observation personnelle, il faut mentionner celle de Mooren (de Düsseldorf). Le cas dont il parle était compliqué d'injection péri-cornéenne, de démangeaison et de douleurs dans les paupières, surtout pendant les matinées.

Dans aucun auteur sérieux, je n'ai vu mentionner l'amaurose comme symptôme réflexe d'affections des fosses nasales.

9° *Le glaucome* a été observé à plusieurs reprises consécutivement à des affections des fosses nasales. Chez les gens prédisposés au glaucome, le développement de cette maladie peut être provoqué par l'irritation des fibres du trijumeau résultant d'une affection du nez. Des cas de ce genre sont cités par Cheatam et Lennox-Brown. Ce dernier auteur constata, chez une femme que l'iridectomie ne réussit pas à guérir, un accès de glaucome; des accès d'asthme apparurent bientôt. En examinant le nez, on découvrit des polypes dont l'extirpation fit disparaître les accès d'asthme et produisit une amélioration dans l'acuité visuelle.

Le développement du *goitre exophthalmique*, à la suite d'une affection nasale, a été observé, pour la première fois, par Hack. L'affection nasale consistait en une hyperplasie des cornets inférieur et moyen. Son traitement par le galvano-cautère entraîna la guérison complète du goitre exophthalmique. Depuis cette observation de Hack, quelques cas analogues, par exemple celui de Stocker, ont été publiés.

THÉORIE DES TROUBLES OCULAIRES RÉFLEXES D'ORIGINE NASALE.

Nous savons que Hack et ses élèves admettent que l'engorgement du tissu caverneux des cornets produit une action vaso-dilatatrice réflexe. Pour expliquer, par exemple, la production du goitre exophthalmique consécutivement à l'hypertrophie des cornets inférieur et moyen, Hack suppose que l'irritation des organes périphériques du sympathique, produite par le gonflement du tissu caverneux, détermine une vaso-dilatation. Pour lui l'engorgement du tissu caverneux des cornets est la condition *sine qua non* des symptômes réflexes dits secondaires. Moldenhauer (1) soutient les mêmes idées. Il pense que de nombreux cas de mouches volantes, d'amblyopie transitoire et d'amaurose sont dus à une imbibition séreuse de la gaine du nerf optique, d'ordre réflexe et ayant comme point de départ la muqueuse nasale. Cet auteur explique la céphalalgie, concomitante des affections nasales, par une simple propagation aux sinus frontaux du gonflement inflammatoire qui intéresse parfois la gaine du nerf sus-orbitaire voisin du sinus (p. 106).

Ziem, qui a observé le développement de l'hyperémie de la papille optique et le pouls veineux d'intensité anormale dans la papille, après l'application du galvano-cautère au cornet inférieur, admet, d'une façon analogue, qu'il se produit une congestion des vaisseaux de l'œil, surtout de ceux du corps ciliaire ; cette congestion peut même être assez grave pour déterminer de l'hyperémie ou du glaucome. Cette manière de voir ne rencontre pas d'objections, au point de vue anatomique, car il existe des anastomoses multiples entre les vaisseaux des fosses nasales et ceux de l'orbite, surtout par les vaisseaux ethmoïdaux.

Mais c'est avec raison que Schmaltz et Héryng ont prétendu que la turgescence du tissu caverneux n'est pas nécessaire pour qu'il se produise des troubles réflexes d'origine nasale. B. Fraenkel et Gottstein

(1) Moldenhauer, *Maladies des fosses nasales* (traduction par Poliquet), Paris, 1888.

ont même nié d'une façon absolue que cette turgescence jouât le moindre rôle dans la production des troubles réflexes.

Le tissu caverneux ne joue certainement pas ce rôle exclusif, puisque les affections des cavités voisines du nez, où il n'y a pas de tissu caverneux, produisent les mêmes troubles oculaires réflexes que les maladies des fosses nasales. Ces troubles réflexes sont moins connus, parce qu'il est plus difficile de faire le diagnostic des affections des cavités voisines du nez, qui sont elles-mêmes moins connues et moins étudiées.

Ce ne sont pas seulement des céphalalgies et des névralgies, qui ont quelquefois permis de diagnostiquer une affection du sinus maxillaire ou frontal; on a observé aussi des troubles asthénopiques (Hamilton), du blépharospasme et même le rétrécissement du champ visuel. Ce dernier symptôme, d'ailleurs d'origine réflexe, n'a été rencontré jusqu'ici que dans les maladies des sinus maxillaire (Ziem) et frontal (E. Berger).

J'ai montré, en 1887, que le rétrécissement du champ visuel et l'amblyopie, que j'avais observés dans le cas cité ci-dessus, étaient la conséquence d'une irritation des organes terminaux du trijumeau. J'ai également, en 1890, attribué la même cause à tous les troubles oculaires d'origine réflexe.

Déjà, en effet, en 1870, Kratschmer (1) (de Vienne) — le premier qui ait produit expérimentalement sur les animaux des troubles de la respiration et de la circulation en irritant certaines parties des fosses nasales — avait prouvé que les fibres du trijumeau sont la voie par laquelle ces symptômes réflexes sont déterminés.

D'un autre côté, en 1888, François Franck (2) a établi que dans les phénomènes de vaso-dilatation consécutifs à certaines excitations nasales, les voies centripètes sont constituées par tous les rameaux sensitifs du trijumeau qui se distribuent aux fosses nasales.

Les fosses nasales, aussi bien que les cavités voisines du nez sont, effectivement, très riches en fibres nerveuses émanant du trijumeau; ce fait est facile à comprendre au point de vue physiologique, puisque le nez est le gardien des voies respiratoires (Voir les travaux si importants de Bloch) (3).

Il n'est pas seulement l'organe du sens olfactif; il est encore destiné à la sensation des irritations tactiles et chimiques, en vue desquelles il est doué d'une finesse extraordinaire.

Mais il n'est pas possible d'expliquer tous les troubles réflexes d'origine nasale par une dilatation réflexe des vaisseaux.

(1) Kratschmer, *Sitzungber. d. Academie d. Wissenschaft*, Wien, 1870, Math. nat. Cl. LXII, 2, p. 147.
(2) François Franck, *Soc. de biologie*, 1887, 1er décembre.
(3) Bloch, *Untersuchungen zur Physiologie der Nasenathmung*, 1888.

Dans le blépharospasme, par exemple, il s'agit probablement d'un réflexe du trijumeau, transmis du plancher du quatrième ventricule au facial.

De même, le spasme de l'accommodation pourrait être communiqué par la même voie à l'oculo-moteur commun.

En comparant les troubles oculaires d'origine nasale à ceux qui se produisent dans la *névralgie du trijumeau*, nous constatons une *analogie absolue*. Dans la névralgie du trijumeau, nous trouvons l'injection de la conjonctive, l'injection ciliaire, des sensations douloureuses dans l'œil, la photophobie, le larmoiement, l'amblyopie, le rétrécissement du champ visuel (Leber), le blépharospasme, qui peut aller jusqu'au tic convulsif (Leber). Disons aussi que la névralgie du trijumeau, comme les affections nasales, peut être la cause du glaucome. De même, les troubles oculaires d'origine dentaire sont en partie des troubles réflexes produits par l'irritation des fibres du trijumeau, et c'est ce qui arrive pour les troubles de l'accommodation, l'asthénopie musculaire, l'amblyopie, l'amaurose, le glaucome (Graniceanu). J'ai expliqué par l'irritation des organes terminaux du trijumeau quelques troubles oculaires qu'on a observés dans les affections du pharynx et des amygdales (Hoffmann, Ziem), tels que le larmoiement, le blépharospasme, la faiblesse du muscle de l'accommodation.

L'identité de ces troubles réflexes est évidente, que la névralgie du trijumeau soit d'origine dentaire, nasale ou pharyngienne.

Je résume ainsi : *les troubles oculaires réflexes d'origine nasale sont la conséquence de l'état d'irritation des organes terminaux du trijumeau.*

Ils se distinguent de ceux qui proviennent de la névralgie du trijumeau en ce que ceux d'origine nasale sont plus fréquents ou mieux étudiés.

c. **Polypes du nez.** — Les polypes du nez peuvent produire les mêmes troubles oculaires réflexes que le catarrhe hypertrophique du nez, par exemple le larmoiement, l'injection de la conjonctive, l'asthénopie, etc. Ces troubles proviennent soit d'une altération des fibres ou des organes terminaux du trijumeau par suite de la compression que les polypes exercent dans le nez, soit d'un processus infectieux de la muqueuse nasale produit par l'obstacle que ces polypes peuvent opposer à l'écoulement de la sécrétion du nez.

Remarquons seulement que Bettmann (de Chicago) a vu, dans 6 cas, les troubles oculaires disparaître après l'extirpation des polypes du nez. Nous avons déjà cité une observation analogue de Lennox-Brown, concernant le glaucome. Il est vrai de dire aussi que la lésion des nerfs, dans l'arrachement des polypes du nez, peut provoquer également des troubles oculaires réflexes. Nuel (1), par exemple, observa

_____

(1) De Wecker et Landolt, *Traité d'Ophtalmologie*, p. 108.

une parésie de l'accommodation et un léger degré d'asthénopie névro-pathique chez un jeune homme auquel on avait extrait une douzaine de polypes du nez dans l'espace de quelques mois.

Les polypes peuvent, en outre, intéresser l'organe de la vue, en pénétrant dans les cavités voisines du nez (cellules ethmoïdales, sinus sphénoïdal). J'en ai recueilli des observations dans ma monographie sur ces deux cavités pneumatiques.

Par la croissance ultérieure des polypes dans les cellules ethmoïdales, la distance entre les deux yeux devient plus grande, les parois internes des orbites se déplacent en dehors, et il se produit ainsi la malformation du visage connue sous le nom de face de grenouille (« Froschgesicht » des Allemands). J'ai vu, au musée Dupuytren, un moulage en plâtre d'un cas très net de ce genre. Nieden, dans sa communication sur les rapports entre les maladies des yeux et celles du nez, a publié également deux cas nouveaux de polypes du nez ayant pénétré dans les orbites par les cellules ethmoïdales : il se produisit de la névro-rétinite, par compression du nerf optique, et, plus tard, les malades devinrent aveugles. Dans un de ces cas, la cécité se compliqua de céphalalgie intense, de perte de connaissance, et le malade mourut dans le coma. Les yeux étaient projetés complètement hors de l'orbite en avant et en dehors. Quant à la cécité, je pense qu'elle provenait de ce que la compression s'exerçait sur le nerf optique en dedans du canal optique, la tumeur ayant pénétré dans le sinus sphénoïdal. Les symptômes cérébraux ultérieurs, dans le cas de Nieden, sont, à mon avis, la conséquence de la pénétration de la tumeur dans la cavité crânienne.

Citons encore un cas de Schmidt-Rimpler où l'amaurose se produisit après l'extirpation par le grattage d'un polype du nez. L'hémorrhagie, très insignifiante, ne suffit pas pour expliquer ce symptôme. D'ailleurs, l'apparition d'autres signes prouva que l'amaurose n'était pas la conséquence de la perte de sang. Après l'opération, la malade s'aperçut que sa vue était moins claire, et, le lendemain, elle était aveugle. Les bords de la papille étaient légèrement opaques et effacés, ses veines étaient gonflées. Les pupilles étaient dilatées, sans réaction à la lumière. Du côté droit (côté de l'opération), il y eut ensuite atrophie du nerf optique, et, du côté gauche, une névrite optique très manifeste avec exophthalmie. La cécité persista.

Pour expliquer ces graves symptômes oculaires, Schmidt-Rimpler suppose l'existence d'altérations ischémiques dans le centre cérébral de la vision. A notre avis, l'application de la curette avait blessé la paroi du canal optique ; peut-être cette blessure avait-elle été facilitée par l'usure de cette paroi, du côté du polype. Une fracture du canal optique peut produire par contre-coup des lésions du nerf optique, même lorsque le contre-coup provient de parties très éloignées. Ainsi

Vossius cite le cas d'un gymnaste qui devint aveugle après une chute sur les protubérances de l'ischion, et, dans le cas de Schmidt-Rimpler, la blessure de la paroi du canal optique entraîna, à l'intérieur du trou optique, une péri-névrite optique, qui amena elle-même l'atrophie du nerf optique.

L'exophthalmie gauche est peut-être la conséquence d'un refoulement de la lymphe dans la gaine du nerf optique et dans son pourtour, par le fait du gonflement inflammatoire des tissus situés dans le canal optique.

d. **Impétigo et ulcères de l'intérieur du nez et des sinus.** — Augagneur considère la kérato-conjonctivite phlycténulaire des enfants comme produite par la contagion directe d'une rhinite impétigineuse. L'origine infectieuse de la kératite phlycténulaire n'étant pas encore établie, il faut expliquer ce fait de la façon que j'ai indiquée ci-dessus. D'ailleurs, on ne peut pas mettre en doute que des germes infectieux du nez, en pénétrant dans le sac conjonctival, puissent empêcher la guérison de la kérato-conjonctivite phlycténulaire, et même que la pénétration de ces germes dans une phlyctène puisse provoquer le développement d'un ulcère de la cornée.

Mais ce n'est pas toujours par la voie des muqueuses que l'infection gagne l'organe de la vue. Burow a observé des troubles oculaires à la suite de l'application d'instruments qui n'avaient pas été suffisamment nettoyés, dans des dispensaires d'auristes et de rhinologistes. Aujourd'hui, on explique généralement ces troubles par l'action toxique des ptomaïnes sur les nerfs périphériques. Dans les cas de Burow, les troubles consistèrent en ptosis et en parésie d'autres muscles de l'œil. Burow a vu aussi cette infection par des instruments être la cause d'iritis. Mais cette maladie peut aussi survenir à la suite de l'infection produite par des ulcères siégeant dans le nez. De Lapersonne a même observé une phlébite suppurative des veines ophthalmiques et des sinus caverneux, provenant des foyers de suppuration qui existaient dans le nez et dans les cavités voisines.

e. **Ozène.** — On sait que le retentissement de l'ozène sur l'organe de la vue a été étudié par Abadie, Trousseau, Van Millingen. Rampoldi prétend que l'ozène a des rapports avec les affections suivantes : maladies des voies lacrymales, hypérémie chronique de la conjonctive, blépharite, kératite parenchymateuse (?), ulcère de la cornée, glaucome aigu, parésie de l'accommodation, hypertonie, amblyopie. Millingen cite aussi une conjonctivite particulière très tenace, caractérisée par une certaine tendance des phlyctènes à la suppuration. J'ai examiné un certain nombre de malades atteints d'ozène et je n'ai pas toujours trouvé d'affections oculaires. Je ne crois pas être indiscret en rapportant que notre collègue Chibret m'a dit avoir fait la même constatation. Il y a quelquefois de la conjonctivite et une affection des voies lacrymales ; dans d'autres cas, les affections oculaires font défaut. Ce fait est d'accord avec l'explication que Zaufal a donnée de l'ozène, qui est une affection de l'arrière-cavité du nez. Je ne crois pas que le diplococcus volumineux découvert par Loewenberg ait été encore trouvé dans le sac conjonctival. Il serait à désirer que l'on fît des recherches à ce point de vue.

En plusieurs cas, j'ai remarqué que l'ozène n'avait eu aucune influence fâcheuse sur la guérison d'affections oculaires. Ainsi, chez une malade atteinte de conjonctivite granuleuse, qui lui vint de sa sœur, j'ai réussi à faire disparaître complètement les granulations, bien que l'ozène persiste encore, la malade négligeant de se présenter aux consultations rhinologiques d'un confrère à qui je l'ai recommandée.

On peut, je crois, diviser en deux groupes les affections oculaires décrites dans l'ozène : 1° troubles réflexes : hypérémie de la conjonctive, larmoiement, parésie de l'accommodation, hypertonie et accès de glaucome chez les personnes prédisposées à cette affection, amblyopie ; 2° maladies infectieuses : ulcères de la cornée, infection de la plaie dans l'extraction de la cataracte (Van Millingen), dacryocystite. Aussi, Eversbusch, dans l'opération de la cataracte, fait-il la ligature préalable des canaux lacrymaux par des fils de catgut, quand il existe en même temps des affections des voies lacrymales ou même des processus infectieux des fosses nasales.

D. — TROUBLES OCULAIRES DANS LES AFFECTIONS DES CAVITÉS VOISINES DU NEZ.

a. **Affections du sinus frontal.** — A mon sens, les affections du sinus frontal sont fréquemment accompagnées des mêmes *troubles oculaires réflexes* que les maladies des fosses nasales ; mais on n'a pas remarqué ces troubles, parce qu'il est rare de faire le diagnostic des affections de ce sinus. Ces symptômes réflexes qui surviennent dans les maladies du sinus frontal sont surtout les névralgies du nerf sus-orbitaire quelle que soit l'affection du sinus qui en est la cause.

J'en ai observé un cas très net que je crois bon de rapporter.

Chez un tailleur de quarante-huit ans, atteint de trachome des deux yeux, il se produisit tout à coup un coryza aigu. Quelques jours après, survinrent des accès de fièvre, en même temps qu'une névralgie du sus-orbitaire et du nasal interne du côté droit. La douleur était soulagée par des applications de glace sur le front et par du salicylate de soude (2 grammes à l'intérieur). Je constatai bientôt de la photophobie, du blaphépharospasme, de l'injection péri-cornéenne et du larmoiement du côté droit. Au bout de huit jours environ, des sécrétions purulentes s'étant produites du côté droit du nez, tous ces symptômes disparurent.

Si la sécrétion purulente ne s'écoule pas par le nez, il peut en résulter des *affections des parois osseuses du sinus frontal.* C'est généralement cette cause qui entraîne la périostite et l'ostéite des parois du sinus : ces altérations des parois sont très rarement primitives.

S'il s'agit d'une périostite de la région sourcilière, on peut admettre avec vraisemblance une affection du sinus (Panas); l'ostéo-périostite frappe surtout le rebord inféro-interne de l'orbite. La communication de Panas prouve combien il est facile de méconnaître les affections du sinus frontal. Il cite quatre cas d'affection de ce sinus parmis lesquels deux avaient été pris pour de l'ostéo-périostite du rebord supérieur de l'orbite, un autre pour une tumeur gommeuse, et le quatrième pour une ténonite.

L'empyème peut se frayer un chemin :

1. Par une fistule siégeant dans la région sourcilière ;

2. Par une fistule, occupant le ligament interne (Panas) ;

3. Il peut aussi pénétrer dans l'orbite.

Peltesohn a vu dans trois cas l'inflammation débuter par le sinus frontal et se propager dans l'orbite. On observe alors les symptômes de l'abcès orbitaire, mais l'exophthalmie est tellement prononcée que l'œil est refoulé en dehors et en bas (Lyder Borthen, Magnus). Dans un cas de Treacher Collins et C. H. Walter, à la suite d'une blessure, il se produisit une affection du sinus frontal avec suppuration de la paupière supérieure ; l'abcès orbitaire se propagea vers les méninges et entraîna la mort. Si l'abcès orbitaire est ouvert et si le pus s'écoule, l'œil peut reprendre sa place normale (Magnus, Lyder-Borthen).

4. L'empyème du sinus frontal peut s'ouvrir dans les cellules ethmoïdales.

5. Richet admet aussi que l'empyème, en perforant la paroi postérieure ou les autres parois du sinus, peut pénétrer dans la cavité crânienne. Des auteurs récents (Panas, Lyder Borthen) ne regardent pas cet accident comme vraisemblable. Mais il faut considérer que la paroi postérieure du sinus est quelquefois très mince, plus mince que la paroi antérieure (Hyrtl).

Généralement, en effet, c'est la paroi inférieure qui est la plus mince, et elle offre des solutions de continuité congénitales ou consécutives à l'ostéoporose sénile, ce qui facilite la propagation de la suppuration vers l'orbite. Peut-être pourrait-on expliquer ainsi le développement de l'abcès orbitaire que plusieurs auteurs ont observé à la suite d'un refroidissement (1). Un coryza aigu peut se propager vers les sinus, et l'inflammation de la muqueuse de ces sinus se communiquer aux tissus rétro-bulbaires. Dans des cas de solutions de continuité des parois de l'orbite, même sans qu'il s'agisse d'une blessure préalable, on a vu survenir, après un éternuement très violent, un emphysème orbitaire (Zuckerkandl). Cet emphysème se développe

____

(1) Traité de Stellwag, p. 590.

surtout par la voie de la lame papyracée de l'ethmoïde, où les solutions de continuité sont plus fréquentes à l'état normal et peuvent aussi exister par suite d'une ostéoporose de la paroi du sinus. Ainsi, dans les inflammations de la muqueuse du sinus frontal avec rétention de la sécrétion, il peut se développer de la périostite et de l'ostéite raréfiante. C'est ainsi qu'il faut expliquer un cas de Niéden, où un emphysème orbitaire de la grosseur d'une noix s'était développé à la suite du coryza aigu. La tumeur, située sur le bord supéro-interne de l'orbite, pénétra dans l'orbite et déplaça l'œil en avant, en dehors et en bas. Par le fait de la compression exercée par la tumeur l'œil reprit sa place normale. Dans un cas de Hulke, le sinus frontal fut mis en communication, par ostéoporose de la paroi interne, avec les cellules ethmoïdales; dans un autre cas observé par Langenbeck père, tous les sinus d'un côté ne formaient plus qu'une large cavité communiquant avec l'orbite.

Le danger qu'il y a de voir l'inflammation du sinus se propager vers l'orbite fait un devoir au chirurgien d'ouvrir le sinus de bonne heure. Panas recommande de pénétrer dans le sinus par la paroi orbitaire et de faire des injections avec une solution de bichlorure de mercure de un à vingt millièmes.

J'ai eu l'occasion d'observer un cas d'empyème du sinus frontal, qui me semble très intéressant à différents points de vue.

M. E. G..., employé de commerce, âgé de vingt et un ans, d'une taille moyenne, n'avait jamais eu aucune maladie à part quelques furoncles. Cependant il était atteint, depuis trois ans, d'un coryza chronique auquel il ne prêtait nulle attention. Au mois de septembre 1891, le malade subissait un traumatisme de la région frontale gauche; trois semaines plus tard il était atteint de névralgies dans la région sus-orbitaire gauche; la douleur s'aggravait généralement vers le soir et se montrait sous forme d'accès. A l'examen du malade (le 7 novembre 1891), je constatais un gonflement inflammatoire très accentué de la paupière supérieure gauche: une partie de la peau située au-dessous des sourcils, vers le côté nasal, était également enflammée et indurée. La fente palpébrale gauche était resserrée; l'œil gauche était dévié en dehors, un peu en bas et en avant; la mobilité de l'œil était diminuée dans la direction des muscles droits interne et supérieur; les mouvements de l'œil en dedans et en haut étaient douloureux; il existait de la diplopie croisée; l'image de l'œil gauche était située un peu plus haut que celle de l'œil droit; le nerf sus-orbitaire était sensible à la pression. La pression de l'œil en arrière ne produisait aucune douleur. En appuyant sur la partie supéro-interne du pourtour de l'œil gauche, il s'échappait goutte à goutte, par la narine gauche, un pus épais et fétide.

L'examen fonctionnel de l'œil gauche montra une acuité visuelle normale; la perception des couleurs était aussi normale, mais le champ visuel était rétréci de 5 à 10 degrés dans sa partie périphérique. L'amplitude de l'accommodation de l'œil gauche était de 1 D plus petite que celle de l'œil droit. Il existait un catarrhe chronique hypertrophique des fosses nasales.

Je posai le diagnostic d'une affection inflammatoire du sinus frontal gauche et conseillai le traitement suivant: chaleur de durée prolongée sur la région du sinus frontal gauche, produite par le passage continuel d'eau chaude à travers les tuyaux de Leiter appliqués sur cette région; badigeonnage de teinture d'iode sur la paroi frontale du sinus; provocation artificielle de sueurs d'après la méthode des Schweigger (salicylate de soude à la dose de 2 grammes, à prendre tous les soirs en potions; le malade couché, se couvre très chaudement et prend de l'infusion de tilleul). Cette méthode réussit assez bien et provoqua des sueurs pendant deux heures environ.

En outre, j'encourageai le malade à continuer le lavage des fosses nasales par des antiseptiques et des astringents, traitement conseillé déjà par des confrères consultés avant moi.

Le 9 novembre, le malade se présentait de nouveau. Il se plaignait de douleurs dans la région pariétale gauche. La paupière supérieure gauche était fortement gonflée, ainsi que la glande préauriculaire correspondante. Un examen plus attentif de la partie gonflée située entre le sourcil gauche et le rebord externe du tarse me fit constater de la fluctuation. Je fis une incision à l'aide d'un bistouri, et du pus fétide et épais s'écoula en abondance. En pratiquant un examen avec une sonde, je constatai un petit trou dans la paroi supérieure de l'orbite. Par ce trou, j'introduisis dans le sinus une sonde uréthrale (Charrière n° 3) et je fis des injections de sublimé (1 : 2500), suivies d'injections de nitrate d'argent à 1 : 500, dose portée plus tard jusqu'à 1 : 100.

Mais le trou de l'os étant très petit, je fus aussitôt convaincu que cette voie était insuffisante pour un nettoyage complet du sinus, et je fis comprendre au malade la nécessité d'une opération ayant pour but de faciliter l'écoulement du pus.

Le 11 novembre, la paupière supérieure gauche était moins gonflée et l'écoulement du pus toujours très abondant; un petit linge imbibé de sublimé que le malade appliquait sur la plaie était constamment mouillé de pus. Rien qu'en baissant la tête, le pus s'échappait goutte à goutte. Quelquefois l'écoulement s'arrêtait; il suffisait de mouiller légèrement les croûtes qui fermaient l'entrée de la fistule et de relever le sourcil avec le doigt pour qu'il recommençât aussitôt. Cette manœuvre, essayée par le malade lui-même, transforma la direction de la fistule qui, dirigée d'abord de bas en haut et de dedans en dehors, devint horizontale.

Je recommandai au malade de vider régulièrement deux fois chaque jour le sinus, en éternuant, et je fis tous les deux jours des injections de sublimé et de nitrate d'argent. Ce traitement ne donna d'autre résultat que de calmer les douleurs des régions sus-orbitaire et pariétale. Les douleurs sus-orbitaires se montrant de temps en temps du côté droit, me firent supposer que le sinus frontal était également atteint de ce côté. L'expérience clinique ultérieure démontra, en effet, que cette supposition était juste.

Ayant décidé le malade, je fis l'opération le 29 novembre. Notre honorable collègue M. le docteur Launay a bien voulu me prêter son concours.

Après avoir endormi le malade au moyen du chloroforme, j'introduisis une sonde à travers la fistule dans le sinus frontal, me proposant d'élargir ensuite le trou osseux vers le côté temporal, après avoir fait une incision au milieu du rebord inférieur du sourcil. Cette précaution me semblait nécessaire parce que la fistule et surtout le trou osseux étaient si près du nerf sus-orbitaire, que l'introduction de la sonde provoquait quelquefois des douleurs très vives dans toute la région de la peau animée par ce nerf. Après avoir fait l'incision sur une étendue de 4 centimètres j'ai raclé le périoste avec une curette, comme le recommande M. Panas, jusqu'à ce que je fusse arrivé au côté temporal de la sonde introduite dans le sinus; j'élargis ensuite le trou osseux de ce côté. L'opération fut très facile, à cause de la minceur de la paroi inférieure du sinus.

L'ouverture faite était si large que j'ai pu facilement introduire un endoscope de Grünfeld (de Vienne), de fort diamètre. Après avoir très soigneusement lavé le sinus avec une solution de sublimé à 1 : 2500, j'examinai, à l'aide de l'endoscope, l'état de la muqueuse. Celle-ci était fortement injectée et d'une coloration rouge foncée.

J'introduisis ensuite par l'incision de la gaze iodoformée avec laquelle je tamponnai le sinus, et fixai sur la peau les deux bouts de cette gaze. L'hémorrhagie produite par l'opération (commencée à 10 heures du matin) fut très faible. A 10 heures et demie le pansement antiseptique était fait et le malade se trouvait dans un état assez satisfaisant.

Je le revis vers 5 heures du soir; il se plaignait de vives douleurs dans le trajet du sus-orbitaire. La paupière supérieure était fortement gonflée et d'un rouge écarlate. Le malade ne pouvait ouvrir l'œil gauche, et il ressentait même de violentes

douleurs dans cet œil quand il essayait d'ouvrir le droit. Je l'engageai à le laisser
fermé. Pas de fièvre. A l'aspect de l'œil, j'admis que le gonflement des tissus avait
provoqué un déplacement des bandes de gaze iodoformée vers le nerf sus-orbitaire
et amené la compression dudit nerf.

J'enlevai la gaze iodoformée, ce qui fit beaucoup souffrir le malade, mais après
l'enlèvement les douleurs sus-orbitaires s'apaisèrent.

Le lendemain, la rougeur et le gonflement de la paupière avaient augmenté d'intensité et l'inflammation avait gagné la paupière inférieure. Il m'était très difficile
d'ouvrir la fente palpébrale; j'aperçus du chémosis de la conjonctive. Des douleurs sourdes se faisaient sentir dans la profondeur de l'œil, qui faisait en avant
un peu plus de saillie qu'avant l'opération. J'éprouvai alors une certaine inquiétude, craignant d'assister au début d'un abcès orbitaire causé par une infection
du tissu rétro-bulbaire, et ayant son point de départ dans le sinus frontal. Le gonflement des tissus était, en effet, tel, qu'il m'était impossible d'introduire une
sonde dans la nouvelle voie créée par l'opération. Je ne pouvais donc pas exécuter
le lavage du sinus à l'aide de drains, ainsi que je me l'étais proposé. De même, le
gonflement de la paupière supérieure avait obstrué la voie artificielle et la fistule,
de sorte que l'écoulement ne se faisait plus en dehors par ces deux voies. La sécrétion purulente du sinus, mêlée à des caillots de sang, se vida par les fosses nasales, ce qui donna au malade et à son entourage l'espoir illusoire d'une guérison
immédiate de l'affection. Je me bornai à un traitement antiseptique de la plaie par
l'iodoforme et à des applications de glace sur l'œil gauche.

Mais ces applications furent bientôt refusées par le malade, car le poids de la
glace le fatiguait sans produire aucun soulagement. J'avais supposé que les douleurs sus-orbitaires avaient été produites par la compression qu'exerçaient sur le
nerf les bouts de la gaze iodoformée. Cette supposition se trouva confirmée, car, le
lendemain de l'opération, le malade m'indiquait que la peau du côté gauche du
front était insensible; or, la partie anesthésiée correspondait exactement au terri-
toire du nerf sus-orbitaire. Cette partie de la peau était en outre le siége d'un léger gonflement œdémateux.

Deux jours après, la sensibilité revint dans cette partie et le gonflement disparut
pendant qu'il s'opérait une desquamation appréciable de la peau.

La rougeur inflammatoire des paupières, le chémosis, ainsi que tous les autres
symptômes inquiétants disparurent peu à peu, et le 4 décembre le malade pouvait
ouvrir la fente palpébrale. Mais sa joie fut de courte durée; en effet, l'écoulement
purulent recommença bientôt à travers l'ancienne fistule, tandis que la nouvelle
voie créée par l'opération s'était déjà refermée par première intention.

L'examen de la fistule me fit reconnaître que l'introduction d'une sonde de fort
calibre était facile. J'ai introduit les sondes boutonnées de Guyon nᵒˢ 8 et 10, et
non seulement le trou livrait un passage suffisant à la sonde, mais encore, pendant
les injections faites à l'aide de cette sonde, il restait un espace qui permettait au
liquide de s'écouler à l'extérieur. L'opération avait donc donné comme résultat la
possibilité d'un lavage plus complet du sinus.

L'état de l'œil était le même qu'avant l'opération : l'acuité visuelle était un peu
diminuée, $\frac{20}{30}$, et le champ visuel rétréci, mais il n'existait pas d'altérations du fond
de l'œil. Le malade se plaignait d'avoir de temps en temps des douleurs se propageant de l'œil vers les profondeurs de l'orbite et de là jusqu'à l'occiput. Ces douleurs se produisaient surtout quand il baissait la tête.

Le malade vidait tous les jours le sinus par éternuements. Je fis une fois par
jour des injections antiseptiques (sublimé et permanganate de potasse). Après
lavage très exact par ces antiseptiques, j'injectais des astringents (nitrate d'argent
1 : 100 et 1 : 50 et sulfate de cuivre dans les mêmes proportions).

L'examen bactériologique du pus contenu dans le sinus fron... exécuté par
notre distingué confrère le docteur Christmas, à l'Institut Pas...   ... la la présence de streptocoques, mais pas de bacilles de la tuberculos...   ... avais donc
espérer guérir ce cas par l'emploi des antiseptiques. Quant au tra... ...ent, rien ne
fut changé pendant les semaines suivantes, sauf que je défendis au malade de vider le sinus par éternuements. Probablement à la suite d'un éternuement trop violent, il s'était produit, le 13 décembre, un emphysème sous-cutané léger et peu

étendu (2 à 3 centimètres) de la partie entourant la fistule. Au bout de deux jours, par l'application d'un bandeau compressif et le massage, ce symptôme, d'ailleurs insignifiant, disparut.

Pendant le lavage du sinus, fait avec une seringue à travers la sonde de Guyon, le liquide injecté sortait, mêlé de pus, soit par les fosses nasales droites, soit par les fosses nasales gauches, soit par les deux narines simultanément. Une forte pression de l'injection facilitait la production de l'écoulement par les narines. J'ai essayé de vider le sinus par aspiration; mais dans ce cas le malade ressentait une impression plus désagréable que lorsque je lui faisais une injection, même à forte pression.

Le 21 décembre, au matin, le malade constatait qu'aucun écoulement ne s'était produit à travers la fistule. Le ptosis gauche était moins prononcé et l'œil moins déplacé. L'acuité visuelle de l'œil gauche était normale, mais le champ visuel toujours un peu rétréci. La mobilité de l'œil était notablement améliorée.

L'écoulement reparut à la suite d'un rhume contracté vers le 25 décembre : j'essayai alors des injections de créoline (1 : 300), qui réussirent parfaitement. Depuis le 31 décembre, pas d'écoulement. Le malade est encore actuellement en traitement. Le déplacement de l'œil gauche est presque nul, le champ visuel est redevenu normal.

Le 12 janvier, la fistule était fermée et il n'y avait pas de diplopie.

A différents points de vue le cas décrit ci-dessus me semble intéressant. D'abord, c'est la *première fois que l'on constate un rétrécissement du champ visuel dans une affection du sinus frontal*. D'autre part, le contenu du sinus s'écoulait sous l'action de la pesanteur, quand le malade penchait la tête en avant.

D'après cette observation, comment devra-t-on ouvrir le sinus frontal? La trépanation du sinus par la paroi orbitaire a des avantages et des inconvénients. En effet, il est très facile de percer la paroi orbitaire, qui est formée par une lame osseuse très mince. Mais on pourrait objecter que, créant de nouvelles voies d'infection, le développement du phlegmon du tissu rétrobulaire et palpébral, pourrait être favorisé. Dans notre cas, et malgré un traitement antiseptique très scrupuleux, une infection s'était développée par la nouvelle ouverture. On pourrait me reprocher de n'avoir pas choisi pour trépaner la paroi orbitaire du sinus, une partie située davantage vers le côté temporal et de n'avoir pas évité, de cette façon, le voisinage fâcheux du nerf sus-orbitaire. Mais, ayant déjà dans le trou préexistant un point de repère d'une haute valeur, je n'avais garde de m'en éloigner.

En outre, il faut considérer que la grandeur du sinus varie beaucoup selon les individus et j'aurais peut-être risqué de ne pas pénétrer dans son intérieur.

J'ai pris toutes les précautions pour protéger le nerf sus-orbitaire. Pour l'opération j'ai fait une nouvelle ouverture, à travers la peau, vers le côté temporal, au lieu d'élargir la fistule, et, grâce à cette précaution, après l'opération, les bouts de la gaze iodoformée dont je me suis servi pour tamponner le sinus n'ont fait aucun mal au malade. Les douleurs n'ont apparu qu'avec le gonflement infectieux du tissu entourant la plaie, et ont été probablement causées par le déplacement des bouts de la gaze vers le côté nasal. Ceux-ci, devenus voisins du nerf sus-orbitaire, l'ont comprimé et ont amené des névralgies sus-orbitaires très fortes suivies d'anesthésie et de troubles vasomoteurs (œdème passager) des parties de la peau animées par ce nerf.

Notons encore l'emphysème du pourtour de la fistule produit par un éternuement trop violent. Ce symptôme sans importance, ne devait pas nous empêcher de conseiller au malade de vider par éternuements le contenu du sinus frontal, tout en lui recommandant une certaine prudence.

Qu'il me soit permis de comparer ce moyen si simple de vider le sinus à la méthode de Valsalva (par la trompe d'Eustache) qui, lorsqu'il y a abus, peut également devenir nuisible au malade. C'est après de nouvelles recherches qu'on pourra préciser dans quel cas il convient d'ouvrir le sinus par la paroi antérieure (frontale) ou par la paroi inférieure (orbitaire), ou bien encore par les fosses nasales. Dans tous les cas, mon observation me semblait digne d'être communiquée à mes confrères.

On connaît bien les symptômes des *tumeurs* du sinus frontal, par exemple le déplacement de l'œil en dehors, en bas et en avant. Il existe d'autres signes concomitants (paralysies des muscles oculaires), qui sont probablement la conséquence de la paralysie des nerfs par compression. Nous citerons, par exemple, un cas d'Elschnig, où une hydropisie du sinus avait déterminé du ptosis et l'impossibilité de mouvement de l'œil (pour Scheff et Zuckerkandl, il s'agissait d'un kyste par rétention d'une glande muqueuse). Wœlfler pratiqua la résection de la paroi du kyste; l'œil reprit sa mobilité normale, mais le ptosis persista.

Les polypes du sinus frontal ont une certaine importance en clinique, parce qu'en se développant, et par le fait d'ostéoporose, ils peuvent perforer la paroi orbitaire du sinus. G.-N. Walker a observé un cas d'abcès orbitaire, qui récidiva plusieurs fois et guérit après extirpation de polypes du sinus frontal.

Pour les particularités relatives aux tumeurs du sinus frontal, nous renvoyons aux traités de chirurgie.

b. **Affections du sinus maxillaire.** — Les *troubles oculaires* qui se développent dans le cours des maladies du sinus maxillaire sont d'origine *réflexe* ou causés par un processus pathologique (*infection, tumeurs*). Les altérations de la muqueuse du sinus sont le plus souvent la conséquence d'affections dentaires. Aussi, dans les maladies du sinus maxillaire, les troubles réflexes sont-ils moins connus, parce qu'ils sont généralement attribués aux affections dentaires.

A propos des *troubles oculaires réflexes*, nous avons déjà dit que c'est Ziem qui a découvert le rétrécissement du champ visuel, dans

une affection du sinus maxillaire; mais il en donne une fausse inter-
prétation. A notre avis, ce symptôme est d'origine réflexe. Ziem
admet que le pus, en se collectant dans le sinus maxillaire, peut
entraîner l'ectasie de ce sinus. Il considère le rétrécissement du champ
visuel comme très vraisemblablement causé par la compression
exercée sur le nerf optique par la paroi supérieure du sinus devenue
ainsi proéminente. « Dass durch eine Eiteransammlung in der letz-
teren und eine Ectasie des Sinus ein Druck auf den an der oberen
Wand desselben verlaufenden N. opticus zu Stande kommen, ist
allerdings warscheinlich. »

Mais cette explication est en désaccord avec les données anatomiques. Une ectasie de la paroi supérieure du sinus, qui comprimerait
le nerf optique, devrait d'abord provoquer de l'exophthalmie et des
troubles dans la mobilité de l'œil. Or, ces symptômes n'existaient pas
dans le cas de Ziem. C'est pour cette raison que je ne puis partager
son avis et que je ne pense pas qu'un processus de cette nature puisse
produire l'atrophie du nerf optique.

Mentionnons encore comme troubles oculaires réflexes, dans les
maladies du sinus maxillaire, la parésie de l'accommodation, l'amblyopie, l'amaurose (?), l'hypérémie veineuse de la papille, la
mydriase. Ce dernier signe réflexe, produit par irritation du trijumeau, s'observe même dans le sondage du canal naso-lacrymal (Rampoldi). Dans un cas de Ziem, tous ces symptômes disparurent après
la trépanation du sinus maxillaire.

Parmi les *affections secondaires infectieuses* que l'on a observées à
la suite de maladies du sinus, nous citerons l'abcès orbitaire, dont
nous expliquons le développement de la même façon que pour le
sinus frontal. Ziem, qui en a observé un cas accompagné de symptômes de dacryocystite, admet que le pus est transporté, par les
vaisseaux, du sinus vers l'orbite. Je ne crois pas que, jusqu'à ce jour,
l'examen anatomo-pathologique ait encore fait découvrir ce chemin
fourni par les vaisseaux. Dans le cas où il n'y aurait pas de solution de continuité entre le sinus maxillaire, d'une part, le canal
naso-lacrymal et l'orbite, d'autre part, on pourrait faire jouer à une
ostéo-périostite de cette paroi le rôle d'intermédiaire entre les affections des organes en question. La paroi qui sépare le canal naso-
lacrymal du sinus maxillaire est toujours extrêmement mince. On
peut également expliquer par l'intermédiaire du sinus maxillaire, les
cas d'abcès de la paupière inférieure causés par l'ostéo-périostite
d'une racine dentaire (Caspar).

Pour l'exophthalmie due à des tumeurs du sinus maxillaire, nous
renvoyons aux traités de chirurgie.

c. **Affections des cellules ethmoïdales.** — Comme *troubles oculaires d'origine réflexe*, on n'a constaté que du larmoiement, qui

accompagne des accès de céphalalgie. Les affections des cellules ethmoïdales sont généralement la conséquence d'une maladie du nez ou des autres sinus; mais il se peut aussi qu'une affection orbitaire se propage aux cellules. L'extension vers l'orbite d'une *inflammation* des cellules ethmoïdales a été observée à plusieurs reprises, à la suite d'un simple rhume (Hartmann, Schaefer), ou d'ulcères des fosses nasales, ou même d'une affection de la cavité naso-pharyngienne. Dans le cas déjà mentionné, de Schaefer, le malade mourut, l'inflammation de l'orbite s'étant propagée aux méninges en suivant les gaines du nerf optique.

La *carie des cellules ethmoïdales* peut être ou ne pas être accom-

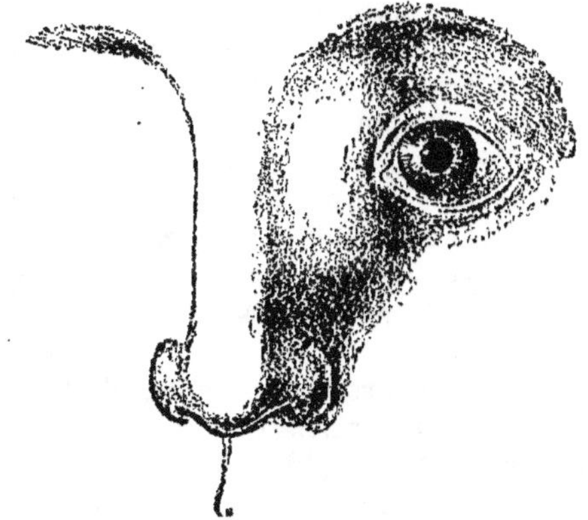

Fig. 14. — Ectasie du sinus frontal et des cellules ethmoïdales, d'après C.-J.-M. Langenbeck (1819).

pagnée d'affections oculaires. Elle peut déterminer, par exemple, les symptômes suivants :

1° Abcès orbitaire, avec sécrétion nasale purulente du même côté;

2° Emphysème orbitaire, lorsque la carie établit une communication entre les cellules ethmoïdales de l'orbite;

3° Détachement lent de quelques parties de l'ethmoïde, (dans la syphilis), et propagation, à travers la lame criblée, d'une infection déterminant une méningite;

4° Détachement subit d'un grand morceau de l'ethmoïde nécrosé et chute de ce morceau dans le larynx; d'où accès de suffocation, ou mort par méningite (Baratoux).

L'affection connue sous le nom d'*hydropisie des cellules ethmoïdales* peut entraîner la disparition des parois situées entre les diverses cellules; plus tard elle peut les faire communiquer avec d'autres cavités, lorsque les parois osseuses qui les séparent viennent à être détruites; enfin, ces cavités elles-mêmes peuvent communiquer avec l'orbite (cas de Langenbeck). Les symptômes sont surtout l'exophthalmie et les signes ordinaires d'une tumeur de l'orbite.

Quant aux *tumeurs* des cellules ethmoïdales (ostéomes, fibromes, cancers, polypes), elles sont très fréquemment accompagnées de troubles oculaires.

Dans la première période, lorsque la tumeur est encore contenue dans les parois des cellules, elle ne détermine pas de symptômes, ou bien on observe de la céphalalgie revenant sous forme d'accès (trijumeau), d'autres fois une sensation de chaleur dans la tête, ou bien encore des accès d'épistaxis. Dans la deuxième période, la tumeur, en se développant, détermine l'ectasie des parois des cellules. Dans la troisième période, elle se propage dans les cavités voisines.

Parmi les parois des cellules ethmoïdales, c'est la *lame papyracée qui est atteinte la première* d'ectasie. On voit alors une tumeur de la paroi interne de l'orbite, qui en se développant, remplit la cavité et déplace le globe oculaire vers le côté temporal. Les symptômes sont les mêmes que ceux qu'on observe généralement dans les tumeurs de l'orbite. Les mouvements qui tendent à diriger le globe oculaire sont gênés. La réfraction est diminuée (on observe de l'hypermétropie dans des yeux qui étaient emmétropes — voir le cas de Knapp). L'acuité visuelle peut rester normale, surtout si l'accroissement de la tumeur, est lente ou bien elle est diminuée jusqu'à l'amaurose. On a quelquefois observé le développement d'opacités de la cornée causées par le lagophthalmos dû à l'exophthalmie. Dans un seul cas, il se produisit une atrophie de l'œil, déterminée par une suppuration de la cornée, consécutive à une lagophthalmie. Le champ visuel, examiné plusieurs fois, a été trouvé normal, ce qui réfute la théorie émise par Ziem pour expliquer le rétrécissement du champ visuel dans les affections du sinus maxillaire. A l'examen ophthalmoscopique, on a constaté une névrite optique qui, dans un cas de Knapp, était accompagnée d'une atrophie partielle de la choroïde et de la production de brides (plis), dans la partie de la rétine située entre la macula et la papille optique. Presque toujours après l'extirpation de la tumeur, l'acuité visuelle s'améliora ou se rétablit complètement; plus tard, les mouvements de l'œil redeviennent normaux.

Dans quelques cas, au début du développement de la tumeur, on a constaté du larmoiement, soit qu'il se fût agi d'un phénomène réflexe, soit que l'accroissement de la tumeur eût provoqué la compression du canal naso-lacrymal. Ce canal peut même être rempli complètement par la néoplasie dans des cas de tumeurs malignes de l'ethmoïde.

En se développant, les tumeurs diminuent d'abord la cavité des fosses nasales, puis elles l'obstruent complètement. Ces symptômes servent à établir le diagnostic des tumeurs des cellules ethmoïdales. Si leur accroissement continue, ces tumeurs, qui remplissent la fosse nasale d'un côté, provoquent un déplacement de la cloison et finissent par obstruer complètement la fosse nasale du côté opposé. Elles se propagent ensuite dans la cavité naso-pharyngienne et refoulent

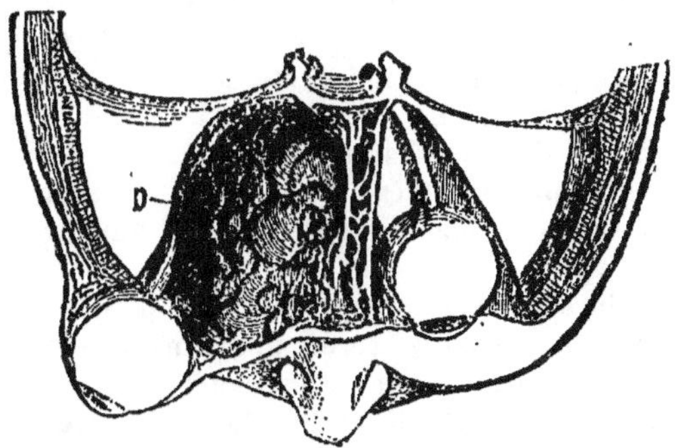

Fig. 15. — Ostéome des cellules ethmoïdales, d'après Maisonneuve (Schéma).

en bas les os du palais situés du côté malade. Le patient respire alors la bouche ouverte, son langage devient nasillant, la respiration et la déglutition deviennent difficiles et le sens de l'odorat s'affaiblit ou disparait tout à fait.

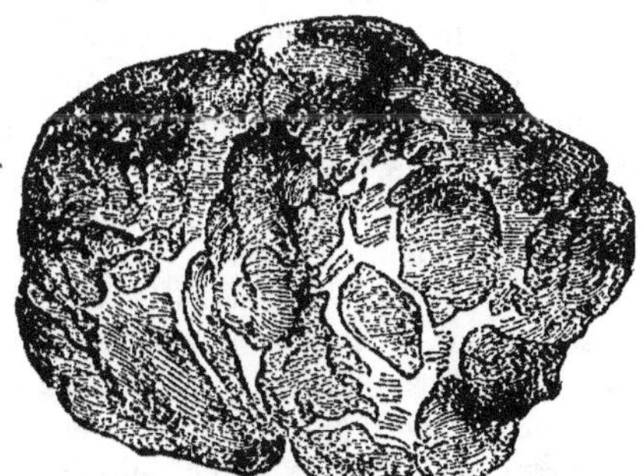

Fig. 16. — Ostéome des cellules ethmoïdales, d'après Maisonneuve. (D'après une photographie.)

La présence de troubles oculaires a également une certaine valeur lorsqu'il s'agit d'établir le diagnostic d'une *fracture de l'ethmoïde*. Dans cette fracture, on observe les symptômes suivants : 1° un écoulement continu du liquide céphalo-rachidien par le point qui met en communication la paroi supérieure des cellules ethmoïdales avec les fosses nasales ; 2° de l'épistaxis du côté lésé ; 3° une dislocation et une mobilité anormale de la paroi interne de l'orbite; 4° le développement d'un emphysème orbitaire ou orbito-palpébral.

Des expériences que j'ai faites sur le cadavre m'ont montré que les symptômes de l'emphysème peuvent même permettre d'établir le point où siège la fracture de la lame papyracée. Si cette fracture est bornée à la partie postérieure de l'orbite, elle ne produit que de l'emphysème orbitaire; si elle est située à un demi-centimètre en arrière du sac lacrymal, l'emphysème orbitaire est accompagné d'emphysème conjonctival et palpébral. De même, dans les fractures de la paroi interne de l'orbite, si le nerf ethmoïdal postérieur était atteint, il devrait en résulter une anesthésie partielle de la muqueuse nasale; mais on ne possède pas encore d'observations cliniques sur ce fait important.

Un cas de fracture par contre-coup de la lame papyracée publié par Baasner, ne me semble pas encore suffisamment éclairci. L'œil du côté blessé était déplacé en dehors et en avant; il existait un écoulement blanchâtre continu par la narine du même côté. En pressant sur l'œil, on faisait écouler du pus par le nez, et l'œil reprenait ensuite sa place normale. Le cas guérit en faisant le drainage de l'orbite et en pratiquant des injections antiseptiques. Il est probable qu'il s'était développé d'abord de l'emphysème orbitaire et que la cavité de nouvelle formation s'était ensuite remplie de pus.

d. **Affections du sinus sphénoïdal.** — Lorsque j'eus démontré qu'il était possible de diagnostiquer les maladies du sinus sphénoïdal, plusieurs confrères ont porté leur attention sur ces affections. Depuis ma publication sur la chirurgie du sinus sphénoïdal, dans laquelle j'ai donné une bibliographie étendue sur ce sujet, plusieurs nouveaux cas de maladies du sinus sphénoïdal ont été guéris par son ouverture.

Comme *troubles réflexes oculaires*, on observe, dans les affections de la muqueuse du sinus sphénoïdal, qui se rattachent généralement à celles du nez, le resserrement de la fente palpébrale, le larmoiement, la photophobie, le blépharospasme. La céphalalgie concomitante affecte l'occiput, ou bien atteint par irradiation les autres branches du trijumeau. Dans un cas, par exemple, observé par Roux, la névralgie affectait le nerf sous-orbitaire, ce qui a fait admettre par cet auteur la présence d'un processus pathologique dans le sinus maxillaire. Il fit la trépanation de ce sinus : mais l'autopsie démontra qu'il y avait une lésion du sinus sphénoïdal.

On ne peut pas diagnostiquer une affection du sinus sphénoïdal avant que le processus n'ait atteint les organes voisins, surtout le nerf optique.

Nous avons déjà rappelé que le canal optique est sur la limite supéro-externe du sinus sphénoïdal. Des recherches anatomiques m'ont prouvé que la paroi qui sépare le sinus du canal optique est généralement très mince ; mais, exceptionnellement, elle peut être très épaisse d'un côté, ou même des deux côtés. Quelquefois, lorsque cette paroi est mince, elle présente des solutions de continuité qui font que la gaine du nerf optique est recouverte par la muqueuse du sinus.

Plusieurs auteurs ont observé également des solutions de continuité sur la selle turcique. On comprend ainsi comment un processus inflammatoire peut se propager du sinus vers le nerf optique et les méninges.

Ces solutions de continuité peuvent être aussi produites par l'atrophie sénile des os. Demarquay, par exemple, a vu survenir, chez un vieillard, la cécité et une méningite, à la suite d'une inflammation du sinus sphénoïdal, prouvée par l'autopsie. Cette inflammation avait été causée par une injection nasale très forte de nitrate d'argent, dans un cas où il s'était produit plusieurs récidives, après l'arrachement de polypes.

Un simple *rhume*, lorsque l'inflammation se propage vers le sinus, peut menacer la vue ; il faudrait, je crois, expliquer ainsi plusieurs cas de névrite rétro-bulbaire aiguë par refroidissement.

En se livrant à des recherches attentives, on est étonné de voir combien il est fréquent que la névrite rétro-bulbaire soit précédée d'un rhume aigu. J'ai proposé de donner à ces cas de névrite ou de périnévrite rétro-bulbaire le nom de « canaliculaires ».

Il est difficile d'expliquer autrement comment le nerf optique, situé dans la profondeur de l'orbite, puisse être affecté par le refroidissement, tandis que l'œil lui-même reste intact.

Il existe un symptôme, observé pour la première fois par Ilock, qui possède une grande valeur pour le diagnostic de cette forme de névrite ou péri-névrite rétro-bulbaire. Lorsqu'il y a de l'inflammation de la gaine du nerf optique, en dedans du canal optique (1), et que l'on comprime l'œil en arrière, le malade éprouve une certaine douleur. Ce symptôme ne se rencontre jamais, d'après Uhthoff, dans la névrite rétro-bulbaire d'origine toxique. On trouve aussi d'autres symptômes concomitants, dans la névrite optique canaliculaire : les mouvements de l'œil sont douloureux et il se produit de la douleur dans l'œil et dans le front. Au début, l'examen ophthalmoscopique est toujours négatif ; mais, dans les cas avancés, on trouve les signes de la névrite optique.

Dans cette névrite résultant d'une péri-névrite optique *intra canalem opticum*, l'amaurose se manifeste en général très rapidement. Le plus souvent, la névrite rétro-bulbaire aiguë n'affecte qu'un seul côté ; mais

____

(1) Leber, Graefe, *Saemisch Handbuch*, V, p. 813.

il est des cas où le processus envahit les deux yeux, en produisant
une amblyopie subite ou de l'amaurose. Dans la névrite rétro-bulbaire
aiguë bilatérale, les deux yeux sont toujours atteints d'amaurose *l'un
après l'autre* [Perlia (1)]. Le canal optique étant très étroit, il est facile

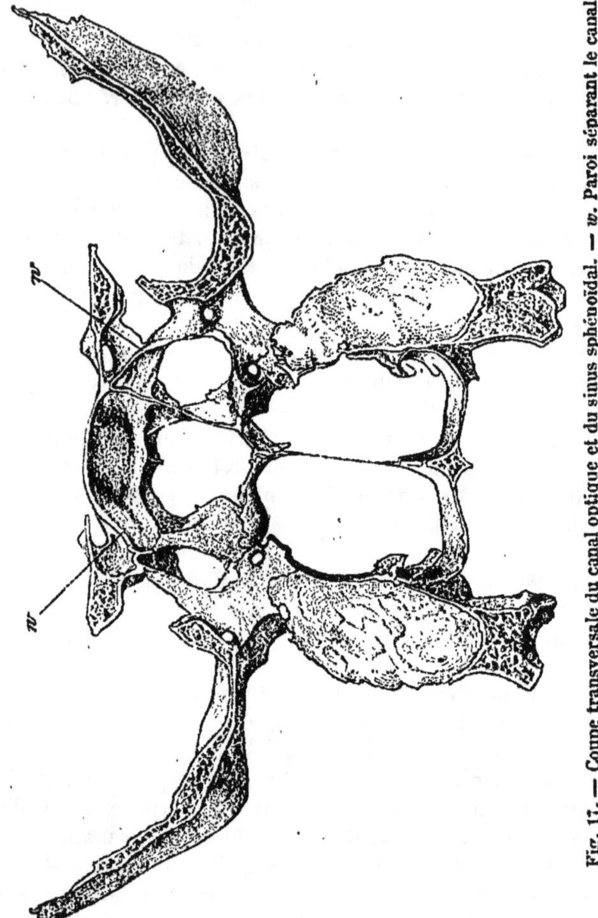

Fig. 17. — Coupe transversale du canal optique et du sinus sphénoïdal. — *w*. Paroi séparant le canal optique du sinus sphénoïdal.

de comprendre que le gonflement de la gaine optique puisse entraver
le fonctionnement des fibres nerveuses. On n'a encore donné aucune
explication de ces cas de névrite rétro-bulbaire. On a seulement

(1) Perlia, *Klin. Monatsbl.*, 1866.

constaté que l'affection a son siège dans le canal optique et qu'elle est causée par un refroidissement. On obtient de bons résultats thérapeutiques en provoquant, chez le malade, la sécrétion de la sueur. La guérison peut être complète; néanmoins le pronostic est sérieux.

Mon observation a porté sur trois cas, dont deux se sont terminés par une amaurose unilatérale :

1° Une femme de vingt-sept ans remarqua, à la suite d'un refroidissement et d'un rhume, qu'elle ne voyait plus du tout de l'œil gauche. Elle consulta son médecin, qui ne trouva pas d'altération du fond de l'œil et la tranquillisa, en lui donnant l'assurance que ces troubles oculaires seraient passagers. J'ai eu l'occasion d'examiner la malade dix ans après : la pupille gauche était dilatée et ne réagissait pas à la lumière; la papille optique était atrophiée, et il n'y avait pas de trace de sensations lumineuses.

2° Un médecin, le docteur C. de Klagenfourt, s'aperçut par hasard que, lorsqu'il fermait un œil, il ne voyait pas de l'autre. Il consulta aussitôt un professeur d'ophthalmologie, qui constata l'amaurose et, quelque temps après, l'atrophie du nerf optique. Cette amaurose persista. Le malade avait conservé pendant très longtemps un rhume compliqué de céphalalgie.

3° Dans un troisième cas, l'amaurose disparut complètement. Le docteur P..., âgé de soixante-huit ans, bien connu comme médecin et comme savant, m'a raconté qu'à Carlsbad, au moment où une mouche volait vers son œil droit, il ferma les paupières et remarqua qu'il ne voyait pas de l'autre œil. Un professeur d'ophthalmologie, de passage à Carlsbad, constata effectivement que l'œil était bien amaurotique, mais que le fond en était normal; la pupille ne réagissait pas à la lumière. On attribua à un refroidissement la cause de ces troubles oculaires et l'on essaya un traitement sudorifique par le salicylate de soude. L'acuité visuelle se rétablit complètement.

La *carie* et la *nécrose du corps du sphénoïde* peuvent également produire ou ne pas produire de troubles oculaires. Lorsqu'ils se manifestent, la propagation du processus se fait vers le nerf optique, l'orbite, etc. On a constaté, par exemple, dans cette affection :

1° La cécité subite unilatérale, avec phlegmon orbitaire. Plusieurs autopsies ont prouvé que cette cécité était produite par une périnévrite du nerf optique, dans le canal optique;

2° Quelques parties de l'os peuvent se détacher lentement sans déterminer aucun trouble oculaire; puis, il survient une méningite;

3° Une partie de l'os se détache subitement et est expulsée par le nez;

4° Il se produit une perforation de la paroi qui sépare le sinus sphénoïdal du sinus caverneux, et il en résulte une hémorrhagie mortelle;

5° Un abcès rétro-pharyngien se développe;

6° Il s'établit une thrombose du sinus caverneux et de la veine ophthalmique, consécutivement à celle du sinus veineux circulaire de la selle turcique;

7° Il y a perforation de la paroi inférieure du sinus sphénoïdal, sans aucun autre symptôme.

Pour le diagnostic des *tumeurs du sinus sphénoïdal*, la constatation des troubles oculaires peut avoir une grande importance. Pendant le développement de ces tumeurs, on peut distinguer quatre périodes :

1° La tumeur reste enfermée entre les parois du sinus : il n'existe aucun symptôme, ou de la céphalalgie seulement ;

2° La tumeur, en augmentant de volume, élargit les parois du sinus sphénoïdal, amène leur atrophie et détermine la compression des organes voisins. Cette compression peut ne s'exercer que sur l'un des nerfs optiques ou les affecter tous les deux, et entraîner ainsi l'amaurose unilatérale ou totale ;

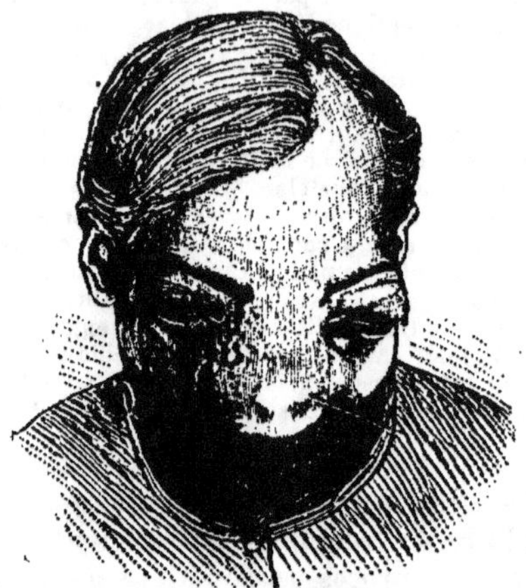

Fig. 18. — Déformation de la face par une tumeur (sarcome) occupant les cellules ethmoïdales et le sinus sphénoïdal (d'après Loewy).

3° Dans la troisième période, la tumeur se propage en dehors des parois du sinus. Elle arrive dans la cavité naso-pharyngienne, dans les cellules ethmoïdales, dans l'orbite et enfin dans la cavité crânienne. La perforation du crâne peut ne se manifester par aucun symptôme ou par des céphalalgies très violentes ;

4° La quatrième période est caractérisée par des métastases dans divers organes (tumeurs malignes).

Pendant le cours du développement de ces tumeurs, il se produit souvent des accès épileptiformes.

Si la tumeur augmente rapidement de volume, il se déclare de la méningite ou un abcès cérébral, peu de temps après la perforation de la base du crâne.

Les tumeurs et les autres altérations morbides qui se développent dans le sinus sphénoïdal et compriment le nerf optique dans son canal compriment en même temps l'artère ophthalmique qui accompagne le nerf, sans cependant qu'on puisse constater de phénomènes indiquant l'anémie de l'organe de la vision. En voilà la raison anatomique. Nous savons, d'après Cruveilhier et Testut, qu'il existe plusieurs rameaux d'anastomoses entre l'ophthalmique et les branches des carotides externe et interne :

1º Des rameaux orbitaires de l'artère sous-orbitaire (branche de la maxillaire interne) communiquent avec la palpébrale (branche de l'ophthalmique) ; 2º au niveau de la fente sphénoïdale, dans la partie la plus étroite de cette fente, plusieurs rameaux de la méningée moyenne pénètrent dans l'orbite et doivent s'anastomoser avec l'ophthalmique ; 3º il y a des anastomoses de l'artère faciale avec l'ophthalmique dans le grand angle de l'œil (Cruveilhier) ; 4º Testut mentionne spécialement les anastomoses de l'artère lacrymale (de l'ophthalmique) avec la temporale profonde antérieure ; 5º les artères ethmoïdales antérieure et postérieure fournissent des rameaux qui doivent s'anastomoser avec les vaisseaux de la méningée moyenne (l'anastomose se fait par les trous de la lame criblée de l'ethmoïde).

Les *fractures du corps du sphénoïde* produisent les symptômes suivants :

1º Dans les fissures de la paroi supérieure du sinus sphénoïdal, on observe l'écoulement du liquide céphalo-rachidien par le nez ;

2º Le détachement d'un morceau du corps du sphénoïde peut blesser la carotide interne, en dedans du sinus caverneux, et causer l'exophthalmie pulsatile (Nélaton, Delens) ;

3º En se continuant dans le canal optique, la fracture peut amener la compression ou la déchirure du nerf optique dans ce canal et, par suite, l'amaurose ;

4º Si la fissure suit les trous rond ou ovale, elle produit l'anesthésie de la deuxième ou de la troisième branche du trijumeau. Il peut exister en même temps une déchirure ou une blessure d'autres nerfs cérébraux.

En ce qui concerne la nature des troubles oculaires, nous pouvons dire que le *rétrécissement du champ visuel* caractérise plus spécialement les tumeurs du sinus sphénoïdal. Au début, il est temporal et se propage ensuite concentriquement. C'est le centre du champ visuel qui reste intact le plus longtemps. Voici comment j'explique ce fait. Les fibres du nerf optique, voisines du sinus sphénoïdal, se terminent dans la partie interne de la rétine, et c'est cette partie qui est affectée à la portion temporale du champ visuel. Comme dans le canal optique, les fibres qui se terminent dans la macula sont situées, d'après les expériences de Samelsohn, dans l'axe du nerf, ce sont elles qui sont atteintes les dernières par la tumeur, puisqu'elle se propage de la périphérie vers l'axe.

A l'examen ophthalmoscopique, on observe la névrite optique, puis l'atrophie du nerf optique.

J'ai recueilli, dans une monographie, 23 cas d'amaurose consécutive à une affection du sinus sphénoïdal ; l'autopsie a démontré que l'amaurose avait été produite par la compression du nerf optique dans le canal optique. J'ai signalé deux nouveaux cas dans ma « Chirurgie du sinus sphénoïdal » ; il faudrait aujourd'hui y ajouter les cas de Nettleship (amaurose par exostose du sphénoïde), Smith (hyperostose des grandes ailes du sphénoïde) et Loewy (sarcome du sphénoïde et de l'ethmoïde).

Les cas où les troubles oculaires ne se présentaient que d'un côté ou manquaient entièrement m'avaient fait soupçonner qu'il devait exister des différences d'épaisseur, dans la paroi qui sépare le sinus sphénoïdal du canal optique ; c'est ce que j'ai, en effet, vérifié par l'examen anatomique.

En se développant davantage, la tumeur peut remplir le canal optique, séparer les parties intra-orbitaire et intra-crânienne du nerf optique et se propager dans l'orbite ; il en résulte de l'exophthalmie et tous les autres symptômes des tumeurs de l'orbite.

A mon avis, toutes les fois que l'on soupçonne l'existence d'une affection du sinus sphénoïdal, surtout en présence d'une tumeur rétro-pharyngienne, il est nécessaire de pratiquer l'examen ophthalmoscopique et celui du champ visuel.

c. — TROUBLES OCULAIRES DANS LES AFFECTIONS DES SINUS CAUSÉES PAR LES MALADIES INFECTIEUSES.

Un certain nombre de troubles oculaires qui se développent dans le cours de quelques maladies infectieuses peuvent trouver leur cause dans l'existence concomitante d'affections des sinus. Les autopsies ont prouvé combien les affections des sinus sont fréquentes dans les maladies infectieuses, surtout dans la *fièvre typhoïde*, dans la *pneumonie* et dans l'*influenza*. Les altérations des sinus, dans la fièvre typhoïde, ont été constatées anatomiquement par Giell (1860), Kern (1856), Vogel, Zuccarini et surtout par Weichselbaum (1). Ce dernier a observé également que ces altérations étaient très fréquentes dans la pneumonie (2) et dans l'influenza. Il a trouvé des pneumocoques accompagnés ou non du staphylococcus pyogenes aureus dans les sinus de personnes mortes d'influenza ou de pneumonie, et il lui semble très probable que, dans les cas de méningite, c'est par cette voie que les microbes ont pu pénétrer dans le crâne.

Pour la fièvre typhoïde, on n'a pas encore trouvé le bacille d'Eberth dans les sinus ; mais on sait que, même plusieurs mois après la terminaison de cette maladie, on peut le rencontrer dans des abcès sous-périostaux (Cornil). Il est possible d'ailleurs, que d'autres mi-

---

(1) Weichselbaum, cité par Berger et Tyrman, *loc. cit.* p. 20.
(2) Weichselbaum, *Wiener Gesellschaft d. Aerzte*, 1888, 10 novembre.

crobes se greffent aussi sur les muqueuses des sinus, qui sont atteintes dans la fièvre typhoïde.

Certains troubles oculaires du début de l'influenza sont absolument analogues à ceux que nous avons étudiés, comme symptômes réflexes, dans les affections du nez et des sinus; tels sont : la photophobie, l'hypérémie conjonctivale, l'injection péri-cornéenne. La douleur dans les muscles de l'œil pendant leurs mouvements, la fatigue de ces muscles pendant le travail rappellent les symptômes réflexes ayant leur origine dans le trijumeau. On observe très souvent de l'asthénopie musculaire, au début de l'influenza. Eversbusch a essayé d'expliquer les sensations douloureuses dans les muscles de l'œil par l'action des ptomaïnes; mais on sait actuellement que les ptomaïnes ne produisent la paralysie des muscles qu'à la fin de la maladie. Il se produit généralement aussi, dans l'influenza, des douleurs orbitaires analogues à celles que l'on observe dans les affections des cavités voisines du nez.

Quelques variétés d'affections du nerf optique consécutives à l'influenza ne peuvent être expliquées que par une altération siégeant en dedans du canal optique (Bergmeister), et ce sont particulièrement ces variétés qui répondent tout à fait à ce que nous savons de la névrite optique rétro-bulbaire canaliculaire ; elles guérissent aussi très bien par les injections hypodermiques de pilocarpine (Landsberg).

D'autres affections du nerf optique que l'on rencontre dans l'influenza, le scotome central, par exemple, sont d'origine toxique (ptomaïnes); je le montrerai, d'ailleurs, dans une autre partie de cet ouvrage.

Quant à la névrite optique rétro-bulbaire canaliculaire, il est probable qu'elle provient de la propagation, à la gaine du nerf optique, de l'inflammation de la muqueuse du sinus sphénoïdal. (Voir Chirurgie du Sinus sphénoïdal, du Dr E. Berger, p. 31.)

Il est vraisemblable que certaines névralgies du trijumeau, qui se développent pendant ou à la suite de l'influenza (Mispelbaum) (1) sont le résultat de l'état d'irritation des filets terminaux du trijumeau, situés dans les cavités voisines du nez. On a vu de ces névralgies (sus-orbitaires et sous-orbitaires), se montrer réfractaires au traitement électrique.

J'ai observé, dans l'épidémie d'influenza de 1889-90, un cas de névralgie sus-orbitaire droite très violente, accompagnée de photophobie, de blépharospasme et d'injection péri-cornéenne (affection probable du sinus frontal), dont la guérison survint en quelques jours, après un écoulement de sécrétion purulente par la narine droite. Il me semble également probable que les abcès très profonds des

____

(1) Mispelbaum, Ueber, Psychosen nach Influenza. *Zeitsch. f. Psychiatrie*, 1890, fasc. I.

paupières supérieures, que l'on a constatés à la suite de l'influenza (Landolt et autres auteurs) sont la conséquence d'affections du sinus frontal. Je crois de même qu'un cas décrit par Lyder Borthen comme abcès métastatique de l'orbite, et qui s'est ouvert dans l'angle interne de l'œil, est dû à la propagation d'une inflammation des sinus vers le tissu orbitaire. (*Klin. Monatsbl.*, 1891.)

Dans un cas de Weichselbaum (1) concernant un jeune homme, l'influenza se compliqua, huit jours après son début, d'un abcès de la paupière supérieure qui fut incisé. Le lendemain, des phénomènes méningitiques éclatèrent et le malade ne tarda pas à succomber. Ici, comme dans tous les cas d'influenza examinés par Weichselbaum, les sinus étaient gorgés de pus.

Ces abcès orbitaires peuvent même n'apparaître que quelques semaines après la terminaison de la maladie.

Je n'ose pas affirmer que les affections des sinus sont également la cause de l'apparition de certains troubles oculaires dans toutes les autres maladies infectieuses. Mais cette voie de propagation du processus vers l'organe de la vue a été établie pour la *fièvre typhoïde*.

Nieden (2) a publié un cas de névralgie sous-orbitaire droite et de blépharospasme du même côté après une fièvre typhoïde suivie d'une rhinite suppurative droite.

On fit la trépanation; il s'écoula du pus venant du sinus maxillaire, et le tic douloureux ainsi que le blépharospasme disparurent.

Les affections des cavités voisines du nez peuvent persister pendant des années après la terminaison de la fièvre typhoïde. Elles provoquent, par voie réflexe, des céphalalgies, du blépharospasme et même des spasmes cloniques des muscles de la face, semblables au tic convulsif ; c'est ce que j'ai observé une fois.

Pour expliquer comment ce dernier symptôme se rattache à un trouble réflexe d'origine du trijumeau, il suffit de rappeler un cas de Leber, dans lequel la névrectomie du nerf sus-orbitaire fit disparaître le tic convulsif. Voici l'observation du cas que j'ai recueillie moi-même dans ma clinique :

M. G..., âgé de vingt-huit ans, se présenta avec un clignotement des paupières et des contractions cloniques des muscles de la face. Il n'avait jamais été malade dans son enfance; mais, cinq ans auparavant, il avait été atteint de la fièvre typhoïde. Dans la convalescence de cette maladie, des maux de tête se déclarèrent, et, depuis ce temps, les accès de céphalalgie se renouvelèrent très fréquemment. Les douleurs étaient localisées des deux côtés, dans la région sourcilière, dans le front et dans la joue. L'examen ophthalmoscopique ne révéla aucune anomalie; il existait une myopie de une D., une légère conjonctivite, du larmoiement, de la photophobie, et de l'injection péri-cornéenne. L'acuité et le champ visuels étaient normaux.

(1) Weichselbaum, Wiener Ges. d. Aerzte, 1890, 31 janvier.
(2) Nieden, *Arch. f. Augenheilk.*, XIV, fasc. 3,4.

L'examen rhinoscopique montra qu'il existait un léger gonflement de la muqueuse des cornets moyen et inférieur.

Les nerfs sus et sous-orbitaires étaient un peu sensibles à la pression; les douleurs, par leur localisation, me firent penser que le blépharospasme pouvait être un symptôme réflexe d'une affection des cavités voisines du nez. Je fis alors pratiquer le lavage du nez et des cavités voisines avec une solution de chlorure de sodium et de bicarbonate de soude, d'après la méthode de Kessel. Quelques injections suffirent pour soulager les douleurs névralgiques et, après un mois de traitement, le malade se présenta à ma clinique entièrement guéri; le blépharospasme existant depuis la convalescence de la fièvre typhoïde et les maux de tête avaient complètement disparu. Cinq mois après, j'ai revu le malade et j'ai pu constater qu'il était toujours en parfait état.

Ce chapitre a eu pour but d'attirer l'attention de nos confrères sur le rôle important des cavités voisines du nez dans la production de quelques troubles oculaires (1). Je demeure convaincu que celui de nos collègues qui voudrait s'adonner à l'étude attentive de cet intéressant sujet y ferait encore de nombreuses découvertes, susceptibles d'expliquer l'origine de troubles oculaires dont la cause nous échappe aujourd'hui.

Les maladies des sinus sont généralement considérées comme des raretés. Il n'en est rien cependant; c'est leur diagnostic qui est rarement établi. L'origine des troubles réflexes que provoquent ces affections nous échappe donc très fréquemment.

Pour le traitement des maladies des sinus, dont la guérison fait disparaître les troubles oculaires, je renvoie surtout à l'importante communication de Bresgen (2), et à ma brochure sur la chirurgie du sinus sphénoïdal.

BIBLIOGRAPHIE.

Troubles oculaires dans les maladies des fosses nasales. — *Foerster*, Graefe u. Saemisch Handbuch, VII, p. 62. — *Jacobson*, Beziehungen der Veraenderungen u. Krankh. d. Sehorganes zu Allgemein u. Organleiden, p. 72. — *Burow*, cité chez *Jacobson*, loc. cit., p. 121. — *De Lapersonne*, Archives d'ophthalmologie, 1885, sept.-oct. — *Rampoldi*, Annali di oftalmologia, 1885, F. 4. — *Rothziegel*, Wiener med. Bl. — *Gräning*, Medical Record, 1886, 30 janvier. — *Nieden*, Archiv f. Augenheilk., XVI, p. 381 (1886). — *Berger*, Ibidem, XVII, p. 293 (1887). — *Hamilton*, Journal of Laryngologie, juin 1890. — *Ziem*, Allgem. med. Centralzeitung, 1886, n° 23. — Centralbl. f. Augenheilk.; 1887, p. 358. — Berlin. klin. Wochenschr., 1888, n° 23. — Ibidem, 1889, n° 5. — *Lennox-Brown*, Brit. med. Journ., 28 mai 1887. — *Hack*, Deutsche med. Wochenschr., 1886, n° 25. — *Hirschberg*, Virchow's Archiv, LXIII, p. 270. — *Ponfick*, Centralbl. f. med. Wissensch., 1887, n° 3. — *Boerne Bethmann*, Chicago med. Soc., 1887, 17 janvier. — *Schmidt-Rimpler*, Klinische Monatsbl. f. Augenheilk.; octobre 1887. — *Rotholz*, Deutsche med. Wochenschr., 1887, n° 52. — *Favarelli e Kruch*, Annali di oftalmologia, 1885, fasc. 3. — *F.-W. Maxwell*, Brit. med. Journ., 1888. — *Wagenmann*, Graefe's Archiv, XXXV, 4. — *Knapp*, Amer. Ophthalm. Soc., 1882. — *Trousseau*, Soc. d'ophthalmologie de Paris, 1889, avril. — *Augagneur*, De la kérato-conjonctivite phlycténulaire, Lyon, 1888. — *Abadie*, Soc. d'ophthalmologie de Paris, novembre 1888. — *Despagnet*, Rev. d'ophthalm., 1889, sept. — Soc. franç. d'ophthalm., 1889. — *A. Bronner*, Amer. Journ. of ophthalm., 1889, novembre. — *Moauro*, Giornale de l'Associazone dei Naturalisti e Medici, 1889. — *C.-H. Moore*, Amer. Rhinolog. Associat., 1889. — *Van Millingen*, Archives d'ophthalmologie, 1889, nov.-déc. — *Knapp*, New York Academy of Medicine, 20 janvier 1890.

Troubles oculaires dans les maladies des sinus frontaux. — *Borthen Lyder*, Graefe's Archiv, XXXI, 4. — *Nieden*, Archiv f. Augenheilk, 1888, 314. — *Magnus (H.)*, Klinische Monatsbl. f. Augenheilk, 1886,

(1) Voir la thèse de Kaplan, publiée sous ma direction : *Le Sinus sphénoïdal comme voie d'infection intra-crânienne et orbitaire*. Paris, 1891, 23 décembre.
(2) Bresgen, *Deutsche Medizinische Wochenschrift*, 1890.

décembre. — *Pelte,ohn*, Centralblatt f. Augenheilk., 1888, p. 35. — *Elschnig*, Wiener med. Wochenschr., 1888, n° 4. — *E. Treach r* and *C.-H. Walker*, Ophthalmic Hospital Rep., 1889. — *C.-H. Walker*, Ibidem, 1889, IV. — *Panas*, Bull. de la Société franç. d'ophthalmologie, 1890. — *Guillemain (A.)*, Archives d'ophthalmologie, 1891, janvier-février. — *Martin (P.)*, Tumeurs des sinus frontaux. Thèse de Paris, 1888.

TROUBLES OCULAIRES DANS LES MALADIES DU SINUS MAXILLAIRE. — *Ziem*, Monatsschr. f. Ohrenheilk., 1887, n° 10-4. — Berlin. Klin. Woch., 1888, n° 37. — Allgem. Med. Centralzeitung, 1887, n° 37, Ibidem, n° 48-49. — *Courtaix*, Recherches cliniques sur les relations pathologiques entre l'œil et les dents. Thèse de Paris, 1891.

TROUBLES OCULAIRES DANS LES MALADIES DES CELLULES ETHMOÏDALES. — *Berger (E.)* und *Tyrman (J.)*, Krankheiten der Keilbeinhoehle u. des Siebbeinlabyrinthes, Wiesbaden, 1886. — *Baasner (R.)*, Münchner med. Woch., 1887, n° 18.

TROUBLES OCULAIRES DANS LES MALADIES DU SINUS SPHÉNOÏDAL. — *Berger (E.)* und *Tyrman (J.)*, Krankheiten der Keilbeinhoehle u. des Siebbeinlabyrinthes. Wiesbaden, 1886. — *Nettleship*, Ophthalmic Society of the United Kingdom, 1887, 27 janvier. — *W.-I. Smith*, Arch. f. Augenheilk., 1889, XX, 2. — *Loewy (A.)*, Centralbl. f. Augenheilk., 1890. — *Berger (E.)*, Les symptômes des maladies du sinus sphénoïdal. Bull. de la Soc. franç. d'Otologie et de Laryngologie, 1888. — *Berger (E.)*, La chirurgie du sinus sphénoïdal. Paris, 1890. — *Girard-Marchand*, en Traité de Duplay et Reclus, t. IV.

V. — TROUBLES OCULAIRES DANS LES AFFECTIONS DE LA BOUCHE ET DU TUBE DIGESTIF.

A. — MALADIES DES DENTS.

Les affections dentaires peuvent provoquer des complications oculaires de deux manières différentes : 1° par l'irritation du trijumeau, au cours d'une affection dentaire, qui peut amener des troubles oculaires réflexes analogues à ceux qu'on observe dans le tic douloureux classique ; 2° par la propagation du processus inflammatoire d'une racine dentaire vers le sinus maxillaire et de là vers les paupières et l'orbite. Parmi les *troubles oculaires réflexes*, les plus fréquents sont : l'injection très prononcée de la conjonctive et le larmoiement du côté correspondant ; chez les enfants, en outre, on constate un certain rapport entre la kératite et la conjonctivite phlycténulaire et les affections dentaires : ce rapport s'explique aussi par l'irritation du trijumeau, explication qui convient également à ces mêmes affections oculaires dans le cours des maladies du nez.

Schmidt a particulièrement étudié la *parésie de l'accommodation*, survenant dans les affections dentaires. Sur quatre-vingt-douze cas d'affections dentaires observés par lui, l'amplitude de l'accommodation était soixante-treize fois au-dessous de celle qu'on rencontre au même âge d'après les données de Donders. La disparition ultérieure de l'affection dentaire a provoqué également la disparition de la parésie de l'accommodation.

La diminution d'amplitude de l'accommodation occasionnée par irritation dentaire peut être diminuée, ou d'un seul côté (toujours du côté correspondant) ou de deux côtés. Dans ce dernier cas, Schmidt constata trente et une fois que la diminution était plus prononcée du côté malade. L'amplitude de l'accommodation étant plus forte chez les jeunes gens, on comprend que la diminution est plus prononcée et plus appréciable chez ces derniers, que chez les hommes âgés. Sur soixante-deux cas observés par Schmidt (entre dix et vingt-cinq ans) la diminution de l'amplitude de l'accommodation était de + 3 D ou même plus, dans trente-cinq cas, qui ont dû être compensés par une lentille convexe de 5 D.

Cette parésie passagère de l'accommodation dans la grande majorité des cas passe inaperçue ; quelques malades seulement se plaignent des difficultés qu'ils éprouvent à lire.

La parésie de l'accommodation serait, d'après Schmidt, de nature réflexe : l'irritation des nerfs vaso-moteurs de l'œil, provoquée par la dent malade, augmente la tension de l'œil : Jacobson rejette et avec raison cette théorie. Nous savons, en effet, que les douleurs dentaires et l'irritation du trijumeau peuvent provoquer une augmentation de la tension intra-oculaire et produire par suite, chez des prédisposés, des accès de glaucome aigu (Greniçean). Mais d'un autre côté, nous savons également que l'œil de l'adolescent peut supporter sans inconvénient une certaine augmentation dans la quantité de liquide intra-oculaire, comme l'a du reste démontré de Græfe. Cependant on a le droit de se demander comment une tension intra-oculaire assez considérable pour provoquer la parésie de l'accommodation n'a point déterminé d'accès de glaucome aigu. Pour Jacobson la cause de cette parésie serait le relâchement pour ainsi dire instinctif du muscle de l'accommodation. On observe fréquemment dans les kératites, la cyclite, l'irradiation de la douleur dans les nerfs dentaires. D'un autre côté, dans les névralgies dentaires on observe un certain degré d'hyperesthésie des nerfs de l'œil, ce qui fait que les contractions du muscle de l'accommodation sont douloureuses ; les malades évitent de les produire, d'où cet affaiblissement volontaire pour ainsi dire du muscle de l'accommodation. C'est ainsi que dans la migraine on évite les impressions visuelles et auditives (Jacobson).

Nous n'avons pas encore l'explication de ce fait aujourd'hui indiscutable, que l'irritation d'un nerf sensitif peut diminuer ou même supprimer l'énergie d'un nerf moteur (parésie ou paralysie réflexe). Brown-Séquard l'explique par l'inhibition : d'autres invoquent l'influence des vaso-moteurs.

Les affections dentaires peuvent provoquer des symptômes réflexes du côté du nerf facial : par exemple du blépharospasme tonique et des contractions cloniques du muscle orbiculaire des paupières qui ne sont qu'une des manifestations du tic convulsif survenant à la suite des maux de dents. Chez les enfants prédisposés ces douleurs dentaires peuvent même favoriser le développement de la chorée.

Entre autres complications des douleurs dentaires on remarque : l'amblyopie et même l'amaurose passagères, symptômes réflexes, disparaissant après l'arrachement de la dent malade ; quand il y a rétrécissement périphérique du champ visuel, les malades se plaignent de la fatigue des yeux à la lecture, d'éblouissement par la lumière vive, d'apparition des couleurs complémentaires qui se produisent quand on regarde fixement les objets. A l'ophthalmoscope : le fond de l'œil est normal dans la plupart des cas; quelquefois on trouve un léger voile dans la portion postérieure de la rétine autour de la papille. A notre avis, il est probable que ces altérations aussi bien que les cas d'atrophie du nerf optique dépendent de l'affection dentaire. Quant au rétrécissement concentrique du champ visuel, à l'amaurose et à l'amblyopie, ils s'expliquent par le resserrement réflexe des vaisseaux de la rétine; ces symptômes sont analogues à ceux qu'on observe dans l'excitation du trijumeau et dans les affections du nez (voir p. 166).

L'inflammation de la racine (carie) dentaire peut provoquer par suite de la résorption putride, une iritis ou la présence du pus dans la chambre antérieure de l'œil. Ces faits sont rares, mais réels et analogues à ce qu'on observe à la suite des inflammations purulentes et infectieuses soit des fosses nasales soit des organes sexuels de la femme.

La périostite d'une alvéole dentaire déterminée par la propagation du processus inflammatoire vers le sinus maxillaire et de là vers l'organe de la vision, peut provoquer : des abcès des paupières (paupières inférieures surtout), et des phlegmons de l'orbite observés en plusieurs cas (Caspar, Ziem). Ces complications oculaires sont très dangereuses à cause du voisinage des méninges, qui peuvent à leur tour être prises.

Wicherkiewicz rapporte l'observation suivante : quelque temps après l'extraction d'une dent cariée, une gangrène des paupières et un abcès orbitaire se déclarent; l'inflammation se communique aux méninges, et le malade meurt dés suites d'une méningite. On voit que l'antisepsie rigoureuse est indiquée même pour les opérations les plus minimes telles que les extractions dentaires.

B. — MALADIES DU PHARYNX.

Les complications oculaires survenant à la suite des affections pharyngiennes doivent être attribuées, à notre avis, aux troubles réflexes par irritation des filets terminaux du trijumeau.

La présence de corps étrangers dans le pharynx, arête de poisson, croûte de pain, provoque, par l'irritation réflexe, le larmoiement et la contraction des paupières du côté correspondant à la partie intéressée du pharynx ou à l'amygdale où le corps étranger s'est arrêté.

Ziem, à la suite de tonsillite et de végétations adénoïdes du pharynx, a observé des troubles oculaires réflexes : le larmoiement, le blépharospasme, la persistance prolongée et la récidive des affections de la cornée et de la conjonctive, phénomènes qui disparaissent avec la cause provocatrice.

Une des complications observées plusieurs fois, à la suite des maladies du pharynx et des amygdales (sans parler de la diphthérie), est la diminution de l'amplitude de l'accommodation (Hoffmann).

C. — MALADIES DE L'ESTOMAC.

Ces affections peuvent provoquer des complications oculaires de quatre manières différentes : 1° par un affaiblissement général qu'amènent le défaut de la nutrition et l'altération du sang; 2° par l'absorption d'éléments toxiques ou auto-intoxication qui est le résultat de la fermentation normale que produit une digestion lente ou imparfaite; 3° par la congestion du cerveau et de l'organe de la vision provoquée par les troubles circulatoires consécutifs à la pléthore abdominale; 4° par l'action réflexe des plexus sympathiques intra-intestinal (plexus d'Auerbach et de Meissner) et extra-intestinal sur l'organe visuel.

J'ai observé dans plusieurs cas de dyspepsie et de catarrhe chronique de l'estomac : l'asthénopie musculaire, la fatigue de la rétine, la photophobie et la perception d'images complémentaires provoquées par des objets fortement éclairés. Il est probable que tous ces phénomènes ne sont que la manifestation de la faiblesse générale de l'organisme, quelle que soit la cause de cet affaiblissement.

Chez les gens atteints d'affections de l'estomac, on observe quelquefois des accès de *glaucome aigu* et *subaigu* (Foerster). Il est probable, quoique non encore démontré, que l'affaiblissement d'énergie de la circulation générale prédispose aux troubles circulatoires oculaires.

Quant aux hémorrhagies stomacales ou intestinales plus ou moins prononcées, elles provoquent les mêmes complications oculaires que les hémorrhagies des autres régions.

D'après Förster, les *amauroses* de cause stomacale occupent, par ordre de fréquence, la première place (d'après Arlt, ce sont les amauroses métrorrhagiques). Les troubles visuels suivent l'hémorrhagie de quelques jours, ce qui démontre que la diminution de la quantité du sang n'est pas la cause directe de l'amaurose.

Dans le cas de Jacobs, l'amaurose, d'ailleurs toujours binoculaire, n'est survenue que douze heures après l'hémorrhagie stomacale. L'amaurose est fréquemment précédée par d'autres symptômes d'anémie cérébrale (faiblesse, douleurs occipitales atroces).

A l'ophthalmoscope, la rétine présente une opacité blanchâtre très étendue tout autour de la papille qui est parsemée de petits et nombreux foyers d'hémorrhagie qui, dans le cas de Schweigger, sont apparus huit jours après l'hématémèse, dans le cas de Förster, douze jours, dans celui de Jacobs, cinq semaines après. Le cas de Förster est surtout intéressant parce que le malade, malgré la présence des altérations du fond de l'œil, n'a pas été atteint de troubles oculaires fonctionnels.

Les vaisseaux centraux de la rétine sont rétrécis dans l'amaurose. La couleur du sang et du fond de l'œil est d'un rouge clair, ce qui indique l'anémie du fond de l'œil, les pupilles sont dilatées (anémie des branches de la carotide interne) et sans réaction lumineuse.

Il est probable que les altérations du fond de l'œil sont secondaires et consécutives aux altérations des parois vasculaires, suite de leur nutrition défectueuse. Il ne s'agit pas ici de troubles circulatoires consécutifs à la faiblesse des contractions cardiaques, attendu que dans les maladies du cœur les troubles circulatoires ne sont pas accompagnés d'altérations analogues de la rétine.

L'amélioration de l'amaurose occasionnée par hémorrhagies stomacales s'observe simultanément avec la résorption des foyers hémorrhagiques et la disparition des altérations rétiniennes : les contours de la papille deviennent plus accusés, plus nets; le fond de l'œil enfin redevient normal. Dans quelques cas, l'affection de la rétine se termine par l'atrophie du nerf optique, ce qui serait d'après Förster le résultat de la transsudation séreuse et de la résorption des hémorrhagies de la rétine. Ajoutons que même dans les amauroses très prononcées et très anciennes, la perception de la lumière peut persister dans une partie du champ visuel.

Nous reviendrons plus tard sur la théorie des amauroses provoquées par les hémorrhagies.

L'hématémèse n'est pas la seule affection de l'estomac, qui provoque l'amaurose. Leber, Himly, Galezowski citent des cas d'amaurose à la suite d'un simple embarras gastrique et disparus à la suite de l'administration d'un vomitif ou d'un autre traitement quelconque de l'embarras gastrique. Dans tous ces cas le fond de l'œil était normal, excepté celui de Galezowski, où la papille était décolorée.

Les recherches ultérieures nous démontreront peut-être le rapport qui existe entre l'embarras gastrique et les troubles visuels qu'il provoque.

Il est probable que le cas d'aumaurose survenant après un vomissement, décrit par Van den Bergh appartient au même groupe : le vomissement n'était peut-être pas la cause de l'amaurose, comme le prétend cet auteur, mais la conséquence de la cause qui avait provoqué l'embarras gastrique. Quant aux vomissements ils provoquent quelquefois des hémorrhagies de la rétine et de la conjonctive, causées par une augmentation de la pression intra-vasculaire.

D. — MALADIES DE L'INTESTIN.

Les malades affaiblis depuis longtemps par une longue diarrhée sont d'après Foerster prédisposés aux glaucomes aigu et chronique.

D'autre part Wiecherkiewicz a observé un accès de *glaucome aigu*, survenu à la suite de la constipation. Il est en effet certain que le glaucome peut être provoqué chez les gens prédisposés par des causes différentes et même contraires : une diarrhée de longue durée affaiblit l'organisme et la force d'impulsion du cœur, d'où troubles de la circulation générale et de celle de l'œil en particulier, ce qui favorise l'augmentation de la transsudation dans le corps vitré et augmente consécutivement la tension intra-oculaire. Une constipation prolongée provoque les mêmes phénomènes, grâce à la stase dans les veines de la tête.

Chez les diarrhéiques chroniques la faiblesse générale, celle des muscles du corps et du cœur, d'un côté, l'anémie et l'hyposthénie nerveuse, de l'autre, provoquent *l'affaiblissement du muscle de l'accommodation.*

Ces phénomènes généraux et oculaires disparaissent avec la diarrhée.

On a observé, chez les enfants atteints depuis longtemps de diarrhée, la *kératomalacie* qui est identique à *l'ophthalmie brésilienne* décrite par da Gama-Lobo observée chez les enfants pauvres et mal soignés des esclaves.

Cette kératomalacie n'est pas d'ailleurs seulement la conséquence de l'affaiblissement général, mais une manifestation locale d'une infection générale.

Les hémorrhagies intestinales provoquent les mêmes troubles que ceux que nous avons décrits en parlant des hémorrhagies stomacales. Samelsohn a constaté l'amaurose bilatérale avec exsudats de la rétine survenue après des hémorrhagies intestinales.

Les *vers intestinaux* peuvent provoquer : l'amblyopie, l'amaurose, la paralysie des muscles oculaires. On attribue généralement ces phénomènes à l'irritation réflexe, produite par les vers. D'après des nouvelles recherches, il serait plus juste d'envisager ces phénomènes comme manifestation d'hystérie traumatique (Borel) engendrée par l'affection intestinale. Les affections intestinales, comme les maladies utérines, peuvent provoquer l'hystérie (Hoesslin). En effet, dans douze cas d'affection intestinale, observés par cet auteur, les troubles visuels étaient tout à fait analogues à ceux qui accompagnent d'ordinaire l'hystérie.

E. — MALADIES DU FOIE.

L'hyperémie du foie, en provoquant la pléthore abdominale et par cela même une stase veineuse du cerveau, provoque également des troubles circulatoires de l'organe de la vision. Les malades, ceux surtout que leur travail oblige à regarder de près, se plaignent de maux de tête, de vertiges, de douleurs frontales et orbitaires, tous phénomènes causés par la *faiblesse du muscle de l'accommodation*. L'amplitude de l'accommodation, qui à l'âge de quarante ans est de 3 à 5 D, tombe dans ces cas à 2 D (Foerster). Les malades sont donc obligés de se servir de lunettes. Une fois l'hyperémie du foie guérie (par les purgatifs et les alcalins) les troubles oculaires disparaissent.

Förster a également constaté dans des cas d'hypérémie du foie, la présence dans les parties équatoriales du cristallin d'opacités se développant vers l'âge de quarante ans.

Le traitement alcalin (Carlsbad, Vichy, Marienbad) peut arrêter leur marche progressive, comme le démontrent des observations de Förster, qui cite plusieurs cas où les opacités cristaliniennes, grâce à ce traitement, sont restées stationnaires pendant dix à quinze ans. Mais il est impossible d'admettre la marche régressive de ces opacités cristalliniennes que quelques médecins de Carlsbad prétendent avoir observée à la suite du traitement alcalin (Seegen, Hlawatschek). Ce dernier auteur cite trois cas de ce genre dans son ouvrage sur Carlsbad (édition de 1876). Autre chose est l'amélioration de la *vue* après un traitement alcalin. Cette amélioration s'explique par l'amélioration de l'état général.

Nous parlerons plus tard des troubles oculaires qui accompagnent l'ictère (xanthopsie) à propos des auto-intoxications.

Le *xanthelasme palpébral* apparaît sous forme de taches ou de nodules; il est bilatéral ou unilatéral (rarement), plus souvent au voisinage de l'angle interne que de l'angle externe de l'œil. Cette affection dépend-elle de l'état du foie ou bien de l'ictère? C'est ce qui n'est pas encore résolu. Sur vingt-sept cas réunis par Hebra, l'ictère n'a été constaté que quinze fois. Il peut encore arriver que le xanthelasme soit très prononcé, l'état du foie étant tout à fait normal, comme par exemple dans l'observation de Chauffard présenté à la Société médicale des hôpitaux de Paris.

Landolt a vu deux fois la cirrhose hépatique accompagnée de *rétinite pigmentaire*. D'après cet auteur les altérations anatomo-pathologiques dans les deux affections : cirrhose du foie et rétinite pigmentaire, seraient analogues. Dans la rétinite pigmentaire il s'agit d'une hypertrophie des fibres de soutènement de la rétine et surtout de celles qui entourent les vaisseaux ; leurs parois sont épaissies (d'où rétrécissement de leur calibre); bientôt survient une raréfaction du tissu nerveux et alors la rétine se présente à l'examen ophthalmoscopique sous l'aspect caractéristique de l'hyperplasie pigmentaire. A l'examen anatomique la rétine est atrophiée, on constate la prolifération du tissu interstitiel du nerf optique, sa gaine interne est épaissie.

Le processus de l'hypertrophie du foie est en tous points analogue au processus ci-dessus décrit. On observe également des altérations du même genre dans le tissu interstitiel des reins avec un développement anormal de pigment. Il est invraisemblable, que des altérations semblables se reproduisent simultanément dans des organes si différents par simple hasard. Il est plus juste de supposer qu'il existe une cause commune. Dans un autre cas de Landolt la rate présentait les mêmes altérations que le foie et la rétine.

L'opinion de Landolt sur l'analogie entre les processus rétinien et les processus hépatiques se trouve confirmée par Litten qui a eu l'occasion d'observer une rétinite pigmentaire à développement aigu à la suite d'une cirrhose hypertrophique du foie. Cet auteur admet aussi que l'*héméralopie sans rétinite pigmentaire* survenant dans des cas graves de cirrhose du foie serait due à une cause analogue. En tous cas l'héméralopie ne dépend pas du tout de l'ictère (1), comme le croient plusieurs auteurs : elle manque en effet dans l'ictère aigu très prononcé et au contraire elle est fréquemment observée dans la cirrhose atrophique du foie où le teint ictérique est à peine appréciable.

En tous cas il serait à souhaiter que les recherches sur l'étendue du champ visuel et l'acuité de la vision des cirrhotiques soient entreprises sur une plus grande échelle.

Comme le glaucome peut être provoqué par les causes les plus diverses, on a tenté d'incriminer aussi les affections hépatiques. Ce qui est certain, c'est que chez les prédisposés elles peuvent en effet provoquer un accès aigu. Ainsi dans un cas de Förster, le glaucome était provoqué par un accès grave de péri-hépatite.

F. — MALADIES DU PANCRÉAS.

Il y a-t-il des complications oculaires qui appartiennent en propre aux maladies du pancréas ? C'est ce qui est encore incertain. Il faut cependant se rappeler que les affections du pancréas, comme, par exemple, la sclérose, l'atrophie, les calculs, provoquent une forme particulière de diabète sucré analogue à celle qu'on provoque artificiellement chez les animaux, en extirpant préalablement le pancréas, et appartenant au groupe des diabètes maigres ou diabètes consomptifs (Lemoine et Lannois), au cours desquels les complications oculaires ne sont pas rares.

BIBLIOGRAPHIE.

AFFECTIONS DES DENTS. — *Redard*, Soc. franç. d'ophthalm., 1886, 22 mai. — *Creniçeau*, Klin. Monatsbl. f. Augenheilk., 1886, Aug. — *Brunschwig*, Rev. d'ophthalm., 1886. — *Ziem*, Allgem. med. Centralzeitung, 1887, n°s 48-49. — *Galezowski*, Progrès médical, 1888, n° 29. — *Wicherkiewicz*, Now. Lekarskie, 1690, n°s 6-7 (polonais). — *Foerster*, loc. cit., p. 71. — *Jacobson*, loc. cit., p. 87. *Courtaix*, Recherches cliniques sur les relations pathologiques entre l'œil et les dents. Thèse de Paris, 1891.
AFFECTIONS DU PHARYNX. — *Jacobson*, loc. cit., p. 86. — *Ziem*, Ueber die Abhängigkeit einiger Augenleiden von Rachenkrankheiten, Allgem. Med. Centralzeitung, 1886.

(1) Cependant un auteur récent, Hennig, prétend avoir observé un cas d'héméralopie due à la présence d'un ictère causé par une affection gastro-intestinale.

TROUBLES OCULAIRES DANS LES MALADIES DE L'ESTOMAC. — *De Graefe*, Arch, f. Ophthalmologie, VII, 2, p. 143. — *Ibidem*, VIII, 1, p. 209. — *Jacobs*, Berlin, klin. Wochenschr., 1868, p. 39. — *Van den Bergh*, Clinique française, 1889, 25 avril. — *Foerster*, loc. cit., p. 73.
TROUBLES OCULAIRES DANS LES MALADIES DU TUBE DIGESTIF. — *Foerster*, loc. cit., p. 74, 225. — *Jacobson*, loc. cit., p. 86. — *R. v. Horsslin*, Münchn. Med. Wochenschr., 1889, n° 6. — *Wicherkiewicz*, Now. Lekarskie, 1890, n°° 6-7.
TROUBLES OCULAIRES DANS LES MALADIES DU FOIE. — *Landolt*, Graefe's Archiv, XVIII, 1, p. 325. — *Litten*, Arch. f. klin. Med., V. — *Foerster*, loc. cit., p. 74, 77. — *Jacobson*, loc. cit., p. 26. — *Chauffard*, Soc. méd. des hôp., 11 octobre 1889.

VI. — TROUBLES OCULAIRES DANS LES AFFECTIONS DES ORGANES RESPIRATOIRES.

A la suite d'affections catarrhales graves de la muqueuse respiratoire, on a souvent constaté l'apparition de l'*herpès de la cornée*. L'herpès cornéen est caractérisé par des vésicules remplies d'un liquide limpide ou légèrement troublé; il apparaît immédiatement après l'acmé de la fièvre, simultanément avec l'herpès labial et nasal et est accompagné de douleurs vives, de larmoiement et d'une légère injection péri-cornéenne. Les vésicules se rompent et à leur place il se forme des ulcérations, sur le bord desquelles on aperçoit des lambeaux d'épithélium. L'examen soigneux de telles ulcérations fait facilement reconnaître leur nature herpétique. Dans plusieurs endroits la perte de substance est plus considérable, là précisément où les ulcérations sont confluentes. La cornée est anesthésiée dans ses parties affectées. La tension intra-oculaire est quelquefois sensiblement abaissée. Les paupières et le front restent intacts, ce qui distingue cette affection de l'herpès zoster; sa durée est de un à un mois et demi; elle est unilatérale, à l'exception d'un cas rapporté par Horner.

A la suite d'une *toux violente* (coqueluche, affection chronique des voies respiratoires) on voit apparaître des *hémorrhagies* dans le *tissu sous-cutané des paupières et des conjonctives*, tout comme dans les troubles de la petite circulation, et dans la grande majorité des cas, les épanchements sanguins sont peu étendus, de la grosseur d'une tête d'épingle et situés par groupes; ces foyers d'hémorrhagies sont superficiels, sous-épithéliaux et formés par la rupture des capillaires, qui se trouvent sur le sommet des papilles du derme. Dans quelques cas au contraire l'hémorrhagie est si considérable, que les paupières en présentent une coloration bleuâtre.

Ces foyers d'hémorrhagie apparaissent dans les morts par asphyxie, pendaison et étranglement; on connaît leur importance au point de vue de la médecine légale. Ils apparaissent, comme cela résulte d'expériences faites sur les animaux, dans la période convulsive de l'asphyxie et sont consécutifs à l'augmentation de la tension intra-vasculaire.

Les troubles de la petite circulation provoquent également des hémorrhagies rétiniennes : ainsi dans l'emphysème pulmonaire, l'embolie de l'artère pulmonaire, la cyanose consécutive aux troubles respiratoires, on a constaté la formation simultanée de foyers hémorrhagiques dans la rétine et dans la conjonctive. Cela s'observe surtout dans les cas où la mort a été précédée de symptômes de suffocation.

Chez les nouveau-nés cyanosés on observe des foyers hémorrhagiques dans la partie postérieure de la rétine, provoqués par la difficulté de la respiration et probablement aussi par la compression de la tête pendant le travail. La difficulté de circulation du sang veineux dans les maladies chroniques du poumon (emphysème par exemple) se traduit par la stase veineuse dans les veines de la rétine, appréciable à l'ophthalmoscope. Ainsi chez les emphysémateux la dilatation des veines rétiniennes est assez fréquente. On a également constaté quelquefois chez des emphysémateux la *thrombose de la veine centrale de la rétine*. Dans ce cas la thrombose a été considérée comme de nature marastique. Cependant il est plus vraisemblable d'admettre que dans de tels cas les parois vasculaires de la rétine étaient atteintes de la dégénérescence athéromateuse. En présence de cette dernière, la circulation défectueuse des veines que produit l'emphysème peut favoriser le développement de la thrombose.

On n'a pas encore une bonne explication du développement de la thrombose après la thoracocentèse. Voici l'observation communiquée par Handford à la Clinical Society de Londres où il s'agissait de thrombose qui a amené le ramollissement du centre cortical de la vision ainsi que d'autres parties du cerveau :

Mme H., âgée de dix-huit ans, mariée à l'âge de seize ans. Un mois après avoir subi une thoracocentèse, elle éprouve subitement des douleurs légères dans l'œil droit. Le lendemain l'acuité visuelle de l'œil est considérablement abaissée et on constate à l'ophthalmoscope une névro-rétinite peu prononcée. Trois semaines après la malade a complètement perdu la vue du côté droit. La pupille droite est considérablement dilatée et insensible à la lumière. Les contours de la papille peu accusés, les vaisseaux de la rétine entourés de lignes blanches, la macula normale. L'autre partie de la rétine est d'une couleur blanchâtre. Bientôt l'œil gauche est pris de son côté : il s'y développe en peu de temps une amaurose. Quelque temps après la malade est atteinte d'hémiplégie et succombe.

A l'autopsie on constate le ramollissement des circonvolutions cérébrales : occipitale, angularis, supra-marginale, temporo-sphénoïdale et d'une grande partie du lobe frontal. Pas d'abcès dans aucune partie du corps, aucune altération du cœur pouvant expliquer le développement d'embolie. Handford admet qu'une blessure des côtes pendant la thoracocentèse serait la cause de l'embolie des vaisseaux du cerveau. Mais on peut aussi bien admettre qu'une branche de l'artère pulmonaire ait été lésée pendant l'opération, d'où l'embolie, qui, du ventricule gauche, a pénétré dans les vaisseaux du cerveau.

BIBLIOGRAPHIE.

Horner, Klin. Monatsbl. f. Augenheilk., 1871, p. 321. — *Foerster*, loc. cit., p. 63. — *Jacobson*, loc. cit., p. 18. — *H. Handford*, Clinical Society of London, 1888, 26 octobre.

VII. — TROUBLES OCULAIRES DANS LES MALADIES DES ORGANES DE LA CIRCULATION.

A. — MALADIES DU CŒUR.

Grâce à la transparence des tissus de la rétine, il est possible d'observer à l'aide de l'ophthalmoscope le sang circulant dans les vaisseaux de la rétine, ce qui, entre parenthèse, est impossible dans tout autre partie du corps. La colonne sanguine artérielle paraît d'une coloration rouge clair et le reflet qui se produit sur la convexité du cylindre représenté par le sang contenu dans les vaisseaux est très nette. La colonne sanguine des veines est plus large, leur sang plus foncé et le reflet plus large mais moins net.

L'existence du reflet central des vaisseaux rétiniens s'explique de la manière suivante : les rayons lumineux qui entrent dans l'œil de face tombent verticalement sur les cylindres sanguins et d'ici se réfléchissent de la même façon pour entrer dans l'œil de l'examinateur. Les rayons lumineux entrant dans l'œil obliquement tombent sur les cylindres sanguins dans les parties latérales, se réfléchissent latéralement et par conséquent n'arrivent pas dans l'œil de l'examinateur. A l'état normal les parois des vaisseaux rétiniens ne se distinguant en rien de la rétine, car ils ont le même indice de réfraction, ne sont pas visibles. Au contraire elles peuvent être visibles dans les altérations pathologiques. Les parois vasculaires sont également visibles à l'état normal, si la papille est d'une coloration rouge. Cependant dans ce dernier cas le reflet central est très net. Mais si à l'ophthalmoscope les parois des vaisseaux rétiniens sont bien nettes, bien visibles, et leur reflet central au contraire à peine visible, ou manque tout à fait, on peut alors conclure à l'altération pathologique des parois vasculaires.

C'est l'examen de l'image droite auquel il faut procéder pour se rendre bien compte des phénomènes en question. Cet examen nous donne en effet l'image du fond de l'œil, grandie 20, 30 et même 40 fois, tandis que l'image renversée n'est que 2 à 5 fois plus grande que nature. Mais pour bien voir l'image droite il faut tout d'abord que l'œil de l'examinateur soit corrigé. D'où la nécessité de l'ophthal-

moscope à réfraction. On comprend que, puisqu'il faut un grand nombre de verres
correcteurs, on les dispose tous sur deux disques (dits de Rekoss), qu'il faut chan-
ger suivant le besoin de verres correcteurs ; ou bien deux disques de Rekoss sont
placés l'un en arrière de l'autre, et le déplacement des verres correcteurs se fait
par une simple combinaison de différents verres.

Toutes les manipulations, changement de disques, changement de verres correcteurs rendent l'examen ophthalmoscopique très difficile et fatiguant surtout pour les débutants. Pour y remédier, nous avons inventé un ophthalmoscope
où, grâce à un mécanisme spécial, la correction s'obtient automatiquement pour
ainsi dire.

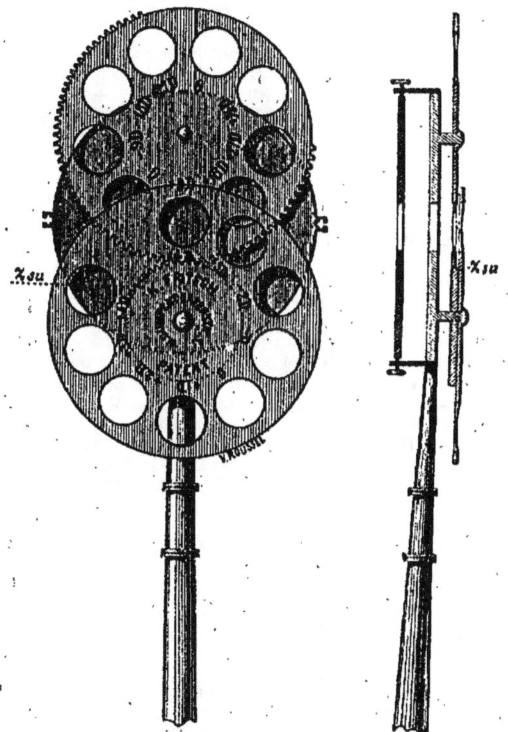

Fig. 19. — Ophthalmoscope à réfraction de E. Berger.

Cet ophthalmoscope possède deux disques de Rekoss à deux axes de rotation différentes :

Le disque inférieur qui se trouve derrière le disque supérieur, contient les verres
correcteurs suivants (1) : $0 + 1D + 2D + 3D + 4D, -4D - 3D - 2D - 1D.$

Le disque supérieur : $0 + 9D + 18D + 27D + 1/2D; 0 - 27D - 18D - 9D.$ Le bord du
disque supérieur, dans sa partie correspondante au $+ 27D$ jusqu'à $- 27D$ est fine-
ment denteló ; la partie correspondante aux verres 0 jusqu'à $+ 1/2D$ est au contraire
lisse. La limite de la partie dentelée est formée par une ligne passant par les centres
des verres $+ 27$ et $- 27$.

(1) $D =$ dioptrie $=$ lentille métrique (distance focale de 1 mètre).

Sur la face antérieure du disque inférieur est placée une roue dentelée entre les verres $+4D$ et $-4D$. Sur la figure 1 sa place est marquée par une ligne pointillée (z, s, u). La figure 2 présente sa coupe transversale. La circonférence de cette roue a la même longueur et le même nombre de dents que la partie dentelée de la circonférence du disque supérieur, comprise entre les deux rayons passant par les centres des deux verres voisins.

L'examen ophthalmoscopique commence de la manière suivante : On fait correspondre les deux disques par leur 0. En tournant ensuite le disque inférieur de droite à gauche on voit apparaître successivement les verres $+1+2+3+4D$; en tournant toujours dans la même direction les dents du disque inférieur s'engrènent dans celles du disque supérieur et ainsi apparaissent : le verre $+9D$ (du disque supérieur) accompagné de $-4D$ (du disque inférieur) $=+5D$; tournant toujours dans la même direction $+9D$ du disque supérieur reste stationnaire. Sur le disque inférieur au contraire on voit apparaître successivement les différents verres qui forment avec $+9$ les combinaisons suivantes : $-3D+9D=+6D$; $-2D+9D=+7D$; $-1D+9D=+8D$; $+0+9D=+9D$; $+1D+9D=+10D$; $+2D+9D=+11D$; $+3D+9D=+12D$; $+4D+9D=+13D$. La roue dentelée du disque inférieur fait ensuite apparaître le $+18D$ du disque supérieur, accompagné du $-4D$ du disque inférieur. D'où les combinaisons suivantes avec les verres du disque inférieur : $+18D-4D=+14D$; $+18D-3D=+15D$; $+18D-2=+16D$; $+18D-1D=+17D$; $+18D+0=+18D$; $+18D+1D=+19D$; $+18D+2D=+20D$; $+18D+3D=+21D$; $+18D+4D=+22D$. En même temps que $-4D$ du disque inférieur apparaît le $+27D$ du disque supérieur et on obtient alors les combinaisons suivantes : $27D-4D=+23D$; $+27D-3D=+24D$; $+27D-2D=+25D$; $+27D-1D=+26D$; $+27D-0=+27D$; $+27D+1D=+28D$; $+27D+2D=+29D$; $+27D+3D=+30D$; $+27D+4D=+31D$. Finalement les deux disques reviennent au point de départ : ils se correspondent par leurs 0.

Si on tourne maintenant de gauche à droite (1) on aura les combinaisons suivantes : $1D-2D-3D-4D$; $-9D+4D=+5D$; $-9D+3D=+6D$; $-9D+2D=-7D$; $9D+1D=-8D$; $-9D+0=-9D$; $-9D-1D=-10D$; $-9D-2D=-11D$; $-9D-3D=-12D$; $-9D-4D=-13D$; $-18D+4D=-14D$; $-18D+3D=-15D$; $-18D+2D=-16D$; $-18D+1D=-17D$; $18D+0=-18D$; $-18D-1D=-19D$; $-18D-2=-20D$; $-18D-3D=-21D$; $-18D-4D=-22D$; $27D+4D=-23D$; $-27D+3D=-24D$; $27D+2D=-25D$; $-27D+1D=-26D$; $-27D+0=-27D$; $-27D-1=-28D$; $-27D-2D=-29D$; $-27D-3=-30D$; $-27D-4D=-31D$.

Avec le $+1/2D$ du disque supérieur on obtient les combinaisons suivantes : $+1/2D+11/2D+21/2D+31/2D+41/2D$; $-1/2D-11/2D-21/2D-31/2D$.

En somme, à l'aide de 15 verres correcteurs on obtient 71 combinaisons.

J'ai ajouté à l'ophthalmoscope, pour l'éclairage, un miroir concave, centré hétérocentriquement (les deux rayons de courbure ont le même axe, mais leur distance focale est différente), dont le foyer est de 7' et un autre miroir plan poli. Pour l'éclairage oblique et pour l'examen de l'image renversée on y ajoute une lentille de $8D$ et une de $12D$. Leur diamètre est moins grand que celui qu'on emploie d'habitude, afin qu'elles puissent servir pour l'examen de l'image droite (suivant la méthode de Coccius). Elles sont dans ce but montées dans une monture qui, à l'aide d'un manche, s'applique latéralement à l'ophthalmoscope.

Revenons maintenant aux complications oculaires au cours des maladies du cœur et décrivons d'abord l'image ophthalmoscopique des vaisseaux rétiniens.

D'après Édouard de Jaeger la couleur du sang artériel et du sang veineux dans la rétine peut être très variable. Si la couleur du sang veineux est voisine de celle du sang artériel, il faudra en conclure

(1) La règle pour l'emploi de mon ophthalmoscope est très simple : de droite à gauche verres convexes; de gauche à droite, verres concaves.

de la désoxydation du sang veineux, ou, ce qui revient au même, au ralentissement dans l'assimilation et la désassimilation qui se produit dans les tissus. Les recherches nouvelles cependant nous enseignent à être prudents dans de telles conclusions. On ne peut pas toujours, comme le pensait Jaeger, conclure de la couleur pâle du sang artériel à la diminution de l'hémoglobine, dont la quantité du reste est facile à déterminer (cliniquement) à l'aide de l'hématoscope et de l'hémomètre.

Les artères rétiniennes, à l'état normal, ne présentent pas de pulsations. Les veines au contraire montrent une pulsation légère bien appréciable. On comprend que ce phénomène n'est pas dû à ce que les artères ne changent pas de calibre pendant la systole, mais à ce qu'à l'état normal ces contractions ne sont pas assez fortes pour se traduire en pulsations appréciables. Les pulsations veineuses à l'état normal sont visibles à l'ophthalmoscope dans les ramifications principales de la veine centrale de la rétine; ce phénomène est surtout très net dans les parties de la papille optique où les veines rétiniennes recouvrent le rebord d'une excavation congénitale de la papille optique.

Donders explique les pulsations des veines rétiniennes de la manière suivante : dans la systole cardiaque le sang pénètre dans les artères; la pression intra-artérielle augmente, d'où augmentation de la pression dans le corps vitré et compression plus forte des veines rétiniennes. La tension intra-veineuse est d'autant moins grande, qu'on s'éloigne davantage des capillaires; d'où les variations du calibre des branches principales de la veine centrale de la rétine sont le plus sujettes à la variation de la tension intra-oculaire. Pendant la systole la tension du corps vitré est plus forte que celle des veines rétiniennes, d'où le rétrécissement de leur calibre; pendant la diastole la tension intra-artérielle et par conséquent aussi la tension intra-oculaire diminuent, d'où la dilatation de la colonne sanguine veineuse. Ces variations du calibre de la veine centrale constituent ce qu'on appelle le pouls veineux de la rétine.

Très souvent le pouls veineux est cependant imperceptible ; ce qui serait dû d'après Schmell à ce fait que les variations de la pression intra-oculaire pendant la pulsation artérielle s'équilibrent grâce à la compression simultanée des veines vortiqueuses de Stenon. Dans ces cas on peut provoquer les pulsations veineuses dans la rétine par une légère pression digitale sur l'œil (Coccius), et cette pulsation sera d'autant plus visible; que la pression est plus forte; dans ce dernier cas on voit apparaître en même temps de légères pulsations artérielles dans la rétine.

Voici comment on peut expliquer l'absence du pouls veineux de la rétine : la diminution de la tension intra-vasculaire amenée par la compression produit la diminution de la tension intra-oculaire. Le pouls veineux est l'expression pour ainsi dire de la différence de la tension du globe oculaire et de celle des vaisseaux. Il n'est donc pas nécessaire d'invoquer une paralysie des vaisseaux, pour expliquer ce phénomène, comme le fait Van Schulten.

Nous voyons ainsi une série de phénomènes qui se produisent dans les vaisseaux centraux de la rétine. Les altérations des phénomènes circulatoires de ces vaisseaux sont d'une grande importance, parce qu'elles permettent fréquemment de conclure à l'existence des troubles circulatoires en général.

On voit donc de quelle importance fondamentale est l'examen ophthalmoscopique pour le diagnostic des affections du système circulatoire.

Chez plusieurs malades *la faiblesse des contractions cardiaques* a provoqué la *cécité bilatérale* et, à l'ophthalmoscope, la papille est pâle, les vaisseaux extrêmement rétrécis, phénomènes désignés par de Graefe sous le nom d'*ischémie de la rétine*, observée par lui pour la première fois chez un enfant de cinq ans et demi, paraissant très bien portant. Plus tard Knapp a observé la même affection compliquée de cécité chez un enfant de trois ans et demi à la suite de la coqueluche.

L'amaurose à développement brusque à la suite de pertes sanguines doit être également attribuée à la faiblesse des contractions cardiaques. L'amaurose au contraire, qui apparaît quelque temps après la perte sanguine, est due évidemment à une cause différente.

Nous avons eu l'occasion d'observer un malade atteint de la fièvre typhoïde; après une hémorrhagie intestinale extrêmement abondante survenant la veille de la mort, le malade se plaignait de ne plus voir clair. Le pouls était filiforme et fréquent. Après une injection d'éther l'acuité visuelle se rétablit en même temps que le pouls prenait une force plus grande.

L'ischémie de la rétine est en effet la cause de l'amaurose; les observations de Graefe et Knapp le démontrent; à la suite de l'iridectomie faite dans le premier cas et de la ponction de la chambre antérieure faite dans l'autre (Knapp), les vaisseaux redevinrent plus pleins, plus accusés et la vision meilleure. Ces deux opérations avaient eu pour but l'abaissement de la tension intra-oculaire; elle se produisit en effet et le sang put pénétrer plus facilement dans les vaisseaux rétiniens.

On a observé cependant des cas de rétrécissement considérable du calibre des vaisseaux rétiniens sans troubles visuels (par exemple, dans la période algide du choléra). La rétine et le nerf optique peuvent en effet supporter impunément l'ischémie jusqu'à un certain degré au-delà duquel leurs fonctions cessent tout d'un coup. C'est ainsi qu'on observe une cécité brusque à la suite de l'ischémie des vaisseaux rétiniens causée par la névrite rétro-bulbaire. Parfois l'amaurose est provoquée par plusieurs causes à la fois : l'amaurose brusque qu'on

observé quelquefois à la suite d'une maladie infectieuse est probablement due non seulement à la faiblesse des contractions cardiaques,
mais aussi à l'action toxique des produits microbiens.

L'augmentation de la force des contractions cardiaques, et surtout
l'hypertrophie du ventricule gauche peuvent, en présence de dégénérescence athéromateuse, être funestes pour l'œil, en y provoquant des
hémorrhagies.

Dans le *cœur adipeux* on trouve quelquefois à la périphérie de la
cornée des dépôts de granulations graisseuses. L'aspect de la cornée,
au point de vue clinique, rappelle tout à fait le cercle sénile des vieillards (gérontoxon).

Dans la degénérescence graisseuse du muscle cardiaque, comme du
reste dans quelques autres maladies (méningites par exemple), on
observe un symptôme connu sous le nom de phénomène de Cheyne-
Stokes. Voici en quoi il consiste : les mouvements respiratoires
s'accélèrent par série, puis ils se ralentissent graduellement et cessent
complètement pendant un grand moment jusqu'à une nouvelle série
et ainsi de suite. Pendant l'arrêt de la respiration, qui dure de douze à
trente secondes, la *pupille est rétrécie* et insensible à la lumière; les
yeux subissent des *mouvements rotatoires* dans le sens horizontal, qui
sont d'autant plus accélérés, que l'arrêt de la respiration est plus
long (Leube, Ziemssen, Merkel).

En dehors du symptôme de Cheyne-Stokes on observe encore comme
complication de la dégénérescence graisseuse du cœur le développement d'hémorrhagies rétiniennes. Les parois des vaisseaux rétiniens
présentent probablement dans de tels cas les mêmes altérations que
celles du cœur ; ainsi par exemple dans l'alcoolisme chronique, l'intoxication par le phosphore, l'intoxication chronique par l'acide sulfurique. Les hémorrhagies rétiniennes peuvent aussi se produire par
thrombose des veines de la rétine, dont le développement est favorisé
par la présence d'un cœur adipeux.

L'endocardite et les *affections des valvules* peuvent provoquer dans
les vaisseaux rétiniens des symptômes anormaux : des pulsations
anormales, des anomalies dans le calibre des vaisseaux, dans la couleur du sang et enfin des embolies. Dans l'*insuffisance aortique* on
constate : le *pouls artériel* de la rétine avec locomotion de la colonne
sanguine, et des variations du calibre (voir figures 20 à 23). Au point
de vue du diagnostic il est nécessaire de faire remarquer que le pouls
artériel peut être apparent quand l'artère qui semble battre se trouve
située sur une veine pulsatile dont les mouvements de va-et-vient se
communiquent à l'artère (Jaeger).

Indépendamment de l'insuffisance aortique, on constate encore le
vrai pouls artériel de la rétine dans d'autres affections valvulaires.
Sur trente-huit cardiaques, Schmell l'a constaté dix fois : huit fois dans

les huit cas d'*insuffisance tricuspidienne*, et deux fois seulement sur les vingt-deux cas d'*insuffisance mitrale* de son observation.

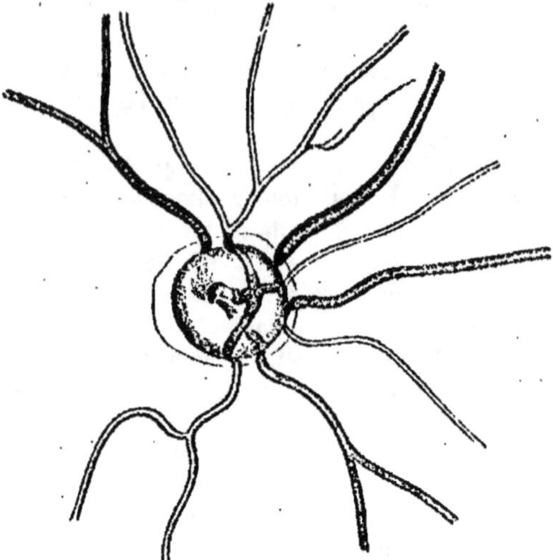

Fig. 20. — Diastole du cœur. OEil droit (image droite).

C'est surtout dans l'insuffisance aortique que l'observation du pouls

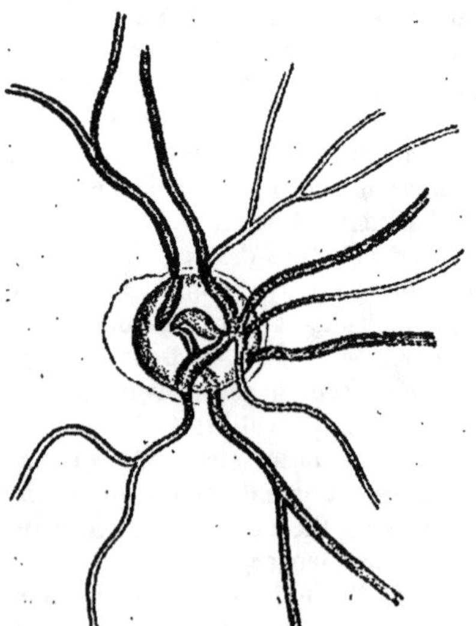

Fig. 21. — Systole du cœur. OEil droit (image droite).

artériel est très nette ; il a été constaté pour la première fois par Quincke.

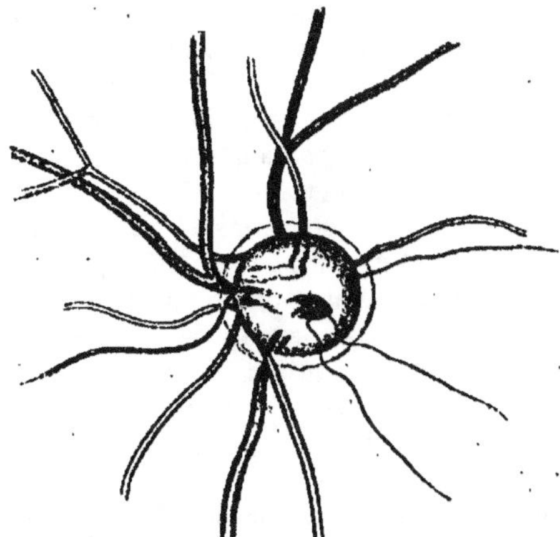

Fig. 22. — Diastole du cœur. OEil gauche (image droite).

Pendant la pulsation des artères rétiniennes on constate que les courbures des artères sont plus prononcées et que le calibre des arté-

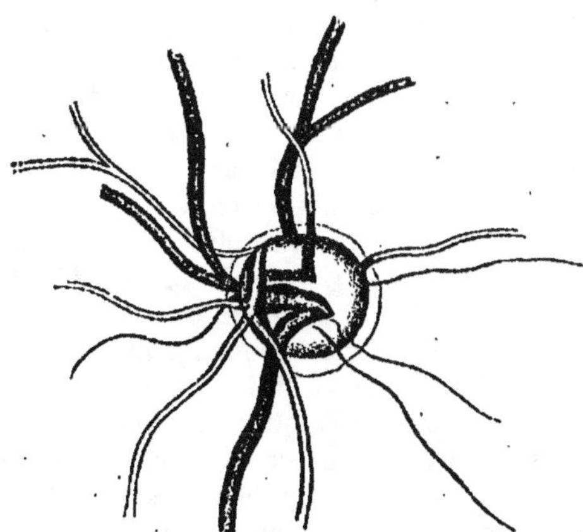

Fig. 23. — Systole du cœur. OEil gauche (image droite).

Fig. 20 à 23. — Pouls artériel des artères rétiniennes dans un cas de l'insuffisance aortique compliquée de glaucome (d'après Michaelsen).

res est augmenté pendant la systole cardiaque. La dilatation artérielle est quelquefois à peine aperceptible, mais dans ces cas on peut cependant observer que la variation de la largeur du reflet est plus accusée — fait très important à noter. Les pulsations sont surtout visibles sur la papille et tout autour d'elle. Quant aux sinuosités des artères (augmentation de la largeur) qui se forment pendant la systole, elles sont plus visibles aux branches temporales de l'artère centrale de la rétine.

Pendant la diastole cardiaque le calibre des artères est plus petit. Dans l'insuffisance aortique le pouls de l'artère rétinienne est perceptible, grâce à ce fait qu'à l'état normal de la circulation, les variations de calibre sont trop peu considérables; dans cette affection au contraire, elles le sont davantage : en effet, grâce à l'hypertrophie consécutive du ventricule gauche, une quantité de sang plus considérable qu'à l'état normal passe pendant la systole cardiaque dans les artères, de même que la diminution du calibre pendant la diastole cardiaque est très considérable à cause du reflux sanguin. Ceci fait que les variations du calibre des vaisseaux rétiniens sont parfaitement visibles à l'ophtalmoscope.

Si l'insuffisance aortique est peu prononcée ou si elle est accompagnée d'un rétrécissement aortique considérable, le pouls des artères rétiniennes peut manquer.

L'anémie artérielle dans certaines maladies du cœur est quelquefois très prononcée dans les artères rétiniennes, c'est ce qu'on observe surtout lorsque ces malades sont jeunes. Ces anomalies au contraire ne sont pas appréciables sur les veines rétiniennes (Leber). Ainsi par exemple dans le rétrécissement mitral, cette anémie artérielle de la rétine a été fréquemment constatée. L'anémie rétinienne est dans ces cas compliquée de *mydriase* qui serait de nature spasmodique et qui survient à la fin de l'inspiration, c'est-à-dire au moment où le courant sanguin de l'aorte déjà bien faible s'affaiblit encore davantage. Nous croyons qu'ici la mydriase est consécutive à l'anémie de la carotide interne.

Sous le nom de *cyanose de la rétine*, Liebreich a décrit une affection caractérisée par la coloration foncée des vaisseaux du fond de l'œil. Elle s'est produite grâce à une anomalie congénitale causant la communication des ventricules gauche et droit. Cependant plusieurs auteurs n'ont constaté qu'une simple dilatation des vaisseaux rétiniens dans les anomalies congénitales du cœur, comme par exemple : dans l'origine anormale de l'aorte et de l'artère pulmonaire, la sténose de l'artère pulmonaire, la persistance du trou ovale, etc.

Les troubles passagers de la circulation consécutifs aux *maladies fébriles* provoquent également des troubles de la circulation sanguine rétinienne appréciable à l'ophtalmoscope : E. de Jaeger et Schmell ont noté une légère hyperémie de la papille à la suite des maladies fébriles aiguës. Schmell a constaté le pouls artériel de la rétine dans deux cas de pneumonie lobaire, dans un cas de pleurésie, dans un cas de rhumatisme articulaire aigu ; enfin dans cinq cas de phtisie pulmonaire très avancée, le pouls artériel était accompagné d'une forte hyperémie papillaire. Schmell n'a pas donné l'explication de ces phénomènes rétiniens. Il faut noter l'opinion de Potain, d'après lequel le souffle systolique constaté dans des affections pulmonaires chroniques est dû à la dilatation passagère du cœur gauche, causant l'insuffisance de la valvule tricuspidienne. Le pouls artériel en effet semble être très fréquent dans l'insuffisance tricuspidienne ; Schmell l'a trouvé dans tous les cas observés par lui.

La fréquence du pouls rétinien dans les cas de phtisie pulmonaire et surtout dans les troubles de la petite circulation est, à notre avis, la preuve ophthalmoscopique de l'opinion de Ch. Potain, qui admet la fréquence de l'insuffisance de la valvule tricuspidienne dans ces affections par suite de la dilatation mécanique du ventricule droit.

Dans la fièvre typhoïde on a trouvé dans quelques cas une dilatation très prononcée des veines rétiniennes. Ce fait est probablement dû à ce que la tension intraoculaire, grâce à la diminution de la sécrétion des liquides intraoculaires, est sensiblement abaissée.

Comme cause d'*embolie des artères rétiniennes* on peut invoquer non seulement les altérations valvulaires et l'endocardite, mais encore l'anévrysme et l'artério-sclérose de l'aorte. Les embolies peuvent provoquer des symptômes différents suivant leur siège dans les diverses branches de l'artère ophthalmique et suivant qu'elles produisent un obstacle mécanique ou bien qu'elles introduisent des germes infectieux dans l'organe de la vision. Nous ne parlerons ici que des premières embolies. Quant aux embolies de nature infectieuse, nous les traiterons à propos des troubles oculaires dans les maladies microbiennes.

En comparant la fréquence des embolies qui se produisent dans les divers organes dans les affections cardiaques, les embolies de l'artère ophthalmique et de ses branches sont assez rares. Les embolies trouvent en effet une difficulté pour entrer dans cette artère, qui naît de la carotide interne, comme l'on sait, sous un angle droit. Si même une embolie y pénètre, elle s'en va dans les artères lacrymales, naso-frontale sous-orbitaire, plutôt que dans l'artère centrale de la rétine. On n'a pas encore constaté à l'autopsie d'embolie de l'artère ophthalmique. Il est cependant très probable que certains troubles passagers au cours d'une maladie du cœur ou peut-être aussi de quelques maladies infectieuses sont dus à une embolie momentanée de l'artère ophthalmique.

Une fois l'embolie dans l'ophthalmique, elle pénètre ensuite soit dans les artères ciliaires postérieures longues — ce qui d'après Knapp serait relativement très fréquent ; il est cependant difficile de le démontrer cliniquement, car à l'inverse de l'artère centrale de la rétine qui est une artère terminale dans le sens de Cohnheim, ces artères au contraire ont de nombreuses anastomoses ; — soit dans les artères ciliaires

courtes, soit dans l'artère centrale de la rétine. Certains troubles
périodiques et passagers, qu'on constate dans les affections cardiaques, sont dus d'après Mauthner à ce fait que l'embolie a été entraînée
par le courant sanguin jusqu'au point de l'origine de l'artère centrale
de la rétine, mais à cause de l'étroitesse de l'artère elle ne peut pas
y pénétrer; cette étroitesse est en effet une des causes de la rareté
relative de l'embolie de ladite artère.

Si l'embolie pénètre dans le tronc même de l'artère centrale de la
rétine, il en résulte une cécité subite qui, quelquefois, est précédée
d'apparition d'obnubilations passagères de la vue.

A l'examen ophthalmoscopique fait aussitôt après le développement
de l'amaurose, les artères de la rétine sont ou bien rétrécies, ou presque exsangues; les plus grosses branches de l'artère centrale de la rétine
ne présentant que des lignes fines rouges. Le plus souvent cependant
l'embolie n'obture qu'imparfaitement la lumière de l'artère et le sang
a encore la possibilité d'y pénétrer. La macula se présente sous forme
d'une tache ronde, rouge-intense, bien limitée, entourée d'un cercle
d'un gris bleuâtre. La rougeur n'est pas due à une hémorrhagie, mais
au contraste avec les parties environnantes. Tout autour de la macula
on aperçoit de petits vaisseaux très sinueux; çà et là des foyers
d'hémorrhagie. La papille optique au début est pâle, bientôt après
(deux ou trois jours), les limites sont effacées par une opacité nuageuse
d'un blanc intense.

Les altérations de la macula apparaissent bientôt après le développement de l'embolie. Dans le cas de Förster, elles ont été constatées
huit heures après l'amaurose.

Du côté des veines rétiniennes, on observe quelquefois un phénomène très particulier, survenant dans la plupart de ces cas quelques
jours après l'embolie : la colonne sanguine apparaît sous forme de
cylindres séparés par des espaces vides. Ces cylindres se meuvent de
la périphérie vers la papille. Dans quelques cas très rares le même
phénomène a été observé du côté des artères rétiniennes.

Quelques jours après le développement de l'embolie, les vaisseaux
rétiniens redeviennent plus remplis, les colonnes sanguines s'entourent de lignes blanches, les altérations de la macula disparaissent
après quelques jours, et la circulation est améliorée. Dans l'*embolie partielle* d'une branche de l'artère centrale de la rétine, la papille et la
macula restent normales.

Dans la partie de la rétine, irriguée par l'artère obturée, on voit
apparaître des foyers d'apoplexie, qui tout d'abord cachent ces vaisseaux, mais plus tard ces foyers se résorbent et les parois se présentent
sous forme de stries blanchâtres.

Au point de vue clinique, l'embolie et la thrombose ont quelques analogies.

Dans le cas où l'artère centrale de la rétine est obturée par une embolie, les fonctions de la macula peuvent cependant être conservées. L'explication de ce phénomène se trouve dans ce fait que les artères maculaires naissent de la branche centrale de la rétine dans sa partie située dans le nerf optique, tandis que l'embolie se trouve située souvent en avant du lieu de naissance des artères maculaires. De sorte que les fonctions normales de la rétine indiquent l'embolie partielle de l'artère rétinienne. D'autres auteurs supposent que si l'embolie laisse intacte la macula, c'est parce que la macula est irriguée par une des branchioles des artères ciliaires postérieures courtes, — nommée branches cilio-rétiniennes. Ce fait a été constaté sur des préparations par Knapp et d'autres auteurs ; nous-même l'avons également constaté.

L'embolie ne provoque jamais de nécrose de la rétine, attendu que la choriocapillaire qui nourrit les couches externes de la rétine suffit à sa nutrition. D'autre part il existe dans l'intérieur de la lame criblée des branches d'anastomose entre les vaisseaux de la choroïde et les branches de l'artère centrale de la rétine (Leber).

L'embolie de l'artère centrale de la rétine a été constatée à l'autopsie dans un certain nombre de cas, leur siège était en dedans ou bien en arrière de la lame criblée.

Si, malgré l'obstruction du courant sanguin causée par l'embolie, il peut passer une certaine quantité de sang, l'œil n'est pas frappé de cécité complète : il peut apercevoir la lumière. Dans l'embolie d'une branche seule de l'artère centrale de la rétine les troubles oculaires consistent dans le défaut d'un secteur du champ visuel (correspondant à la partie de la rétine nourrie par l'artère obstruée). Les limites périphériques des couleurs sont coupées par les limites de la lacune du champ visuel. La lacune a la forme d'un coin, dont la pointe est dirigée vers la macula, dont la base est située à la périphérie.

Le pronostic de l'embolie centrale de la rétine est défavorable pour la vue. On a recommandé d'augmenter la quantité de sang dans les vaisseaux rétiniens par une diminution brusque de la tension intra-oculaire. On a espéré par ce moyen faire chasser l'embolie vers une partie périphérique des artères rétiniennes. On a produit l'abaissement de la tension intra-oculaire par l'iridectomie, la paracentèse de la chambre antérieure de l'œil ; quelques auteurs (Mules, Hirschberg) prétendent avoir observé une amélioration de la vue par le massage de l'œil, qui, comme on sait, diminue la tension intra-oculaire.

L'embolie des artères ciliaires postérieures courtes est probablement fréquente d'après Knapp ; mais elle échappe très facilement à cause du peu d'importance de troubles oculaires qu'elle produit. Knapp observa dans des cas de cette forme d'embolie des opacités blanchâtres ou grisâtres dans la partie postérieure de la rétine ; ces opacités se continuent jusqu'à la papille, mais elles ne dépassent pas ses limites. Les partics opaques de la rétine forment d'après Knapp une saillie légère, la papille optique dans ces cas a été atteinte d'hypérémie.

Ces altérations du fond de l'œil disparaissent à peu près en dix-huit jours et avec elles les troubles visuels.

Les maladies du cœur peuvent en outre provoquer des accès de glaucome chez les prédisposés, comme l'a observé Hirschberg chez un cardiaque très dyspnéique.

B. — TROUBLES OCULAIRES DANS LES AFFECTIONS DES ARTÈRES.

1. ARTÉRIO-SCLÉROSE.

Il est très important de pouvoir constater les altérations des vaisseaux rétiniens dues à l'artério-sclérose.

On constate en effet ainsi des altérations dans les branches de la carotide interne, et on peut conclure de là à la présence du même processus dans d'autres branches de la même artère et dans les branches cérébrales en particulier.

Il est arrivé en effet maintes et maintes fois qu'on a fait le diagnostic d'artério-sclérose par l'observation d'altérations des vaisseaux rétiniens. L'apoplexie cérébrale survenue quelque temps après confirmait le diagnostic posé.

Dans un travail très important et consciencieux, Rühlmann a bien décrit les altérations des vaisseaux rétiniens consécutives à l'artério-sclérose. Sur quatre-vingt-dix cas observés par cet auteur, presque dans la moitié des cas, les vaisseaux rétiniens étaient altérés d'une façon très caractéristique. Ces altérations sont les suivantes : les artères deviennent très sinueuses, leur colonne sanguine très mince, elle est doublée de lignes blanchâtres, indiquant l'affection des parois vasculaires. Le rétrécissement du calibre s'accentuant de plus en plus, il peut survenir une oblitération complète des vaisseaux. L'artério-sclérose débute par la couche extérieure de l'artère (membrane adventice), plus tard les autres couches sont prises successivement. Enfin, dans ce processus, on voit survenir des altérations analogues à celles qu'on observe dans l'endartérite oblitérante. C'est à ce point que Goldzieher décrit un cas très caractéristique d'artério-sclérose, sous le nom d'endartérite oblitérante rétinienne. Il résulte des recherches anatomo-pathologiques faites par Rühlmann, que les amauroses dites par pertes sanguines ne sont souvent que la conséquence d'une endartérite oblitérante due à l'artério-sclérose de la rétine, qui, ainsi que l'hémorrhagie qui l'accompagne, n'est qu'une des manifestations de l'artério-sclérose généralisée.

Les altérations s'observent, ou bien dans des parties circonscrites, ou bien dans des parties très étendues des vaisseaux ; les altérations sont le plus prononcées dans les vaisseaux de la papille.

Dans plusieurs cas, Rühlmann constata que la colonne sanguine a été entourée d'une couche opaque grisâtre et luisante. Cette opacité que présente la paroi vasculaire altérée a une épaisseur très variable, surtout dans les vaisseaux dont l'affection est très développée. De sorte que l'artère présente quelquefois le long de son trajet alternativement des rétrécissements et des dilatations.

Dans 21 p. 100 des cas, Rühlmann a vu des altérations en foyers provoquant le rétrécissement du calibre qui n'occupaient qu'une partie du vaisseau sur une étendue d'un quart ou la moitié du diamètre de la papille. La colonne sanguine, grâce à ces changements du calibre, est fusiforme.

Les rétrécissements du calibre vasculaire peuvent amener la formation de thrombose, et par suite des altérations du fond de l'œil, analogues à celles que nous avons décrites à propos de l'embolie de l'artère centrale de la rétine (Hirschberg). Ils provoquent souvent des hémorrhagies rétiniennes, grâce à ce que la tension intra-vasculaire est élevée dans l'artério-sclérose généralisée qui existe simultanément, et à l'état friable des parois. Ces hémorrhagies rétiniennes surviennent souvent chez les vieillards. L'expérience a prouvé qu'un certain nombre de ces cas, atteints d'apoplexie rétinienne, ont succombé dans un délai de quelques années par l'apoplexie cérébrale.

L'artério-sclérose ne provoque qu'exceptionnellement la formation d'anévrismes (fusiformes) dans l'artère rétinienne et ses branches.

Du côté des veines rétiniennes les altérations sont les mêmes. Les veines ne deviennent que peu sinueuses et médiocrement dilatées ; dans des cas rares, elles sont dilatées et fortement sinueuses. Leurs parois en forme de stries minces et blanchâtres entourent la colonne sanguine. Quelquefois leur calibre est très rétréci ; ce rétrécissement peut amener l'oblitération complète de leur lumière, et alors la veine se présente sous forme d'une corde blanchâtre.

Rühlmann a observé sur les veines les mêmes phénomènes que nous avons décrits dans les artères sous le nom de rétrécissements partiels et d'altérations en foyers, des parois vasculaires. Le plus souvent les rétrécissements se trouvent dans les points d'entre-croisement avec les artères ; ils ont un aspect fusiforme ou semi-lunaire. Dans un cinquième des cas observés par Rühlmann, cet auteur a constaté des ectasies allongées ou sacciformes des veines rétiniennes.

Le pouls artériel n'a été observé que dans un dixième des cas, ce qui s'explique d'après Rühlmann par la diminution de l'élasticité des parois vasculaires provoquant en partie la diminution de force du courant sanguin, qui est causée par les sinuosités des artères dans l'artério-sclérose généralisée. Par contre, le pouls veineux s'observe presque toujours non seulement sur la papille (comme à l'état normal), mais aussi en dehors d'elle.

L'artério-sclérose des vaisseaux rétiniens peut amener, comme le démontre une observation de Goldzieher, une rétinite pointillée.

De même que les thrombus artériels, les thrombus veineux peuvent se développer, grâce au rétrécissement du calibre des vaisseaux. La thrombose peut se développer ou bien dans une des branches de la veine centrale de la rétine, ou bien dans cette dernière. La thrombose provoque une stase sanguine plus ou moins considérable dans la partie périphérique de la rétine.

Dans la *thrombose totale* les veines sont très sinueuses, la colonne sanguine très large ou bien elle forme un chapelet présentant des épaississements en forme de nœuds de coloration foncée. Les artères

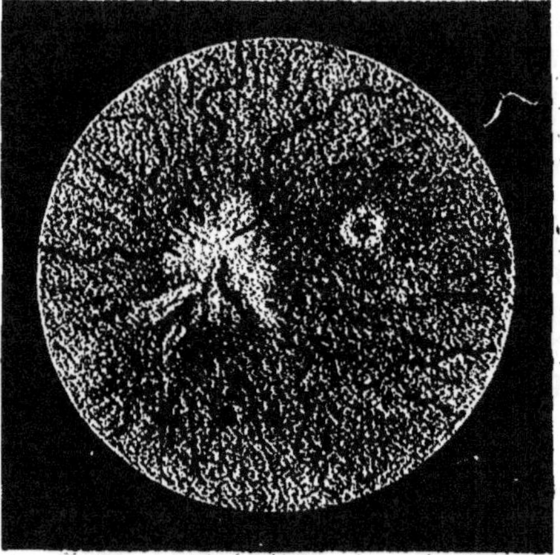

Fig. 24. — Thrombose de la veine centrale de la rétine (image droite).

par contre sont généralement extrêmement rétrécies. On observe des hémorrhagies rétiniennes considérables et nombreuses. Les limites de la papille disparaissent cachées par des infiltrations et ne sont visibles que dans les points où elles sont croisées par les vaisseaux. Sur la rétine on voit çà et là le long des veines des dépôts grisâtres ou jaune blanchâtre. Dans la région de la macula des petits foyers d'hémorrhagie.

L'obstruction incomplète de la veine centrale de la rétine donne lieu aux mêmes symptômes, moins prononcés cependant : les opacités de la rétine moins intenses, les foyers hémorrhagiques moins étendus (le long des vaisseaux ils sont en forme de stries). La différence du calibre entre les artères et les veines est d'autant moins considérable que l'obstruction de la lumière de la veine est moins complète et la stase veineuse moins prononcée.

La thrombose d'une des branches de la veine centrale de la rétine provoque dans la portion de la rétine qui se trouve sous sa dépendance les mêmes altérations que celles que nous avons décrites dans l'embolie. Il est très probable que dans la grande majorité des cas les altérations de la rétine qu'on a décrites sous le nom de rétinite apoplectiforme ou hémorrhagique, ne sont que des cas de thrombose de la veine centrale de la rétine.

Les troubles fonctionnels consécutifs à la thrombose de la veine centrale de la rétine apparaissent subitement. Dans la plupart des cas, l'acuité visuelle n'est pas considérablement diminuée : il arrive cependant que la vue soit assez affaiblie pour que le malade ne puisse que compter ses doigts. On note des scotomes positifs lorsqu'il existe de grands foyers hémorrhagiques dans la rétine.

Plus tard, ces foyers hémorrhagiques se transforment en taches blanchâtres qui finissent par disparaître peu à peu. A ce moment, les limites de la papille optique redeviennent nettes, et on voit bien les artères et les veines centrales de la rétine. Mais, en général, cette amélioration n'est pas de longue durée : de nouvelles hémorrhagies surviennent et la rétine subit les mêmes altérations qu'auparavant. En outre, on voit se développer des opacités dans le corps vitré, dans le cristallin, opacités qui auraient pour cause, d'après quelques auteurs, des lésions athéromateuses des vaisseaux du tractus uvéal. La vue finit par se perdre complètement.

Lorsque la thrombose n'obstrue qu'*imparfaitement* la veine centrale de la rétine, la vision s'améliore dans la suite, mais elle ne redevient jamais normale ; de nouvelles hémorrhagies survenant de temps à autre, la vue s'affaiblit passagèrement. A l'examen ophtahlmoscopique, on observe une dilatation des veines rétiniennes et un resserrement des artères. Peu à peu, dans les cas de thrombose de la veine centrale de la rétine, la papille optique prend un aspect atrophique.

Le pronostic de cette affection est défavorable. Pour son traitement, on en est réduit à s'attaquer à la maladie qui lui a donné naissance, et nous renvoyons à ce sujet nos lecteurs aux traités de pathologie interne. Heureusement, la thrombose de la veine centrale de la rétine n'entraîne jamais la cécité bilatérale ; dans tous les cas observés jusqu'à ce jour, l'affection s'est limitée à un seul œil.

L'artério-sclérose peut, d'après les recherches de Bernheimer, causer *l'atrophie du nerf optique*. L'artère ophthalmique épaissie en conséquence des altérations anatomo-pathologiques dues à l'artério-sclérose (dépôts de chaux), exerce une compression du nerf optique en dedans du canal optique, dont les conséquences sont appréciables à l'autopsie par des sillons profonds dans ledit nerf. Cette compression des fibres optiques serait, d'après cet auteur, la cause d'un certain nombre des cas d'atrophie optique à marche lente.

Michel prétend que la *cataracte* sénile a pour cause des altérations du tractus uvéal, altérations qui seraient analogues à celles de l'artério-sclérose.

Nous avons dit, plus haut, que l'artério-sclérose pouvait occasionner, dans le *centre cortical de la vision*, des *apoplexies* entraînant l'hémianopsie homonyme. Nous ajouterons que le développement bilatéral de ces apoplexies peut déterminer l'amaurose subite des yeux. Des cas de ce genre ont été observés par Chauffard et L. Bouveret.

L'artério-sclérose peut produire, en outre, l'oblitération par thrombose de vaisseaux qui nourrissent des organes nerveux centraux présidant aux fonctions visuelles. Dans un chapitre antérieur nous avons décrit les troubles oculaires qui en résultent; il nous suffira d'ajouter quelques remarques à ce que nous avons déjà dit.

L'embolie et la thrombose de l'*artère basilaire* déterminent des symptômes semblables à ceux de l'apoplexie bulbaire (voir p. 101). Toutes les extrémités peuvent être frappées de paralysie, mais le plus souvent on ne constate que de l'hémiplégie accompagnée de paralysie du facial et des muscles de l'œil du côté opposé.

Duret a fait, sur la distribution des vaisseaux dans le système nerveux central, des recherches qui sont de la plus haute importance pour le diagnostic de la thrombose et de l'embolie de l'artère basilaire. Il a observé que les noyaux de l'hypoglosse et de l'accessoire de Willis reçoivent des vaisseaux de l'artère spinale antérieure et de la vertébrale; que les noyaux du pneumogastrique et du glosso-pharyngien reçoivent des branches qui naissent de l'extrémité supérieure des deux artères vertébrales; enfin que les noyaux du facial, du trijumeau et des trois nerfs moteurs de l'œil reçoivent le sang par des branches de l'artère basilaire. L'embolie et la thrombose de ces artères entraînent donc le ramollissement secondaire des parties du bulbe qui dépendent de chacune d'elles. Dans le chapitre consacré aux paralysies bulbaires apoplectiformes et aiguës, nous avons énuméré les symptômes qui en sont la conséquence.

La *thrombose de la carotide* interne peut aussi amener des troubles oculaires si un caillot est entraîné dans l'artère centrale de la rétine.

2. ENDARTÉRITE SYPHILITIQUE.

Nous nous proposons de consacrer plus loin un chapitre à l'endartérite syphilitique des vaisseaux de la rétine et du tractus uvéal. Il nous suffira de remarquer ici que l'endartérite syphilitique des vaisseaux crâniens peut entraîner les mêmes troubles oculaires que l'artério-sclérose.

L'endartérite syphilitique s'observe fréquemment dans les *branches de l'artère basilaire*, et elle produit alors les mêmes symptômes que l'ophthalmoplégie nucléaire. Dans un certain nombre de cas, les paralysies basilaires des nerfs crâniens sont également dues à une affection de cette nature qui atteint les artères crâniennes. Nous pouvons en citer, par exemple, un cas qui fut observé au point de vue clinique par Treitel, et que Baumgarten examina au point de vue anatomo-pathologique. Il s'agissait d'*endartérite syphilitique de l'artère du corps calleux*. On sait que les branches de cette artère nourrissent le faisceau croisé du chiasma, l'oculo-moteur commun et le pathétique ; aussi l'affection avait-elle aboli les fonctions de ces faisceaux nerveux. On avait constaté l'hémianopie hétéronyme temporale et la paralysie des nerfs oculo-moteurs communs et pathétiques des deux côtés.

3. TROUBLES OCULAIRES DANS DIVERS ANÉVRYSMES.

Dans un cas de *dilatation* avec *hypertrophie généralisée* du système vasculaire, Knapp a constaté une dilatation très manifeste des vaisseaux rétiniens. Il nota, dans diverses artères périphériques, des souffles analogues à ceux qu'on observe dans les anévrysmes. La papille optique était sillonnée par de nombreux vaisseaux volumineux, dont on pouvait suivre les ramifications jusqu'à la tache jaune. Malgré cela, la vue était normale.

Les anévrysmes de la *carotide primitive*, du *tronc commun* et de la *crosse de l'aorte* déterminent le rétrécissement de la pupille du côté de la lésion. Ce myosis est dû à la compression du grand sympathique cervical correspondant, ainsi que l'ont démontré plusieurs autopsies. Il est permis de supposer que, dans ces cas, le myosis est précédé d'une dilatation de la pupille occasionnée par l'irritation des filets cervicaux du grand sympathique ; mais on n'a pas signalé ce symptôme, et il se pourrait qu'on n'eût pas fait attention à cette dilatation, parce qu'au début le diagnostic des anévrysmes dont nous parlons offre de sérieuses difficultés.

On voit que, dans les anévrysmes du tronc commun et de la carotide primitive, une partie du sang subit un reflux pendant la diastole du cœur. *A priori*, on peut donc penser que ce reflux amènera l'apparition du pouls artériel dans les vaisseaux rétiniens de l'œil correspondant. C'est, en effet, ce que l'examen ophtalmoscopique a permis de constater dans des cas d'anévrysme de l'aorte ascendante de la crosse de l'aorte ; mais le pouls est plus faible que dans l'insuffisance aortique. Chez un malade atteint d'un anévrysme de la crosse de l'aorte siégeant entre le tronc brachio-céphalique et la carotide gauche, on a noté des pulsations très nettes des artères rétiniennes de l'œil gauche ; du côté droit, le pouls artériel était beaucoup moins manifeste. L'examen ophthalmoscopique peut donc aider au diagnostic des anévrysmes dont nous venons de parler, c'est là un fait très important à connaître.

Les anévrysmes peuvent êtrð le point de départ d'une *embolie* de l'artère centrale de la rétine, lorsqu'un caillot vient à être entraîné jusque dans ce vaisseau.

On peut aussi observer des troubles oculaires dans les anévrysmes des *artères intra-crâniennes.* Nous laisserons de côté les anévrysmes capillaires qui, d'après Charcot et Bouchard, jouent un rôle considérable dans la production des hémorrhagies cérébrales, et qui s'accompagnent, dans la rétine, d'anévrysmes miliaires susceptibles d'occasionner une apoplexie rétinienne. Pour ce qui les concerne, nous renverrons le lecteur au chapitre consacré à l'artério-sclérose.

Jusqu'ici, on n'a constaté que trois cas de troubles oculaires consécutifs à un *anévrysme de l'artère sylvienne.* La rupture des sacs anévrysmaux avait causé un épanchement sanguin dans l'espace intervaginal du nerf optique (Remak), et ce phénomène connu sous le nom d'hématome des gaines optiques avait lui-même occasionné de la névrite optique.

Nous ne connaissons qu'un seul exemple de troubles oculaires survenus à la suite d'un *anévrysme de l'artère basilaire,* et c'est à Hutchinson fils qu'est due l'observation. Une femme atteinte d'endocardite ulcéreuse fut frappée, douze jours avant sa mort, d'amaurose bilatérale. A l'autopsie on rencontra un petit anévrysme siégeant à l'extrémité antérieure de l'artère basilaire et comprimant le chiasma. On ne saurait admettre que cet anévrysme se fût développé sur l'artère communicante postérieure, car il eût entraîné de l'hémianopie par compression d'une bandelette optique. Des deux côtés, les gaines optiques étaient considérablement dilatées, et on constata l'existence de névrite rétro-bulbaire très légère. L'examen ophthalmoscopique avait permis d'observer une contraction des vaisseaux rétiniens.

A diverses reprises, on a rencontré des *anévrysmes de l'artère ophthalmique.* Dans un cas rapporté par Dumpsy, on avait noté de l'exophtbalmie pulsatile et un souffle systolique vibratoire que le malade percevait lui-même, en même temps qu'il éprouvait de la formication de l'œil et de la moitié correspondante de la face. On avait essayé sans succès la compression de la carotide au moyen des doigts, puis la ligature de cette artère. La mort fut occasionnée par une hémorrhagie orbitaire foudroyante. L'autopsie démontra l'existence d'un anévrysme sacciforme de l'artère ophthalmique.

Les anévrysmes de ce vaisseau sont presque toujours orbitaires; il est extrêmement rare qu'ils siègent sur son parcours intra-crânien. Lorsque le fait se présente, la tumeur peut exister longtemps sans provoquer de symptômes appréciables.

Les anévrysmes de l'artère ophthalmique peuvent être spontanés ou traumatiques, diffus ou circonscrits.

4. ANÉVRYSME ASTÉRIOSO-VEINEUX DE LA CAROTIDE INTERNE DANS LE SINUS CAVERNEUX.

L'anévrysme artérioso-veineux de la carotide interne qui a son siège dans le sinus caverneux ressemble beaucoup, par ses principaux symptômes, à l'anévrysme de l'artère ophtalmique; mais il est bien plus fréquent que ce dernier. Les symptômes dont se plaignent les malades consistent en troubles auditifs du côté malade (bourdonnements et tintements d'oreilles) et en maux de tête. L'insomnie qui accompagne cette affection finit par amener un affaiblissement général.

L'examen objectif permet de constater que l'un des yeux est projeté en avant; l'exophtalmie est pulsatile. En pressant avec les doigts, on peut refouler l'œil dans l'orbite. A l'aide du stéthoscope, on entend un souffle continu avec exacerbation au niveau de l'œil et de la tempe; la compression de la carotide le fait disparaître. L'examen ophtalmoscopique montre une dilatation des veines rétiniennes donnant une stase veineuse que l'on observe également dans les paupières, dans la conjonctive et dans le tissu cutané avoisinant l'orbite. On voit apparaître des névralgies, causées probablement par la compression exercée par l'anévrysme sur les filets du trijumeau, et des paralysies des muscles de l'œil dues à la même cause. S'il survient des hémorrhagies orbitaires, la vie du malade peut se trouver en danger.

Dans la plupart des cas, l'anévrysme dont nous parlons est la conséquence d'un traumatisme qui a amené la déchirure de la carotide interne dans le sinus caverneux. Nélaton observa un cas de ce genre : l'artère avait été lésée par une esquille détachée du corps du sphénoïde. L'autopsie fut faite par Sappey, et c'est à Delens que l'on doit la description de ce cas pathologique. On connaît des exemples de lésions de la carotide interne par de menus plombs, lésions suivies d'exophtalmie pulsatile ; tantôt le traumatisme avait agi sur le pourtour de l'orbite, tantôt son action ne s'était fait sentir que par contrecoup. La déchirure de la carotide interne dans le sinus caverneux est parfois un symptôme concomitant de fractures ou de fissures de la base du crâne.

Le traitement de cette affection consiste dans la ligature de la carotide primitive ou dans sa compression méthodique par les doigts. Sur 63 cas, dont on trouve la description dans les auteurs, la ligature a été 38 fois suivie de succès ; dans 17 cas, il s'est produit une amélioration passagère suivie de rechute. C'est ce qui est arrivé dans un cas observé par Le Fort : après la ligature, la malade ne tarda pas à être atteinte de nouveau d'exophtalmie, et elle percevait un bruit de rouet.

C. — TROUBLES OCULAIRES DANS LES AFFECTIONS DU SYSTÈME VEINEUX.

Les *stases veineuses* dans l'organe de la vue sont, le plus souvent, la conséquence de maladies du cœur ou des poumons. Elles peuvent être la cause d'hémorrhagies à répétition dans le corps vitré, la rétine et la conjonctive, surtout s'il existe en même temps une fragilité spéciale des vaisseaux sanguins.

Chez les malades atteints de stase veineuse, on constate une dilatation des veines du fond de l'œil, qui paraissent tortueuses. L'aire occupée par les vaisseaux au centre de la rétine est plus large ; les veines rétiniennes sont d'une couleur plus foncée, et tout le fond de l'œil est plus rouge que dans l'état normal.

En dehors des maladies qui entravent la circulation veineuse, on peut observer des cas de stase sanguine due à une cause mécanique et retentissant sur l'organe de la vue. Ainsi, d'après Fœrster, pendant les chaleurs de l'été, c'est la position inclinée du corps qui occasionne des hémorrhagies dans le corps vitré chez des jardiniers et des agriculteurs de vingt à quarante ans, qui ne présentent aucune trace d'artério-sclérose.

Des vêtements trop serrés peuvent suffire à gêner la circulation en retour de la tête ; la stase veineuse qui en résulte a tout au moins pour résultat de retarder la guérison d'affections des yeux. Fœrster a remarqué que les faux-cols trop étroits que portent parfois les soldats allemands peuvent avoir une influence très fâcheuse sur les catarrhes de la conjonctive, l'iritis, l'asthénopie accommodative, les paralysies des muscles de l'œil et la myopie progressive.

De même, des tumeurs ou des cicatrices du cou, le goître, peuvent gêner le cours du sang dans la veine jugulaire et avoir une influence néfaste sur l'organe de la vue. Kerschbaumer a noté la fréquence du glaucome chez les gens atteints du goître. Il est certain que l'hypertrophie du corps thyroïde peut hâter l'apparition du glaucome chez les personnes prédisposées à cette affection. Néanmoins, d'après mes propres observations, en Styrie, où le goître est très fréquent, on est frappé de ne rencontrer qu'assez rarement le glaucome.

Il est assez logique d'expliquer par des stases veineuses prolongées un certain nombre de cas de glaucome qui surviennent dans la convalescence des pneumonies graves ou des bronchites catarrhales (Fœrster).

Les entraves à la circulation du sang dans la *veine cave supérieure* ont aussi un retentissement sur les veines rétiniennes. Il suffit de comprimer les deux veines jugulaires chez l'homme pour observer à l'ophtalmoscope une dilatation très prononcée des veines rétiniennes et la disparition du pouls veineux. Il se produit en même temps un léger resserrement des pupilles, que nous croyons pouvoir expliquer par l'hypérémie veineuse de l'iris.

La compression de la carotide primitive ne produit, au contraire, aucun trouble circulatoire dans l'œil. Après la ligature de cette artère, on n'a constaté aucun changement dans le calibre des vaisseaux rétiniens. Les artères cérébrales communicantes rétablissent donc le courant sanguin aussitôt qu'on a pratiqué la ligature. D'après Michel, dans les cas où les deux carotides primitives sont liées, on observe parfois une hypérémie veineuse du fond de l'œil, due probablement au reflux du sang dans les veines.

Lorsque nous avons parlé des troubles oculaires consécutifs aux maladies du foie, nous avons déjà signalé l'influence fâcheuse de la *pléthore abdominale* sur l'organe de la vision. Il survient des congestions vers la tête, un affaiblissement très rapide du muscle de l'accommodation avec diminution de l'amplitude de l'accommodation et sensation de tension dans l'œil. Tous ces symptômes disparaissent quand on traite la pléthore abdominale par les alcalins.

La *thrombose* des veines les plus diverses peut produire une embolie de l'artère centrale de la rétine, si une partie du thrombus vient à se détacher. Le fait a été observé surtout dans la thrombose des *veines de la matrice* et dans la *phlegmatia alba dolens* qui survient après l'accouchement.

La *thombrose du sinus caverneux* s'accompagne toujours de troubles oculaires. Cette affection apparaît, on le sait, dans divers cas : elle se développe chez les enfants à la suite des maladies graves ; elle est souvent la conséquence de maladies infectieuses, comme la méningite, la carie du rocher, les processus infectieux du pourtour de l'orbite (furoncles, érysipèle). Parfois la maladie qui détermine la thrombose du sinus caverneux siège dans des organes éloignés des organes visuels ; dans la fièvre puerpérale, par exemple, elle a son point de départ dans la matrice.

En général, les symptômes de la thrombose du sinus caverneux suivent une marche rapide à partir du moment où l'affection se propage du sinus vers les veines orbitaires. On voit apparaître l'exophtalmie avec gonflement et rougeur des paupières, chémosis de la conjonctive, immobilité du globe oculaire et dilatation des pupilles. L'acuité visuelle est diminuée d'une façon très notable, ou bien même il survient de l'amaurose.

A l'examen ophtalmoscopique, on trouve la papille gonflée et œdémateuse, les veines rétiniennes considérablement dilatées, entourées de sang extravasé. Si le thrombus n'est pas d'origine infectieuse, on n'observe qu'une simple transsudation séreuse dans le tissu orbitaire. Dans ce cas, la pression exercée sur l'œil proéminent n'est pas doulou reuse (de Lapersonne), tandis que le contraire a lieu lorsqu'il existe un abcès de l'orbite.

Les symptômes de la thrombose du sinus caverneux sont plus ou moins intenses, selon qu'il y a obstruction incomplète ou totale du sinus. Dans le dernier cas, il y a dilatation non seulement des veines orbitaires, mais aussi des veines frontales qui s'anastomosent avec la veine ophtalmique.

Quand la thrombose est de nature inflammatoire, on observe des symptômes du côté des nerfs qui traversent le sinus ou qui sont situés dans le voisinage (paralysie de l'oculo-moteur commun et de l'oculo-moteur externe, névralgie du trijumeau). Ces symptômes sont produits par la propagation de l'inflammation aux nerfs eux-mêmes.

La lésion du trijumeau peut entraîner l'anesthésie des parties de la peau qu'innervent ses rameaux, et on a même signalé l'apparition de l'ophtalmie névro-paralytique. Nothnagel a publié un cas de ce genre, observé chez une femme de soixante-quinze ans, qui souffrait d'une anesthésie douloureuse de la moitié droite de la face, compliquée de névralgie du trijumeau et d'ophtalmie névro-paralytique rappelant ce qui se produit après la section du trijumeau. Des troubles vaso-moteurs (œdème de la paupière, rougeur de la peau), des stases veineuses dans la région du sinus caverneux, permirent à Nothnagel de diagnostiquer la thrombose de ce sinus.

L'exophtalmie ne se produit pas lorsque la thrombose ne se propage pas aux veines ophtalmiques, ainsi que l'ont constaté de Graefe et H. Cohn. La conjonctive est, par contre, le siège d'un gonflement considérable, et la pupille peut rester normale, quoique, dans quelques cas de ce genre, on ait observé des paralysies des muscles de l'œil (de Graefe).

Si la thrombose est d'origine infectieuse, il se produit une infiltration purulente des veines et du tissu rétro-bulbaire. A l'autopsie, on trouve des abcès dans l'orbite, dans les paupières et dans la lèvre supérieure. Dans ces cas, on a rencontré du pus dans le sinus caverneux, le sinus de Ridley, le sinus pétreux, les veines de la face et même dans la veine jugulaire interne. On a également toujours trouvé des abcès métastatiques dans les poumons, ou bien des complications pleurétiques ou pneumoniques. Des germes infectieux peuvent même être transportés dans le globe oculaire et produire la panophtalmie suppurée.

Le pronostic de la thrombose du sinus caverneux est tout à fait grave. Tous les malades meurent rapidement au milieu de convulsions et de syncopes.

Le diagnostic est relativement facile; on ne peut confondre la thrombose du sinus caverneux qu'avec un abcès orbitaire. Il importe de se rappeler que, dans le premier cas, la marche des symptômes est beaucoup plus rapide; en outre, unilatéraux au début, ces symptômes ne tardent pas, dans la plupart des cas, à se montrer de l'autre côté. La propagation de l'affection d'un sinus caverneux à l'autre, l'exophtalmie bilatérale qui en résulte, le gonflement inflammatoire de la conjonctive et des paupières, sont des signes presque pathognomoniques de la thrombose du sinus caverneux.

Il peut arriver que la thrombose du sinus ait pour point de départ un abcès orbitaire. L'inflammation peut alors gagner l'autre sinus et occasionner un abcès orbitaire de l'autre côté.

Toutefois, il convient de remarquer qu'on a observé des symptômes analogues à ceux de la thrombose du sinus caverneux sans que celui-ci fût atteint. Ainsi Leyden a vu survenir, à la suite d'une méningite, de l'exophtalmie unilatérale ou bilatérale, avec œdème des paupières, et l'autopsie a démontré qu'il n'existait pas de thrombose du sinus caverneux ; l'inflammation s'était propagée de la cavité crânienne à l'orbite à travers la fente sphénoïdale. Au point de vue du diagnostic différentiel, il est très important de noter que, dans les cas observés par Leyden, l'acuité visuelle n'était pas diminuée. Il est très probable que l'ophtalmoscope aiderait alors puissamment à établir le diagnostic : s'il n'existe pas de thrombose du sinus, les veines rétiniennes ne sont pas aussi distendues que lorsqu'il en existe.

BIBLIOGRAPHIE.

MALADIES DU CŒUR. — *Foerster*, loc. cit., p. 63, 65, 125. — *De Graefe*, Arch. f. Ophthalm., t. V, f. 1, p. 138. — *Knapp*, ibidem, t. XIV, f. 1, p. 707. — *Schnell*, ibidem, 1887. — *Liebreich*, Atlas d'ophthalmoscopie, pl. VII. — *Jaeger*, Ergebnisse der Untersuchung mit d. Augenspiegel, 1876, p. 61. — *Leube* et *Ziemssen*, Berlin. klin. Woch., 1870, n° 15. — *Merkel*, Deutsche Arch. f. klin. Medizin. X, p. 201.

ARTÉRIOSCLÉROSE. — *Bachlmann*, Zeitschr. f. klin. Medizin, t. XVI, f. 5 et 6, Fortschritte der Medizin, 1887, n° 24. — *Bouveretk*, Lyon médical, 1887, n° 46. — *Chauffard*, Revue de médecine, 1888, n° 2. — *Goldzieher*, Wiener med. Woch., 1890, n° 3. — *Kunig*, Thèse de Paris, 1890. — *Bernheimer*, Arch. f. Ophthalm., t. XXXVI, fasc. 2.

ANÉVRYSMES. — *Foerster*, loc. cit., p. 64. — *Dempsy*, Brit. Med. Journal, 1860, septembre. — *Remak*, Berlin. klin. Woch., 1860, n° 49. — *Hutchinson* fils, Ophthalmic Soc. of the United Kingdom, 1889, 14 mars.

ANÉVRYSME ARTÉRIO-VEINEUX DE LA CAROTIDE DANS LE SINUS CAVERNEUX. — *Sattler*, Dans le traité de Graefe et Saemnich, t. VI. — *Delens*, De la communication de la carotide interne et du sinus caverneux. Thèse de Paris, 1870. — *Le Fort*, Bull. de l'Acad. de méd., 1888, 13 octobre.

MALADIES DES VEINES. — *Foerster*, loc. cit., p. 63, 180. — *Jacobson*, loc. cit., p. 13, 71. — *Foerster*, Ueber Augenleiden in Folge enger Halsbinden. Bresl. Ärztl. Zeitschr., 1888, n° 22. — *Nothnagel*, Analysé dans la Semaine médicale, 1889, 8 juin.

VIII. — TROUBLES OCULAIRES DANS LES MALADIES QUI ALTÈRENT LA COMPOSITION DU SANG.

A *priori*, on pouvait supporter que les altérations dans la composition du sang devaient entraîner un changement dans la coloration et le volume des vaisseaux rétiniens. Cette hypothèse s'est trouvée confirmée par les nombreuses expériences de E. de Jæger et de Schmell. Toutefois, il ne faut encore songer à utiliser qu'avec beaucoup de réserve les données fournies par l'examen ophtalmoscopique, lorsqu'il s'agit de diagnostiquer une altération du sang. Il importe beaucoup plus de remarquer que les altérations du fluide nourricier peuvent amener des troubles fonctionnels de la vue d'une réelle gravité.

1. CHLOROSE.

Dans les cas légers de chlorose, l'ophtalmoscope ne révèle aucune particularité; mais, dans les cas graves, il permet de constater une décoloration et un resserrement des vaisseaux rétiniens. Une seule fois, et c'est à St. Mackenzie qu'on doit l'observation, il fut possible de trouver de très importantes altérations du fond de l'œil. Chez un malade le nombre des globules rouges était descendu à $\frac{8}{10}$ du chiffre normal, et la proportion de l'hémoglobine était réduite aux $\frac{3}{10}$ de la quantité habituelle. St. Mackenzie constata l'existence d'une papillo-rétinite et observa, au centre de la rétine, de petites plaques étoilées rappelant les altérations qu'offre la tache jaune dans la rétinite albuminurique; les reins, cependant, n'étaient nullement malades.

2. ANÉMIE.

Ce n'est que dans les cas graves que l'anémie laisse voir à l'ophtalmoscope des altérations appréciables du fond de l'œil. On a constaté le resserrement des artères et une dilatation des veines, dont le diamètre arrive, dans quelques cas, à atteindre deux ou trois fois celui des artères. Les veines rétiniennes paraissent très sinueuses, et, au niveau de la papille même, elles sont d'un rouge moins foncé qu'à l'état normal. Il est assez rare que la contraction des artères rétiniennes soit poussée fort loin; le fait n'a été observé qu'une fois par Schmell chez un sujet anémique qui était atteint en même temps d'une tumeur maligne. Les vaisseaux rétiniens sont d'autant plus altérés dans leur coloration et leur calibre que les symptômes subjectifs dont se plaignent les malades sont plus accentués.

Dans les cas d'anémie grave on observe encore un autre symptôme : la *transparence* du sang contenu dans les vaisseaux rétiniens (Friedrichson). Ce phénomène résulte surtout de la diminution de l'hémoglobine, mais il reconnaît aussi pour cause la diminution simultanée des matières solides du sang (Zumpft).

Très souvent, chez les anémiques, on constate le *pouls artériel de la rétine;* ce n'est que dans les cas graves qu'on peut apprécier les variations du calibre de l'artère centrale de la rétine à chaque pulsation. D'ailleurs, le pouls artériel est sujet à des variations passagères : tantôt il est très fort, tantôt il disparaît pendant quelque temps. La position du malade, selon qu'il est assis ou debout, n'est pas sans influer sur ces modifications. La compression de la caro''e primitive diminue l'intensité du pouls rétinien, tandis que la co' 'ression de la veine jugulaire n'exerce aucune action sur lui (Schmeil).

Les théories les plus diverses ont été émises pour expliquer l'existence du pouls artériel de la rétine dans l'anémie. Rachlmann ayant constaté à la fois la diminution du nombre des hématies et de la quantité proportionnelle d'hémoglobine, en conclut que les globules rouges avaient un poids spécifique moindre qu'à l'état normal et qu'ils exerçaient un frottement moindre contre eux-mêmes et contre la paroi vasculaire. Par suite, la déperdition de force étant moindre, le cœur peut, d'après cet auteur, pousser plus loin la colonne sanguine. Le résultat de ce fait serait la pulsation des artères rétiniennes. Cette théorie a été émise aussi par Zumpft.

D'après ce dernier, ce serait surtout la diminution des matières solides du sang qui causerait le pouls artériel rétinien. Mais, d'après cet auteur, au fond, cette distinction a peu d'importance, car le fait reste le même que la diminution des matières solides porte sur les globules rouges ou sur le sérum (1).

Schmell prétend avoir constaté que le pouls artériel est plus accentué dans les cas d'hydrémie légère que dans les cas d'hydrémie grave. Ce qui est certain, c'est que l'hypothèse de Rachlmann est en désaccord avec les observations de Schklarevsky qui a prouvé que les globules rouges circulent avec plus de rapidité que les leucocytes et le sérum. Ce fait s'explique aisément : de deux corps lancés avec la même force, c'est celui dont le poids spécifique est le plus considérable qui va le plus loin. Pour comprendre le pouls artériel, il convient de ne pas oublier que ce phénomène résulte de la différence de pression intravasculaire pendant la systole et pendant la diastole ; or, il semble que cette différence soit plus grande dans l'anémie que dans l'état normal.

Souvent, on constate, dans l'anémie, une *diminution de l'amplitude de l'accommodation;* c'est à cela qu'est dû l'affaiblissement de la vue dont se plaignent certains malades, et qu'ils notent surtout lorsqu'ils veulent lire. Il est très probable que cette diminution tient à la nutrition insuffisante du muscle de l'accommodation, qui perd de son énergie comme beaucoup d'autres muscles chez les anémiques.

Les fonctions visuelles peuvent être considérablement atteintes, dans l'anémie, par des *hémorrhagies intra-oculaires;* ce sont surtout des hémorrhagies du corps vitré et de la rétine, qui surviennent dans

---

(1) Cependant, d'après les récentes recherches de Hammerschlag, Siegl et Copeman, la densité du sang serait toujours seulement en rapport avec la quantité de l'hémoglobine.

les cas graves, Ulrich (de Strasbourg) a fait, sur cette complication, de très intéressantes recherches. Il a observé que les hémorrhagies de la rétine sont toujours précédées de symptômes généraux (maux de tête, bourdonnements d'oreilles, état d'anxiété ou étourdissements).

Le sang extravasé provient toujours des veines rétiniennes considérablement dilatées. D'après l'auteur, la cause de l'hémorrhagie serait la *diminution de la tension intra-oculaire.* En exerçant avec le doigt une légère pression sur le globe de l'œil, on peut faire disparaître la colonne sanguine dans les veines et les artères. Il faut aussi reconnaître que d'autres causes favorisent également le développement des hémorrhagies rétiniennes dans ces cas ; ce sont l'altération de la composition du sang et la gêne qu'éprouve le sang à circuler dans la veine centrale qui, formant un coude presque à angle droit dans la papille, se prête difficilement à l'écoulement du sang dont ses branches sont gorgées.

Zumpft prétend que lorsque, chez des anémiques, on constate, au moyen de l'ophtalmoscope, des hémorrahgies rétiniennes, il faut y voir la preuve que les matières solides du sang ont considérablement diminué. D'après lui, on pourrait encore, avec quelque vraisemblance, conclure de ce fait qu'on se trouve en présence d'hypalbuminose (diminution de l'albumine dans le sang).

Parfois, les anémiques atteints d'hémorrhagies intra-oculaires sont exposés à d'autres hémorrhagies (épistaxis, etc.); en outre, ils se plaignent fréquemment de vertiges ou de migraine. Ces symptômes nerveux sont incontestablement provoqués par l'anémie progressive. Chez ces malades, les hémorrhagies à répétition du corps vitré peuvent, par l'effet de la compression intra-oculaire, provoquer des accès de *glaucome.* Jacobson en a observé deux cas, qui ont été guéris par l'iridectomie.

Lorsque, par le traitement, on réussit à améliorer l'état général et qu'on emploie des moyens locaux appropriés (bandeau compressif), on peut voir les hémorrhagies intra-oculaires se résorber complètement; nous en avons nous-même observé des exemples. Mais parfois il reste des flocons dans le corps vitré. Les rechutes, dans l'anémie progressive, sont très fréquentes parce qu'il est difficile d'obtenir la guérison de la maladie générale. Il ne faut jamais chercher, comme le conseille Mayweg, à remédier aux hémorrhagies intra-oculaires par la ligature de la carotide primitive.

On n'a pas encore pu donner une explication anatomique satisfaisante de la *névrite optique* qu'on observe parfois dans le cours de l'anémie. Il est probable que cette lésion est due à un épanchement sanguin occupant l'espace intervaginal du nerf optique et comprimant les vaisseaux de la papille. Nous avons déjà fait remarquer que les symptômes sont les mêmes dans l'hématome des gaines optiques et dans la névrite optique. La compression exercée par un épanchement sanguin peut expliquer certains cas d'*amaurose*. Néanmoins, cette explication ne saurait s'appliquer, à mon sens, à un cas publié par Litten et Hirschberg ; ils virent, dans le cours d'une anémie simple, survenir de l'amaurose bilatérale. La papille était gonflée sans qu'il existât d'exsudation ni d'hémorrhagie dans son pourtour. Un traitement tonique amena la guérison de l'amaurose. Au bout de cinq semaines, il ne restait qu'un scotome central aux deux yeux, et son diamètre diminua progressivement. Les pupilles, immobiles au début de l'amaurose, reprirent leur réaction normale. Cette observation rappelle les troubles oculaires que l'on constate dans les auto-intoxications. Aussi est-on en droit de penser que la diminution du nombre des globules rouges a apporté un obstacle à l'élimination des produits d'échange que les hématies contribuent à chasser.

3. PERTES SANGUINES.

Après avoir traité des troubles oculaires dans l'anémie essentielle, il est naturel de s'occuper de ceux qui surviennent dans l'anémie consécutive à des pertes sanguines.

D'après Arlt, parmi les pertes sanguines susceptibles d'occasionner des troubles de la vue, il faut placer en première ligne les métrorrhagies ; d'après Fœrster, au contraire, ce seraient les gastrorrhagies qui influeraient le plus sur les fonctions visuelles. Il est incontestable que ces fonctions peuvent être troublées à la suite d'hémorrhagies d'organes divers ; on en a observé même des exemples consécutivement à des hémorrhagies du dos du pied (Bock) et des organes génito-urinaires.

A plusieurs reprises, Jacobson a noté la *diminution de l'amplitude de l'accommodation* après des pertes sanguines. La fatigue qu'éprouvent parfois pendant la lecture les nouvelles accouchées est probablement le résultat de la perte de sang (1).

L'*amaurose* peut aussi se montrer à la suite d'hémorrhagies, et c'est une complication qui a une importance considérable. De Graefe, le premier, a eu le mérite de signaler le fait dans un cas de gastrorrhagie.

Il est très rare que l'amaurose apparaisse aussitôt après la perte de sang, et que le malade se réveille aveugle après une syncope. Le plus souvent l'affection ne fait son apparition que trois à six jours, et dans quelques cas peu nombreux, quinze à dix-huit jours après l'accident primitif. La marche de l'amaurose due à des hémorrhagies est très

(1) Vu le rôle important que joue le sang dans l'élimination des produits de l'échange, la diminution de la quantité du sang pourrait peut-être entraîner l'accumulation de produits toxiques dans l'organisme et causer des auto-intoxications. Il serait téméraire de se prononcer sur la question, de savoir si la parésie du muscle de l'accommodation serait due à cette cause.

rapide; il arrive que le malade accuse auparavant des anomalies visuelles. Quand l'amaurose n'est pas complète, on peut noter des lacunes très considérables dans le champ visuel, et le scotome offre cette particularité de n'être pas central mais de frapper la périphérie. On voit quelquefois le scotome s'étendre de plus en plus et atteindre le champ visuel tout entier; dans quelques cas une très petite partie de la périphérie de la rétine reste seule indemne.

Dans tous les cas d'amaurose par perte sanguine la réaction des pupilles s'est trouvée abolie. On ne connaît qu'une seule exception à cette règle et c'est Samelsohn qui l'a signalée.

Lorsqu'au début on examine l'œil à l'ophthalmoscope, on observe l'ischémie des artères rétiniennes; les veines sont, au contraire, dilatées et la papille est légèrement proéminente. Il est tout à fait exceptionnel que l'on ne constate qu'une légère décoloration de la papille. Dans quelques cas on observe la névrite optique, la papille est proéminente, son pourtour offre généralement un voile blanchâtre qui en rend les limites indécises, d'autant plus qu'il existe quelques hémorrhagies autour des vaisseaux. La névrite optique amène très rapidement une atrophie de la papille. Aussi, comme peu d'observateurs ont eu l'occasion d'examiner les malades à l'ophthalmoscope au début de l'affection, s'explique-t-on qu'on l'ait décrite sous le nom d'atrophie du nerf optique par suite de pertes sanguines.

D'après Fries, sur 100 cas d'amaurose consécutive à des hémorrhagies, l'affection s'est terminée 50 fois par l'atrophie complète des nerfs optiques, 20 fois par la guérison totale et 30 fois par une simple amélioration ou par arrêt de la maladie. On peut surtout espérer une amélioration dans les cas d'amblyopie avec conservation partielle du champ visuel.

Les hypothèses les plus diverses ont été émises pour expliquer la pathogénie de l'amaurose consécutive à des pertes sanguines. Jacobson a supposé que la névrite optique était causée par une affection cérébrale intercurrente (inflammation ou hémorrhagie de la base du crâne). Gessner observa un cas d'amaurose qui était survenue à la suite d'une métrorrhagie consécutive à l'accouchement; il existait en même temps une myélite ascendante aiguë. Il en conclut que les pertes sanguines considérables entraînaient une altération des parois vasculaires et que l'inflammation du nerf optique et de la moelle épinière était la conséquence de cette altération.

Après avoir soigneusement étudié les lésions anatomiques produites par une amaurose consécutive à des pertes sanguines, Ziegler a donné du processus une explication qui mérite l'attention. L'amaurose était survenue trois jours après l'hémorrhagie. L'examen ophtalmoscopique, pratiqué aussitôt, révéla l'existence d'une névrite optique très avancée. Le malade mourut et le microscope fit voir que les fibres du nerf optique et la couche des fibres optiques de la rétine avaient subi une dégénérescence graisseuse que Ziegler attribua à l'ischémie des artères rétiniennes. Cette explication concorde avec les résultats obtenus expérimentalement par Spronck. Ce savant ayant produit l'anémie de la moelle épinière en liant les artères qui s'y rendent, constata au bout de quelques jours un commencement de dégénérescence des fibres nerveuses et, en même temps, une prolifération du tissu interstitiel.

On conçoit que les troubles de la vue apparaissent tantôt d'une façon rapide, tantôt à une époque assez éloignée des pertes sanguines. Le sang, en effet, se distribuant d'une manière inégale dans les diverses parties du corps, il en résulte que l'ischémie locale de la rétine arrive plus ou moins rapidement selon les cas.

On n'a pas encore noté avec assez de soin l'état de la pupille dans les observations concernant les cas dont nous nous occupons. Dans des expériences faites sur des animaux, Kussmaul et Tenner ont constaté que des pertes sanguines lentes et répétées amenaient un très léger resserrement de la pupille; des hémorrhagies foudroyantes, avec syncope et convulsions, produisent, au contraire, une mydriase très prononcée. Par suite, il est permis de penser que, dans les cas de pertes sanguines graves, l'amaurose est précédée de dilatation de la pupille, symptôme qui n'est que la conséquence de l'anémie des vaisseaux cérébraux.

Les moyens thérapeutiques essayés pour combattre l'amaurose consécutive à des pertes sanguines n'ont encore donné aucun résultat. Il va de soi qu'il faut tout d'abord éviter la répétition de l'hémorrhagie, et pour cela, on emploie les injections hypodermiques d'ergotine, etc. Lorsque l'amaurose a déjà fait son apparition, on doit essayer, comme je l'ai recommandé dans une publication antérieure, d'augmenter la quantité de sang dans la rétine en maintenant la tête basse et en enveloppant de temps en temps les extrémités avec la bande d'Esmarch. On pourrait aussi, comme l'a conseillé Ziemssen pour d'autres affections, avoir recours aux injections hypodermiques de sang défibriné. Employé dès le début de l'amaurose, ce dernier moyen serait peut-être susceptible d'empêcher l'atrophie optique. Si l'on ne redoute plus d'hémorrhagie, il est permis d'essayer les injections hypodermiques de strychnine et la galvanisation du nerf optique. On a tenté d'augmenter la quantité de sang dans les vaisseaux rétiniens en diminuant la pression intra-oculaire par l'iridectomie, ou la ponction de la chambre antérieure; mais jusqu'ici ces tentatives n'ont donné aucun résultat.

4. ANÉMIE PERNICIEUSE PROGRESSIVE.

C'est à Biermer que revient l'honneur d'avoir le premier démontré que dans l'anémie pernicieuse progressive l'œil est atteint des mêmes lésions que les autres organes. Sur 35 cas qu'il a observés, il a rencontré des *hémorrhagies rétiniennes*, sans que pour cela la vue fût forcément altérée. Il a trouvé, en même temps, des apoplexies dans d'autres organes.

On n'a pas encore découvert la cause de ces hémorrhagies. Dans un cas, à l'examen anatomique, Manz a vu les capillaires avec des dilatations ressemblant à des anévrysmes. D'autres auteurs admettent que les hémorrhagies seraient dues à une dégénérescence graisseuse des parois vasculaires. L'acuité visuelle centrale n'est que rarement diminuée, et le fait ne s'observe que dans les apoplexies de la tache jaune. Chez un malade examiné par Fœrster, le champ visuel était rétréci dans sa périphérie.

Dans les cas d'anémie pernicieuse progressive, l'ophthalmoscope permet de constater la pâleur de la papille optique et un œdème léger (opacité), non seulement autour de cette partie, mais aussi autour des vaisseaux qui ont donné lieu à des hémorrhagies, Parfois le sang extravasé forme des foyers oblongs, fusiformes, dont la direction est parallèle à celle du vaisseau le plus rapproché. Foerster pense que quelques-uns de ces foyers seraient situés dans la membrane adventice externe des parois vasculaires. Les épanchements sont moins foncés que dans les cas où il n'existe pas d'altération du sang. Le calibre et la coloration des vaisseaux sont les mêmes que lorsqu'il existe de l'anémie simple. On a pu observer parfois dans la macula des taches blanches groupées en étoile, comme on le voit dans la rétinite albuminurique.

5. LEUCOCYTHÉMIE (LEUCÉMIE).

L'examen ophthalmoscopique permet, dans cette maladie, de reconnaître aisément l'altération du sang. Les artères rétiniennes renferment un liquide d'un rouge clair. La colonne sanguine est généralement entourée d'une double ligne blanche (périvasculite), juxtaposée aux deux lignes rouges qui indiquent la limite du vaisseau. Les veines, d'un ton rosâtre, sont également moins foncées qu'à l'état normal ; elles sont, en outre, fort dilatées et sinueuses. On retrouve la même coloration claire jusque dans les vaisseaux de la choroïde. Dans son ensemble, le fond de l'œil offre, dans la leucocythémie, une coloration orange tirant sur le rouge.

En 1862, Liebreich a observé, pour la première fois, des lésions inflammatoires qu'il a désignées sous le nom de *rétinite leucémique* ; mais ces lésions n'existent pas dans tous les cas de leucocythémie. Sur 5 malades, Schirmer ne les a rencontrées qu'une fois. De leur côté, Knapp et Becker ont vu de nombreux cas de leucocythémie qui n'étaient pas compliqués de rétinite.

Dans la rétinite leucémique, la coloration orange rougeâtre du fond
de l'œil est masquée par un voile grisâtre, mince et strié, dû à une
opacité de la couche superficielle de la rétine. De nombreux foyers
hémorrhagiques se voient dans tout le fond de l'œil, mais principalement au pourtour des gros vaisseaux rétiniens. On aperçoit, en outre,
de nombreuses taches d'un blanc jaunâtre dans la région de la macula,
mais elles sont encore plus abondantes à la périphérie de la rétine
(Leber). Ces taches, généralement rondes, offrent un diamètre variable,
mais elles n'atteignent jamais la dimension de la papille. Elles sont
parfois d'un blanc clair, mais, dans aucun cas, elles ne présentent l'aspect miroitant des excroissances vitreuses de la choroïde. Enfin, elles
sont limitées par un petit rebord sanguin.

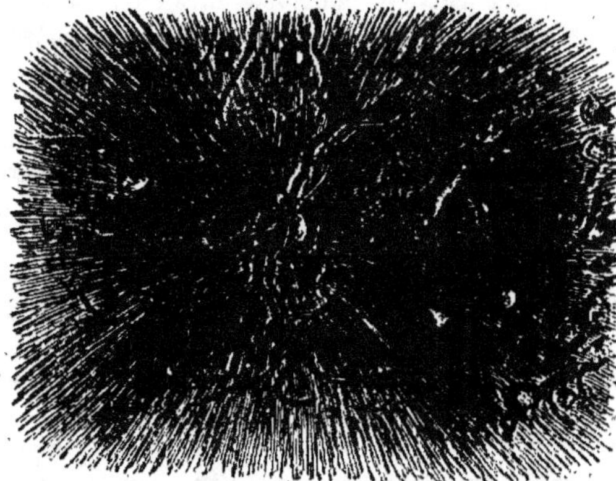

Fig. 25. — Rétinite leucémique (d'après Hirschberg). Image droite.

Il est prouvé que ces taches, blanchâtres ou jaunâtres, se résorbent
de temps à autre sans laisser de traces; mais elles reviennent plus
tard. Au point de vue du diagnostic de la maladie générale, l'existence
d'une rétinite leucémique n'a habituellement que peu d'importance,
car d'autres symptômes permettent auparavant de reconnaître l'affection. Néanmoins, dans un cas de Schweinitz, les altérations du fond de
l'œil avaient fait penser tout d'abord à une affection rénale; au bout
d'un an, la maladie ayant évolué, on observa les symptômes de la
rétinite leucémique; et ce furent les lésions du fond de l'œil qui
permirent d'arriver à un diagnostic précis de la maladie générale;
l'examen du sang démontra la justesse du diagnostic.

Parfois, dans la leucocythémie, les hémorrhagies rétiniennes sont
très nombreuses, et il en existe aussi dans le corps vitré. L'examen
anatomo-pathologique montre qu'elles siègent surtout dans la couche
des fibres optiques, où elles forment des proéminences faisant saillie

vers le corps vitré. Les taches blanchâtres et jaunâtres dont nous avons parlé sont dues à la dégénérescence gangliforme (variqueuse) ou graisseuse des fibres nerveuses. On a pu reconnaître, dans quelques cas, que les hémorrhagies avaient été causées par la *thrombose d'une veine rétinienne*, et on a trouvé en même temps des épanchements sanguins dans l'espace intervaginal du nerf optique.

A part quelques exceptions, les troubles de la vue sont peu importants dans la leucocythémie. Dans un très petit nombre de cas, on a vu survenir brusquement de l'amaurose à la suite d'hémorrhagies rétiniennes fort étendues.

Le pronostic et le traitement de la rétinite leucémique sont les mêmes que ceux de la maladie générale qui a donné naissance à l'affection oculaire.

L'*iris* et la *choroïde* peuvent également être affectés dans la leucocythémie. L'iris présente quelquefois des tumeurs circonscrites, d'un volume très variable, qui peuvent se montrer avant qu'on ait constaté la tuméfaction de la rate et des ganglions lymphatiques. L'affection de l'iris est bilatérale. Dans certains cas, elle offre les symptômes cliniques d'un iritis chronique, avec quelques flocons dans le corps vitré ; dans d'autres, toute la surface antérieure de l'iris est recouverte de petites tumeurs grisâtres plus ou moins grosses. Sur le pourtour de ces tumeurs, les vaisseaux sanguins sont très dilatés. La pupille est recouverte par une mince membrane de nouvelle formation. Ce n'est que lorsque le gonflement de la rate et des ganglions lymphatiques est très prononcé que les tumeurs de l'iris existent en grand nombre.

Comme beaucoup d'autres parties du corps, le *tissu rétro-bulbaire* peut être envahi par des tumeurs leucocythémiques. Gayet a insisté sur l'importance qu'il y a à rechercher si l'on ne se trouve pas en présence d'un cas de leucémie ou de pseudo-leucémie lorsque l'on constate l'existence de tumeurs orbitaires se développant symétriquement des deux côtés.

Les *glandes lacrymales* et les *paupières* peuvent être le siège de tumeurs leucocythémiques, qui offrent les caractères des tumeurs de même nature occupant d'autres régions du corps.

Ajoutons une dernière remarque : dans la leucocythémie les glandes lymphatiques du cou peuvent, par leur développement, comprimer le grand sympathique cervical et amener la *dilatation des pupilles*. Elles peuvent aussi comprimer la veine jugulaire et produire dans la tête une stase veineuse, qui s'étend jusqu'aux veines rétiniennes, dont la dilatation peut être constatée au moyen de l'ophthalmoscope.

6. DIATHÈSES HÉMORRHAGIQUES.

A la suite des troubles oculaires occasionnés par une altération de la composition du sang, nous dirons quelques mots de ceux qu'on observe dans certaines diathèses hémorrhagiques dont la véritable nature est encore mal connue.

La *maladie de Werlhof* prédispose, comme on le sait, aux hémorrhagies cutanées, muqueuses et séreuses; en revanche on n'a observé dans cette affection aucun symptôme d'apoplexie cérébrale, et l'autopsie n'a jamais montré qu'il existât d'hémorrhagie dans le cerveau. Cependant, l'examen ophthalmoscopique a permis, à diverses reprises, de constater des hémorrhagies rétiniennes.

Dans un cas de *purpura rhumatismal*, Ruc a observé une hémorrhagie très étendue de la rétine, qui avait entraîné une grande diminution de l'acuité visuelle. Le malade succomba à des hémoptysies, des gastrorrhagies et des entérorrhagies. A l'autopsie, on rencontra des apoplexies non seulement dans la rétine, mais aussi dans la choroïde et la sclérotique.

Mentionnons enfin les petites hémorrhagies rétiniennes qui se produisent dans le *scorbut;* elles n'entraînent, d'ailleurs, aucun trouble de la vue, ou bien des troubles tout à fait insignifiants.

7. HÉMOPHILIE.

Dans l'hémophilie, des traumatismes de peu d'importance peuvent occasionner des hémorrhagies très considérables dans l'organe de la vision. Priestley Smith cite un cas où, après une scarification superficielle de la conjonctive, il survint quotidiennement des hémorrhagies se répétant de deux à sept fois dans les vingt-quatre heures, sans qu'on pût les arrêter par aucun médicament styptique; elles se renouvelèrent pendant quinze jours consécutifs.

On a parfois observé, dans cette maladie, des hémorrhagies intraorbitaires très étendues survenant sans cause appréciable, et qu'on attribuait à tort à un traumatisme. Ces cas ont une certaine importance au point de vue de la médecine légale.

BIBLIOGRAPHIE.

ANÉMIE. — *Foerster*, loc. cit., p. 231. — *Jacobson*, loc. cit., p. 132. — *Raehlmann*, Klin. Monatsbl. f. Augenheilk., 1889, décembre. — *Friedrichson*, Dissertat. inauguralis, 1888, Dorpat. — *Mayweg*, Soc. d'ophthalm. de Heidelberg, 1889. — *Litten* et *Hirschberg*, Berlin. klin. Woch, 1888, n° 30. — *Ulrich*, Arch. f. Ophthalm., t. XXXIII, fasc. 2. — *C. Gessner*, Arch. f. Augenheilk., t. XIX, fasc. 1.

CHLOROSE. — *Schmidt*, Arch. f. Ophthalm., 1887. — *De Jaeger*, Ergebnisse d. Untersuchung mit dem Augenspiegel, 1876. — *St. Mackenzie*, Brit. Med. Journ., 1885, 14 février.

AMAUROSE PAR PERTES SANGUINES. — *Nuel*, dans le traité de de Wecker et Landolt, t. III, p. 691. — *Litten* und *Hirschberg*, Berlin. klin. Woch, 1883, n° 30. — *Ulrich*, Arch. f. Ophthalm., t. XXXIII, fasc. 2. — *C. Gessner*, Arch. f. Augenheilk., XIX, fasc. 1. — *Raehlmann*, Klin. Monatsbl. f. Augenheilk., 1889, décembre. — *Mayweg*, Soc. d'ophthalm. de Heidelberg, 1889. — *Ziegler*, Beitr. z. patholog. Anatomie, t. II.

ANÉMIE PERNICIEUSE PROGRESSIVE. — *Foerster*, loc. cit., p. 64, 227. — *Jacobson*, loc. cit., p. 18.

LEUCÉMIE. — *Gayet*, Arch. d'ophthalm., 1886, fasc. 1. — *Hirschberg*, Centralbl. f. Augenheilk., 1887, p. 97. — *Foerster*, loc. cit., p. 77. — *G.-E. de Schweinitz*, Ophthalmic Review, 1888, avril.

HÉMOPHILIE. — *Priestley Smith*, Ophthalm. Hosp. Rep., 1888, juillet.

DIATHÈSES HÉMORRHAGIQUES. — *Foerster*, loc. cit., p. 221.

IX. — TROUBLES OCULAIRES CONSÉCUTIFS
A DES MALADIES ADYNAMIQUES.

Dans ce chapitre, nous laisserons de côté les troubles fonctionnels de l'organe de la vision qui apparaissent dans le cours ou à la suite des maladies microbiennes (paralysie des muscles extrinsèques et intrinsèques de l'œil, amblyopie, amaurose, scotome central); nous nous en tiendrons aux altérations de la vue qui résultent d'un affaiblissement général causé par certaines maladies entraînant une perte de forces considérable.

Une des lésions qu'on rencontre le plus fréquemment est l'*enophthalmos*, c'est-à-dire l'enfoncement de l'œil dans l'orbite par suite de la disparition d'une certaine quantité de graisse du tissu rétrobulbaire.

La *parésie du muscle de l'accommodation* est probablement, dans plusieurs cas, la conséquence de la diminution de la force motrice de ce muscle.

La *xérose de la conjonctive*, la *kératomalacie* et l'*héméralopie* s'observent chez des enfants affaiblis et chez des adultes épuisés par la maladie.

Dans la xérose, la partie de la conjonctive qui n'est pas recouverte par les paupières, se gonfle légèrement; elle est voilée plus tard par une sécrétion blanchâtre, mousseuse, ou bien par une couche de croûtes blanchâtres. L'examen histologique a montré que cette sécrétion, ces croûtes, contiennent une foule de gouttelettes graisseuses en suspension dans un liquide, et des cellules épithéliales remplies de granulations graisseuses. On a attribué cette prolifération des cellules épithéliales avec dégénérescence graisseuse à l'invasion d'un bacille (bacille de la xérose) et de micrococques réunis en groupes.

Plusieurs auteurs, parmi lesquels Neisser, Kuschbert, Leber, etc., ont étudié le bacille de la xérose. P. Ernst ayant employé un réactif double au méthylène et au brun de Bismarck, a vu ce bacille renfermer, dans des bâtonnets jaunâtres ou rougeâtres, de 1 à 3, parfois même de 6 à 8 glomérules d'un bleu foncé.

De nouvelles recherches entreprises par Schreiber tendraient à prouver que ce bacille ne serait pas la véritable cause de la xérose conjonctivale; cet observateur a, en effet, rencontré le même bacille dans d'autres affections oculaires, notamment dans le pannus scrofuleux, la conjonctivite phlycténulaire et la conjonctivite chronique. Aussi est-il d'avis que le bacille de Neisser et de Kuschbert n'a rien à voir avec les symptômes de la xérose de la conjonctive. Il pense que ce bacille n'est qu'un saprophyte et que le vrai parasite de la xérophthalmie nous est encore inconnu.

Lorsqu'une alimentation insuffisante produit un affaiblissement qui donne naissance à la xérose, cette affection est souvent accompagnée d'héméralopie. C'est ce qu'on a observé en Russie, chez les Grecs orthodoxes, après leur jeûne de quarante jours, chez des prisonniers, chez des gens atteints de scorbut. Il faut reconnaître toutefois qu'on a trouvé le bacille de Kuschbert chez des gens dont l'alimentation était suffisante.

De ces faits, nous pouvons tirer les conclusions suivantes :

1° Les gens affaiblis ont une certaine disposition à être atteints de xérose de la conjonctive et d'héméralopie ;

2° La xérose conjonctivale peut se rencontrer néanmoins chez des gens d'une forte constitution ;

3° L'agent infectieux de la xérophtalmie ne nous est pas encore connu.

On a voulu expliquer de même, par l'invasion de microbes, la nécrose de la cornée qu'on observe chez les personnes débilitées par de graves maladies infectieuses (fièvre typhoïde, variole, scarlatine, choléra) et chez les enfants épuisés par des diarrhées rebelles. Au point de vue clinique, cette lésion de la cornée a beaucoup de ressemblance avec l'ophtalmie neuroparalytique qui suit les lésions du trijumeau. Chez des enfants chétifs, on a observé, en outre, la *nécrose de la conjonctive*. Dans dix cas de nécrose de la cornée observés chez des nourrissons, E. Fraenkel et E. Francke ont rencontré, du staphylococcus pyogenes aureus (Rosenbach), le bacille de la xérose. En se basant sur ce fait, ils ont regardé la xérose conjonctivale, la nécrose de la cornée et la nécrose de la conjonctive comme des manifestations diverses d'un même processus maladif. Weeks et Knapp ont aussi constaté l'existence du bacille de la xérose dans des cas de nécrose de la cornée ; mais ils n'admettent pas qu'il soit la cause principale de l'affection qui, pour eux, serait due surtout à l'anémie et à l'affaiblissement général. Dans les maladies chroniques, ce sont, d'après ces derniers auteurs, ces deux causes qui amènent la nécrose de la cornée, notamment chez les malades atteints de carcinome ou de phthisie pulmonaire (Knapp et Weeks). On pourrait cependant, et nous le montrerons plus loin, donner une explication toute différente.

Manz a prétendu que le bacille de la xérose diminuait la résistance des tissus, sans pouvoir, toutefois, entraîner la suppuration. Cet auteur pense qu'on ne saurait hésiter à attribuer à la *kératomalacie* (nécrose de la cornée) une origine septique. En faveur de cette théorie, on peut rappeler que la kératomalacie qui survient dans le cours d'une maladie grave s'accompagne de symptômes de septicémie générale. D'après Manz, lorsqu'il existe une nécrose de la cornée, ce ne serait ni l'anémie, ni l'affaiblissement des forces, mais bien la septicémie qui menacerait avant tou' emporter le malade. En effet, dans les affections pulmonaires graves et les cancers ulcéreux, où l'on rencontre la kératomalacie, on observe une tendance aux complications septiques.

La manière de voir de Manz a été adoptée par Leber et Wagenmann. Ces deux observateurs, dans un cas de nécrose infantile de la conjonctive qui s'était terminé par la mort, ont vu le sang envahi par des streptocoques. Se basant sur ce fait, ils admirent, par analogie, que dans la nécrose infantile de la cornée il devait y avoir une invasion secondaire d'agents infectieux, dont le point de départ serait l'intestin ou la peau; les microbes pénétreraient ensuite dans d'autres parties du corps, telles que l'œil, les reins, les capsules surrénales. Dans le cas qu'ils ont observé, Leber et Wagenmann ont, en effet, trouvé le sang chargé de streptocoques.

L'ophtalmie brésilienne qu'a décrite Gama Lobo semble être identique à la nécrose infantile de la cornée qui survient dans le cours d'une maladie adynamique. L'auteur a rencontré l'affection qu'il nous signale chez des enfants d'esclaves épuisés par défaut d'alimentation ou par des diarrhées, qui succombaient à des entérites graves.

En dehors de la théorie microbienne, on a émis plusieurs autres hypothèses pour expliquer la nécrose de la cornée consécutive à des maladies anadymiques. La ressemblance complète de cette affection et de l'ophtalmie névroparalytique a fait admettre que, dans quelques maladies, il pouvait survenir un ulcère névroparalytique. On a voulu aussi expliquer la kératomalacie par la dessiccation de la cornée qui résulterait de la rareté de la fermeture des paupières dans les maladies adynamiques (keratitis xerotica). De même que le malade atteint de fièvre typhoïde a la langue sèche parce que son état d'apathie l'empêche de songer à exécuter les mouvements masticatoires qui favorisent la sécrétion de la salive, de même le défaut de clignement des paupières entraînerait la sécheresse de la cornée. Foerster, enfin, a tenté d'expliquer la kératomalacie par le décubitus. Il croit que par suite de l'affaiblissement de la nutrition de tous les tissus, la simple pression physiologique des paupières sur la cornée suffit à amener la nécrose. Il compare ce fait à ce que l'on observe chez les malades atteints de la fièvre typhoïde, chez lesquels la simple pression des couvertures peut produire une nécrose cutanée au-devant de la rotule et de la crête du tibia.

En résumé, l'affaiblissement général qui résulte des maladies adynamiques peut entraîner l'affaiblissement du muscle de l'accommodation, l'héméralopie, et favoriser le développement de la xérose de la conjonctive. Mais la kératomalacie et la nécrose de la conjonctive qui surviennent dans le cours de quelques maladies adynamiques n'ont, sans doute, aucun rapport avec l'affaiblissement général des forces; elles sont des manifestations locales d'une invasion microbienne de l'organisme. On ne saurait encore se prononcer sur l'action que peut avoir, sur le développement du processus infectieux, le défaut de fermeture périodique des paupières et la dessiccation de la cornée qui en est la conséquence. Nous verrons dans un chapitre ultérieur que, dans le choléra, la kératomalacie débute toujours par la partie de la cornée qui n'est pas recouverte par les paupières.

BIBLIOGRAPHIE.

Foerster, loc. cit., p. 226. — *Weeks*, Arch. f. Augenheilk, 1887, fasc. 2. — *P. Ernst*, Zeitschr. f. Hygiene, 1888, t. IV. — *Mans*, Münchner Mediz. Woch., n°° 11, 12. — *Leber* und *Wagenmann*, Arch. f. Ophthalm., XXXIV, fasc. 1.

X. — TROUBLES OCULAIRES DANS LES AFFECTIONS DE LA GLANDE THYROÏDE.

Par la pression qu'elles exercent sur le grand sympathique cervical, les tumeurs de la glande thyroïde peuvent provoquer la *dilatation des pupilles*, et le fait a été fréquemment observé. C. Czermak a même vu une simple pression exercée sur un goitre avec le doigt suffire à amener la dilatation de la pupille du côté comprimé.

Nous avons déjà dit que le goitre était capable d'entraver la circulation dans la veine jugulaire. La stase sanguine qui en résulte peut faire éclore, chez des sujets prédisposés, des accès de glaucome. Rappelons à ce propos que Kerschbaumer a noté la fréquence du glaucome chez les goitreux.

Landesberg a publié une observation de *cataracte* qui a été regardée comme la conséquence d'une cachexie strumeuse. Il s'agissait d'une fille de vingt-cinq ans, à laquelle Bergmann avait extirpé la glande thyroïde deux ans auparavant. Après l'opération, on vit apparaître subitement des crises épileptiformes. Un an plus tard des troubles de la vue se manifestèrent. Lorsque, deux ans après l'ablation du goitre, la malade se présenta à Landesberg, celui-ci constata, dans les deux yeux, une opacité des couches antérieures du cristallin ; en outre, dans l'œil droit, des adhérences existaient entre l'iris et la cristalloïde antérieure. La cataracte opérée, on remarqua des opacités très fines, une sorte de poussière dans le corps vitré. Landesberg admit que les altérations du globe oculaire avaient été produites par une affection chronique du tractus uvéal ; il était survenu d'abord de la choroïdite (opacités du corps vitré), puis de l'iritis (synéchies postérieures) et enfin de la cataracte. On se serait trouvé en présence d'altérations analogues à celles qu'on observe parfois à la suite de la fièvre typhoïde, de la variole, de l'érysipèle, etc.

C'est ce motif qui nous empêche de croire à l'existence d'une cataracte strumiprive. Nous trouvons plus admissible d'attribuer

à une cause infectieuse, survenue à la suite de l'opération, l'affection
du tractus uvéal qui a donné naissance à la cataracte.

BIBLIOGRAPHIE.

Kerschbaumer, Die Blinden des Herzogtums Salzburg. Wiesbaden, 1886. — *Foerster*, loc. cit., p. 135.
— *Landeberg*, Centralbl. f. Augenheilk., 1887.

XI. — TROUBLES OCULAIRES DANS LES AFFECTIONS DES GLANDES LYMPHATIQUES.

Chez des malades atteints de polyadénite, on a observé, dans l'iris
et la choroïde, le développement de petites tumeurs en forme de bou-
tons. Ces tumeurs, lorsqu'elles siègent dans la choroïde, peuvent déterminer les symptômes cliniques de la choroïdite disséminée.

Dans un cas de polyadénite, Kœnigstein a rencontré de petites tumeurs lymphatiques dans le foie, les poumons, le cerveau et de petites tumeurs analogues dans le nerf optique et l'oculo-moteur externe. L'ophtalmoscope permit de reconnaître une névrite optique
d'un côté, et une névro-rétinite très intense de l'autre côté. Il existait une ophtalmoplégie totale unilatérale, causée par la compression
que les tumeurs exerçaient sur les nerfs moteurs de l'œil à leur entrée dans l'orbite.

L'examen anatomique des tumeurs montre, dans ces cas, qu'elles
consistent en un simple amas de leucocytes, qu'on a constaté aussi
dans les orbites. On sait que la polyadénite frappe surtout les individus du sexe masculin et qu'elle est caractérisée par un gonflement et
une induration des glandes lymphatiques.

Au point de vue du traitement, il est de la plus haute importance
d'agir sur l'état général pour voir s'améliorer l'affection oculaire. Les
bains salés et iodurés, l'arsenic sont les moyens auxquels on a principalement recours.

BIBLIOGRAPHIE.

Kœnigstein, Wiener med. Presse, 1883, n° 27.

XII. — TROUBLES OCULAIRES DANS LES AFFECTIONS DES REINS.

C'est un fait bien connu des médecins que, dans l'albuminurie,
l'*œdème* débute par les *paupières*. En général, il se montre d'abord
dans les paupières inférieures, dont le tissu sous-cutané est très lâche
et offre par conséquent des conditions propices pour le développement de l'œdème.

Très souvent les malades atteints d'une affection chronique des reins se plaignent que la lecture les fatigue. Il faut attribuer ce phénomène à une *diminution de l'amplitude de l'accommodation* résultant de l'affaiblissement du muscle. Il est évident que cette faiblesse du muscle de l'accommodation doit avoir des résultats plus appréciables chez les individus que l'état de leurs yeux obligeait déjà à des efforts d'adaptation, c'est-à-dire chez les hypermétropes. Des verres convexes choisis avec soin peuvent remédier au mal.

Quoique, dans les diverses formes de néphrite, l'examen anatomique ait toujours permis de constater des *altérations de l'iris et du tractus uvéal* en général (Charles Théodore de Bavière), il est très rare que l'observation clinique laisse diagnostiquer l'*iritis*. Le fait se produit cependant, et Leber en a fait connaître un certain nombre d'exemples. D'après lui, il serait bon, chaque fois qu'on se trouve en présence d'un cas d'iritis dont l'étiologie est douteuse, d'examiner les urines afin de s'assurer s'il existe de la néphrite ou du diabète sucré. Ewetzky a également vu des synéchies postérieures produites par de l'iritis chez des malades atteints d'albuminurie.

Le rapport admis par Deutschmann entre la *cataracte* et l'albuminurie est contesté par plusieurs auteurs. Il est certain que depuis le temps où l'on a examiné les urines d'un grand nombre de malades atteints de *cataracte* sénile, diabétique ou autre, on a été frappé de la fréquence de l'albumine dans ces urines (Deutschmann). Pour expliquer ce fait dans les cas de cataracte sénile, Michel dit qu'il faut considérer la cataracte et l'albuminurie comme le résultat d'altérations produites simultanément dans l'œil et dans le rein par une même cause, l'artériosclérose. Cette théorie rappelle, jusqu'à un certain point, celle de Sutton qui prétend que la néphrite interstitielle et l'hypertrophie du ventricule gauche sont l'une et l'autre causées par une altération des parois vasculaires (artério-fibrosis).

En général, d'après les auteurs, la prétendue cataracte néphritique présenterait les mêmes symptômes que la cataracte sénile ; dans quelques cas exceptionnels, elle aurait pourtant offert les caractères de la cataracte étoilée.

Rothziegel a recherché de l'albumine dans les urines de cent trois malades atteints de cataracte ; il n'en a trouvé que chez vingt-sept d'entre eux, et vingt-deux rendaient des cylindres hyalins. Dans quinze cas seulement, l'existence d'une affection des reins a été mise hors de doute. Le même auteur a constaté de l'albuminurie chez des jeunes gens atteints de cataracte molle.

Becker et la plupart de ceux qui ont fait une étude spéciale de cette question ne croient pas au rapport admis par Deutschmann entre la cataracte et la néphrite. Ewetzky, par exemple, qui a recherché l'albumine dans les urines de deux cents malades atteints de

cataracte, n'en a constaté la présence d'une façon positive que chez
10 p. 100 de ces individus. D'un autre côté, il examina les yeux de
quatre-vingt-dix-sept néphrétiques, dont soixante-dix n'avaient pas
atteint l'âge de cinquante ans ; il ne rencontra la cataracte que chez
8 p. 100 de ces malades, et dans ce nombre il n'y en avait qu'un
seul qui eût moins de cinquante ans.

De ces faits, Ewetzky conclut que la cataracte ne se montre pas chez
les jeunes gens atteints de néphrite et qu'elle n'est pas plus fréquente
au delà de cinquante ans chez les néphrétiques que chez ceux dont
les reins sont indemnes.

Il suffit de lire le travail de Plosz sur l'albuminurie pour compren-

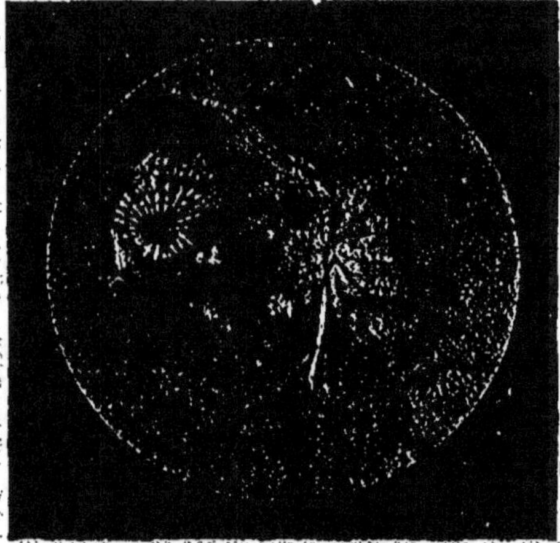

Fig. 20. — Rétinite albuminurique (image droite).

dre combien il faut être prudent avant d'admettre une affection des
reins lorsqu'il existe de l'albumine dans l'urine. Chez les personnes
parfaitement saines, il existe une albuminurie physiologique. Ainsi,
d'après l'auteur que nous venons de citer, après la défécation l'urine
de l'homme se trouve toujours mêlée à la sécrétion de la prostate et
présente à ce moment une plus forte proportion d'albumine que dans
la néphrite interstitielle. Ce qui est incontestable, c'est que l'existence d'une cataracte albuminurique ou néphrétique n'est nullement
prouvée.

La *rétinite* qu'on observe dans la néphrite a une très grande importance : elle se rencontre dans 6 ou 7 p. 100 des cas d'inflammation
des reins. Le plus souvent on la trouve dans la néphrite interstitielle,
dans les néphrites infectieuses (scarlatine), dans l'albuminurie de la
grossesse compliquée ou non d'éclampsie. La rétinite albuminurique

est rare, au contraire, dans la néphrite parenchymateuse, et elle est exceptionnelle dans les cas de dégénérescence amyloïde des reins.

Heymann, de Dresde, a eu le premier le mérite d'établir qu'il existe un rapport entre une altération du fond de l'œil, qu'il regarde comme caractéristique, et la néphrite interstitielle. Déjà même on connaît un certain nombre de cas où l'examen ophtalmoscopique ayant révélé l'existence de la rétinite albuminurique, l'attention fut attirée sur la probabilité d'une affection des reins jusque-là ignorée et bientôt démontrée par l'analyse des urines.

Les principaux signes de la rétinite albuminurique typique sont les suivants : la papille, légèrement gonflée, est d'une coloration rougeâtre, opaque. Les parois vasculaires forment des lignes blanches, opaques, plus ou moins larges, qui entourent la colonne sanguine. Dans la rétine même, on aperçoit des taches blanches qu'on regardait auparavant comme le produit d'une dégénérescence graisseuse. La tache jaune présente des altérations étoilées que l'on a considérées d'abord comme caractéristiques de la rétinite albuminurique, mais on a reconnu qu'elles existent aussi dans d'autres affections de la rétine. Ces altérations étoilées consistent en taches blanches, brillantes, qui rayonnent tout autour de la macula ; les taches sont limitées par un rebord brunâtre. Généralement on note aussi de petites hémorrhagies au fond de l'œil.

Dans une période plus avancée, les taches blanches excepté celles de la macula disparaissent peu à peu. Les limites de la papille, indécises au début de l'affection, deviennent de nouveau apparentes. Il n'existe plus d'hyperémie de la papille : les vaisseaux, principalement les veines, sont à ce moment très sinueux. L'épaississement des parois vasculaires et leur opacité sont beaucoup plus prononcés qu'au début, et les petites taches étoilées, blanches ou d'un blanc-jaunâtre, deviennent plus visibles qu'auparavant.

Dans certains cas de rétinite albuminurique les lésions en forme d'étoiles manquent complètement dans la tache jaune ; on observe seulement dans la rétine de grandes taches blanchâtres, d'un aspect curieux (fig. 27). D'autres fois, on constate le développement d'une névrite optique très nette (papillite), accompagnée ou non de taches étoilées.

Les hémorrhagies, venons-nous de dire, sont en général de peu d'importance ; parfois, néanmoins, elles sont si abondantes que le fond de l'œil offre le même aspect que dans la rétinite apoplectique décrite plus haut.

Magnus a le premier décrit une forme spéciale de rétinite albuminurique, dans laquelle les symptômes inflammatoires sont nuls ou très peu accusés. Cette rétinite spéciale constitue une complication fort grave de l'affection à laquelle elle est due. C'est à tort que Leyden et Litten nient que cette complication puisse rendre le pronostic plus défavorable. Hirschberg a fait connaître le cas d'un malade atteint d'une rétinite albuminurique hémorrhagique qui n'est mort que trois ans et demi après l'apparition de l'affection secondaire.

Mais il ne faut pas oublier que dans la rétinite albuminurique les hémorrhagies peuvent coïncider avec une inflammation très vive de la rétine ou bien avec des symptômes inflammatoires nuls ou insi-

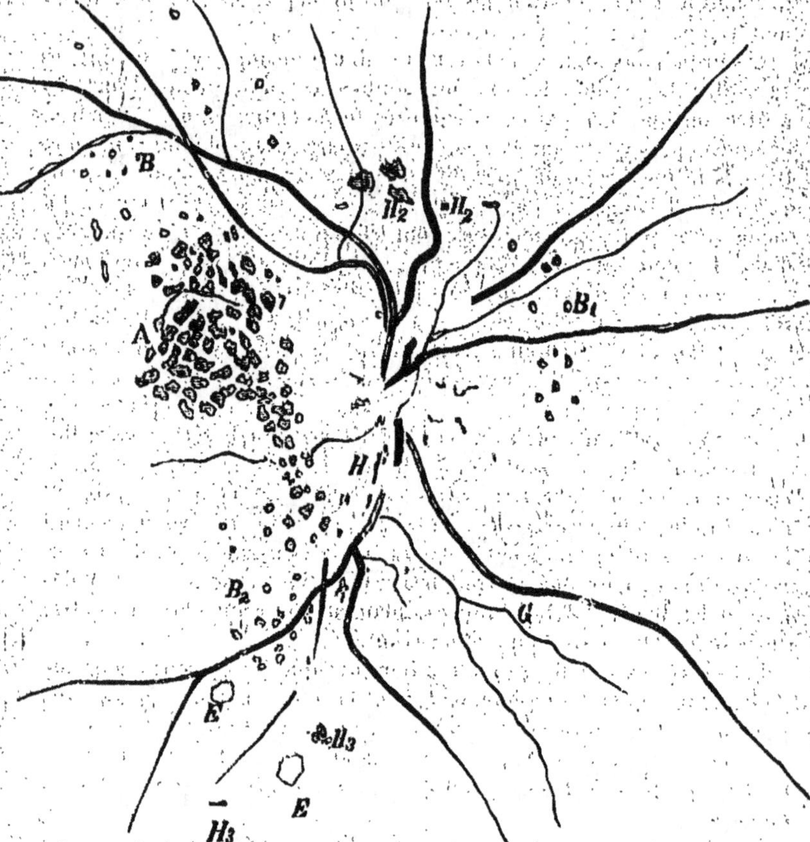

Fig. 27. — Rétinite albuminurique. — Taches blanches en groupe irrégulier.
Image droite (d'après Hirschberg).

gnifiants. Ce n'est que dans le dernier cas que le pronostic est très défavorable et que le malade est appelé à succomber. Or, dans le cas d'Hirschberg (fig. 28), il s'agissait de la forme inflammatoire, dont le pronostic est moins grave et qui peut même se terminer par la guérison, comme l'a observé Adamück.

La rétinite albuminurique peut se compliquer de *choroïdite diffuse* (Liebreich). On connaît même des cas d'albuminurie avec lésions de la choroïde seule, sans que la rétine présentât aucune altération. On en connaît d'autres où c'est l'existence de *flocons dans le corps vitré* qui a fait soupçonner qu'il y avait des lésions de la choroïde.

La rétinite albuminurique peut amener le *décollement de la rétine*, qui peut même exister dans les deux yeux, comme l'a observé Anderson chez une fille de neuf ans. Cette enfant, à la suite de la rou-

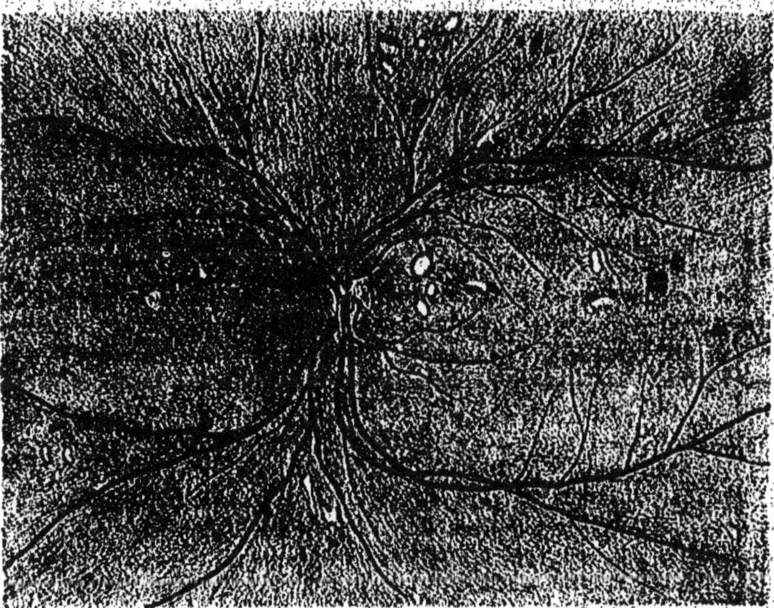

Fig. 28. — Rétinite albuminurique hémorrhagique (d'après Hirschberg).
Image droite.

geole, fut atteinte de néphrite qui occasionna une rétinite albuminurique. Le décollement bilatéral de la rétine amena la cécité.

D'après Ewetzky, le décollement de la rétine s'observerait dans l'albuminurie sans qu'il y eut de rétinite albuminurique. Le même savant a constaté, chez des néphrétiques, des opacités (synchysis étincelant) dans la partie antérieure du corps vitré ; elles devaient probablement leur origine à des altérations du corps ciliaire. Dans le synchysis étincelant, les malades, en remuant les yeux, aperçoivent des étoiles qui miroitent ou une pluie d'étincelles. L'ophtalmoscope permet de constater l'existence d'une foule de petits corpuscules miroitants qui se meuvent quand on remue les yeux et qui sont composés de cristaux de cholestérine.

L'acuité visuelle est généralement peu diminuée dans la rétinite albuminurique, sauf dans les cas où les altérations de la tache jaune sont assez considérables pour produire un scotome central. Habituellement les malades ne se plaignent que de voir des nuages. L'acuité visuelle ne tombe pas au-dessous de la demie ou du tiers de la normale. Le sens de la lumière est fort peu altéré. L'amaurose ne survient que dans les cas de décollement de la rétine ou de glaucome secondaire (Weeks).

Traube a attribué la rétinite albuminurique à l'augmentation de la tension artérielle dans la néphrite interstitielle. Mais il existe des cas de rétinite albuminurique sans hypertrophie du ventricule gauche et sans augmentation de pression vasculaire (Wagner, Cohnheim, Albutt). Foerster a pensé que l'affection était produite par une altération du sang qui amènerait une dégénérescence des parois vasculaires, et l'anatomie pathologique a montré qu'il existait en effet des altérations des vaisseaux.

Charles-Théodore, duc de Bavière, qui s'est adonné à l'étude anatomique d'yeux atteints de rétinite albuminurique, a constaté une dégénérescence hyaline et de l'endartérite oblitérante dans les vaisseaux de la rétine ; sur certains points, les petits vaisseaux sont dilatés en forme d'anévrysmes. La dégénérescence hyaline atteint les membranes interne et moyenne des artères et amène une diminution très considérable de leur calibre. Les veines, au contraire, sont dilatées. Parfois de fines granulations graisseuses remplissent la cavité des petites artères.

Dans les vaisseaux du corps ciliaire, de la sclérotique, de l'iris, de la choroïde et de la conjonctive on observe les mêmes altérations que dans celles de la rétine ; mais c'est dans cette dernière que les altérations des parois vasculaires sont les plus prononcées.

L'examen micrographique démontre qu'il existe de petites hémorrhagies dans la rétine et dans le corps vitré. La membrane limitante interne est généralement considérablement épaissie. La couche des fibres nerveuses est aussi le siège d'altérations très notables : les fibres sont gonflées et variqueuses ; un œdème interstitiel les sépare plus ou moins les unes des autres. En revanche, la couche des cônes et des bâtonnets est presque normale.

A une période plus avancée de la rétinite albuminurique, on voit apparaître dans la rétine des vaisseaux et des capillaires de nouvelle formation. Des cavités se creusent entre les fibres de soutènement de Müller, et elles se remplissent d'un liquide homogène, albuminoïde, ou bien de caillots de fibrine. Les fibres de Müller elles-mêmes sont épaissies et semblent sclérosées. Plus tard, elles offrent des traces de dégénérescence graisseuse et contiennent soit des granulations, soit de petites gouttelettes de graisse. Le décollement de la rétine, qui vient compliquer quelques cas de rétinite albuminurique, est dû probablement à une transsudation des vaisseaux.

Les mêmes lésions vasculaires qui, dans la rétine, entraînent des conséquences si graves ne provoquent presque aucun trouble nutritif dans les autres parties de l'œil. Cette différence tient sans doute à ce que les artères rétiniennes sont des artères terminales, tandis que celles de l'iris et de la choroïde offrent de nombreuses anastomoses assurent la circulation du sang, même lorsqu'il existe des occlusions partielles de ces vaisseaux.

En général, le pronostic de la rétinite albuminurique est assez grave, et les malades sont menacés dans leur existence. Néanmoins, il y a des exceptions : chez les femmes enceintes notamment on a constaté plusieurs cas de guérison complète : la vue redevient normale et la santé générale se rétablit. Mais il arrive aussi que, malgré un état très satisfaisant, la rétinite albuminurique de la grossesse n'évolue pas ; le nerf optique s'atrophie et quelques-uns des vaisseaux rétiniens se transforment en faisceaux fibreux. La malade survit, mais son acuité visuelle est diminuée, et lorsqu'il se produit une nouvelle grossesse, l'albuminurie reparaît en même temps que l'affection de la rétine, et la malade succombe (Fuerst). A la suite de la scarlatine, la guérison des lésions rénales et rétiniennes a été souvent observée. Dans un certain nombre de cas de rétinite albuminurique due à de la néphrite interstitielle, la vue s'est affaiblie de plus en plus, et à la fin sont survenus des accès d'urémie (convulsions, amaurose). La plupart des malades atteints de rétinite albuminurique succombent à l'affection rénale ou à ses complications (hémorrhagie cérébrale, œdème pulmonaire).

Miley, pour se rendre compte de la gravité du pronostic au point de vue de l'existence, a examiné 104 malades atteints d'affection de la rétine et de néphrite. Le fond de l'œil était normal chez 105 de ces malades ; chez 8 autres, il existait des lésions appréciables à l'ophtalmoscope, mais sans relations avec l'affection rénale ; 51 présentaient les symptômes de la rétinite albuminurique. Dans les deux années qui suivirent, sur les 105 malades qui n'offraient pas de complications du côté de l'organe de la vue, 28 moururent ; sur les 51 atteints de rétinite albuminurique, il en mourut 27. Par conséquent, la mortalité a été deux fois plus grande chez ces derniers que chez ceux atteints de néphrite sans complications oculaires. La plupart des malades n'ont vécu que douze mois après le jour où l'affection rétinienne a pu être diagnostiquée ; un seul a survécu dix-huit mois.

Nous renvoyons à un chapitre ultérieur, que nous consacrerons aux auto-intoxications, la description des troubles de la vue produits par l'*urémie* consécutive aux néphrites.

Bouveret a publié une observation très remarquable de *cécité bila-*

térale, survenue brusquement dans le cours d'une néphrite interstitielle ; la cécité avait été produite par une complication fort rare. L'autopsie montra, en effet, l'existence de deux foyers symétriques de
ramollissement, dus sans doute à une embolie, et occupant dans le
lobe occipital les deux centres corticaux de la vision.

Ajoutons, enfin, que des hémorrhagies foudroyantes des reins ou
des voies urinaires peuvent occasionner l'amaurose aussi bien que
toute autre perte sanguine.

BIBLIOGRAPHIE.

Heymann, Arch. f. Ophthalm., t. II, fasc. 2, p. 137. — *De Graefe*, Ibidem, t. II, fasc. 2, p. 277. — *Robertson Argyll*, Annales d'oculistique, t. LXVI, p. 49. — *Traube*, Deutsche Klinik, 1859, p. 07. — *Magnus*, Die Albuminurie in ihren ophthalmoscopische Erscheinungen. — *Foerster*, loc. cit., p. 80, 81, 84, 231. — *Jacobson*, loc. cit., p. 100. — *Waldhauer*, Arch. f. Ophthalm., XXXI, fasc. 1. — *Rothsieyel*, Wiener Allgem. Mediz. Zeitung, 1886, n° 30. — *Charles-Théodore de Bavière*, Ein Beitrag zur patholog. Anatomie des Auges bei Nierenleiden. Wiesbaden, 1887. — *Kwetski*, Congrès des médecins russes, 1887, 5 janvier. — Annales d'ophtalmologie, 1887, juillet-août. — *Bouveret*, Revue générale d'ophtalmologie, 1887, novembre. — *Anderson (J.)*, Ophthalm. Soc. of the United Kingdom, 20 janvier 1888. — *Miles Miley*, Ibidem. — *Fuerst*, Berlin. klin. Woch., 1887, n° 18. — *Adamueck*, Centralbl. f. Augenheilk., 1889, p. 98. — *Weeks*, Arch. f. Augenheilk., XXI, fasc. 1. — *Leber*, Arch. f. Ophthalm., t. XXXI, fasc. 1.

XIII. — RAPPORT ENTRE LES MALADIES DES YEUX ET LES TROUBLES FONCTIONNELS DES ORGANES GÉNITAUX CHEZ LA FEMME.

Les troubles oculaires se rattachant aux affections des organes génitaux chez la femme ont été depuis fort longtemps l'objet de recherches spéciales, tandis que les troubles oculaires dépendant d'une lésion
des organes génitaux chez l'homme ont été fort peu étudiés : cependant des expériences personnelles nous permettent de conclure que
les affections de la prostate peuvent jouer dans le développement des
troubles réflexes oculaires le même rôle que les maladies de l'utérus.
Thompson a donc raison d'établir une comparaison entre les affections de l'utérus et celles de la prostate. Ces deux organes n'ont-ils
pas une embryogénie homologue, et ne déterminent-ils pas un état
nerveux plus fréquent, il est vrai, chez la femme que chez l'homme ?

Dans toutes les affections, dans tous les états physiologiques de l'u-
térus, l'examen de l'œil s'impose au praticien, car l'organe de la vision peut subir plus ou moins gravement le contre-coup et de ces
affections et de ces états.

1. PUBERTÉ.

La *puberté* joue un rôle important dans le développement des maladies des yeux. D'après Puech, les affections de cet organe acquièrent

à cet âge leur maximum de fréquence. On y observe le développement de kératites phlycténulaire, panneuse, interstitielles, d'affections du tractus uvéal, le décollement de la rétine et la névrite optique.

2. MENSTRUATION.

Pendant la *menstruation*, des observateurs ont constaté des troubles oculaires physiologiques ; Finckelstein examina à l'époque de la menstruation le champ visuel, et il constata un rétrécissement périphérique, d'autant plus prononcé que la perte de sang est plus abondante : ainsi, c'est au troisième et au quatrième jour des règles que le rétrécissement du champ visuel atteint son plus haut degré.

Finckelstein constate même des anomalies du sens des couleurs.

Après la menstruation tout revient à l'état normal. Il est très important de connaître l'aggravation si fréquente des maladies des yeux pendant l'époque de la menstruation ; les rechutes des iritis chroniques pendant cette période ont été depuis longtemps mises en relief par Michel (Traité d'ophtalmologie, p. 484) et par Trousseau. Despagnet a observé un cas d'iritis à rechute, coïncidant avec chaque époque menstruelle ; Trousseau décrit une observation d'iritis avec hypopoyon, se développant périodiquement à chaque menstruation chez une femme atteinte d'une endométrite. Dans ces observations, il s'agissait évidemment d'iritis infectieuse : la menstruation en facilitant la pénétration des germes infectieux provoquait une réinfection périodique.

La même hypothèse est applicable au cas publié par Hasner : sa jeune malade, à chaque époque, avait une paralysie totale du nerf oculaire commun qui disparaissait après les règles. D'après de Visseving, élève du professeur Strümpell d'Erlangen, l'ophtalmoplégie périodique serait la conséquence d'une auto-intoxication produite par des substances toxiques.

Doit-on supposer que ces substances toxiques fabriquées à chaque période menstruelle sont ensuite éliminées ? Mais alors dans cette hypothèse comment expliquer la répétition de la paralysie du même nerf et comment interpréter l'observation si singulière de la malade du docteur Christenson ? Une femme âgée de trente-trois ans perdait complètement la vue depuis des années, avant chaque époque menstruelle. L'amaurose, dont la durée ne dépassait pas quelques heures, était accompagnée d'attaques épileptiformes. Elle disparaissait avec l'apparition du sang. Les règles venaient-elles à manquer une fois, l'amaurose persistait alors jusqu'à l'arrivée des menstrues. Le fond de l'œil était normal ; mais finalement, une atrophie progressive des nerfs optiques se déclara. Les pertes sanguines auraient-elles favorisé dans ce cas l'élimination des produits toxiques. Hirschberg a publié une observation de xanthopsie qu'on pouvait expliquer par une intoxication périodique menstruelle. Sa malade avait à chaque époque un ictère, accompagné de xanthopsie : elle voyait tout en jaune.

3. AMÉNORRHÉE ET DYSMÉNORRHÉE.

Les troubles de la menstruation peuvent retentir non seulement sur la santé générale, mais aussi sur l'organe de la vision.

Jacobson fait mention de troubles oculaires causés par l'*aménorrhée*, survenant après un refroidissement subit de la partie inférieure du corps ou après une forte émotion ; il constata dans un cas de la névrite optique aiguë, à la suite de l'aménorrhée, une atrophie papillaire consécutive, l'apoplexie du nerf optique et de la rétine. Nous nous demandons si la coïncidence de la névrite optique et de l'aménorrhée, dans le cas précédent, n'était pas fortuite.

On prétend que la ménopause peut occasionner des fluxions sur l'organe de la vision. Samelsohn décrit le cas d'une amblyopie causée par la ménopause ; cette amblyopie s'aggrava au point de déterminer une amaurose complète. En exerçant une pression sur l'œil, la malade ressentait une forte douleur dans l'orbite ; la vue se rétablit ensuite en quelques jours. Dans ce cas, à notre avis, des troubles de circulation s'étaient développés dans le canal optique. Mooren cite plusieurs observations de névrite optique se développant durant la ménopause. Liebreich a vu une hémorrhagie rétinienne survenue à la suite d'une suppression des règles. Uhthoff constata chez trois jeunes filles atteintes de *dysménorrhée* une névrite optique rétrobulbaire avec un scotome central analogue à celui que l'on rencontre dans l'intoxication alcoolique.

4. EXCÈS VÉNÉRIENS.

La masturbation, d'après Power, peut déterminer chez les jeunes filles de la photophobie, de l'affaiblissement du muscle de l'accommodation, de l'asthénopie et de la conjonctivite chronique. Mais c'est avec de grandes réserves que Power admet cette origine. Nous pensons que ces troubles oculaires sont sous la dépendance de l'hystérie et de la neurasthénie engendrées occasionnellement par les excès vénériens.

5. GROSSESSE.

Pendant la grossesse on constate une pigmentation plus foncée de la peau, non seulement de la ligne blanche et des mamelons, mais encore des paupières. Des rétinites, des céphalalgies, des douleurs gastriques peuvent se développer durant la grossesse, mais ces symptômes reconnaissent pour causes l'albuminurie et précèdent, dans un grand nombre de cas, l'apparition d'accès d'éclampsie. Il faut donc surveiller attentivement l'acuité visuelle chez les albuminuriques. La constatation d'une rétinite albuminurique pendant la grossesse peut obliger le praticien à faire l'accouchement prématuré artificiel qui rétablira à bref délai la vue perdue. De Lapersonne a observé un cas d'albuminurie chez une femme grosse de six mois, il fit l'accouchement prématuré artificiel, et sept ou huit jours après l'acuité visuelle redevint normale. La rétinite albuminurique compliquée d'un décollement de la rétine n'entraîne pas toujours un pronostic favorable ; ainsi dans un cas de Lotz, la rétinite albuminurique avait déterminé le décollement de la rétine ; ce décollement entraîna une cécité irrémédiable malgré l'expulsion provoquée du fœtus ; la rétine avait repris pourtant sa place normale.

On constate aussi durant la grossesse le décollement de la rétine, même sans rétinite albuminurique : par exemple chez les femmes épuisées (Jacobson). Il est donc probable que le décollement rétinien reconnaît dans certains cas comme cause l'hémorrhagie sous rétinienne. Ces hémorrhagies peuvent, sans albuminurie, se montrer dans le corps vitré. Généralement elles se résorbent sans entraîner ni de troubles de la vision, ni d'altération du fond de l'œil. Ces épanchements sanguins sont probablement déterminés par les troubles mécaniques de la circulation.

L'utérus à l'état gravide peut provoquer des troubles oculaires réflexes analogues à ceux produits par les affections utérines. La théorie la plus vraisemblable de ces troubles réflexes est celle de Brown-Séquard ; il admet l'apparition de troubles vaso-moteurs consécutifs à une irritation du système sensitif. Cette théorie explique les rétrécissements du champ visuel, l'affaiblissement du muscle de l'accommodation, le larmoiement (Nieden), le développement du goitre exopthalmique pendant la grossesse (Brown, Hutchinson). L'amblyopie des gravides est certainement toujours la conséquence de la rétinite albuminurique.

L'affaiblissement du muscle de l'accommodation peut se manifester déjà dans les premiers mois de la grossesse ; cet affaiblissement peut aboutir à la paralysie de l'accommodation ; quelquefois au contraire ce phénomène ne se manifeste qu'à l'époque des couches.

Dans l'état actuel de la science tous les troubles oculaires se développant pendant cet état physiologique sont-ils explicables ? Non. Ainsi le développement de la névrite retrobulbaire et de l'héméralopie. Uhthoff a constaté quatre fois la première affection : sur ces quatre, deux étaient atteintes d'hémorrhagies siégeant autour des vaisseaux rétiniens. La présence de l'héméralopie a été observée plusieurs fois. Une fois Ancke l'observa à la suite de pertes sanguines

violentes : les urines renfermaient peu d'albumine. L'héméralopie ne
serait-elle pas la conséquence de la faiblesse générale ? On l'a en
effet constatée chez les Grecques orthodoxes après les jours de jeûne.

L'amaurose peut en outre être la conséquence d'hémorrhagies violentes se développant soit pendant la grossesse, soit après l'accouchement.

6. COUCHES.

On a observé quelquefois (après l'accouchement) le développement
de l'hémiopie consécutive à des hémorrhagies très fortes (Pflüger).
Chevalléreau en a rapporté une observation : chez cette femme, l'extraction du placenta adhérent avait entraîné une violente métrorrhagie. Voici la succession des accidents qui se produisirent : six jours
après l'accouchement, se déclare une fièvre violente ; au bout de
seize jours apparaît une aphasie partielle caractérisée par la perte de
la mémoire pour les substantifs : amélioration de l'aphasie au bout de
six semaines ; mais alors la malade s'aperçoit que la moitié du champ
visuel lui fait défaut. Cette hémiopie persista, car deux ans après on
constatait encore la présence de l'hémianopsie. Chevalléreau rapporte une deuxième observation : à la suite d'une violente hémorrhagie, symptomatique d'un avortement accidentel, la malade perdit
connaissance pendant trois jours. Lorsqu'elle sortit de sa torpeur,
elle était aveugle ; trois semaines après elle reconnaissait la lumière ;
l'acuité visuelle se rétablissait en partie seulement dans les trois mois
suivants, car Chevalléreau constata la présence d'une hémianopsie
droite de l'œil gauche. Le champ visuel de l'œil droit était si rétréci,
son cadran inférieur gauche manquait complètement. Chevalléreau
admet comme cause de ces troubles visuels une thrombose des artères
du centre cortical de la vision, thrombose consécutive à la syncope.

Pendant la fièvre puerpérale, l'organe de la vision peut devenir le
siège d'embolies de la rétine, de choroïdite septique entraînant la
cécité et l'atrophie du globe oculaire.

Le pronostic de ces affections découle du pronostic de la fièvre
elle-même. Les auteurs expliquent généralement la plupart des troubles visuels chez des femmes en couches par les anomalies de la lactation. Cependant Schrœder n'admet pas cette cause, et il cite des cas
d'héméralopie, d'amblyopie et même d'amaurose survenues sans
troubles de la lactation. Ces affections sont souvent accompagnées
d'une hyperémie excessive de la conjonctive. Le fond de l'œil est normal. Le pronostic de ces affections est généralement favorable, elles
disparaissent après quelques jours ou au bout de quelques semaines.
Des observations ultérieures pourront déterminer leur étiologie : sont-
elles infectieuses (toxines), nous le pensons.

DANGERS DE L'ACCOUCHEMENT POUR L'ORGANE DE LA VUE DE L'ENFANT.

L'accouchement peut provoquer des complications non seulement du côté des yeux de la mère, mais aussi de l'enfant. L'œil de l'enfant peut s'infecter pendant son trajet à travers le vagin et dans la suite être atteint d'ophtalmoblennorrhée des nouveau-nés. Il peut survenir des blessures de l'œil consécutivement à l'application du forceps, même entre les mains les plus habiles. On a enfin observé des blessures de l'œil même dans les cas où le forceps n'avait pas été appliqué.

Parmi les lésions produites par le forceps, la plus fréquente est la paralysie du facial par compression. Elle guérit généralement.

Pajot a décrit des ecchymoses très légères de la paupière supérieure produites également par la compression du forceps et pouvant être le point de départ de dermatite de la paupière.

Bouchut a vu des cas, où la compression a produit une fracture de l'os frontal et une exophthalmie, qui ont très bien guéri sans produire ni paralysies ni convulsion.

Schrœder observa, après l'application du forceps, des fractures de la voûte orbitaire avec hémorrhagie cérébrale. Dans quelques cas ces fractures se terminèrent par la mort à la suite de paralysie des centres de la respiration; d'autres fois les enfants en guérissent parfaitement.

Lohmer, sur 27 fractures consécutives à l'application du forceps, a vu 10 fractures de l'os frontal.

Après une application du forceps au détroit supérieur faite par Schrœder chez une primipare, il survint une exophthalmie et une hémorrhagie dans la chambre antérieure de l'œil. A l'autopsie, on constata une hémorrhagie dans l'orbite (d'où l'exophthalmie) et le décollement de la dure-mère, séparée de l'os par du sang.

L'exophthalmie traumatique est également mentionnée par Zwelfel.

Est encore assez fréquent l'œdème des paupières. Si le forceps est placé obliquement, les paupières sont froissées et quelquefois même déchirées, d'où ectropion cicatriciel (Steinheim).

Notons encore le lagophthalmos, la fracture de l'os nasal qui d'ailleurs se produit, d'après Ohlshausen, aussi dans les accouchements spontanés, le chemosis et l'hémorrhagie de la conjonctive.

L'application du forceps peut aussi produire la déchirure d'un ou de plusieurs muscles de l'œil. Il en résulte une paralysie desdits muscles, reconnaissable même après plusieurs années, grâce à une cicatrice de la paupière.

L'existence des cicatrices symétriques des angles externes des yeux proviendrait, d'après Ohlshausen, de ce qu'une application difficile du forceps aurait eu lieu au détroit supérieur et sur le grand diamètre de la tête.

Budin, dans sa thèse inaugurale, a fort bien décrit les paralysies congénitales des muscles oculaires, consécutives à l'application du forceps. Dernièrement Bloch a publié trois cas pareils.

Nous-même nous avons publié un cas de paralysie congénitale du releveur de la paupière supérieure, produite par le forceps. Comme trace de cette blessure, après neuf ans, nous avons pu voir une cicatrice située sur la peau, sur la partie correspondante à l'insertion du releveur de la paupière supérieure, cicatrice semilunaire, se continuant en dedans vers le front et en dehors vers la tempe.

La sœur dudit enfant, âgée de seize ans, accouchée également par le forceps, portait encore une cicatrice sur le front.

Dans l'accouchement du premier enfant (garçon), on a eu recours à la craniotomie tant l'étroitesse du bassin de la mère était considérable. Le garçon en question était accouché après trois applications du forceps. On constata après l'accouchement dudit garçon une plaie dans la paupière supérieure droite, plaie entourée d'hémorrhagies sous-cutanées. La plaie était produite par la pression du forceps.

Pendant trois semaines consécutives l'œil droit resta fermé à cause du gonflement considérable de la paupière. Plus tard au contraire l'occlusion de cet œil devint impossible même pendant le sommeil (paralysie du facial probable).

A notre avis la paralysie du droit supérieur et du releveur de la paupière supérieure se produit grâce à la déchirure des dits muscles. La cuillère du forceps agit comme levier et le rebord supérieur de l'orbite forme l'*hypomochlion*. Si la force employée est encore plus considérable, il s'en suit à notre avis une déchirure d'autres muscles et même une luxation de l'œil. Cette explication peut également découler d'expériences faites par E. de Hoffmann, sur les cadavres : la pression du doigt pratiquée dans l'angle interne de l'œil produit très facilement la déchirure du droit interne. Cette forme de blessure s'observe très souvent dans quelques vallées du Tyrol où les gens, en se chamaillant le dimanche, blessent les yeux de leurs adversaires.

Hirschberg a eu l'occasion de voir une déchirure se produire chez une aliénée dans les mêmes circonstances.

Si le forceps produit la déchirure de plusieurs muscles oculaires, il en résulte un déplacement du globe oculaire. C'est dans ces circonstances que Stelnheim a vu se produire une luxation du globe oculaire. Ce n'est qu'après huit jours et après une perforation de la cornée consécutive à une kératite purulente qu'il a pu repousser l'œil luxé.

L'enfant mourut huit jours après d'une méningite. A l'autopsie on a constaté une fracture de la voûte orbitaire, passée inaperçue pendant la vie. Hoffmann (de Bourgsteinfurt) relate un cas très intéressant : après avoir retiré les deux branches du forceps il pratique le toucher vulvaire et constate qu'un œil de l'enfant est complètement sorti de l'orbite, où il est attaché par un lambeau. L'enfant naît vivant mais meurt quelques jours après. Le même accident se produisit une autre fois chez la même femme, sans que cette fois-ci le forceps ait été appliqué. Le rebord orbitaire supérieur et l'orbite enfoncés portèrent, après l'accouchement, des traces d'une forte pression, qui d'ailleurs disparurent dans la suite. A l'examen extérieur on ne trouva pas de fracture du crâne. Le nerf optique, la veine et l'artère ophtalmique étaient déchirés en dedans de l'orbite. La mère mourut un an et demi après. A l'autopsie on ne trouva pas, comme on le croyait, d'exostose du bassin, mais un rétrécissement très prononcé du diamètre antéro-postérieur.

Le professeur Spaeth, de Vienne, dans une de ces leçons à laquelle nous avons assisté, raconta une malheureuse application du forceps faite par un médecin, à la suite de laquelle il survint une déchirure des deux globes oculaires et de la racine du nez.

L'accouchement spontané peut produire lui aussi des lésions de l'œil de l'enfant : l'œdème des paupières, le ptosis (Daynau) avec fracture de la voûte orbitaire, comme par exemple dans le cas de Litzmann, où cette fracture s'est produite à la suite d'une simple version par les pieds.

7. LACTATION.

On admet que la lactation exagérée peut entraîner l'amblyopie. Gibbon observa chez une femme le développement de l'amblyopie à la suite de trois lactations successives. Pendant l'allaitement du troisième enfant, l'amblyopie aboutit à l'amaurose. Cette femme était obèse. Après le sevrage du troisième enfant, l'amaurose et l'obésité disparurent. Nous regrettons que Gibbon n'ait pas examiné le fond de l'œil. Jacobson admet qu'une légère névrite optique peut se développer pendant la lactation; cette névrite s'accompagne généralement de petites hémorrhagies rétiniennes et d'une certaine disposition à l'atrophie du nerf optique. Est-ce une coïncidence ? cette névrite optique ne reconnaîtrait-elle pas comme cause l'invasion de microbes s'étant développés primitivement dans les organes génitaux ?

La parésie du muscle de l'accommodation a été constatée pendant la lactation sur des yeux hypermétropes (Hutchinson). Jacobson admet que la parésie de l'accommodation est causée par l'hyperesthésie des centres nerveux. Bournain pense que les nourrices sont prédisposées aux affections de la cornée. Il me rappelle les leçons de M. Arlt, dans lesquelles il insistait sur les rapports de la lactation et de la kératite phlycténulaire; comme traitement il conseillait le sevrage de l'enfant. Jacobson a prouvé l'existence de la choroïdite causée par la lactation; cette choroïdite se manifestait par de la photophobie et des opacités du corps vitré. Supprime-t-on la lactation, cette affection guérit sans traitement.

8. Affections de la matrice.

Déjà les anciens auteurs ont reconnu le rôle important que jouent les affections de la matrice dans la production de quelques troubles oculaires. Mais c'est seulement dans ce dernier temps qu'on a étudié par quels mécanismes les maladies de la matrice peuvent retentir sur l'œil.

Les affections de la matrice peuvent déterminer des troubles oculaires par différents mécanismes : les uns sont d'origine réflexe, par irritation du plexus nerveux utérin, les autres sont dus à l'hystérie; ainsi par exemple, la kopiopie hystérique, l'amblyopie et l'amaurose, les troubles de l'accommodation et une foule de symptômes subjectifs tels que douleurs dans l'œil, dans l'orbite, etc., etc. Certaines affections oculaires reconnaissent aussi une origine infectieuse. On a observé la coïncidence de conjonctivite, épisclérite (Duboys de Lavigerie), d'iritis (de Wecker) et d'irido-choroïdite avec une endométrite chronique. Dans le cas de Wecker, l'iritis ne disparut qu'après la guérison de l'endométrite.

Dans quelques cas de métrite chronique, Foerster constata une diminution très faible de l'acuité visuelle, diminution plus marquée d'un côté : le fond de l'œil était peu altéré, les limites de la papille peu distinctes, la papille fortement injectée par la dilatation des petits vaisseaux; mais elle ne présentait pas l'aspect d'une véritable névrite optique.

Les femmes étaient stériles ou sont devenues stériles de vingt à vingt-sept ans.

On doit admettre, dans les cas d'involution prématurée et d'atrophie utérine, que des fluxions se produisent vers la tête : ainsi s'expliqueraient l'insomnie, la céphalalgie, l'angoisse et la diminution de l'acuité visuelle.

Foerster avec d'autres auteurs admettent que l'insuffisance de la menstruation est la cause de ces fluxions qui peuvent déterminer des altérations dans la papille pouvant se terminer par la guérison ou par l'atrophie du nerf optique.

L'atrophie du nerf optique est fréquente chez les femmes stériles.

Cette atrophie reconnaît pour origine les causes que nous avons mentionnées plus haut : l'insuffisance de la menstruation et la fluxion vers l'organe de la vision.

Cependant il est incontestable que l'atrophie du nerf optique peut apparaître sans développement antérieur d'une inflammation de la papille ; aussi, à notre avis, le fait de la fréquence de l'atrophie du nerf optique chez les femmes stériles doit encore être soumis à des recherches ultérieures.

De toutes les affections de l'utérus et des annexes, c'est certainement la paramétrite chronique qui s'accompagne le plus souvent de troubles oculaires d'origine réflexe, et surtout de la kopiopie hystérique : l'abondance des nerfs sensitifs dans le tissu cellulaire péri-utérin explique suffisamment la fréquence de ces troubles.

9. MALADIES DES OVAIRES.

Les maladies des ovaires peuvent-elles entraîner des troubles oculaires qui ne se rattachent pas à l'hystérie, on l'ignore.

Les auteurs ne mentionnent qu'un cas en faveur de cette hypothèse : une femme atteinte d'un kyste de l'ovaire fut ponctionnée : cette ponction fut suivie d'un accès de glaucome. A notre avis, l'émotion a joué le principal rôle.

BIBLIOGRAPHIE.

Foerster, loc. cit., p. 88. — *Lotz* (A.), Klin. Monatsbl. f. Augenheilk., 1880, sept. — *Pooley*, Med. Record, 1888, 28 janvier. — *Puech*, Rec. d'ophthalm., 1880, sept. octobre. — *Abadie*, Annales d'oculistique, 1883. — *Cohn Salo*, Uterus und Auge. Wiesbaden, 1890. — *De Lapersonne*, Soc. franç. d'ophthalm., 1888. — *Wadsworth*, Trans. of the American Ophthalm. Soc., 1887, 21 janvier. — *Hutchinson*, Ophthalm. Society of the United Kingdom, 1886, 6 juin. — *Teillais*, Soc. franç. d'ophth., 1886. — *Ancke*, Centralbl. f. Augenh., p. 37. — *Jacobson*, loc. cit., p. 37, 77, 86. — *Hirschberg*, Berlin. klin. Wochenschr., 1872, p. 570. — *Finckelnstein*, Wratsch., 1886, n° 1. — *Power* (W.), Ophthalmic Rev., 1887, décembre. — *De Wecker*, Semaine médicale, 1801. — *Trousseau, Duboys, Despagnet*, Soc. d'ophthalm. de Paris 1891.
LÉSIONS TRAUMATIQUES DE L'ŒIL DU FŒTUS PAR LE FORCEPS. — *Pajot*, Des lésions traumatiques que le fœtus peut éprouver pendant l'accouchement. Paris, 1883. — *Bouchut*, Traité des maladies des nouveau-nés. Paris, 1862, p. 816. — *Steinheim*, Deutsche med. Wochenschrift, 1883, n° 17. — *Redemans*, Annales d'oculistique, XXVII, p. 80. — *Berger*, Arch. f. Augenheilk., XXVII, 1887. — *Bloch* (P.), Centralbl. f. Augenheilkunde, 1891, p. 134.

XIV. — TROUBLES OCULAIRES DANS LES AFFECTIONS DES ORGANES GÉNITAUX CHEZ L'HOMME.

On pourrait supposer qu'il existe un rapport fréquent entre les troubles oculaires et les affections des organes génitaux chez l'homme ; on ne possède cependant qu'un très petit nombre d'observations sérieuses qui mettent ce rapport hors de doute. Si la relation qui peut exister échappe si souvent au médecin, c'est sans doute parce que les hommes atteints d'affections des organes génitaux sont encore plus réservés vis-à-vis de lui que les femmes. Récemment il a été démontré que ces affections pouvaient, par action réflexe, troubler les fonctions d'organes autres que celui de la vision. Ainsi Preyer a prouvé que certaines maladies de l'estomac, traitées pendant longtemps sans le moindre succès par les moyens les plus divers, se guérissent ou s'améliorent lorsqu'on obtient la guérison des affections des organes sexuels qui leur ont donné naissance par voie réflexe.

La *masturbation* et les *pertes séminales* peuvent retentir sur l'organe de la vue d'une façon très différente : 1° en amenant le développement de névrasthénie, elles engendrent des troubles fonctionnels de la vue qui ne sont que des symptômes partiels de la maladie nerveuse ; 2° en affaiblissant toute l'économie, elles ne peuvent manquer d'avoir un retentissement sur l'organe de la vision.

II. Cohn et Power, dans le cours des recherches spéciales qu'ils ont consacrées aux troubles oculaires des onanistes, ont constaté que ceux qui se livrent à la masturbation sont affligés de mouches volantes, de photophobie, et qu'ils se plaignent d'asthénopie accommodative comparable à celle que produisent les affections de la matrice (kopiopie hystérique) : la lecture fatigue très rapidement les malades, l'amplitude de l'accommodation est diminuée et il existe des spasmes de paupières.

Il est très commun de rencontrer chez les onanistes de fortes *inflammations chroniques de la conjonctive* (Foerster), inflammations qui résistent à tout traitement et qui sont comparables aux inflammations des muqueuses nasale et pharyngienne assez fréquentes chez ces malheureux. Les auteurs qui ont fait de cette question une étude spéciale ont vu des conjonctivites résister complètement à un traitement rationnel de plusieurs mois; Foerster a pu, dans ces cas, faire avouer à un grand nombre de malades qu'ils se livraient à la masturbation.

A l'heure actuelle, on ne peut plus dire que les onanistes soient menacés, dans leur vieillesse, de rétinite, d'atrophie du nerf optique, etc.; ces assertions n'ont jamais été prouvées. Ce sont les travaux de Lallemand qui ont accrédité l'idée que les pertes séminales entraînaient l'apparition de lésions graves dans divers organes. Il est bien fâcheux que les auteurs se soient bornés à reproduire cette opinion sans la contrôler. Ainsi, dans une bonne thèse de Malécot sur la spermatorrhée (1881), nous trouvons encore ces phrases : « Les autres sens spéciaux finissent par participer à la perturbation générale. La vue diminue et quelquefois se perd complètement. »

Aujourd'hui, nous savons au contraire que l'étiologie de l'atrophie optique qui survient à la suite de pertes séminales doit s'expliquer d'une tout autre façon. Le plus souvent, il s'agit de tabes dorsal, et les pertes séminales aussi bien que l'atrophie du nerf optique ne sont que les symptômes prodromiques de l'affection nerveuse.

Cependant Jacobson soupçonne qu'il faille attribuer à la masturbation certains cas de *papillite légère*, avec altération peu marquée des vaisseaux rétiniens, suivie bientôt de décoloration atrophique de la papille. Nous croyons qu'il est plus logique de penser que la véritable cause de la papillite a échappé à l'observation.

Dans quelques vieux auteurs, l'*amblyopie* est parfois aussi attribuée à la masturbation. Mais les observations sont très rares, et on n'en trouve aucune dans les ouvrages récents. Il est donc probable que, dans les cas cités, il s'agissait d'amblyopie apparente, causée par l'affaiblissement du muscle de l'accommodation chez des hypermétropes, ou bien d'amblyopie due à l'hystérie masculine.

Milliken a observé un cas qui prouverait que le coït peut produire accidentellement des troubles de la vue. Quand il existe de l'artériosclérose, le coït peut, on le sait, en augmentant l'action du cœur, favoriser le développement d'hémorrhagies cérébrales ; il est incontestable que les attaques d'apoplexie ont bien souvent leur cause dans le coït sans que le médecin le sache. Dans le cas de Milliken, il survint pendant le coït de l'*hémianopsie homonyme gauche*, produite vraisemblablement par une apoplexie méningée du lobe occipital gauche.

Il est établi que le goitre exophtalmique peut survenir chez la femme dans le cours d'une affection des organes génitaux ; chez l'homme, il peut être produit par une cause analogue, mais on songe si rarement à rechercher cette cause, qu'il est probable qu'elle échappe souvent au médecin. Il nous semble intéressant de rapporter intégralement une observation de Foerster, relative à un cas de cette nature :

« Un jeune homme de vingt et un ans, atteint de goitre exophtalmique, présentait 120 pulsations avec choc violent du cœur ; la glande thyroïde, modérément gonflée, était le siège de battements vasculaires ; l'exophtalmie existait très prononcée des deux côtés. D'après les dires du malade, ces symptômes auraient apparu trois semaines auparavant, de la façon suivante : Pendant une demi-heure, le jeune homme avait tenté de coïter avec une fille, mais il avait été repoussé. A la suite de cette lutte, il se sentit étourdi, mais il se rétablit aussitôt après avoir bu quelques verres de madère. Les violents battements de cœur qu'il éprouva durant sa tentative persistèrent. Deux jours plus tard, le malade s'aperçut que ses yeux étaient saillants, et cette proéminence augmenta depuis lors. Le professeur Freund, qui examina les organes génitaux de l'individu, constata un gonflement douloureux des deux épididymes. On défendit au malade toute excitation sexuelle et on lui prescrivit de la quinine. Au bout de trois ou quatre ans, il se présenta de nouveau chez Foerster, déclarant que les battements cardiaques avaient diminué après l'absorption de 9 grammes de quinine. L'exophtalmie s'était aussi améliorée, mais elle avait reparu au bout de trois mois, plus accusée que la première fois ; l'irritation cardiaque n'avait attendu que deux mois pour se faire de nouveau sentir avec violence. L'examen du malade démontra que son exophtalmie était, en effet, plus prononcée qu'auparavant ; mais l'état général était satisfaisant, l'appétit bon, et il n'existait pas de trace de cachexie anémique. »

C'est Thompson qui a le plus contribué à mettre en évidence que, chez l'homme, les *affections de la prostate* peuvent déterminer des symptômes nerveux réflexes, comparables à ceux que l'on observe chez la femme atteinte d'une maladie de la matrice. On devrait donc supposer que dans les affections chroniques de la prostate il survient des troubles oculaires rappelant ceux qui accompagnent les affections utérines. Mais, d'après Guyon, on constate de très grandes différences dans l'état général des prostatiques : les uns sont très nerveux et leur état général est sérieusement atteint ; les autres ne présentent aucun trouble de ce genre. C'est seulement chez les malades de la première catégorie qu'on doit rencontrer des troubles oculaires, mais les auteurs n'ont encore rien publié à ce sujet.

Dans deux cas, il m'a été possible d'établir un rapport entre des troubles oculaires et une prostatite chronique. La première fois, il s'agissait d'un homme de vingt-huit ans, offrant une forte hypersécrétion de la glande lacrymale, sans rétrécissement des canaux. Depuis des années, le malade était affecté d'un coryza qui avait résisté à toutes les médications employées. Ayant constaté l'existence d'une prostatite chronique, j'ai fait traiter cette affection par un confrère, et je vis s'améliorer en même temps le larmoiement et le catarrhe chronique de la muqueuse nasale.

Chez le second malade atteint de prostatite chronique, j'ai constaté que la rétine se fatiguait à la lecture et qu'il survenait rapidement des images complémentaires ; le patient se plaignait de mouches volantes qui l'incommodaient parfois fortement. L'examen attentif de l'œil ne me montra rien d'anormal. Chaque fois que, par suite de mauvais temps, de froid, l'affection de la prostate s'aggravait, les troubles oculaires augmentaient. Je finis par persuader au malade qu'il devait se faire traiter au moyen d'instillations de nitrate d'argent à travers la partie postérieure de l'urèthre. Bientôt l'affection de la prostate s'améliora et, avec elle, l'état général : un certain nombre de symptômes nerveux (dyspepsie, insomnie, répulsion pour le travail) disparurent, et le malade cessa de se plaindre de symptômes du côté des yeux.

Nous ne possédons qu'une observation de choroïdite métastatique à la suite d'abcès de la prostate, et c'est à Haltenhoff que nous la devons ; le cas se termina par la mort.

Hogg a noté la fréquence de la cataracte chez des malades atteints d'*hypertrophie de la prostate* et de *rétrécissement de l'urèthre*. Peut-être faut-il attribuer cette fréquence à l'affaiblissement général et au marasme prématuré ; c'est ce que de nouvelles recherches pourront établir.

Foerster, qui regarde l'affaiblissement général comme une cause prédisposant aux accès de glaucome, cite des cas où la lésion a apparu à la suite d'une *cystite* ; il dit aussi avoir vu survenir le glaucome chez un jeune homme de vingt et un ans, épuisé par la masturbation.

Il nous faudrait encore mentionner les troubles oculaires qui apparaissent à la suite de l'uréthrite blennorrhagique; mais nous reviendrons sur ce sujet dans le chapitre consacré aux maladies infectieuses.

BIBLIOGRAPHIE.

Foerster, loc. cit., p. 95, 102. — *Jacobson*, loc. cit., p. 37. — *Milliken* (*B.-L.*), Amer. Journ. of Ophthalmologie, 1886, octobre. — *Power*, Analysé dans la Deutsche Medizinal zeitung, 1889. — *Hogg*, On the relation of cataract, stricture of the urethra and enlargement of the prostate. Lancet, 1872, II, p. 708.

XV. — TROUBLES OCULAIRES DANS LES ANOMALIES DE LA CROISSANCE ET LES AFFECTIONS DES OS.

A. — ANOMALIES DE CROISSANCE DES OS DU CRANE ET DE LA FACE.

Nous avons déjà dit, à propos des affections des fosses nasales, que les anomalies congénitales des os qui avoisinent ces cavités peuvent occasionner des anomalies de l'organe de la vision.

Le *développement anormal des cellules ethmoïdales* produit l'écartement des orbites et, par suite, éloigne les deux points de rotation des yeux, d'où résulte une certaine prédisposition au strabisme. Des anomalies des os et du crâne peuvent amener une irrégularité dans la forme de l'orbite et influer pendant la croissance, sur la forme de l'œil. Comme conséquence, on verra apparaître le strabisme, la myopie (surtout dans la dolichocéphalie); mais cette question appelle de nouvelles recherches. L'étroitesse congénitale du canal nasal prédispose à la dacryocystite (Nieden).

On a parfois constaté l'atrophie congénitale du nerf optique dans les *déformations congénitales du crâne*. Le fait se rencontre surtout dans les cas de synostose prématurée des os de la base, car l'accroissement des os se fait aux dépens des canaux. Nous avons déjà vu que le développement ultérieur du corps du sphénoïde pouvait amener de la même façon le rétrécissement du nerf optique et, par suite, l'étranglement du nerf à l'intérieur de ce canal. Dans ces cas, il est probable, et l'examen ophtalmoscopique confirme cette hypothèse (E. Jacobson), que le nerf optique se développe normalement au début et qu'il ne s'atrophie qu'à la fin de la vie intra-utérine, lorsqu'il est comprimé dans le canal (voir p. 161). Rappelons, à ce sujet, que Ponfick a pu, dans un cas d'atrophie du nerf optique avec déformation congénitale du crâne, constater l'étroitesse des canaux optiques et l'épaississement de leurs parois.

On ne saurait, toutefois, expliquer de cette façon tous les troubles oculaires qui surviennent à la suite de déformations congénitales du crâne. Ainsi chez un individu examiné par Virchow et qui offrait une synostose de toutes les sutures de la base, Hirschberg avait constaté une diminution de l'acuité visuelle des deux yeux ; le champ visuel était normal d'un côté, rétréci en dedans de l'autre côté.

Dans un autre cas, Hirschberg rencontra, avec une déformation crânienne produite par une ossification prématurée, une cataracte zonulaire bilatérale. Dans ces deux cas, on ne saurait expliquer par les anomalies du crâne les lésions de l'organe de la vue. Il faut avouer qu'on ne peut pas expliquer davantage le nystagmus que Raehlmann a vu coïncider plusieurs fois avec des vices de conformation de la tête et du cerveau.

Les trous anormaux qui existent entre le frontal, les os nasaux ou l'ethmoïde peuvent donner passage à des méningocèles. Si la tumeur traverse un trou osseux placé entre le lacrymal et l'apophyse montante du maxillaire supérieur, elle peut faire croire à une tumeur de l'œil. Quand le trou est situé entre l'ethmoïde, le frontal et le lacrymal, l'encéphalocèle ou la méningocèle pénètre dans l'orbite, et il est parfois très difficile de distinguer ces tumeurs orbitaires des kystes dermoïdes. Il arrive cependant que le diagnostic puisse être établi avec précision : c'est lorsque la compression de la tumeur provoque des symptômes cérébraux ; on a alors la certitude qu'il s'agit de méningocèle.

La croissance anormale des os qui n'est que partielle et qui frappe surtout les extrémités est connue sous le nom d'*acromégalie* ; elle paraît avoir une tendance à s'accompagner quelquefois d'un développement irrégulier des os du crâne. On observe, dans quelques cas d'acromégalie, des troubles oculaires qui semblent dus à une compression des nerfs optiques, soit par les parois du canal optique, soit par la selle turcique hypertrophiée (hémianopsie temporale dans une observation de Schulze). L'atrophie du chiasma et des nerfs optiques a été constatée à l'autopsie dans les cas de Hanrot, Fritsch et Klebs.

Surmont a vu l'acuité visuelle considérablement diminuée chez une fille de dix-huit ans atteinte d'acromégalie. L'examen ophtalmoscopique lui montra qu'il existait une névrite optique bilatérale. C'est probablement parce que la maladie s'était développée pendant la croissance qu'elle avait atteint les mains, les pieds et la selle turcique (1).

Dans un cas d'acromégalie observé par Pinel-Maisonneuve, il existait, outre la névrite optique, de l'exophtalmie (symptôme constaté douze fois sur quarante et quelques observations connues jusqu'à ce jour) ; la tension intra-oculaire était augmentée, et les pupilles, insensibles à la lumière, réagissaient cependant durant l'acte de l'accommodation. Il est probable que les deux trous optiques étaient rétrécis

____

(1) Voir Souza-Leite, Thèse de Paris, 1890.

et qu'en outre les veines ophtalmiques comprimées ne permettaient plus au sang de s'écouler dans le sinus caverneux. Parisotti a rencontré un cas remarquable : l'affection du nerf optique s'accompagnait de paralysie de l'oculo-moteur externe.

B. — AFFECTIONS DES OS.

1. OS DU CRANE ET DE LA FACE.

La *périostite* qui, dans la syphilis et la scrofule, frappe les os de l'orbite, détermine un gonflement des paupières. Le pourtour de l'orbite est sensible au toucher ; on fait apparaître des douleurs si l'on frappe doucement les os qui limitent cette cavité. Parfois l'inflammation se propage au tissu orbitaire, et il en résulte de l'exophtalmie.

Dans les cas de *carie du rebord orbitaire*, la peau qui recouvre les os malades présente des cicatrices déprimées qui déforment les paupières et amènent fréquemment l'ectropion des paupières supérieure et inférieure.

La *périostite de l'orbite* peut occasionner l'inflammation des gaines optiques, et lorsque cette périnévrite se propage dans le canal optique, le nerf optique se trouve comprimé et quelquefois il est lui-même atteint par l'inflammation. Uhthoff, par exemple, a constaté un cas de névrite optique rétrobulbaire, consécutive à une périostite du frontal. Si le pourtour du canal optique est lésé, il survient de la douleur lorsqu'on presse l'œil en arrière, et le malade accuse une sensation douloureuse en remuant les yeux latéralement.

La *carie des os de l'orbite* peut donner naissance à des abcès orbitaires. Quand la lésion frappe la paroi interne de la cavité (lame papyracée de l'ethmoïde), le pus peut s'écouler dans les fosses nasales à travers les cellules ethmoïdales. Si, par suite de la destruction du tissu osseux, il s'établit une communication entre les cavités pneumatiques du voisinage et le tissu orbitaire, on peut observer les symptômes de l'emphysème de l'orbite : il survient de l'exophtalmie, et, en pressant sur l'œil, on éprouve la sensation d'une crépitation ; l'exophtalmie augmente lorsque le malade éternue.

La *carie du rocher* peut retentir de deux façons sur l'organe de la vue : 1° en amenant une paralysie totale du facial, suivie de lagophtalmie ; 2° en occasionnant la thrombose du sinus caverneux.

Les *tumeurs des os de la base du crâne* produisent les mêmes symptômes oculaires que toutes les autres tumeurs de cette région. Il faut toutefois remarquer que les hyperostoses de la base du crâne peuvent se propager jusqu'au canal optique et le rétrécir, et qu'elles ont alors pour la vue les conséquences les plus funestes.

L'état des pupilles après un *traumatisme du crâne* a été examiné avec beaucoup de soin par Hutchinson fils. Pendant la période de collapsus qui suit la commotion cérébrale, elles sont souvent resserrées et ce n'est qu'exceptionnellement qu'on observe la mydriase à ce moment. Lorsque la dilatation pupillaire est unilatérale, elle indique une irritation du cerveau du même côté. S'il se produit une inflammation cérébrale, la myose apparaît, même dans les cas où la lésion est fort éloignée des tubercules quadrijumeaux, ce qui, à notre avis, autorise à regarder cette myose comme un symptôme d'hypérémie cérébrale (voir p. 73). D'après Hutchinson fils, l'immobilité bilatérale des pupilles serait toujours un signe très fâcheux ; elle s'observe dans les cas où la pression intra-crânienne est augmentée à la suite du traumatisme. Le même auteur pense que lorsqu'il se produit une hémorrhagie cérébrale unilatérale, la mydriase siège du même côté que l'hémorrhagie. La dilatation de la pupille ne doit pas être attribuée à la paralysie de l'oculo-moteur commun, comme l'a fait Hutchinson père ; d'après Hutchinson fils, elle serait le résultat de la compression des tubercules quadrijumeaux. Pour cet auteur, il est un argument qui ne permet pas d'admettre la paralysie de l'oculo-moteur commun, c'est que, dans les cas de traumatisme, la dilatation de la pupille est moins prononcée que dans les cas de paralysie sans traumatisme.

On pourrait admettre également que la mydriase est due à l'irritation des filets sympathiques qui entourent la carotide interne.

Dans les *fractures de la base du crâne*, il n'est pas rare de voir la solution de continuité s'étendre jusque vers les parois de l'orbite. On estime que l'orbite même participe à la fracture dans 9 p. 100 des cas. Les parois de la cavité orbitaire peuvent être divisées d'avant en arrière, en diagonale ou en travers. Assez souvent la fracture se bifurque à son extrémité ; on observe aussi le détachement de petites écailles osseuses. Lorsque la fracture de l'orbite est comminutive, le tissu rétrobulbaire peut pénétrer dans la cavité crânienne. S'il se détache une esquille du corps du sphénoïde, la carotide interne peut être lésée dans le sinus caverneux, et on voit apparaître les symptômes de l'exophtalmie pulsatile (voir p. 101).

A l'autopsie, dans les cas de fractures de la base du crâne qui s'étendaient jusqu'aux parois orbitaires, on a rencontré des hémorrhagies dans le périoste et le tissu rétrobulbaire, ainsi que dans l'espace intervaginal du nerf optique. Si l'hémorrhagie siège au centre du tissu rétrobulbaire, l'exophtalmie est généralement peu accusée. Elle est beaucoup plus prononcée lorsque l'épanchement sanguin est situé entre la paroi orbitaire et le tissu rétrobulbaire. Dans ce cas, on voit aussi des ecchymoses des paupières et de la conjonctive, produites par la pénétration du sang à travers le fascia tarso-orbitaire. Ces ecchymoses ont, comme chacun le sait, une grande importance pour le diagnostic des fractures de la base du crâne.

Des troubles oculaires peuvent accompagner les fractures de la base du crâne. On observe l'amaurose unilatérale ou bilatérale sans qu'il y ait aucune altération du fond de l'œil, lorsque la solution de continuité passe par l'un des canaux optiques ou par les deux à la fois : étant donnée l'étroitesse de ces canaux, la dislocation des parties fracturées a souvent pour résultat de froisser le nerf optique. Dans ces cas, si le malade survit à la fracture, sa vue est très fortement compromise : le dénouement fatal est l'atrophie du nerf optique. Les parois du canal optique sont parfois divisées par contre-coup, sans qu'il y ait traumatisme direct du crâne. Vossius a publié l'observation d'un gymnaste qui, après une chute sur les tubérosités ischiatiques, présenta les symptômes de l'atrophie du nerf optique et devint aveugle.

La paralysie de l'oculo-moteur externe s'observe très fréquemment à la suite des traumatismes de la tête. C'est surtout Panas qui a montré que le trajet de ce nerf l'exposait aux paralysies traumatiques. Le plus souvent, dans les fractures de la base du crâne, l'oculo-moteur externe est rompu. Il se divise principalement au sommet du rocher, dans le point où, après s'être dirigé en haut, il devient horizontal. Purtscher a réuni tous les cas connus de paralysies de l'oculo-moteur externe consécutives à des fractures de la base ; il pense que la fréquence de cette complication a été un peu exagérée, tout en restant plus grande que celle des paralysies des autres nerfs moteurs de l'œil. Dans 28 p. 100 des cas, la paralysie traumatique de l'oculo-moteur externe est bilatérale.

Lorsque la fissure passe par le trou ovale ou par le trou rond, la deuxième et la troisième branche du trijumeau peuvent être frappées de paralysie. Après l'oculo-moteur externe, c'est le facial qui est le plus souvent atteint de paralysie traumatique ; le pathétique est rarement lésé. On sait que l'odorat est très fréquemment aboli à la suite de traumatisme du crâne. Plusieurs nerfs crâniens peuvent être simultanément frappés de paralysie. Morton vit, par exemple, un homme de quarante-sept ans chez lequel une fracture grave de la base du crâne avait entraîné la paralysie de tous les nerfs crâniens depuis la première paire jusqu'à la septième ; la neuvième aussi devait être atteinte. Le malade mourut seulement le quatre-vingt-onzième jour après l'accident. A l'autopsie, on trouva un abcès de l'hémisphère cérébral gauche ; en outre, tous les nerfs crâniens, passant par les trous optique, ovale, rond, et par la fente sphénoïdale étaient ramollis et entourés d'amas purulents. Fuchs vit une fracture de la base du crâne occasionner la paralysie totale du facial, de l'oculo-moteur externe, de l'acoustique et de la portion motrice du trijumeau. La détermination exacte des nerfs crâniens paralysés permit, dans ces cas, de diagnostiquer pendant la vie le trajet de la fracture.

Les fractures de la base du crâne, lorsqu'elles établissent une communication entre l'orbite et les cavités aériennes voisines (fractures comminutives de l'orbite), peuvent encore favoriser le passage de germes infectieux de la muqueuse de ces cavités dans le tissu orbitaire et les gaines optiques. Comme preuve, nous citerons l'observation suivante, empruntée à Elschnigg :

A la suite d'une fracture comminutive de l'orbite, consécutive à un traumatisme de la région temporale, on vit apparaître d'abord l'immobilité des pupilles et l'amaurose; plus tard, on constata de l'iritis et des opacités du corps vitré. Le globe oculaire était douloureux à la pression. A plusieurs reprises, il se produisit des épistaxis, sans que l'examen rhinoscopique fît rien voir d'anormal. L'odorat, le goût et l'ouïe n'avaient subi aucune altération. Ultérieurement, l'inflammation s'étendit : il survint de la panophtalmie, qui se termina par l'atrophie du globe oculaire, et de l'inflammation purulente du tissu rétro-bulbaire; l'abcès orbitaire se fit jour à travers une fistule.

Nous devons encore mentionner le nystagmus qu'on a observé parfois après le traumatisme du crâne. Nagel et Cohn l'ont constaté à la suite d'une fracture du temporal.

Que les os de l'orbite soient fracturés ou non, il peut se produire des hémorrhagies dans l'espace intervaginal du nerf optique (*hématome des gaines optiques*), hémorrhagies qui entraînent des troubles fort graves de la vue. J'en ai moi-même observé un cas chez un cavalier qui avait reçu un coup de pied de cheval à la tête; du côté où le coup avait porté, l'acuité visuelle était diminuée au point que le malade ne pouvait de cet œil que compter des doigts. L'examen ophtalmoscopique pratiqué le lendemain me permit de constater le rétrécissement des artères et la dilatation des veines rétiniennes; la papille optique était un peu rouge. Peu à peu apparurent les symptômes de la névrite optique. Des injections hypodermiques de pilocarpine amenèrent une amélioration, sans que cependant l'acuité visuelle redevînt normale. Il est probable qu'il s'agissait d'une hémorrhagie de l'espace intervaginal du nerf optique.

La *commotion rétinienne* par traumatisme de la tête, qu'on admettait jadis, n'existe pas en réalité. Cette commotion ne peut se produire que si le traumatisme porte directement sur le globe oculaire; on observe alors, sur la rétine, une opacité blanchâtre, très étendue, due à l'œdème de cette membrane. Il est probable que cet œdème est la conséquence d'hémorrhagies dans l'espace périchoroïdien et de la compression exercée par l'épanchement sanguin sur les vaisseaux qui traversent cette cavité.

Les *fractures de la paroi supérieure de l'orbite seule* sont habituellement le résultat d'un traumatisme qui n'agit pas directement sur cette paroi. Elles sont graves, à cause des complications qu'elles provoquent du côté du cerveau. Selon leur étendue, elles peuvent entraîner la mort subite, un évanouissement, des vertiges, de l'hémiplégie, de la somnolence, du délire, ou bien être suivies d'abcès cérébraux ou de méningite. Dans les cas où une communication s'établit entre le sinus frontal et l'orbite, il n'est pas rare de voir survenir un emphysème orbitaire. Le diagnostic de la fracture de la paroi supérieure de l'orbite est facile : on le reconnaît aux ecchymoses de la paupière supérieure et de la conjonctive, en même temps que par le toucher qui permet de constater la solution de continuité de l'os. Malgré les graves complications auxquelles elle expose, cette fracture guérit fréquemment : sur 19 cas dont Berlin a trouvé l'observation dans les auteurs, 16 avaient été suivis de guérison.

Les *fractures de la paroi inférieure de l'orbite* se produisent souvent lorsque le traumatisme porte sur le malaire ou le maxillaire supérieur ; en général, elles résultent d'un coup appliqué avec un instrument mousse ou bien d'un projectile lancé par une arme à feu. La fracture peut entraîner la déchirure du nerf sous-orbitaire dans son canal et, par suite, l'insensibilité cutanée de la région qu'il innerve. En outre, cette fracture est accompagnée la plupart du temps d'hémorrhagies orbitaires plus ou moins étendues et d'ecchymoses de la paupière inférieure. S'il s'établit une communication entre l'orbite et le sinus maxillaire, il survient de l'emphysème orbitaire qui cause l'exophtalmie et la projection du globe oculaire en haut et en dehors.

Les *fractures de la paroi temporale de l'orbite* résultent généralement d'un traumatisme agissant directement sur l'os malaire. Les symptômes qu'elles produisent sont des ecchymoses des paupières et de la conjonctive occupant surtout le côté temporal, de l'exophtalmie causée par l'hémorrhagie orbitaire et parfois aussi l'anesthésie du nerf zygomatico-facial.

Les *fractures de la paroi interne de l'orbite* sont occasionnées par un traumatisme direct ou bien par un traumatisme qui agit soit sur les os nasaux, soit sur le maxillaire supérieur. L'ouverture des cellules ethmoïdales peut amener de l'emphysème orbitaire, de l'emphysème orbito-palpébral ou de l'emphysème conjonctival, selon le point où siège la fracture de la lame papyracée (voir p. 186). On a vu des cas où la fracture s'étendait jusqu'à la lame criblée de l'ethmoïde, et avait pour conséquence l'écoulement continu du liquide céphalo-rachidien et des épistaxis répétées du côté de la lésion. La solution de continuité perceptible au toucher, l'existence d'un emphysème qui apparaît quelquefois un certain temps après l'accident, facilitent le diagnostic de cette fracture.

Dans les *plaies du palais par armes à feu*, on rencontre très fréquemment des troubles oculaires. Koehler a trouvé dans les auteurs la description de cent sept cas de blessures de ce genre, presque toutes le résultat de tentatives de suicide. Les symptômes observés furent la paralysie des 3ᵉ, 4ᵉ, 6ᵉ, 7ᵉ et 8ᵉ paires de nerfs crâniens et l'exophtalmie pulsatile. Dans un cas, l'autopsie permit de constater la présence de la balle dans le trou jugulaire; il était survenu de la thrombose du sinus caverneux.

Dans les chutes sur l'occiput de petites esquilles peuvent se détacher, ou bien il peut se produire des hémorrhagies méningées susceptibles de causer l'hémiopie. En 1883, Nieden a publié une intéressante observation : dans une opération de trépan, l'instrument avait lésé le lobe occipital; il en était résulté des lacunes homonymes dans les champs visuels des deux yeux (hémianopie homonyme incomplète).

2. MAL DE POTT.

Les symptômes   ulaires qui compliquent le mal de Pott ont une grande importance,   rce qu'ils permettent de savoir si les méninges rachidiennes cervicales sont lésées ou non. Lorsqu'elles sont indemnes, on n'observe rien d'anormal du côté des pupilles. Dans la névrite des racines spinales consécutive à la pachyméningite on observe, au contraire, de la mydriase causée par l'irritation des fibres nerveuses qui se rendent de la moelle épinière au grand sympathique. Si les trajets nerveux sont interrompus par suite de lésions des cylindres-axes, on voit apparaître le myosis (Jacobson). Les mêmes symptômes pupillaires se rencontrent dans les affections traumatiques de la colonne vertébrale.

3. RACHITISME.

Horner a le premier émis l'hypothèse qu'il existerait un rapport entre le rachitisme et la *cataracte zonulaire*, c'est-à-dire l'opacité totale ou partielle d'une ou de plusieurs des couches du cristallin qui sont situées autour du noyau de la lentille. Cette opinion est encore fort discutée. Arx, un élève de Horner, a réuni cent quatre-vingt-neuf observations de cataracte zonulaire, et il a recherché si la lésion devait être attribuée au rachitisme. Dans 40 p. 100 des cas, il existait avec cette cataracte spéciale, des symptômes incontestables de rachitisme des extrémités; dans 31,7 p. 100 des cas, Arx a pu constater des anomalies rachitiques du crâne; enfin, il a rencontré très souvent les déformations dentaires caractéristiques du rachitisme. Ces déformations sont le résultat d'un trouble dans la nutrition des dents; elles se montrent principalement dans la seconde dentition, mais elles peuvent atteindre aussi les dents de lait, et frapper les incisives et les premières molaires temporaires. Les dents persistantes atteintes de cette malformation rachitique sont celles qui sont sorties à une époque rapprochée de l'éclosion de la maladie. Elles sont plus massives qu'à l'état normal et leur émail s'arrête brusquement au col en formant un bourrelet. Leur surface présente une série de rayures transversales ; parfois l'émail fait défaut sur une grande étendue de la couronne. Nous renvoyons d'ailleurs pour plus de détails aux traités d'odontologie.

Les élèves de Horner admettent avec leur maître que la cataracte zonulaire est le résultat du rachitisme. On leur objecte que les opacités cristalliniennes sont parfois congénitales et prennent naissance pendant les derniers mois de la vie intra-utérine. Elles peuvent être alors accompagnées d'autres vices de conformation remontant à la même période embryonnaire. J'ai pu constater, par exemple, l'existence d'une membrane pupillaire persistante dans un cas de cataracte zonulaire.

Les partisans de la théorie de Horner répondent à cette objection que le rachitisme peut aussi débuter pendant la vie embryonnaire. Michel va plus loin, et il prétend que si la cataracte zonulaire ne s'accompagne d'aucune trace de rachitisme du système osseux, elle constitue à elle seule une preuve de rachitisme.

Les statistiques faites par les adversaires de la théorie de Horner ont donné des résultats très divers. Story, par exemple, a constaté la malformation rachitique des dents dans le tiers des cas de cataracte zonulaire. Il est probable qu'il existe parfois une cause commune qui produit à la fois les symptômes de rachitisme et de cataracte zonulaire, mais cette cause a échappé jusqu'ici à toutes les recherches.

BIBLIOGRAPHIE.

Natanson, Petersburger Med. Wochenschr., 1889, n° 21. — *Fuchs*, Wiener klin. Wochenschr., 1890, n° 9. — *Kœhler* (*A.*), Deutsche militärärztl. Zeitschr., 1886. — *Hutchinson* fils, Ophthalmic Review, 1887, avril. — *Nieden*, Arch. f. Augenheilk., t. XVII, fasc. 3. — *Elschnig*, Wiener med. Woch., 1887 n° 17. — *Hirschberg*, Centralbl. f. Augenheilk., 1885, p. 25. — *Ponfick*, Breslauer aerztliche Zeitschrift, 1886, n° 21. — *Jacobson* (*E.*), Centralbl. f. Augenheilk., 1887, p. 363. — *Surmont*, Acromégalie à début précoce. Nouvelle iconographie de la Salpêtrière, 1890, n° 4. — *Pinel-Maisonneuve*, Soc. franç. d'ophthalm., 1891. — *Story*, Ophthalmic Review, 1886, octobre. — *Jacobson*, loc. cit., p. 99. — *Uhthoff*, Arch. f. Ophthalm., t. XXXIII, fasc. 4.

XVI. — TROUBLES OCULAIRES DANS LES AFFECTIONS DES ARTICULATIONS.

Nous laisserons de côté, pour le moment, la conjonctivite et l'iritis qui surviennent à la suite d'une arthrite blennorrhagique; nous nous en occuperons dans un chapitre ultérieur. Il nous faut aussi faire abstraction des affections des yeux qui accompagnent le rhumatisme articulaire aigu, car les affections oculaires et articulaires ne sont, dans ces cas, que les symptômes d'une même maladie causée par une invasion de l'économie par des microbes. Enfin, il existe une troisième catégorie de cas que nous devons écarter momentanément : nous voulons parler des troubles oculaires coexistants avec des lésions des articulations et qui sont dus, commec elles-ci, à un ralentissement de la nutrition (rhumatisme). Dans aucun de ces trois groupes, les affections des yeux ne sont la conséquence de celles des articulations.

Dans la littérature médicale, on ne trouve que deux observations de troubles oculaires réellement produits par une maladie localisée d'une articulation; c'est Tuppert qui les a publiées. Dans le premier cas, il s'agissait d'iritis, compliquée d'hypopyon; dans le second, d'une inflammation de l'œil droit. Ces affections étaient liées à une arthrite du genou, et apparaissaient par intermittence, chaque fois que la maladie articulaire subissait une exacerbation; lorsque l'arthrite s'améliorait, les lésions oculaires s'amélioraient également. Il est regrettable que dans les observations auxquelles je me réfère, on n'ait précisé ni la nature de l'arthrite dans le premier cas, ni celle de l'inflammation de l'œil dans le second. Quoi qu'il en soit, ces faits m'ont paru dignes d'être rapportés parce qu'ils démontrent qu'une affection des yeux peut être sous la dépendance d'une lésion articulaire. Michel admet que le fait est encore prouvé par l'iritis qui peut succéder à une arthrite, et il attribue la lésion de l'œil à l'augmentation de la tension intra-oculaire.

BIBLIOGRAPHIE,

Tuppert, Muenchner Med. Wochenschr., 1887, n° 2.

XVII. — TROUBLES OCULAIRES DANS LES MALADIES CAUSÉES PAR RALENTISSEMENT DE LA NUTRITION.

1. RHUMATISME.

Malgré la fréquence des affections rhumatismales, on n'a pas encore suffisamment étudié les rapports qui existent entre les troubles oculaires et le rhumatisme ; dans un certain nombre de cas, il faut conserver des doutes sur l'origine de maladies des yeux dites rhumatismales. Ce n'est, en effet, que dans ces derniers temps que les pathologistes ont défini ce qu'on doit entendre par rhumatisme, et les remarquables travaux de Bouchard ont jeté un grand jour sur la question.

On ne saurait encore se prononcer sur la fréquence des affections rhumatismales des yeux. En 1883, sur 63 cas de rhumatisme noueux, Cornil n'avait rencontré que trois fois des troubles oculaires. Dans les autres formes de rhumatisme, les complications sont incontestablement plus communes.

Assez souvent la *conjonctivite* et *l'inflammation de la sclérotique* sont de nature rhumatismale sans qu'aucun symptôme particulier permette d'en reconnaitre l'origine. Il n'en est pas de même de la *kératite rhumatismale*, dont l'existence a été à tort niée par quelques auteurs. A ma connaissance, c'est Arlt qui a le premier donné une description exacte de cette affection, à laquelle il assigne les symptômes suivants. En général, la kératite rhumatismale atteint les malades exposés par leur profession à des changements brusques de température, tels que les forgerons, les cuisiniers, etc. La fièvre éclate, et, en peu de jours, il se forme une opacité de la cornée qui prend l'aspect d'un verre dépoli. Des douleurs très vives se font sentir dans l'œil et les vaisseaux péri-cornéens sont fortement injectés. De petites parcelles d'épithélium se détachent de la cornée en produisant de petites lacunes à la superficie de cette membrane ; ces pertes de substances peuvent constituer une porte d'entrée pour les germes infectieux. Bientôt on observe de petits foyers purulents qui occupent la face antérieure de la cornée (Arlt, Tetzer) ; nous avons nous-mêmes constaté l'existence de ces foyers. Cette kératite persiste généralement pendant quelques semaines. Nous avons obtenu de très bons résultats de l'administration à l'intérieur de salicylate de soude et d'antipyrine.

Le rapport de cette forme de kératite avec le rhumatisme est évident, car on la rencontre souvent avec des arthrites rhumatismales ; on l'a observée dans des cas de mono-arthrite chronique des grandes articulations, notamment dans l'arthrite chronique du genou. La kératite rhumatismale survient encore dans la périostite chronique de divers os, principalement dans la périostite hypertrophique du tibia. C'est dans la première enfance et dans la jeunesse qu'elle se montre avec le plus de fréquence.

Pour comprendre la tendance qu'a la cornée a être affectée dans le rhumatisme, il faut se rappeler qu'au point de vue histologique elle est analogue au tissu cartilagineux qui est le siège des lésions articulaires.

Nous avons dit précédemment qu'on avait voulu voir dans l'arthrite rhumatismale la cause de l'affection de la cornée. Cette théorie peut être regardée comme fausse, car les deux affections ne sont que des symptômes locaux d'une même maladie générale.

On a encore attribué au rhumatisme des cas d'*iritis*, d'*irido-choroïdite*, de *rétinite*, de *névrite optique*, de *ténonite*, de *blépharite*, de *paralysie des muscles de l'œil*. Nous ne considérons comme démontré que le rapport du rhumatisme avec l'iritis, la ténonite et certaines paralysies musculaires. On rencontre aussi ces affections sans arthrite, et l'on désigne ces cas sous le nom de rhumatisme abarticulaire.

Quant à l'*iritis* rhumatismale, il est évident qu'elle ne comprend pas les cas dus à une arthrite blennorrhagique, quoiqu'on les y fît rentrer jadis. Dans l'iritis rhumatismale proprement dite la partie antérieure de la sclérotique participe d'une façon très nette à l'inflammation (épisclérite). La cornée est fortement injectée, et cette inflammation est en rapport avec l'intensité de l'iritis. Dans le rhumatisme, l'iritis revêt la forme plastique. Les adhérences qui s'établissent entre l'iris et la cristalloïde antérieure n'ont que peu de chance de se rompre lorsqu'on emploie des mydriatiques. Si l'on réussit à se rendre maître de l'iritis, les symptômes du côté de l'iris disparaissent beaucoup plus vite que l'injection péri-cornéenne. A la suite d'un refroidissement, la maladie récidive avec facilité. C'est à tort qu'on accuse généralement les adhérences de l'iris avec la cristalloïde antérieure d'être la cause de ces rechutes, bien qu'elles occasionnent une irritation perpétuelle. Si les synéchies postérieures sont très développées, il survient aussi des complications du côté de la choroïde, et c'est ainsi que, d'après quelques auteurs, prendrait naissance l'irido-choroïdite rhumatismale.

L'affection décrite sous le nom de *névrite optique aiguë rhumatismale* peut se montrer, à la suite d'un refroidissement, d'un seul côté ou des deux à la fois. La diminution de l'acuité visuelle qui en est la conséquence s'accompagne parfois d'un rétrécissement du champ visuel, mais ce dernier symptôme manque dans d'autres cas. Si la maladie est grave, l'amaurose succède à l'amblyopie, et l'ophtalmoscope permet alors de constater l'inflammation de la papille et de la rétine. Dans quelques cas, on a observé des épanchements sanguins et des exsudations sur la limite de la papille. Quand l'affection est de longue durée, elle peut se terminer par l'atrophie optique.

Nous avons dit (p. 188) qu'il était possible d'expliquer un certain nombre de cas de l'affection dont il s'agit sans faire intervenir une cause rhumatismale. Il nous paraît douteux, quoi qu'en pense Dransart, que l'amblyopie rhumatismale avec exophtalmie légère et douleurs péri-orbitaires puisse être occasionnée par une ténonite simultanée. On expliquerait aussi bien ces cas en admettant un gonflement du périoste de la paroi postérieure de l'orbite qui comprimerait le nerf optique à son entrée dans la cavité orbitaire et la veine ophtalmique.

La *ténonite rhumatismale* est une affection très rare, en comparaison surtout de la fréquence des affections rhumatismales qui atteignent les membranes séreuses des articulations, des fascias, des tendons, etc., semblables, par leur structure, à la capsule de Tenon. Les principaux symptômes de la ténonite consistent en douleur dans les mouvements latéraux de l'œil, en exophtalmie légère, lorsqu'on presse sur le globe oculaire pour le reporter en arrière. Les paupières sont gonflées. On constate le chémosis, de la conjonctivite et l'hypersécrétion des larmes. S'il n'existe qu'une exsudation peu abondante dans la capsule de Tenon, il n'y a pas de trouble de la vue. Dans le cas contraire, l'exsudat peut comprimer les veines vertiqueuses de Stenon à leur passage dans la capsule de Tenon et donner lieu aux symptômes du glaucome (Just).

Weil et Diamentberger ont constaté, dans un certain nombre de cas, que le *goître exophtalmique*, dont la nature nerveuse est aujourd'hui presque universellement admise, se rencontre dans l'évolution du rhumatisme.

D'après ces auteurs il s'agit là d'une coïncidence pathologique, qui, dans la plupart des cas, suit de plus ou moins près l'apparition du rhumatisme aigu ou chronique; dans d'autres cas, elle l'accompagne; dans d'autres enfin, elle ne se retrouve que dans les antécédents personnels ou héréditaires des rhumatisants au même titre que d'autres manifestations ressortissant nettement à la diathèse arthritique.

Les muscles de l'œil peuvent être atteints par le rhumatisme au point de présenter des symptômes de *névralgie musculaire* ou de *paralysie*. Les douleurs provoquées par les mouvements de l'œil, dans les cas de névralgie, sont probablement dues à une affection des nerfs sensitifs qui se terminent dans les corpuscules de Golgi situés dans les tendons des muscles de l'œil. D'après J. W. Wright, si l'on exerce une pression sur le point où se trouve le tendon du muscle affecté, après avoir fait fermer les paupières on provoque de la douleur. La même sensation douloureuse se fait sentir quand le muscle agit pour mouvoir l'œil.

Les *paralysies rhumatismales des muscles de l'œil* sont plus fréquentes et mieux connues que la névralgie musculaire. Elles apparaissent subitement, à la suite d'un refroidissement. Au point de vue de leur localisation, elles appartiennent aux paralysies périphériques. Il n'est pas rare d'observer, avant l'apparition de ces paralysies, des névralgies qui occupent le côté correspondant de la tête et le pourtour de l'œil, et qui s'accompagnent parfois de vomissements. Les paralysies des muscles de l'œil occasionnent d'abord des vertiges, et

c'est souvent le seul symptôme dont se plaignent les malades. En général, un seul muscle est affecté ; rarement, plusieurs sont atteints en

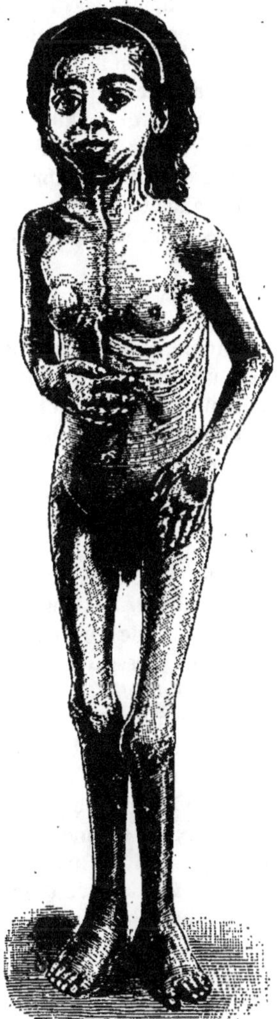

Fig. 29. — Goitre exophthalmique chez une jeune fille atteinte de rhumatisme articulaire chronique déformant. (Observation de MM. Weil et Diamantberger.)

même temps. Les statistiques ne permettent pas encore de se prononcer sur la fréquence de la paralysie des divers muscles de l'œil.

D'après mes observations personnelles, l'oculo-moteur externe serait le plus fréquemment atteint.

Le traitement des affections rhumatismales de l'œil doit être à la fois local et général. Le traitement local consiste en instillations d'atropine dans l'iritis, en frictions au précipité jaune dans l'épisclérite en électrisation dans les paralysies musculaires. Comme traitement général, l'emploi du salicylate de soude donne de bons résultats, et ce n'est qu'à une époque avancée que j'administre l'iodure de potassium. Si les paralysies des muscles de l'œil guérissent facilement, il n'est pas rare d'observer des récidives. Le pronostic de la névrite optique dite rhumatismale réclame une certaine réserve : on a vu plusieurs fois cette affection se terminer par l'atrophie du nerf optique.

2. GOUTTE.

Tandis que quelques auteurs, parmi lesquels Foerster, nient d'une façon absolue qu'il existe une relation entre la goutte et les troubles oculaires, d'autres citent un certain nombre d'affections des yeux, qui seraient de nature goutteuse (Hutchinson, Noyes). Ces derniers rattachent à la goutte l'eczéma des paupières, la sclérite, l'épisclérite, la choroïdite, le glaucome, la migraine ophtalmique, la paralysie de la troisième et de la sixième paire de nerfs crâniens. Les auteurs anciens avaient déjà admis ce rapport pour le glaucome. Il est incontestable que plusieurs affections oculaires qu'on a nommées goutteuses ne le sont pas; tel est le cas des hémorrhagies rétiniennes mentionnées dans le Dictionnaire de Dechambre, qui sont dues à des altérations athéromateuses des vaisseaux rétiniens.

D'après quelques-uns, la *conjonctivite* accompagne souvent l'accès de la goutte Morgagni observa sur lui-même un exemple de cette conjonctivite goutteuse. Pendant qu'il prenait un bain de pieds chaud, son œil s'était congestionné et la goutte avait ensuite envahi son gros orteil. La conjonctivite goutteuse se manifeste par une injection très vive des vaisseaux de la membrane et par des douleurs assez fortes dans l'œil. En général, la maladie guérit en vingt-quatre heures, sans laisser de trace. L'existence d'une *kératite goutteuse* a été démontrée récemment par Chevallereau qui, en faisant l'analyse chimique des opacités du parenchyme de la cornée, a trouvé des cristaux d'acide urique. Au point de vue clinique, la kératite goutteuse est caractérisée par des taches blanchâtres de un demi millimètre à 2 millimètres d'étendue, reliées ou non les unes aux autres et occupant principalement le centre de la cornée et surtout ses couches moyennes.

Dans la *sclérite goutteuse*, on constate, autour de la cornée, une injection intense qui occupe des couches très diverses de la mem-

brane. La conjonctive qui recouvre la partie malade peut être
atteinte ou indemne. Dans le premier cas, il suffit d'exercer avec le
doigt une simple pression sur la paupière et de la remuer pour refouler le sang de la conjonctive; on voit alors que les parties profondes
de la sclérotique sont le siège d'une injection vasculaire très fine.

Hutchinson a observé des cas d'*irido-choroïdite* chez des malades
qui présentaient des dépôts tophacés dans les oreilles. L'affection,
comme l'*iritis goutteuse*, se répète périodiquement et se montre de

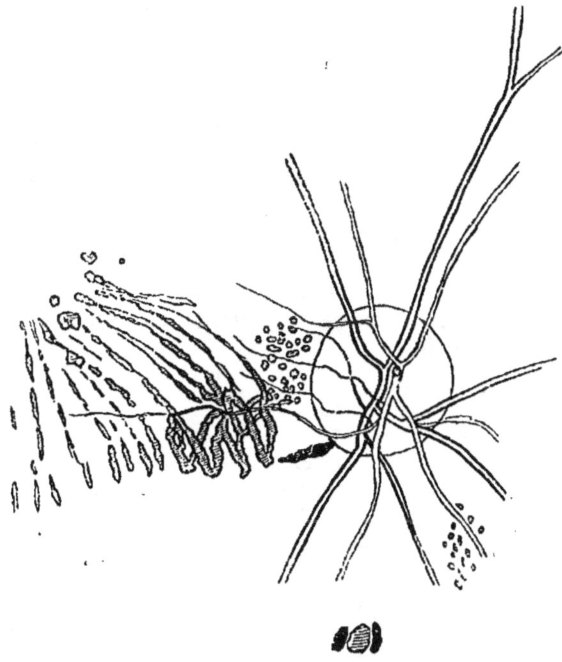

Fig. 30. — Rétinite goutteuse, d'après Hirschberg. (Image droite.)

préférence au printemps. D'après Abadie, l'irido-choroïdite goutteuse
ne présenterait rien de particulier, sauf sa marche. L'iritis des goutteux procède par poussées successives.

Hirschberg décrit une forme spéciale de *rétinite goutteuse*. Cependant, d'après lui, il faudrait attribuer à la goutte quelques cas de la
retinitis punctata albescens de Mooren. Hirschberg dit que la rétinite
goutteuse est caractérisée par des altérations de la rétine entraînant,
comme troubles fonctionnels, le scotome central. A l'examen ophtalmoscopique, on voit que les altérations consistent en taches et en li-

gnes blanches situées en arrière et au-dessous du plan des vaisseaux. Les lignes forment des demi-étoiles et rayonnent vers la macula. On rencontre aussi quelques petites hémorrhagies dans le fond de l'œil. Par leur groupement, les lignes forment un réseau, et les taches qui résultent de leur réunion se distinguent de celles de la rétinite diabétique ; ces dernières, en effet, forment des taches rondes, groupées irrégulièrement. En outre, dans la rétinite goutteuse les taches blanches sont plus profondément situées dans le tissu rétinien et sont toujours plus nombreuses que dans la rétinite des diabétiques. Ce qui est intéressant, c'est que la malade observée par Hirschberg, qui donna l'image ophtalmoscopique de son œil, avait un excédent d'acide urique dans les urines et que, plus tard, elle fut atteinte de diabète sucré.

On sait que, chez les goutteux, les *concrétions tophacées* se rencontrent aussi dans l'organe de la vue, par exemple aux paupières, sur la conjonctive et dans l'épaisseur de la sclérotique (Garod, Robertson).

Il n'est pas sans intérêt de rapporter une assertion de Hutchinson. D'après cet auteur, les enfants des goutteux auraient une prédisposition aux maladies inflammatoires de l'œil, aux blépharites et aux conjonctivites. En outre, chez ces enfants, le goitre exophtalmique s'observerait quelquefois.

3. DIABÈTE SUCRÉ.

Les troubles oculaires qui surviennent à la suite du diabète ont fait l'objet de recherches spéciales, notamment de la part de Leber, et on trouve dans la monographie qu'il a publiée l'exposé des résultats auxquels il est arrivé. On admet que les 2/3 environ des diabétiques sont atteints de troubles oculaires, qui se montrent plus fréquents dans les cas graves que dans les cas légers. Le nombre d'individus affectés de maladies de l'organe de la vision par suite de glycosurie (ainsi que le diabète sucré surtout) est relativement très faible en France, et surtout dans la partie occidentale : il est infiniment plus considérable en Russie, en Galicie et dans les provinces orientales de la Prusse. A Bordeaux, sur 20 000 malades observés à la clinique ophtalmologique de Badal, Lagrange n'a trouvé que 53 cas de troubles oculaires causés par le diabète ; sur ce chiffre, il y avait 13 cas de cataracte et 13 cas d'affections de la rétine ou du tractus uvéal.

L'influence du diabète sucré sur l'organe de la vue peut se manifester de manières très diverses : on voit survenir de la parésie ou de la paralysie soit des muscles extrinsèques, soit des muscles intrinsèques de l'œil, ou bien on observe des lésions inflammatoires de la rétine, de la choroïde et de l'iris ; d'autres fois, il se produit des amblyopies toxiques qui peuvent n'être que les prodromes de la grave intoxication par le sucre et ses dérivés désignée sous le nom de coma diabétique ; enfin on rencontre aussi des altérations du cristallin, qui consistent surtout en opacités.

On ne sait pas encore comment le diabète produit ces troubles oculaires. Pour la cataracte diabétique, elle est causée certainement par l'action du sucre sur les éléments cristalliniens ; c'est avec raison que la plupart des auteurs admettent qu'il agit directement en irritant les cellules du cristallin, tandis que d'autres pensent, avec Lécorché, que la cataracte est la conséquence de la déshydratation des tissus, spécialement du tissu du cristallin. On a réussi, en effet, sur des animaux, à produire une cataracte artificielle par l'introduction de quantités considérables de sucre ou de chlorure de sodium; mais cette cataracte artificielle se distingue de celle causée par le diabète en ce qu'elle disparaît spontanément.

La cause la plus fréquente des troubles oculaires chez les glycosuriques est la *diminution de l'amplitude de l'accommodation*, que les travaux de Graefe, de Seegen et de Nagel ont mise hors de doute. Ce phénomène apparaît parfois de bonne heure et force le malade à se servir, encore jeune, de verres convexes dont il est obligé d'augmenter progressivement la force. Quand le fait se produit à un âge peu avancé, on est en droit de supposer qu'on se trouve en présence d'un symptôme d'une maladie générale et surtout du diabète sucré. Foerster, par exemple, cite un cas où cette presbytie prématurée seule l'a conduit à rechercher s'il n'existait pas de sucre dans les urines; l'analyse lui montra qu'il se trouvait, en effet, en présence d'un glycosurique. Il est très rare, cependant, que la parésie du muscle de l'accommodation augmente jusqu'à dégénérer en paralysie complète. Foerster admet que l'affaiblissement du muscle de l'accommodation est la conséquence de l'affaiblissement général des diabétiques; Jacobson, au contraire, l'attribue à une névrite périphérique ou à des hémorrhagies dans la partie superficielle des fibres nerveuses. De même que l'amblyopie diabétique, dont la nature toxique n'est plus contestable, les troubles fonctionnels des muscles intrinsèques, et parfois aussi ceux des muscles extrinsèques de l'œil doivent être sûrement attribués à une cause toxique (sucre, acétone). Lorsque la glycosurie diminue, on observe la diminution, voire même la disparition totale de la parésie ou de la paralysie de ces muscles.

Chez les diabétiques, les troubles peuvent affecter non seulement l'accommodation, mais aussi la réfraction de l'œil. Horner a vu, par exemple, l'*hypermétropie* devenir très considérable chez eux, et diminuer lorsque la maladie causale s'améliorait. On a aussi observé la *myopie* se développer dans le cours du diabète sucré; Hirschberg la nomme myopie diabétique. Elle peut être un symptôme du début de la cataracte, mais elle se montre dans certains cas sans opacités du cristallin. D'après Hirschberg, lorsqu'on voit la myopie survenir après l'âge de cinquante ans, il faut toujours suspecter le malade d'être atteint de glycosurie : dans deux cas, un commencement de myopie l'a mis sur la trace de l'affection générale, et, bien que l'état des sujets semblât satisfaisant, l'analyse des urines révéla la présence du sucre. Il est probable que la myopie diabétique est due au gonflement du cristallin.

On a signalé la *mydriase* chez un certain nombre de diabétiques. Le sphincter de la pupille est vraisemblablement atteint, dans ces cas, d'une parésie toxique analogue à celle que nous admettons pour le muscle de l'accommodation.

Toutefois, la mydriase n'est pas aussi fréquente chez les diabétiques que la paralysie des muscles extrinsèques de l'œil. L'oculo-moteur commun est plus souvent atteint que les autres nerfs moteurs. Généralement, la paralysie ne frappe que quelques-uns des muscles animés par ce nerf, le releveur de la paupière supérieure, par exemple. Parfois le nerf facial a quelques branches paralysées, notamment celles qui animent le muscle orbiculaire des paupières ; en effet, le *lagophtalmos* a été observé dans plusieurs cas, et Ficuzal en a publié une observation des plus intéressantes. On a encore constaté à la fois la paralysie unilatérale de tous les muscles de l'œil et du facial. Pour expliquer ce phénomène, on a admis l'existence d'une lésion intra-crânienne (hémorrhagie). A notre sens il faut attribuer une origine toxique (névrite périphérique) à la plupart de paralysies musculaires des diabétiques.

Les paralysies légères des muscles oculaires disparaissent spontanément dans l'espace de quelques semaines. Celles qui se prolongent sont encore susceptibles de se guérir si l'on traite la maladie qui leur a donné naissance. Au contraire, les paralysies oculaires d'origine centrale qui surviennent à une époque avancée du diabète et qui sont dues à des hémorrhagies consécutives à des attaques apoplectiformes ne se guérissent jamais.

La *kératite suppurative* (kératite neuro-paralytique) des diabétiques est incontestablement d'origine centrale (paralysie du trijumeau) et non d'origine périphérique. Wiesinger a rencontré dans divers auteurs la description de 9 cas de cette kératite.

Chez des malades dont les urines renfermaient du sucre, on a aussi observé des *ulcérations circonscrites de la cornée*. La pathogénie de ces lésions, très rebelles au traitement, est encore fort obscure.

Quoique l'*iritis* soit très commune chez les diabétiques (Leber l'a constatée 9 fois sur 39 cas), on ne s'en était guère occupé jusqu'à ces derniers temps. Parfois l'affection est caractérisée par l'existence d'une membrane fort mince qui recouvre toute la pupille et qui disparaît spontanément lorsqu'on traite la maladie générale. On observe, dans des cas légers d'iritis diabétique, des synéchies postérieures ; l'humeur aqueuse de la chambre antérieure est trouble, et la surface postérieure de la cornée est recouverte d'un dépôt. Chez deux malades examinés par Leber, l'iritis était accompagnée d'hypopyon. A l'exception d'un cas signalé par Schirmer, l'affection s'est toujours montrée des deux côtés à la fois. D'ailleurs, quelle que soit la lésion oculaire produite par le diabète sucré, il est très rare qu'elle soit unilatérale. Parmi les exceptions à cette règle, l'une des plus intéressantes est l'observation publiée par Haltenhoff : l'œil gauche, seul atteint, présentait de la paralysie du sphincter de l'iris et du muscle de l'accommodation, des extravasations sanguines dans la rétine et des flocons dans le corps vitré. On obtient la guérison de l'iritis diabétique en administrant à l'intérieur de fortes doses de salicylate de soude et de quinine (Leber).

Il y a longtemps qu'on a signalé la fréquence de l'iritis qui survient à la suite de l'opération de la cataracte ou de l'iridectomie pratiquée chez des diabétiques ; c'est pour ce motif qu'on reculait devant l'extraction du cristallin chez ces malades. Toutefois, dans ces derniers temps, on a obtenu de bien meilleurs résultats et nous avons pu le constater nousmême en faisant précéder l'opération du traitement de l'affection générale.

L'iritis diabétique peut se montrer d'emblée, sans aucune autre lésion oculaire, ou bien elle suit l'amblyopie, la décoloration du nerf optique et les hémorrhagies du corps vitré. Sa marche peut être progressive, et l'affection peut gagner les autres parties du tractus uvéal (irido-choroïdite diabétique). Leber a vu l'iritis être suivie d'accès de glaucome.

Nous avons déjà mentionné les diverses théories émises au sujet de la pathogénie de la *cataracte diabétique*. A l'heure actuelle, la plupart des auteurs admettent que le sucre, en irritant les fibres du cristallin, produit leur prolifération et leur décomposition. En effet, les altérations cristalliniennes sont les mêmes dans la cataracte diabétique que dans la cataracte naphthalinique, et personne n'admet que celle-ci soit le résultat de la déshydratation des tissus. Il est probable que ces deux variétés de cataracte ont pour point de départ un trouble dans la diffusion des substances colloïdes à travers le sac capsulaire ; il en résulte une augmentation du liquide intra-capsulaire, qui renferme, en outre, une substance irritante. J'ai constaté que c'est à un processus analogue qu'est due la cataracte consécutive à l'iridocyclite. Lorsque, dans cette dernière affection, on examine la capsule lenticulaire, on voit, sur une coupe transversale, un certain nombre de fines lignes longitudinales qui correspondent à autant de minces lamelles accolées à l'état normal par un ciment. L'altération chimique de l'humeur aqueuse entraîne la destruction de ce ciment. Il est probable que cette altération histologique de la capsule lenticulaire est accompagnée de modifications dans ses qualités physiques. Nous verrons plus loin que Deutschmann attribue aussi, dans l'affection qui nous occupe, un rôle à des altérations épithéliales. Ce qui est certain, c'est que des substances colloïdes, albumine cristallinienne (cristalline), peuvent traverser dans la cataracte la capsule lenticulaire et se répandre dans la chambre antérieure, car l'analyse chimique a démontré, dans des cas de cataracte, la présence d'albumine dans l'humeur aqueuse. D'un autre côté, on constate également une augmentation de la transsudation de l'humeur aqueuse dans le sac capsulaire, ce qui produit un gonflement du cristallin et une prolifération des cellules lenticulaires qui débute par les couches superficielles.

L'observation clinique prouve aussi que la cataracte diabétique est la conséquence de l'altération de l'humeur aqueuse. On voit, en effet, les opacités du cristallin prendre naissance dans les couches les plus superficielles situées immédiatement au-dessous de la capsule lenticulaire. Les modifications chimiques de l'humeur aqueuse consistent dans l'augmentation proportionnelle du sucre qui, même à l'état normal, doit se trouver en quantité extrêmement minime dans le sang, les urines et les divers liquides du corps (Abeles). Certains auteurs (Frerichs, Lohmeyer) admettent, au contraire, que, dans le diabète, le sucre se transforme en acide lactique dans l'humeur aqueuse, et que c'est cet acide qui provoque la cataracte. Cette opinion ne saurait être soutenue : dans des cas de cataracte diabétique, l'humeur aqueuse a présenté une réaction alcaline (Leber) ; il est donc impossible qu'elle contienne de l'acide lactique libre. Il faut aussi rejeter la théorie qui attribue la cataracte diabétique au marasme prématuré qu'engendre le diabète sucré. En effet, les symptômes cliniques de cette affection sont, au début, absolument différents de ceux de la cataracte sénile. Celle-ci offre d'abord des opacités radiaires, qui se développent de la périphérie vers le centre de la pupille, sans arriver à l'atteindre. Des couches corticales transparentes séparent les opacités cristalliniennes de la cristalloïde.

La cataracte diabétique, au contraire, débute, comme nous venons de le dire, par des opacités sous-cristalloïdiennes. A l'origine, ces opacités sont homogènes et forment un voile bleuâtre qui recouvre la cristalloïde antérieure. Ce n'est que plus tard que les couches périphériques du cristallin sont atteintes et qu'on observe de larges rayons striés, d'un bleu d'acier, situés immédiatement en arrière du plan de l'iris. A l'éclairage oblique, on constate bientôt l'apparition de nouvelles lésions, qui se montrent sous l'aspect de facettes dans les couches périphériques du cristallin, tandis que ces altérations, dans la cataracte sénile, ne surviennent qu'après le développement complet de la maladie.

A part quelques cas exceptionnels, la cataracte diabétique s'est montrée au même degré dans les deux yeux ; Seegen a pourtant observé des opacités cristalliniennes d'un seul côté. L'individu le plus jeune qu'on ait vu atteint de cette affection fut une fille de 12 ans (Seegen). Nous manquons de données statistiques pour apprécier d'une manière positive la fréquence de la cataracte chez les diabétiques ; de Graefe évalue la proportion à 25 p. 100. La marche de la cataracte diabétique est d'autant plus rapide que la diathèse présente un plus grand caractère de gravité. Chez des personnes jeunes et très débilitées, elle peut être complète au bout de quelques semaines, ainsi que l'a observé Hirschberg. Dans d'autres cas, il s'écoule des années entre le début de la cataracte et sa maturité.

Si, par un traitement général, on réussit à améliorer la maladie principale, le développement de la cataracte diabétique se trouve enrayé. Mais on ne saurait admettre qu'elle disparaisse par l'action des eaux minérales alcalines, comme celle de Carlsbad (Seegen). Seegen a vu deux fois la vue s'améliorer chez des diabétiques atteints de cataracte ; mais on peut supposer qu'il existait simultanément dans ces cas une amblyopie diabétique, et que c'est cette dernière affection qui s'est amendée.

Depuis qu'on recherche le *sucre* dans les urines des *vieillards atteints de cataracte*, on en a rencontré très fréquemment en petite quantité ou en proportion modérée, sans que l'état général soit altéré. Il est plus que probable que, dans ces cas, ce n'est pas au sucre qu'il faut attribuer le développement des opacités du cristallin.

Chez quelques diabétiques, on a observé des *opacités du corps vitré*. Elles peuvent être la conséquence d'hémorrhagies rétiniennes ou bien d'inflammation soit de la choroïde (Wiesinger), soit de la rétine. Hirschberg a remarqué que lorsque des opacités du corps vitré existent chez des myopes et que ceux-ci viennent à être atteints de diabète sucré, les opacités augmentent. Aussi, dans les cas de myopie très accentuée, les altérations diabétiques du fond de l'œil peuvent-elles passer facilement inaperçues.

Au point de vue clinique, la *rétinite diabétique* peut se présenter sous deux formes distinctes : elle peut être *exsudative* ou *hémorrhagique*. La première est caractérisée par des altérations du centre de la rétine avec des hémorrhagies punctiformes. Dans la seconde on rencontre des hémorrhagies très étendues qui sont le point de départ de lésions diverses, consistant surtout en taches blanchâtres et en dégénérescence en foyer des tissus de la rétine. Hirschberg cite d'autres formes rares de rétinites qu'il a observées chez des glycosuriques ; ce sont : une rétinite pointillée et une rétinite centrale. Quant à la dé-

générescence pigmentaire de la rétine et à l'héméralopie avec rétrécissement du champ visuel que le même auteur classe dans le groupe
des rétinites diabétiques, nous préférerions, si leur origine diabétique
était démontrée, les ranger parmi les affections de la choroïde.

Les lésions de la rétine ne compliquent le diabète sucré qu'à une
époque avancée de la maladie. Elles sont accompagnées ou suivies
immédiatement de furoncles, d'anthrax, de gangrène de la jambe,
d'hémiplégie. D'après Hirschberg, la rétinite diabétique est si intimement liée à la glycosurie qu'elle manque rarement chez les malades
atteints depuis dix ou douze ans de cette affection.

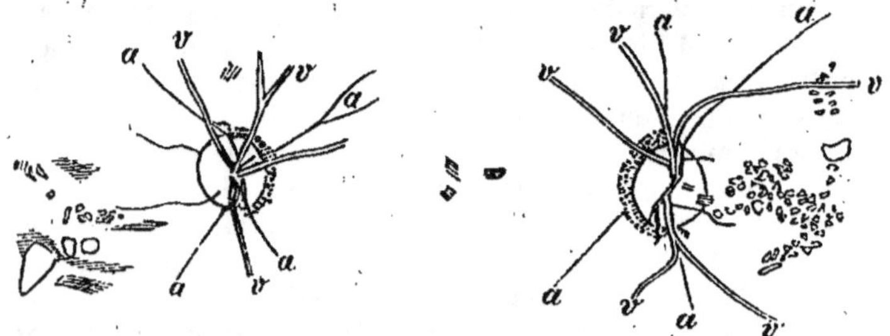

Fig. 31. — Rétinite diabétique (image droite). Esquisse du professeur Hirschberg.

La rétinite exsudative d'origine diabétique présente parfois, dans
les cas typiques, une certaine ressemblance avec la rétinite albuminurique ; néanmoins celle-ci ne s'observe réellement que lorsque le
diabète est compliqué de néphrite. Les deux affections ne peuvent,
d'ailleurs, jamais être confondues : dans la rétinite albuminurique,
le nerf optique enflammé est le siège de gonflement et des opacités
diffuses se voient au pourtour de la pupille. Dans la rétinite diabétique exsudative, au contraire, le nerf optique n'est pas lésé et les
opacités diffuses font défaut. Ce que l'ophtalmoscope permet de
constater dans cette dernière affection, ce sont des taches situées
dans l'épaisseur du tissu rétinien ; elles occupent surtout le centre
de la rétine, c'est-à-dire l'espace limité par les rameaux supérieur et
inférieur de la branche temporale de l'artère centrale de la rétine.
Ces taches, blanchâtres, miroitantes, se trouvent aussi sur le pourtour
de la pupille optique, même du côté nasal. En se développant, celles
du centre arrivent à former de petites lignes étroites et sinueuses ou
bien des demi-cercles. Lors même que la maladie dure plusieurs
années, on ne voit jamais les lésions affecter la disposition étoilée
qu'on observe dans la rétinite albuminurique (fait important au
point de vue du diagnostic différentiel). Enfin, les taches exsudatives
de la rétinite diabétique ne sont, dans aucun cas, cerclées de pigment,
comme lorsqu'elles sont dues à l'albuminurie. Nous avons déjà

mentionné les petites hémorrhagies qui accompagnent la rétinite diabétique exsudative.

Les troubles subjectifs occasionnés par l'affection que nous venons
de décrire consistent en nuages, dont se plaignent les malades; la
lecture est difficile, certaines parties du centre de la rétine ayant leurs
fonctions abolies.

La *rétinite hémorrhagique* détermine parfois des extravasations san-

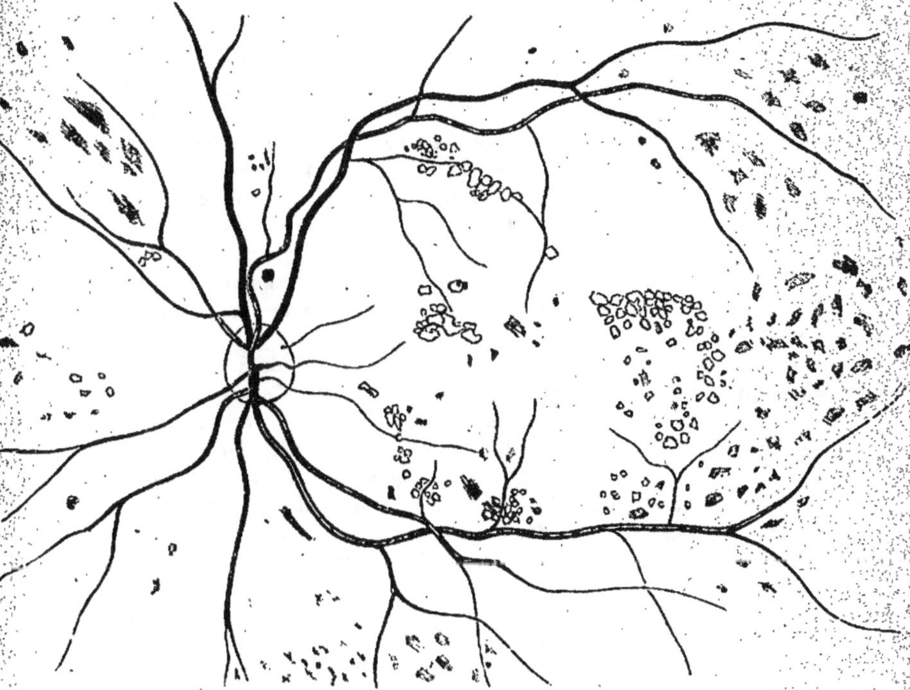

Fig. 32. — Rétinite diabétique (image droite), d'après Michaelson.

guines très abondantes. L'examen anatomo-pathologique a démontré
que, dans ces cas, les hémorrhagies sont dues à une thrombose partielle ou totale de la veine centrale de la rétine. Les troubles oculaires sont d'autant plus accusés que les hémorrhagies sont plus étendues. Celles-ci, principalement lorsqu'elles occupent une large surface, paraissent aggraver le pronostic; il arrive que leur apparition
soit suivie de coma diabétique.

Des *hémorrhagies conjonctivales* ont été observées dans le diabète.
D'après Hirschberg, elles pourraient même servir à établir le diagnostic de la maladie générale.

Parfois les diabétiques sont atteints d'amblyopie, soit *sans altération du fond de l'œil*, soit *avec atrophie du nerf optique* (Leber). Dans lescas où cette altération s'est montrée, on n'a rien constaté de particulier dans la marche générale de la maladie. L'affection diabétique du nerf optique frappe quelquefois des malades encore pleins de force. On en a même rencontré qui, au moment où les troubles visuels ont apparu, ont cessé pendant quelque temps de présenter du sucre dans les urines.

Le champ visuel peut être rétréci en même temps que l'acuité visuelle est diminuée; d'autres fois, il existe un scotome central positif (obnubilation du centre de la vision), à la suite duquel se développe un scotome central négatif (défaut de vision dans la région de la macula); Leber, Hirschberg et d'autres auteurs en ont observé des exemples. Le scotome central peut être accompagné de rétrécissement périphérique du champ visuel. Une étude minutieuse a montré que ces scotomes centraux offrent une analogie complète avec ceux qui résultent d'une intoxication par l'alcool ou le tabac; comme eux, ils débutent par de l'achromatopsie centrale suivie d'amblyopie centrale et, plus tard, d'abolition totale de la perception dans le centre de la rétine.

La marche des troubles visuels peut être très rapide dans l'atrophie diabétique du nerf optique. Foerster a vu un malade qui, deux jours après l'apparition d'un scotome central de l'œil droit, perdit complètement cet œil. L'examen ophtalmoscopique ne révéla rien d'anormal. Une diète très sévère et un traitement général approprié amenèrent une diminution très notable du sucre; mais, malgré tout, l'atrophie augmenta dans l'œil malade, tandis que l'autre resta intact.

Lorsque l'ophtalmoscope permet de constater l'atrophie du nerf optique dans l'amblyopie diabétique, on peut dire que la vue est très sérieusement compromise; l'acuité visuelle peut diminuer au point de faire place à l'amaurose. Le traitement n'a qu'une action très limitée, sinon nulle, dans les cas de ce genre; s'il survient de l'amélioration, elle est passagère (Hirschberg).

Néanmoins, dans quelques cas, l'amblyopie diabétique se guérit à la suite du traitement de l'affection générale, et on ne conçoit pas qu'on ait pu le nier. Bouchardat, Mialhe, Landouzy, Tavignot avaient fait connaître des exemples incontestables de l'amblyopie diabétique avant l'apparition de l'ouvrage de Leber. En 1858, de Graefe émit l'opinion que l'amblyopie diabétique n'était qu'apparente et que les troubles oculaires étaient dus à la parésie du muscle de l'accommodation, si fréquente chez les glycosuriques. Les recherches ultérieures de Lécorché et de Leber lui-même ont mis hors de doute la réalité de l'amblyopie diabétique.

Parmi les formes diverses que revêt l'atrophie diabétique du nerf optique, la plus fréquente est celle qui donne lieu à un scotome central sans rétrécissement du champ visuel. Les travaux de Bresgen et de Cohn ont démontré qu'il s'agit bien d'une amblyopie par auto-intoxication soit par le sucre, soit par l'acétone. Le scotome central qui est la conséquence de cette intoxication est bilatéral, et on ne connaît d'exception à cette règle que le cas de Leber auquel nous avons fait allusion plus haut. Le seul point par lequel le scotome diabétique se distingue de celui qui résulte de l'intoxication par l'alcool ou le tabac, c'est qu'il a une tendance plus marquée à gagner toutes les parties du champ visuel. Pour Nuel, il est facile d'expliquer le fait : même chez le plus grand buveur, le nerf optique n'est pas constamment irrigué par l'alcool ou ses dérivés, tandis que chez les diabétiques, l'irrigation par le sucre ou ses dérivés est continuelle.

Dans quelques cas de scotome central avec rétrécissement concentrique du champ visuel, on a vu disparaître le rétrécissement pendant que le scotome persistait. Il existe aussi des exemples de scotome central remplacé par une amblyopie centrale accompagnée de rétrécissement concentrique du champ visuel. Le pronostic de ces cas est fort grave, et l'ophthalmoscope permet bientôt de constater l'atrophie du nerf optique.

L'atrophie progressive du nerf optique chez les diabétiques n'est pas toujours la conséquence du diabète sucré; il existe parfois des affections, telles que des tumeurs du cerveau ou de la glande pituitaire (Rosenthal), qui occasionnent simultanément l'atrophie optique et la glycosurie. Le lecteur trouvera, sur ce point, des renseignements dans la monographie de Leber, à laquelle nous le renvoyons.

En général, le pronostic de l'amblyopie diabétique est grave, même lorsqu'il n'existe pas de lésion du fond de l'œil. On a bien observé des exemples d'amélioration et de guérison complète; mais il ne faut pas perdre de vue que l'amblyopie peut être un des symptômes prodromiques du coma diabétique. Comme elle est la conséquence d'une auto-intoxication par le sucre et ses dérivés, elle concorde parfois avec une aggravation marquée des symptômes généraux.

L'*hémiopie* a été observée chez les diabétiques par Bouchardat et de Graefe. Ce dernier a rencontré une fois l'hémiopie hétéronyme temporale, ce qui dénote une affection du chiasma. Le même auteur a publié une observation « d'hémiopie consécutive à une affection (périostite) de la base du crâne »; mais, pour Nuel, il s'agissait en réalité d'une hémiopie diabétique. On sait que les hémorrhagies cérébrales sont très communes chez les diabétiques, et il est probable qu'elles sont la cause de l'hémiopie qu'on rencontre chez eux. Toutefois, cette cause ne saurait être invoquée pour expliquer un cas de Leber où l'hémianopie était compliquée de rétrécissement concentrique des deux moitiés conservées du champ visuel. Aucune altération du système nerveux central ne peut rendre compte de semblables troubles fonctionnels de la rétine. Il est probable que le malade était atteint d'une affection diabétique du nerf optique, qui fut la cause du rétrécissement du champ visuel, et qu'il survint ensuite une lésion centrale, qui détermina l'hémianopie.

Il nous faut encore mentionner quelques affections oculaires qui sont causées par le diabète, telles que les furoncles et l'eczéma des paupières, l'orgeolet qui, chez les diabétiques, est une des formes sous lesquelles se manifeste la prédisposition des malades aux infiltrations cutanées. Lorsqu'on peut reconnaître que l'eczéma est causé par le diabète, il en résulte, comme le dit fort justement Hirschberg, un double avantage pour le malade : le traitement général auquel on le soumet fait disparaître l'eczéma et guérit ou améliore le diabète lui-même.

L'examen anatomo-pathologique que plusieurs savants (Kamrocki, Deutschmann) ont fait des yeux des diabétiques n'a pas encore fourni de renseignements sur le processus qui détermine les troubles oculaires.

L'apparition de la cataracte est précédée de prolifération, de gonflement œdémateux et de nécrose partielle (Deutschmann) de l'épithélium capsulaire qui recouvre la surface postérieure de la cristalloïde antérieure. On a constaté des lésions analogues, moins prononcées toutefois, dans l'épithélium pigmentaire de la rétine. On a encore observé l'atrophie de l'iris, surtout de sa partie périphérique; cette atrophie s'accompagne de la prolifération des noyaux et des fibres du tissu lamineux, et du transport de granulations pigmentaires dans les milieux voisins, par exemple dans la chambre antérieure de l'œil. D'après Deutschmann, l'examen clinique permettrait parfois de constater la présence du pigment en avant de l'iris. Après la discission de la cataracte diabétique chez des jeunes gens, on a observé le développement de leucocytes contenant de la myéline, et ces leucocytes jouent sans doute un rôle important dans la résorption de la cataracte.

Deutschmann admet que les altérations de l'épithélium capsulaire sont la cause de l'opacité superficielle qu'on note au début de la cataracte diabétique. Le gonflement qui survient plus tard est dû à la transsudation de l'humeur aqueuse dans le sac capsulaire; des fibres lenticulaires sont en partie détruites, en partie elles se transforment en cellules vésiculeuses (cellules hydropisiques).

BIBLIOGRAPHIE.

RHUMATISME. — *Schmidt*, Arch. f. Ophthalm., t. XVIII, fasc. 1, p. 28. — *Michel*, Klin. Monatsbl. f. Augenheilk., t. X, p. 167-171. — *Foerster*, loc. cit., p. 155. — *Jacobson*, loc. cit., p. 63, 72, 118. — *Brun (H.-J.)*, Thèse de Paris, 1880. - - *Diamantberger*, Du rhumatisme noueux chez les enfants. Thèse de Paris, 1890. — *Weil* et *Diamantberger*, Soc. de médecine pratique. Paris, 1891, 16 juillet. — *Haadel*, Casuistik der acuten genuinen neuritis optica. Berlin, 1888. — *J.-W. Wright*, Rheumatisme of the ocular muscles. Med. Rev, 1889, 29 sept. — *Dransart*, Soc. franç. d'ophthalm., 1889.

GOUTTE. — *Hutchinson*, Ophthalmic-Hospital Rep., t. VII, 1873, p. 287-332. — *Noyes*, Trans. of the Americ Ophthalm. Soc., t. I, p. 34-42. — *Zychon*, Rec. d'ophthalm., 1885. — *Hirschberg*, Centralbl. f. Augenheilk., 1882, p. 333.

DIABÈTE SUCRÉ. — *Lecorché*, De la cataracte diabétique. Archiv. génér. de médecine, 1861, fasc. I. — *Seegen*, Diabetes mellitus. Berlin, 1875. — *De Graefe*, Arch. f. Ophthalm., t. IV, fasc. 2, p. 230. — *Leber*, Ibidem, t. XXI, fasc. 3, p. 266. — *Horner*, Klin. Monatsbl. f. Augenheilk., 1873, p. 400. — *Haltenhoff*, Ibidem, 1873, p. 291. — *Foerster*, loc. cit., p. 217. — *Jacobson*, loc. cit., p. 63, 85, 91, 107. — *Leber*, Arch. f. Ophthalm., t. XXXI, fasc. 4. — *Anderson*, Ophthalmic Review, 1889, février et mars. — *Wiesinger*, Arch. f. Ophthalm., t. XXX, fasc. 4. — *Fienzal*, Bull. de la clinique nationale des Quinze-Vingts, 1885, n° 1. — *Hirschberg*, Centralbl. f. Augenheilk., 1886, p. 195. — Ibidem, 1890, p. 7. — Ibidem, 1891, p. 23. — Deutsche Medizinal-Zeitung, 1890, n°⁵ 51, 52. — *Bouchard*, Maladies par ralentissement de la nutrition, p. 283. — *Lagrange*, Arch. d'ophthalm., 1887, janvier-février. — *Kamocki*, Arch. f. Augenheilk., t. XVII, fasc. 3. — *Schirmer*, Klin. Monatsbl., 1887. — *Deutschmann*, Arch. f. Ophthalm., t. XXXIII, fasc. 2.

XVIII. — MÉTASTASES DES TUMEURS MALIGNES DANS L'ORGANE DE LA VISION.

A diverses reprises, on a vu les *sarcomes* multiples de la peau, du testicule et du sein occasionner des métastases dans l'orbite.

Lorsque le *sarcome* affecte les parois du nez ou, surtout, des sinus maxillaire et sphénoïdal, la tumeur peut se propager vers l'orbite ; on a aussi constaté, dans ces cas, de véritables métastases dans le tissu orbitaire. Behring et Wicherkiewcz, chez un malade atteint de sarcome du sinus sphénoïdal, observèrent des épaississements striés, de couleur foncée, des vaisseaux rétiniens et une tache blanche dans la région de la macula ; l'autopsie démontra qu'il s'agissait de métastases de la tumeur.

Le *carcinome* métastatique a été rencontré dans le tractus uvéal et dans la gaine du nerf optique. Ce dernier fait a été observé dans un cas de carcinome siégeant primitivement dans les ovaires.

On connaît onze exemples de carcinome métastatique du tractus uvéal, constatés par l'examen ophthalmoscopique et mis hors de doute par l'autopsie. La publication de ces cas est due à Perls, Schoeler, Hirschberg, Schapringer, Manz, Pflüger, Ewing, Schultze, Mitvalski (2 cas), Wadsworth. Le plus souvent, le carcinome primitif avait apparu dans la glande mammaire ; une fois, il siégeait dans la parotide.

A l'ophthalmoscope, le carcinome de la choroïde se révèle par des nodules d'une couleur gris jaunâtre. Ces petites tumeurs provoquent l'apparition de scotomes centraux ou paracentraux. En augmentant d'étendue, elles finissent par produire le décollement de la rétine ou des accès de glaucome. Une seule fois, Schoeler a vu le carcinome former un épaississement uniforme de la choroïde, qui poussait la rétine en avant, au lieu d'affecter la forme d'un nodule.

Le carcinome peut se propager de la choroïde vers le corps ciliaire et même vers l'iris.

Le temps qui s'est écoulé entre l'extirpation de la tumeur primitive et l'apparition de la métastase dans le tractus uvéal a varié entre quelques semaines et deux ans. Ce dernier cas a été observé par Mitvalsky.

BIBLIOGRAPHIE.

Pflueger, Arch. f. Augenheilk., XIV, 2. — *Ewing*, Arch. f. Ophthalm., t. XXXVI, fasc. 1. — *Mitvalsky*, Arch. f. Augenheilk., t. XXI, fasc. 4. — *Wadsworth*, Trans. of the Americ Ophthalm. Soc., 1890.

XIX. — TROUBLES OCULAIRES DANS LES MALADIES OCCASIONNÉES PAR L'INVASION DE PARASITES ANIMAUX OU VÉGÉTAUX DANS LE CORPS HUMAIN.

A. — PARASITES ANIMAUX.

1. TRICHINOSE.

On sait que l'un des symptômes les plus précoces dans la trichinose est l'*œdème des paupières;* ce symptôme n'existe pourtant pas toujours. L'œdème envahit la conjonctive, le cul-de-sac, et souvent il se propage aussi probablement dans le tissu de l'orbite, ce qui expliquerait l'*exophthalmie* légère qu'on a quelquefois observée dans cette affection.

Kittel observa dans un cas de trichinose de la *mydriase* et de la *paralysie du muscle de l'accommodation.* Pour le moment il n'est pas possible d'expliquer ce phénomène. On ne peut pas l'expliquer en admettant que les muscles intrinsèques de l'œil soient attaqués, car les trichines ne pénètrent jamais dans les muscles lisses.

Les trichines peuvent aussi pénétrer dans les muscles extérieurs de l'œil. Les phénomènes cliniques sont alors les suivants. Les mouvements des yeux sont douloureux et accompagnés de tremblement semblable au nystagmus. Dans une période ultérieure les muscles envahis par les trichines sont frappés de paralysie. L'immigration des trichines se fait cependant bien plus rarement dans les muscles oculaires que dans les autres muscles. C'est ainsi qu'on les trouve sept fois plus souvent dans le diaphragme et trois fois plus souvent dans les muscles lombaires que dans les muscles oculaires. L'invasion des trichines est presque aussi fréquente dans le larynx et dans les muscles de l'abdomen que dans les muscles oculaires.

2. VERS INTESTINAUX.

La présence de vers dans les intestins peut occasionner des troubles réflexes de la vue. On a observé plusieurs cas de *mydriase* occasionnés par des vers intestinaux. Favarelli observa un cas de *paralysie du muscle de l'accommodation* qui avait la même origine. Dans une série de cas la présence des vers occasionnait même de l'*amblyopie* et de l'*amaurose*. Molard observa un cas d'amaurose avec des symptômes graves du côté du système nerveux, qu'on croyait d'abord dus à une insolation. Un meilleur diagnostic établi, ces symptômes disparurent après l'application d'un vermifuge. Favarelli, qui a fait des observations semblables, explique l'amaurose par un rétrécissement réflexe des vaisseaux de la rétine. On relate aussi des cas de strabisme, qui se sont montrés subitement à la suite d'une irritation intestinale occasionnée par des vers. Rampoldi observa du *strabisme* convergent à la suite d'une contracture du muscle droit interne dans un cas d'anémie résultant d'amblyostomum (maladie de Saint-Gotthard). La guérison de ce strabisme arriva après quinze jours de traitement de la maladie causale. Jober Hogg a observé chez un enfant de trois ans une amaurose et du strabisme occasionnés par des ascarides. La vue redevenait normale après la disparition des vers.

Ces cas nous suffisent pour mettre en évidence l'influence des vers intestinaux sur la vue. L'explication de ces phénomènes donnée par Borel nous paraît très plausible, à savoir qu'il s'agit ici d'une hystérie traumatique occasionnée par l'irritation que les vers exercent sur les intestins, et que les troubles oculaires en sont une manifestation.

Selon des observations de Furnell, qui d'ailleurs paraissent peu fondées, la présence de vers intestinaux rend plus difficile la guérison d'une kératite ou d'une iritis. Il relate des cas observés à Madras, où l'évacuation par la santonine et l'huile de ricin de grandes quantités d'ascaris lumbricoïdes a amélioré des iritis et des kératites très anciennes et réfractaires à tout traitement local.

3. MONOSTOMA, DISTOMA, FILARIA.

Nordmann, Gescheidt et v. Ammon ont observé la présence de monostoma et de distoma dans l'œil humain. Il est assez curieux que la présence de ces parasites, qu'on trouverait dans le cristallin, n'ait pas été signalée depuis ces auteurs.

Le *filaria medinensis* a surtout été observé dans la conjonctive. Ce parasite pénètre par les genilles dans le corps des nègres du Congo, qui marchent nu-pieds sur un sol humide.

Carmelo Adario donne la description d'une nouvelle espèce de filaria, qu'il a observée une fois. Cet auteur trouva chez le malade en question une tumeur située entre la sclérotique et la conjonctive. Après l'avoir ouverte avec des ciseaux on y trouva du liquide et une filaria d'une longueur de 170 millimètres. L'œil lui-même présenta des symptômes d'une cyclite grave, ce qui faisait supposer à Adario que l'œil contenait peut-être un second parasite.

4. ECHINOCOCQUE.

La présence de kystes d'échinococque dans l'orbite peut occasionner des troubles de la vue. Les échinococques de l'orbite peuvent être composés d'un ou de plusieurs kystes. La paroi desdits kystes est formée par une membrane composée d'une ou de plusieurs couches de tissu conjonctif.

Par leur croissance, de tels kystes de l'orbite produisent des symptômes analogues à ceux d'une tumeur orbitaire. Les paupières sont légèrement injectées et tuméfiées, l'œil lui-même est poussé en avant, la mobilité de l'œil, est diminuée. L'augmentation de volume du kyste peut, par compression des filets animant les muscles oculaires, occasionner une paralysie desdits muscles (ainsi par exemple dans le cas de Rockliffe presque tous les muscles extrinsèques de l'œil étaient paralysés), plus tard la compression des parois orbitaires par la tumeur peut user l'os et par suite causer la perforation dans la cavité crânienne, ce qui se manifeste par une pulsation légère de l'exophthalmie. Quand la tumeur oculaire est fluctuante on peut avoir des renseignements sur son contenu en faisant une ponction exploratrice, qui établit la présence d'un liquide clair et des crochets d'échinococque (dans le cas de Rockliffe seulement), le kyste contenait du pus. Dans quelques cas la présence simultanée de kystes hydatiques dans le foie rendait le diagnostic de l'échinococque dans l'orbite très facile (Brailey). Le traitement consiste, comme on le sait, dans l'excision du kyste hydatique de l'orbite.

La présence d'échinococques dans le cerveau peut aussi occasionner des troubles de la vue. Calderon (de Madrid) raconte un cas très intéressant de névrite bilatérale descendante, suite d'un kyste hydatique intra-cérébral.

Un jeune homme se présenta chez Calderon se plaignant de troubles visuels intermittents et de maux de tête. Calderon ne trouvait rien d'anormal dans ses yeux ni à l'ophthalmoscope, ni à l'examen de la réfraction. Il garda ce malade en observation et il vit se développer sous ses yeux une double névrite optique, qui ne lui laissa aucun doute sur l'existence d'une tumeur cérébrale. Ce malade mourut et c'est le résultat de l'autopsie qu'il est intéressant de connaître. Calderon ren-

cóntra en effet un kyste hydatique du volume d'une mandarine, développé dans le ventricule latéral gauche.

5. CYSTICERQUE.

La présence de cysticerques dans les organes de la vue est très fréquente dans certaines parties de l'Allemagne, où la population a l'habitude de manger de la viande de porc crue. Par exemple à la clinique
ophthalmologique de Halle on compte un cas de cysticerque sur mille
cas de maladies oculaires. En Portugal on trouve selon Fonseca un
cas de cysticerque sur deux mille cas de maladies oculaires. Cette
maladie est aussi très répandue en Amérique. Elle est très rare en
France où les premiers cas ont été observés par Desmarres, Follin et
Sichel père. Elle est assez rare en Autriche et en Angleterre.

On sait que le cysticercus cellulosæ est le bourgeon du tænia so-
lium, qui se trouve dans le porc, tandis que le bourgeon du tænia me-
diocannellata du bœuf ne peut arriver à se développer chez
l'homme.

Le cysticercus cellulosæ a été trouvé jusqu'ici dans les parties suivantes de l'œil humain : dans la chambre antérieure, dans le corps
vitré, dans des épanchements sous-rétiniens (entre la rétine et la
choroïde), dans l'orbite, dans le tissu sous-conjonctival et sous la peau
des paupières.

Dans l'orbite le cysticerque se développe en dehors de l'entonnoir
musculaire. On l'observe ici, ainsi que sous la conjonctive et sous la
paupière, comme un kyste rempli d'un liquide séreux. L'excision et
l'examen anatomc-pathologique nous enseignent dans de tels cas qu'il
s'agit en effet de cysticerque.

L'endroit où on trouve le plus fréquemment des cysticerques dans
l'intérieur de l'œil est l'espace sous-rétinien. Le germe du cysticerque a
probablement, dans de tels cas, envahi le courant sanguin et a pénétré
ensuite dans le tractus uvéal; il arrive rarement dans les vaisseaux de
la rétine. Les premières altérations occasionnées par un cysticerque
sous-rétinien consistent dans une infiltration gris pâle des couches
externes de la rétine. Après deux à quatre semaines on observe déjà
la formation du kyste au même endroit. Il peut se développer dès le
début dans l'espace sous-rétinien, mais quelquefois il y arrive plus
tard après avoir perforé une partie de la choroïde ; dans ce cas on
peut souvent observer à l'ophthalmoscope l'endroit de la perforation,
qui se manifeste comme une petite partie atrophiée de la choroïde.

Souvent le kyste descend dans l'espace sous-rétinien, il arrive dans la
partie inférieure de l'épanchement sous-rétinien et pénètre dans le corps
vitré après avoir perforé la rétine. Le chemin parcouru de cette manière par le cysticerque peut se manifester par des altérations du fond de

l'œil qu'on observe à l'aide de l'ophthalmoscope dans une période ultérieure. Dans d'autres cas le cysticerque arrive de si bonne heure dans
le corps vitré, que l'endroit de la perforation ne peut être observé à
cause de ses petites dimensions. Dans le corps vitré lui-même le cysticerque se montre sous forme d'un petit kyste d'un diamètre de
3 à 6 millimètres. On a pu observer à l'ophthalmoscope les mouvements de la tête et les mouvements en avant et en arrière de ses ven-
touses.

Dans la chambre antérieure de l'œil le cysticerque se présente comme
un kyste libre ou attaché à l'iris. On reconnaît ordinairement la présence du cysticerque sous-rétinien par les couleurs irisantes d'in-
terférence des bords, par la coloration blanchâtre de la tête et par la
proéminence de l'endroit où le parasite est placé.

Les troubles de la vue concomitants sont différents selon la place du
parasite. Ils peuvent être minimes ou même manquer complètement
dans les cas de siège sous-rétinien ou périphérique du cysticerque.
On connaît des cas où le malade ne soupçonnait guère la présence du cysticerque dans son œil. Hirschberg raconte un cas où on
a découvert par hasard un cysticerque dans l'œil d'un ouvrier, qui
se présentait pour faire enlever un corps étranger pénétré dans l'œil.
Dans d'autres cas les sensations subjectives consistaient en une lacune
dans le champ visuel ou bien c'était un scotome positif peu étendu. Les
symptômes subjectifs ne deviennent graves que quand la présence du
parasite occasionne l'iritis ou l'iridochorioïdite. L'augmentation de la
tension intra-oculaire peut aussi causer le développement de glaucome. Les cas de panophthalmie, décrits par quelques auteurs à la
suite d'un cysticerque intra-oculaire, ne sont pas suffisamment
établis.

Le pronostic de cette affection est toujours grave. La conservation
de l'œil n'est possible que si on enlève le kyste. Si le parasite se
trouve dans la chambre antérieure de l'œil on arrive à l'enlever ou
par une ponction simple de la chambre antérieure ou en faisant une
iridectomie, tandis que la présence du parasite dans les parties profondes de l'œil nécessite l'extraction à l'aide d'une incision équatoriale.

Pour trouver l'endroit où est placé le parasite on se sert d'un
ophthalmoscope de localisation inventé par A. Graefe. L'extraction
des kystes sous-rétiniens est facilitée par l'emploi de cet appareil.

S'il existe déjà des symptômes de phthisie douloureuse de l'œil, si
le globe oculaire est mou et la vue très diminuée, alors l'extraction du
parasite ne peut plus amener la guérison et il faut procéder à l'énucléation de l'œil.

6. DEMODEX FOLLICULORUM.

Ce parasite, dont la présence dans les glandes sébacées adjointes aux poils n'occasionne aucune influence nuisible, peut, selon Stieda, pénétrer dans les glandes de Meibomius Burchardt l'a trouvé dans plusieurs cas de chalazion. Il est encore douteux que sa présence dans les glandes de Meibomius, puisse occasionner comme le suppose Stieda, leur inflammation.

7. PARASITES DE LA PEAU.

Les poux de la tête peuvent avoir une influence très funeste sur des affections oculaires, à cause de l'irritation des organes terminaux du trijumeau qu'ils occasionnent ou bien plutôt déterminer de l'eczéma traumatique (grattage consécutif (voir p. 151). C'est ainsi qu'on a observé des cas, où des phlyctènes de la cornée et de la conjonctive n'ont pu guérir qu'après la disparition complète des poux.

Les *poux du pubis* peuvent occasionner des inflammations des sourcils et des blépharites, c'est-à-dire une inflammation eczémateuse du bord des paupières. On trouve dans de tels cas les cils couverts de croûtes, formées par les œufs et les excréments des poux. Cette affection est très vite guérie par l'application de la pommade au précipité jaune ou blanc.

BIBLIOGRAPHIE.

Foersier, loc. cit., p. 76, 179. — *Jacobson*, loc. cit., p. 63, 125. — *Molard*, Rec. d'ophthalm., 1885, mai. — *Carmelo Addario*, Annali d'ottalmologia, 1885. — *Rosenmeyer*, Muenchner Med. Wochenschr., 1886, 2 mars. — *Zehender*, Soc. d'ophthalmologie du Royaume-Uni, 4 décembre 1886. — *Faravelli*, Annali di ottalmologia 1887, fasc. I. — *Rampoldi*, Ibidem, 1888, fasc. II. — *Jaber Hogg*, Brit. Medical Journal, 1888, 21 juillet. — *Rockliffe*, Soc. d'ophthalm. du Royaume-Uni, 1888, 13 décembre. — *Calderon*, Rec. d'ophthalm., 1889, sept.-octobre. — *Stieda*, Centralbl. f. Augenheilk., 1890, p. 193. — *Burchardt*, Ibidem, 1881, p. 230.

B. — TROUBLES OCULAIRES OCCASIONNÉS PAR DES PARASITES VÉGÉTAUX.

Nous nous sommes déjà occupé des affections des paupières occasionnées par l'achorion Schoenleinii et le trichophyton tonsurans. Il nous reste à mentionner la présence d'aspergillus glaucus dans l'organe de la vue. La kératomycosis aspergilleuse, occasionnée par la pénétration des spores dans la cornée, a été très bien étudiée par Leber. Elle se montre sous forme d'une kératite avec hypopyon. Il y a injection péricornéenne, larmoiement, photophobie. Le toucher de l'œil n'est pas douloureux mais il y a dans cette affection des douleurs spontanées. La maladie se développe très lentement. La partie malade de la cornée est d'une couleur très jaune et un état sec particulier qui la distingue de la kératite ordinaire avec hypopyon. La conjonctive est gonflée et présente des excroissances papillaires. Dans le cas de Uhthoff toute la partie malade de la cornée se souleva et on pouvait introduire une sonde au-dessous. La guérison s'effectuait après l'enlèvement complet de la partie malade. Il restait quand même une taie de la cornée et l'acuité visuelle était considérablement diminuée. On sait que les végétations d'aspergillus se trouvent aussi dans les poumons et dans l'oreille. Cependant il n'existe pas de relations entre ces affections et celles de l'œil. C'est au contraire probable que les spores de l'aspergillus ne pénètrent dans l'œil qu'à la suite d'une lésion locale.

BIBLIOGRAPHIE.

Uhthoff, Arch. f. Ophthalmologie, t. XXIX, fasc. 3. — *Berliner L.*, Einwanderung von Schimmelpilzen in die menschliche Hornhaut, 1882. Berlin. Dissertation.

C. — TROUBLES OCULAIRES DANS LES MALADIES MICROBIENNES.

1. CHARBON.

On a souvent observé des *infiltrations* charbonneuses des paupières et des sourcils, qui ne se distinguent en rien de celles qu'on trouve dans d'autres parties du corps.

La gangrène de la peau peut causer des pertes de substance considérables, entraînant le développement de l'ectropion, de lagophthalmos, des infiltrations de la cornée et même l'atrophie du globe oculaire. Dans les cas graves on observe une inflammation phlegmoneuse accompagnée d'une fièvre intense; elle se propage des paupières vers la face et le cou, elle peut occasionner un phlegmon orbitaire (Jacobson), dû selon quelques auteurs à une thrombose du sinus caverneux.

Dans un cas de charbon, cité par Riedel (*Deutsch. Med. Woch*, 1891 n° 27), il se développa une embolie infectieuse de l'artère centrale de la rétine qui se termina par la panophthalmie.

On ne connaît pas chez l'homme d'affection du globe oculaire due à d'une infection charbonneuse locale. Sur des animaux cependant, Roger a produit l'affection artificielle charbonneuse de l'œil, par l'inoculation du virus charbonneux dans la chambre antérieure. Dans ces conditions, d'après cet auteur, les animaux succombent rapidement, alors qu'ils supportent parfaitement des inoculations faites dans les muscles ou sous la peau. A l'autopsie, on trouve de la sérosité charbonneuse dans les divers milieux de l'œil et on constate de plus une extension des lésions vers les méninges et quelquefois vers la joue.

Roger explique ce fait particulier par l'absence de phagocytes dans la chambre antérieure de l'œil, absence favorisant la propagation des microbes du charbon.

2. MORVE.

L'infection morveuse des paupières est bien plus rare que l'infection charbonneuse. De Græfe a observé un cas où les paupières, après un érysipèle de la face, étaient rouges et gonflées, l'œil gauche était poussé en avant, la pupille était dilatée et sans réaction à la lumière, à la fin la cornée a suppuré. L'examen de l'œil énucléé démontra la présence de granulations morveuses dans la choroïde près de la papille. Plus tard les paupières du même malade devenaient gangréneuses, il se développait des tubercules morveux sur le cou, la poitrine, l'épaule. La grangrène se répandait des paupières sur la joue gauche et le nez. L'autopsie montrait que le malade avait bien succombé à la morve, on trouvait des tubercules morveux dans la peau, dans différents muscles (le biceps, les muscles du mollet, les adducteurs), dans la muqueuse du nez et de ses cavités voisines. Il est possible que l'abcès orbitaire a été occasionné par la propagation de l'affection des cavités voisines du nez vers le tissu orbitaire.

3. SEPTICÉMIE.

La propagation des germes infectieux par les vaisseaux peut occasionner dans des cas de pyémie et de septicémie des affections graves de l'œil. On est frappé de la fréquence des complications oculaires survenant surtout dans des infections septicémiques qui ont leur point de départ dans une affection des organes génitaux chez la femme.

On observait aussi des affections septiques du globe à la suite d'opérations chirurgicales, de l'inflammation de la veine ombilicale des nouveau-nés, l'empyème, la phlébite, la carie de la base du crâne, l'abcès de la prostate (Haltenhoff) et la tuberculose pulmonaire, où le processus tuberculeux était évidemment compliqué d'une infection septique secondaire.

La *rétinite septique* est uni ou bilatérale. C'est quelquefois la seule affection septique de l'œil, elle se montre très peu avant la mort; dans d'autres cas on la trouve en même temps que la choroïdite septique ou l'affection septique du corps vitré. La rétinite septique est caractérisée par la présence d'hémorrhagies plus ou moins étendues, qui se trouvent quelquefois tout près des vaisseaux, quelquefois à une certaine distance, et par la présence de *plaques blanches*. Au centre des hémorrhagies quelquefois des foyers blanchâtres apparaissent.

Les plaques blanches ne sont pas des amas de leucocytes comme on aurait pu le croire, ce sont au contraire des petites nécroses circonscrites du tissu rétinien, occasionnées par l'obstruction du calibre des petites artères et des capillaires par des amas de microbes. Roth qui le premier a décrit cette forme de rétinite croyait qu'elle était occasionnée par une altération chimique du sang. Cet auteur pensait que les cas chroniques ou subaigus surtout disposaient à cette forme de rétinite. Dans les cas qu'il cite et dans deux cas de Virchow on trouvait, en dehors des altérations ci-dessus décrites, quelques petites taches blanchâtres dans la rétine près de la papille ; elles étaient formées de fibres nerveuses hypertrophiées et variqueuses, de tissu conjonctif de nouvelle formation et de cellules granulées. Des recherches microscopiques de date plus récente ont démontré que souvent le nerf optique était attaqué dans la rétinite septique, quelques-uns de ses vaisseaux étaient remplis de microcoques et il existait des hémorrhagies autour de ses vaisseaux.

L'établissement du diagnostic de la rétinite septique est souvent d'une grande importance, car la présence des hémorrhagies et des plaques dans la rétine rend probable l'existence d'une septicémie ou d'une endocardite infectieuse.

Bien plus difficiles à saisir au début sont les symptômes cliniques de la *chorioïdite septique* décrite aussi sous le nom de chorioïdite métastatique. L'œil est poussé en avant, ses mouvements sont difficiles. Les paupières sont fortement gonflées, la cornée est, au début de l'affection, transparente, plus tard elle se trouble. L'humeur aqueuse est trouble ou bien il se forme un hypopyon. Les bords pupillaires de l'iris sont adhérents à la capsule antérieure. Le corps vitré contient des flocons fins ou il est entièrement troublé. Si on arrive encore à éclairer à l'aide de l'ophthalmoscope le fond de l'œil, on peut quelquefois constater l'existence de la rétinite septique simultanée. La vue disparaît ordinairement très vite, pendant que le malade se plaint de douleurs de tension très fortes dans l'œil. Le malade finit toujours par perdre la vue. La phthisie du globe oculaire qui suit la chorioïdite métastatique est observée sous deux formes différentes. Dans la première le corps vitré et la chambre antérieure se remplissent très vite de pus, le gonflement de la conjonctive et l'exophthalmie deviennent très accentués, la sclérotique finit quelquefois par se rompre, quelquefois la suppuration occasionne la destruction de la cornée suivie d'une atrophie considérable du globe. Dans l'autre forme il se développe une inflammation lente dans le tractus uvéal, avec formation d'hypopyon. Le globe oculaire s'atrophie peu à peu, sans que les parois se rompent, et il conserve sa forme. La cornée reste claire, la chambre antérieure est conservée. Il va sans dire qu'on trouve des formes intermédiaires entre ces deux extrêmes.

L'examen anatomique pathologique d'yeux atrophiés à la suite de la chorioïdite métastatique a montré les mêmes altérations qu'on a trouvées dans les panophthalmies septiques se développant à la suite de l'extraction de cataracte ou de la pénétration d'un corps étranger dans l'œil.

Virchow a démontré que la chorioïdite septique est causée par une embolie septique. Il a trouvé en effet dans un cas de panophthalmie des deux yeux, survenant à la suite d'endométrite ulcéreuse, des embolies capillaires dans la rétine.

La choroïdite métastatique peut être unilatérale ou double. L'un des yeux peut être attaqué plusieurs jours après l'autre. (Dans le cas de Hennius, cet intervalle était de douze jours.) Le pronostic au point de vue de la conservation de l'œil est toujours absolument défavorable, au point de vue de la vie très douteux, mais pas absolument mauvais. Kœnigstein a observé dans onze cas de choroïdite métastatique, deux cas où la vie a été conservée. Hofmokel a observé une infection puerpérale où il existait une pneumonie bilatérale, un gonflement du genou gauche avec œdème de cette même extrémité et une choroïdite avec atrophie de l'œil. Après avoir fait l'énucléation du globe oculaire et donné issue au pus du genou par une incision, il fixa l'extrémité dans un appareil plâtré et la malade guérit complètement.

Le *phlegmon orbitaire* a été souvent observé à la suite de la pyémie; il est probablement très fréquemment dû à la présence simultanée d'une thrombose du sinus caverneux.

La *kératomalacie* qu'on observe à la suite de maladies infectieuses très graves et chez des enfants affaiblis par la diarrhée est d'origine septique, selon des recherches nouvelles. Manz croit que le bacille de la xérose qu'on trouve dans quelques cas de la nécrose de la cornée peut seulement diminuer la résistance du tissu, sans qu'il soit la cause du processus suppuratif. C'est justement dans les maladies infectieuses graves, avec des complications septiques, qu'on a observé la kératomalacie.

La suppuration de la cornée est probablement dans ces cas la manifestation locale de la sepsie générale. Leber et Wagenmann ont en effet appuyé cette opinion dans une observation où la nécrose infantile de la conjonctive était le symptôme local d'une invasion de streptocoques dans le courant sanguin. Le pronostic très mauvais pour la vie dans les cas de kératomalacie, s'explique justement par l'infection septique générale qui l'occasionne.

Michel et Rindfleisch ont fait des recherches expérimentales très intéressantes sur la *kératite septique*. Ils n'ont jamais trouvé des microbes dans le pus de l'hypopyon, ni dans l'iris, ni dans la chambre postérieure de l'œil dans des cas d'inoculation de streptocoques dans la cornée. Leurs recherches anatomo-pathologiques ont démontré que dans la kératite septique par inoculation la membrane de Descemet n'est jamais attaquée et les microbes n'y pénètrent jamais.

Les microorganismes n'avaient pullulé qu'à l'endroit de l'inoculation; cet endroit était entouré d'une couche hyaline, autour de laquelle il se formait une infiltration purulente du tissu de la cornée. Cette infiltration se propageait ensuite dans toute l'étendue de la cornée. Ici non plus on ne pouvait démontrer des microbes. Michel et Rindfleisch supposent donc que l'inflammation dans la cornée ainsi que dans l'iris est due aux produits toxiques des microorganismes.

Comme nous l'avons vu pour la kératomalacie on trouve aussi dans la conjonctive des symptômes locaux qui peuvent être la manifestation locale d'une sepsie générale. En dehors du cas déjà mentionné de Leber, le cas de H. Adler d'un abcès métastatique de la conjonctive appartient à cette catégorie. Il s'agit d'une femme de soixante-cinq ans qui souffrait d'une affection des articulations débutant avec la fièvre. La malade était atteinte très peu de temps avant de bronchite purulente. Il se développa chez elle un abcès sous-conjonctival à l'œil gauche, qui s'ouvrait spontanément quelques jours après dans le sac conjonctival. En même temps il se développa une irido-choroïdite subaiguë au même œil, qui guérissait sans altérations de l'acuité visuelle. L'examen bactériologique du pus de l'abcès sous-conjonctival démontrait la présence du staphylococcus aureus. Il s'agissait probablement dans ce cas d'une invasion de staphylocoques qui avait pris son point de départ dans la bronchite purulente.

4. ÉRYSIPÈLE.

L'érysipèle de la face ne commence que très rarement aux paupières. Le plus souvent l'*érysipèle des paupières* est la suite du processus commencé à la peau de la figure. Les paupières se montrent alors tuméfiées, tendues et atteintes de vésicules sur la surface, l'écartement des paupières ne se fait plus spontanément. Après le dégonflement des paupières il se produit une desquamation de l'épiderme, quelquefois les cils tombent. Quand l'érysipèle amène la gangrène des paupières, il s'ensuit des pertes de substance considérables qui occasionnent l'ectropion avec toutes ses conséquences, la cornée finit même quelquefois par se troubler et suppurer.

La *nécrose de la cornée* peut cependant dans l'érysipèle aussi arriver sans perte de substance des paupières. E.-F. Neve a observé un cas, où un érysipèle de la face récidivant trois fois occasionnait l'infiltration et puis la perforation de la cornée, qui finissait par guérir avec la formation d'un leucome adhérent.

L'inflammation du tissu sous-cutané peut se propager en arrière dans le tissu orbitaire et occasionner le *phlegmon orbitaire*. Ces cas sont très dangereux pour la vie des malades, parce que l'inflammation peut se propager sur les méninges et les sinus de la dure-mère en amenant la méningite ou la thrombose des sinus.

Le phlegmon orbitaire, sans se continuer sur les méninges, peut devenir funeste pour la vue par la propagation du processus au *nerf optique*. Magawley a observé trois cas d'érysipèle où il se formait l'inflam-

mation du tissu rétrobulaire avec formation d'abcès; ce processus causa
le développement de névrite optique qui se terminait par l'atrophie
du nerf optique. La névrite optique qu'on observe dans ces cas est
très peu prononcée, quelquefois on n'observe qu'un œdème de la papille et un rétrécissement léger des vaisseaux centraux de la rétine.
Dans un cas de Jacobson l'acuité visuelle avait baissé à 1/100 à la
suite d'une telle affection du nerf optique, mais elle s'améliora sous
l'emploi de Heurteloups et d'onguent napolitain. Dans quelques cas
l'emploi de l'iodure de potassium ou des injections hypodermiques de
pilocarpine a amené une amélioration et même quelquefois la guérison. Weland a observé un cas de guérison par la pilocarpine d'une
amaurose occasionnée par l'érysipèle de la face. Dans ce cas l'érysipèle avait envahi la moitié gauche de la figure, l'œil droit restait sain,
la pupille de l'œil gauche conservait sa réaction à la lumière en dépit
de l'amaurose. Il est probable que l'inflammation des tissus orbitaires
avait attaqué dans de tels cas les gaines du nerf optique et que l'a-
maurose était occasionnée par la compression des fibres nerveuses
par des gaines gonflées du nerf optique dans son canal. Les injections de pilocarpine diminuent le gonflement inflammatoire des
gaines du nerf optique et amènent par conséquent l'amélioration de
la vue. L'inflammation infectieuse des gaines du nerf optique, qui
est aussi admise par Michel dans l'érysipèle, ne peut causer l'amaurose
que si elle a atteint la partie desdites gaines située dans le trou
optique. L'inflammation de la partie intra-orbitaire des gaines optiques au contraire n'attaque que les fibres nerveuses périphériques du
nerf en occasionnant un rétrécissement plus ou moins fort du
champ visuel.

Dans une série de cas d'érysipèle, on a observé des troubles de la
vue sans qu'il existât une inflammation du tissu orbitaire. Dans un
cas de Pagenstecher, l'amaurose est arrivée quinze jours après le
commencement de l'érysipèle; dans un autre cas l'amaurose unilatérale s'est montrée déjà très peu de jours après le début de la maladie.
Cette amaurose peut rester stationnaire; on observe dans de tels cas,
à l'ophthalmoscope, l'atrophie du nerf optique avec rétrécissement
très considérable des vaisseaux centraux de la rétine (une observation analogue est aussi communiquée dans l'atlas de Jaeger). Le processus frappant les deux nerfs optiques peut amener une cécité totale,
comme l'a observé Oeller. Gubler aussi a décrit une série de cas d'a-
maurose persistante à la suite de l'érysipèle. Dans d'autres cas l'amaurose a été passagère, et la vue est redevenue normale (de Græfe).

Dans quelques cas, entre autres celui de Pagenstecher, l'atrophie
du nerf optique survenant à la suite de l'érysipèle était seulement partielle. Le cas de Pagenstecher est particulièrement intéressant à cause
de la diminution considérable de l'acuité visuelle causée par un sco-

tome central persistant. Michel explique ce cas par une périvasculite partielle infectieuse des vaisseaux centraux de la région dans leur parcours dans le nerf optique.

L'analogie de ces derniers cas avec les amblyopies dues aux intoxications est pourtant évidente et il nous paraît probable qu'il s'agit ici d'une influence de toxines sur les fibres optiques.

La cécité à la suite de l'érysipèle peut encore être occasionnée par la *thrombose des vaisseaux rétiniens*.

On a déjà observé plusieurs cas pareils. La thrombose de la veine rétinienne était toujours précédée d'un phlegmon orbitaire. La thrombose de la veine rétinienne peut commencer dans les veines orbitaires. Les altérations du fond de l'œil sont les mêmes dans ces cas que celles que nous avons déjà décrites à l'occasion des troubles oculaires dus à la dégénérescence athéromateuse des vaisseaux rétiniens. Knapp a donné la description d'un cas classique, où le phlegmon orbitaire s'est développé au cinquième jour de l'érysipèle et la cécité occasionnée par la thrombose de la veine rétinienne est arrivée deux jours après.

On trouve dans ces cas de thrombose les veines de la rétine dilatées, très sinueuses et d'une coloration rouge foncé. Il y a des hémorrhagies nombreuses autour des veines, les artères sont rétrécies. Plus tard les vaisseaux se transforment en cordes fibreuses blanches. Les bords de la papille optique, au début de l'affection un peu effacés, deviennent dans une période ultérieure distincts, et le nerf optique a l'aspect de l'atrophie. L'inflammation septique des parois des veines, constatée à l'examen anatomo-pathologique, peut être la suite de la formation de la thrombose, ou celle-ci commence dans les veines orbitaires pour se continuer ensuite dans les veines rétiniennes. Cette dernière supposition est la plus probable. L'inflammation se propage des veines rétiniennes dans le tisssu rétinien et de là dans les artères, ce qui expliquerait les cas de développement de thromboses artérielles de la rétine dans quelques cas d'érysipèle.

Le *glaucome* peut se développer à la suite de l'érysipèle. (Fœrster, *l. c.*, p. 153) ou même pendant la marche de cette affection. Il peut être produit par des troubles de la circulation dans l'intérieur de l'œil, dus à l'augmentation de l'action du cœur par la fièvre, ou bien il s'explique par la difficulté avec laquelle l'écoulement du sang veineux de l'œil se fait en présence d'un phlegmon orbitaire. C'est ainsi qu'on a observé des cas de glaucome aigu au cours d'un érysipèle. Magawley a observé un cas de ce genre, où l'iridectomie était impossible à cause du gonflement des paupières et de la conjonctive. La guérison a été obtenue avec de l'antipyrine et des instillations d'ésérine dans l'œil.

C'est une observation des plus intéressantes que l'*influence salutaire de l'érysipèle de la face sur certaines affections oculaires*. Coccius a

observé des améliorations de trachome à la suite d'un érysipèle.
Nieden raconte la guérison de choroïdite disséminée et d'iritis séreuse
due à la même cause. Dans un des cas de Nieden, l'affection disparaissait pendant la durée de l'érysipèle, mais elle revenait, quoique moins
intense, après la guérison de celle-ci. Skorkowski a observé l'amélioration considérable d'une affection diphthérique après l'inoculation
de l'érysipèle. Cette influence salutaire de l'érysipèle sur des affections oculaires s'explique probablement par la formation de toxines
de la part des microcoques de l'érysipèle, qui exercent une influence
nuisible sur d'autres microorganismes.

5. BLENNORRHAGIE.

La contamination de la *conjonctive* avec le pus blennorrhagique peut
se faire avec les mains, des éponges malpropres, etc. Chez l'adulte,
cette contamination directe est assez rare. On considère comme une
des preuves qu'elle est faite avec les mains, la fréquence avec laquelle
l'œil droit est attaqué le premier de la blennorrhagie. Chez les nouveau-nés, la contamination se fait généralement par les organes
génitaux de la mère, au moment du passage de la tête dans le vagin.

La période d'incubation de la blennorrhagie est de quarante-huit
heures. Quand elle est bien développée, on trouve les paupières gonflées, tendues, la paupière supérieure descend sur la paupière inférieure. En écartant les bords des paupières, on voit sortir une sécrétion
purulente, qui au début est liquide, pour devenir plus tard épaisse et
jaune. La conjonctive est de coloration rouge foncée, surtout au cul-
de-sac et à la conjonctive bulbaire, qui recouvre le bord de la cornée.
Au cinquième ou sixième jour de la maladie, on trouve des granulations papillaires dans la partie tarsale de la conjonctive. Les diplocoques caractéristiques que Neisser a trouvés dans l'urétrite se trouvent facilement à l'examen bactériologique dans la sécrétion purulente
de l'œil. Ils deviennent plus nombreux vers le huitième jour de la
maladie.

Les symptômes subjectifs sont surtout des douleurs très violentes et
la sensation d'une pression dans l'œil. La douleur rayonne quelquefois dans toutes les branches du trijumeau, surtout du côté du nez et
des dents.

La conjonctivite blennorrhagique est surtout grave à cause de la
facilité avec laquelle la *cornée* est attaquée. Le fait que le bord de la
cornée est couvert par la conjonctive bulbaire gonflée est grave sous
deux rapports, d'abord parce que la circulation du sang dans le tissu
superficiel du limbe cornéo-scléral est entravée, ensuite parce qu'il
cause de la rétention de la sécrétion microbienne, et c'est en effet une
observation clinique très fréquente que l'affection blennorrhagique

de la cornée a son point de départ dans les parties périphériques. Pourtant, chaque endroit de la cornée peut former porte d'entrée pour les diplocoques de Neisser, surtout quand il se forme des phlyctènes, qui occasionnent une perte de substance dans l'épithélium de la cornée.

Le processus commence ordinairement par la formation d'un ulcère en forme de faux à la périphérie de la cornée. Le bord extérieur de l'ulcère forme une dépression subite, un angle droit, le bord inférieur s'enfonce en montrant quelquefois la forme de marches.

L'ulcère en se développant peut provoquer la perforation de la cornée suivie de prolapsus de l'iris, ou bien il se forme tout de suite après une assez grande perforation de la cornée, la sortie du cristallin et d'une partie du corps vitré, suivie de l'atrophie du globe oculaire.

Les diplocoques qui restent dans le globe oculaire atrophié peuvent occasionner, même après plusieurs années, une inflammation (ophthalmie sympathique) de l'autre œil, causée par leur propagation dans les gaines du nerf optique en suivant le chiasma dans l'espace intervaginal du nerf optique et le tractus uvéal de l'autre œil.

Le caractère progressif de l'ulcère marginal se manifeste par la couleur jaune de ses bords. L'affection centrale de la cornée, au contraire, se présente de très bonne heure par les pertes de substances dans l'épithélium. Ensuite la cornée est d'abord terne, la couleur grise devient jaunâtre, les couches superficielles se détachent et l'ulcère apparaît avec un fond suppuré.

Quand la perforation n'amène pas l'atrophie du globe oculaire, la paroi antérieure de l'œil est formée par les restes de la cornée et de l'iris. Il se forme à la surface antérieure de l'iris une couche de tissu conjonctif, qui se colle contre les bords ulcérés de la cornée. Le tissu de l'iris finit par former un tissu cicatriciel qui se confond avec le tissu de la cornée. A cause de la résistance très amoindrie de ce tissu cicatriciel, l'iris est ectasié et il se développe une altération de la partie antérieure de l'œil, qu'on a appelée le *staphylome cicatriciel*.

Si la perte de substance de la cornée n'était que petite, l'iris s'y place et la plaie cornéenne est fermée par la formation d'une cicatrice adhérente avec une partie de l'iris (synéchie antérieure). L'enclavement de l'iris peut dans ce cas causer des états irritatifs, qui même après des années, peuvent amener une choroïdite infectieuse et l'atrophie du globe oculaire, comme l'ont démontré des expériences faites dans le laboratoire de Leber. Elle est causée par l'invasion des microbes à travers la cicatrice. L'épithélium qui recouvre les leucomes adhérents se détache très souvent, et il se forme à leur suite des pertes de substance, qui permettent aux microbes de pénétrer dans l'œil.

Les cas graves de blennorrhagie de l'œil peuvent durer de trois à six semaines, on connaît pourtant des formes plus légères, qui ressemblent au point de vue clinique à un catarrhe de la conjonctive, mais dont le diagnostic est établi par la présence des diplocoques de Neisser dans la sécrétion conjonctive.

Nous n'allons pas entrer ici dans les détails du traitement de la conjonctivite blennorrhagique, qui appartiennent aux traités d'ophthalmologie, nous nous bornons à mentionner les résultats remarquables qu'on obtient par la méthode de badigeonnage antiseptique de E. Meyer, en employant une solution de sublimé à 1 : 2500. La conjonctive est nettoyée avec le plus grand soin deux fois par jour avec un pinceau trempé dans cette solution. On peut en même temps faire des cautérisations de la conjonctive avec une solution à 2 p. 100 de nitrate d'argent.

Quand il n'y a qu'un œil attaqué, la plupart des oculistes couvrent l'œil sain avec un bandeau, ayant en face de l'œil un verre plan (Fensterglas-verband). Je préfère, au contraire, couvrir l'œil malade, ce qui donne au malade le double avantage de pouvoir se servir de l'œil sain en même temps que le foyer d'infection qui menace l'œil sain et l'entourage du malade est couvert.

On connaît les résultats avantageux pour la prophylaxie de la conjonctivite blennorrhagique des nouveau-nés, obtenus par l'instillation dans la conjonctive d'une solution de nitrate d'argent à 2 p. 100, ou d'une solution de naphtol (Budin), tout de suite après la naissance. Valude fait instiller de l'iodoforme dans le sac conjonctival.

Si la conjonctivite blennorrhagique a amené la perforation de la cornée et le prolapsus de l'iris, il faut essayer de faire sortir l'iris de la plaie par des instillations d'ésérine. Si le prolapsus de l'iris est central, on peut employer de l'atropine. Depuis le traitement antiseptique de cette maladie, les cas d'ulcérations graves de la cornée sont devenus bien plus rares, et si on pouvait arriver à faire comprendre au public à quel point est dangereuse l'ophthalmie des nouveau-nés, on pourrait espérer de voir diminuer d'une manière sensible le nombre des victimes de la cécité.

Nous n'avons voulu, dans ce qui précède, donner que les symptômes les plus saillants de la conjonctivite blennorrhagique; en ce qui concerne les détails nous renvoyons aux traités d'ophthalmologie. Mais nous avons encore à nous occuper des *troubles de la vue à la suite d'une infection générale de l'organisme*, occasionnée par une affection blennorrhagique localisée (uréthrite).

On appelle rhumatisme articulaire blennorrhagique les affections articulaires qu'on observe à la suite d'une uréthrite blennorrhagique. La conjonctivite blennorrhagique peut aussi être la cause d'affections articulaires blennorrhagiques.

Deutschmann rapporte deux observations de nouveau-nés, âgés tous deux de trois semaines, qui présentèrent des déterminations articulaires au cours d'ophthalmie blennorrhagique. Les cas de ce genre sont rares, et on ne trouve que quelques observations analogues à celles de Deutschmann, chez Lucas, Widmark, Gendick, Zatvornicki. Il est d'ailleurs le premier à avoir démontré la nature blennorrhagique de ces arthropathies ; à l'aide d'une seringue de Pravaz, il a retiré d'une articulation atteinte quelques gouttes de pus où il a pu déceler la présence du gonocoque.

Revenons aux affections oculaires survenant à la suite de la blennorrhagie d'un autre organe. La blennorrhagie des organes génitaux peut occasionner l'iritis ou une conjonctivite. Il existe souvent, mais pas toujours en même temps, une polyarthrite blennorrhagique. On sait que l'articulation du genou est très souvent attaquée dans la blennorrhagie généralisée (rhumatisme blennorrhagique).

L'*iritis blennorrhagique* n'a pas de symptômes cliniques caractéristiques. Il existe ordinairement des synéchies postérieures très étendues, pourtant pas autant que dans l'iritis syphilitique.

On peut ordinairement constater des opacités dans la partie antérieure du corps vitré, ce qui prouve que le corps ciliaire est attaqué en même temps. Les deux yeux sont toujours attaqués, pourtant l'iritis ne se manifeste pas simultanément aux deux yeux. Dans quelques cas, cette forme d'iritis s'est développée juste au moment de la rechute d'une uréthrite blennorrhagique. Despagnet donne la description d'un cas très intéressant, où l'iritis avec hypopyon a récidivé chaque fois que le malade avait une blennorrhagie. On a aussi observé des *affections de la cornée*, causées par la blennorrhagie généralisée, présentant des symptômes analogues comme dans les kératites d'origine rhumatismale (Coltmann, Haltenhoff).

Comme traitement dans l'iritis blennorrhagique, on a employé des collyres à l'atropine et l'administration interne de l'iodure de potassium.

On a observé des *conjonctivites aiguës* à la suite d'une blennorrhagie métastatique. Haltenhoff a décrit plusieurs de ces cas. L'affection conjonctivale peut se manifester déjà quinze jours après la blennorrhagie locale des organes génitaux ; dans certains cas, cette conjonctivite ne s'est développée que plusieurs mois après la blennorrhagie locale et, fait curieux, la conjonctivite s'est montrée quelquefois juste après suppression de l'écoulement uréthral au moyen d'astringents, ce qui est peut-être l'effet d'un hasard. Cette conjonctivite est toujours bénigne et guérit spontanément.

Rückert a aussi observé des cas compliqués de conjonctivite et d'iritis en même temps que de polyarthrite blennorrhagique, quelquefois des cas d'iritis même compliquée de choroïdite.

Panas a observé un cas très intéressant et unique de *névrite optique* à la suite de blennorrhagie.

Un jeune homme de vingt-neuf ans atteint d'une blennorrhagie chronique, qui débuta dans le courant de 1889, dura pendant quatre mois à l'état aigu et s'accompagna à cette époque de douleurs polyarticulaires, fut pris, le 6 octobre 1890, de douleurs de tête très violentes (à cette époque l'écoulement uréthral persistait sous forme de goutte militaire); ces douleurs diminuèrent d'intensité, mais le 18 le malade constata que la vision était complètement perdue du côté droit; à la consultation d'une autre clinique on porta le diagnostic d'atrophie optique *a frigore*. Panas constata, à quelques jours de là, une amaurose complète, une abolition du réflexe accommodateur; la papille était manifestement atrophiée, mais l'atrophie n'était pas complète; la papille n'était pas blanche, mais louche et ses limites peu nettes; ses bords étaient cachés et on passait sans transition du tissu nerveux au tissu rétinien; les veines étaient dilatées et flexueuses, les artères au contraire petites, presque filiformes, en un mot il existait des signes d'inflammation de la papille et non ceux d'un processus atrophique complet; le tissu rétinien participait à cette inflammation, car entre la papille et la macula il existait un pointillé fin qui témoignait de l'œdème des fibres de la rétine; la vision était bonne à gauche, cependant l'ophtalmoscope montra dans la papille de ce côté une lésion analogue à celle du côté opposé, mais à un moindre degré.

La supposition de la métastase gonorrhéique dans l'œil, par l'invasion des gonocoques dans les vaisseaux, n'a pas été confirmée, au moins pour les cas qui jusqu'ici ont été examinés au point de vue bactériologique.

Dans les cas observés par Rückert on trouvait le gonocoque dans la sécrétion génitale, mais on ne le trouvait pas dans la sécrétion de la conjonctive. L'examen du liquide dans les articulations n'a pas donné non plus, dans tous les cas, un résultat positif. C'est ainsi que G. Roux a observé un cas où l'examen du liquide séro-purulent d'une articulation donnait un résultat négatif. En face des résultats positifs, au point de vue bactériologique, obtenus par d'autres auteurs, on doit conclure que les inflammations articulaires, la conjonctivite, l'iritis, la kératite, sont occasionnées ou par l'invasion directe des gonocoques ou qu'elles sont le résultat de l'action des toxines fabriquées par le microbe. Selon nous, la névrite optique blennorrhagique doit plutôt être expliquée comme étant une névrite périphérique toxique et non comme étant la suite d'une méningite intercurrente.

6. RHUMATISME ARTICULAIRE AIGU.

Les troubles de la vue à la suite du rhumatisme articulaire aigu ont été confondus par les anciens auteurs avec ceux survenant à la suite du rhumatisme blennorrhagique.

On observe, en effet, quelquefois également des troubles oculaires à la suite d'un rhumatisme articulaire aigu ou subaigu. C'est particulièrement le tractus uvéal qui paraît disposé à être atteint par ce processus infectieux. L'affection du tractus uvéal se manifeste par de l'iritis à exsudations plus ou moins développées au rebord pupillaire, opacités dans le corps vitré, diminution de la tension intraoculaire, quelquefois troubles de la cornée causés par une inflammation de cette membrane. Au début, l'affection n'attaque qu'un œil, plus tard l'autre. Mais l'affection du second suit ordinairement de près celle du premier. Si l'affection du tractus uvéal augmente, elle peut se manifester sous forme d'irido-choroïdite avec décollement consécutif de la rétine. Les cas légers de l'affection du tractus uvéal à la suite du rhumatisme articulaire aigu rappellent beaucoup, selon Michel, ceux qu'on observe à la suite de la fièvre récurrente. Le traitement consiste dans l'emploi local de l'atropine et l'administration interne du salicylate de soude.

7. SCARLATINE.

Nous avons déjà mentionné (voy. p. 246) qu'on a observé la rétinite albuminurique à la suite de néphrite scarlatineuse. La guérison de cette rétinite se laisse quelquefois attendre, mais le pronostic est pourtant ordinairement favorable.

Il se développe souvent à la suite de scarlatine une *parésie du muscle de l'accommodation*, qui se manifeste chez les hypermétropes par une certaine difficulté à lire. Le punctum proximum est déplacé dans une distance plus grande qu'à l'état normal, ce qui nécessite au malade l'emploi de verres convexes pour lire et écrire. Le pronostic de cette parésie est favorable, elle disparaît par un traitement fortifiant. Elle est probablement due à une influence toxique des ptomaïnes de la scarlatine sur les parties périphériques des nerfs dans le muscle de l'accommodation.

Dans les cas où la scarlatine a été suivie de cécité, il s'agissait probablement toujours de l'*amaurose urémique*. On constata dans de tels cas toujours la présence de néphrite; l'ophthalmoscope ne montrait rien d'anormal, comme toujours, dans l'amaurose urémique. Les malades atteints de l'amaurose étaient arrivés à la fin de la troisième ou quatrième semaine de la maladie. L'amaurose s'est rarement manifestée plus tard, comme par exemple dans le cas de Foerster, le trente-deuxième jour. Les malades étaient atteints de convulsions, puis de somnolence, de laquelle ils se réveillaient avec des troubles de la vue, qui dans la plupart des cas ne persistaient que vingt à quarante-huit heures.

Cependant, dans des cas exceptionnels, la cécité durait plus longtemps, ainsi : quatre jours dans le cas de Monod, seize jours dans un cas de Foerster, etc. Dans le cas de Power la cécité durait cinq jours, mais l'acuité visuelle ne se rétablit complètement qu'après trois semaines. Dans un cas de Loeb l'amaurose apparut avant les convulsions.

Dans tous les cas, la réaction de la pupille à la lumière était conservée, ce qui ne s'observe pas toujours dans les cas d'amaurose
urémique.

Hodges décrit un cas où les troubles de la vue, survenant dans la
convalescence de la scarlatine, étaient causés par la thrombose des
artères rétiniennes.

Cette affection se développa chez une jeune fille de dix-huit ans;
il n'existait ni albuminurie ni maladie de cœur. Il n'est pour le moment pas possible d'expliquer ce cas.

Le *catarrhe* très prononcé de la conjonctive se montrant pendant
la période d'éruption de la scarlatine est sans importance, il n'est pas
toujours constant.

8. DIPHTHÉRIE.

Les troubles oculaires survenant à la suite de la diphthérie ont d'a-
bord été observés dans des cas d'angine diphthérique, mais on les
trouve aussi dans les affections diphthériques localisées à différentes
autres parties du corps.

La diphthérie de la conjonctive peut quelquefois être le symptôme
local de l'infection générale sans qu'il y ait transmission directe du virus diphthérique (Jacobson, *loc. cit.*, p. 127), mais elle se développe
bien plus souvent à la suite de l'infection immédiate de l'œil par les
produits diphthériques d'autres parties du corps ou bien par leur transmission d'un œil à l'autre.

La *conjonctivite diphthérique* présente les mêmes symptômes que la
diphthérie des autres muqueuses. La conjonctive est gonflée et rouge,
l'écartement des paupières est très douloureux, il amène l'écoulement
abondant d'un liquide peu trouble, rempli de flocons jaunes. Les paupières sont dures. La conjonctive est couverte d'une couche blanchâtre
qui se trouve surtout dans la partie tarsale de la conjonctive. Après
avoir enlevé les membranes diphthériques, on voit que les vaisseaux de
la conjonctive sont gonflés, les veines sont gorgées comme dans la
thrombose; on observe en outre des hémorrhagies nombreuses dans
le cul-de-sac. On a surtout observé la conjonctivite diphthérique chez
les enfants.

Cette affection peut se développer à la suite d'une maladie infectieuse aiguë, mais elle est fréquemment primitive ou bien elle est la
complication ultérieure d'une affection catarrhale ou blennorrhagique
de la conjonctive. La diphthérie de la conjonctive est caractérisée par
une infiltration du tissu sous-épithélial, qui cause une altération de la
nutrition des tissus et par suite l'élimination du tissu mort; tandis
que la conjonctivite croupale est caractérisée par une exsudation sur
la surface de cette muqueuse. Ces différences cliniques ne sont cepen-

dant pas justifiées par l'examen bactériologique, car on trouve dans la conjonctive les bacilles de la diphthérie découverts par Loeffler aussi bien dans une que dans l'autre (Tangl).

La marche de la conjonctivite diphthérique dépend de l'étendue et de la profondeur de l'affection. Dans les cas d'affections catarrhales ou blennorrhagiques compliquées de diphthérie de la conjonctive, on observe l'élimination des membranes diphthériques sans accidents fâcheux. Dans les cas graves où la maladie arrive à son apogée dans l'espace de quelques jours, les phénomènes cliniques changent d'aspect du sixième au huitième jour.

La tuméfaction des paupières devient moins dure, les taches blanchâtres de la conjonctive commencent à s'éliminer, ce qui amène des hémorrhagies des vaisseaux lésés par ce processus.

La conjonctive présente après le détachement des néo-membranes un aspect granulé, la sécrétion devient purulente. La maladie arrive dans son second stade (blennorrhagique), pendant lequel la transformation des granulations en tissu cicatriciel se produit.

La *cornée* est menacée au plus haut degré en présence de la conjonctivite diphthérique. Dans toutes les trois périodes [(1) infiltration, (2) période de sécrétion purulente, (3) période de cicatrisation] de l'affection, des complications du côté de la cornée peuvent apparaître.

La cornée peut devenir trouble au centre dans la période d'infiltration et son épithélium se détache, le tissu parenchymateux prend une coloration gris jaunâtre, et ce processus finit par la destruction de la cornée. Il se développe ensuite, ou bien la formation de staphylome cicatriciel, ou bien la panophthalmie. On observe dans la deuxième période des abcès annulaires ou des ulcères périphériques qui se propagent et finissent par causer la destruction de la cornée. Dans d'autres cas, il se forme une opacité blanche de la cornée se développant à la périphérie et progressant vers le centre. Plus le processus se développe dans la marche de la conjonctivite diphthérique, plus grande est généralement sa gravité. Il finit par la nécrose de la cornée.

Dans quelques cas on a considéré la nécrose de la cornée (kératomalacie) comme le résultat de la perte générale des forces, mais il est plus probable qu'elle est le symptôme local de la sepsie compliquant la maladie dans le cours de laquelle la diphthérie oculaire s'était développée.

On a aussi observé simultanément dans de tels cas de diphthérie de la conjonctive des affections diphthériques simultanées des paupières inférieures, probablement dues à l'infection diphthérique par la sécrétion conjonctivale.

La conjonctivite blennorrhagique peut causer par cicatrisation un symblépharon postérieur, ectropion, distichiasis, déformation des paupières et lagophthalmos. Ce dernier peut occasionner l'opacité de la cornée.

Le traitement doit s'adresser en premier lieu à l'affection générale. On applique localement dans le premier stade des compresses d'eau glacée et des instillations de solutions antiseptiques non irritantes. Déjà de Graefe déconseillait l'emploi des astringents, surtout de nitrate d'argent, dans la diphthérie de la conjonctive qui fait plus de mal que de bien, et qu'on ne doit employer qu'après l'élimination des eschares.

Les troubles oculaires survenant dans la convalescence de la diphthérie (localisée dans d'autres parties du corps, surtout dans le pharynx), sont bien plus fréquents que les affections locales du globe dont nous venons de parler.

La *paralysie du muscle de l'accommodation* qui se montre dans la convalescence a été considérée par des anciens auteurs comme amblyopie, jusqu'au moment où Donders a démontré, que l'emploi de verres convexes suffit pour faire disparaître cette amblyopie.

On a, en outre, observé de l'*astigmatisme* souvent après la diphthérie, astigmatisme dû également à la paralysie du muscle de l'accommodation et se présentant seulement dans les cas où la contraction partielle de ce muscle avait produit un astigmatisme de la lentille qui corrigeait l'astigmatisme cornéen.

L'emploi de verres cylindriques fait disparaître ces troubles oculaires, qui d'ailleurs ne sont pas persistants.

La paralysie de l'accommodation se présente ordinairement quatre à six semaines après le commencement de l'affection diphthérique (rarement plus tôt, après une semaine dans un cas de Remak). La paralysie se développe ordinairement très vite; dans un cas de Schweitzer, pendant que le malade lisait.

Elle attaque les deux yeux à la fois et peut durer des semaines ou des mois. Cette paralysie peut arriver aussi bien à la suite des cas graves que des cas légers.

Dans un cas que j'ai observé chez une jeune fille de vingt ans, l'angine diphthérique fut tellement légère que le médecin l'avait traitée comme une angine simple. Ce n'était que le trouble de l'accommodation et la paralysie du voile du palais qui montraient plus tard qu'elle était de nature diphthérique.

Scheby-Buch a démontré comme symptôme caractéristique de la paralysie de l'accommodation qu'elle ne donne pas lieu à l'avancement de la partie centrale de l'iris qui accompagne dans l'œil normal la contraction pupillaire pendant l'accommodation.

La paralysie de l'accommodation est une des paralysies des plus fréquentes causées par la diphthérie; il n'y a que celle des muscles du palais, qui soit plus fréquente. La paralysie de l'accommodation n'est jamais accompagnée de mydriase.

Jacobson a décrit dans une série de cas de diphthérie le phénomène curieux de l'*augmentation du degré de l'hypermétropie.* C'est ainsi qu'il a trouvé des hypermétropies de 1/11, 1/13, 1/18 (les yeux étant atropinisés), qui après guérison étaient seulement de 1/40, 1/50, 1/60.

On a observé, en dehors des troubles visuels dont nous venons de parler et qui sont facilement corrigés par l'emploi de verres convexes, quelques cas de diminution passagère de l'acuité visuelle survenant dans la convalescence de la diphthérie. L'ophtalmoscope dans ces cas ne montrait rien d'anormal, l'emploi de verres corrigeants n'a pas amélioré la situation. Herschel, Nagel, Voelckers ont décrit des cas semblables. Il s'agit peut-être ici d'une amblyopie de nature toxique occasionnée par les toxines diphthériques. Ces cas ne sont pas encore assez étudiés. On n'a jamais observé de névrite optique à la suite de diphthérie, qu'on observe à la suite d'autres maladies infectieuses.

La *paralysie diphthérique des muscles extrinsèques de l'œil* est bien plus rare que la paralysie du muscle de l'accommodation. Les paralysies se montrent subitement et disparaissent aussi vite. On a vu la paralysie sauter d'un muscle à l'autre. C'est le plus souvent le muscle droit externe qui se trouve paralysé. On a aussi observé la paralysie de la convergence (Scheby-Buch), et la paralysie du releveur de la paupière supérieure.

Ewetzky et Uhthoff ont publié des cas de paralysie de tous les muscles extrinsèques de l'œil à la suite de diphthérie qui durait quatre semaines dans le cas d'Ewetzky, six dans celui d'Uhthoff. Dans ce dernier cas l'ophthalmoplégie extérieure s'est développée quatre semaines après la paralysie de l'accommodation. Ce cas présenta en même temps de la faiblesse motrice des jambes et le défaut du réflexe rotulien.

Le traitement de ces paralysies consiste dans l'application du courant galvanique. On emploie contre la paralysie de l'accommodation des collyres à l'ésérine et des verres convexes. Il faut en même temps appliquer un traitement général fortifiant.

Les recherches anatomo-pathologiques ont démontré, comme on le sait, que la paralysie dans la diphthérie est occasionnée par différents processus. Charcot et Vulpian ont trouvé des altérations dans les organes terminaux des nerfs périphériques; Déjérine a observé de la névrite interstitielle et parenchymateuse dans quelques parties du système nerveux central. Mendel a constaté dans un cas d'ophthalmoplégie externe double des hémorrhagies capillaires dans l'organe nerveux central, qu'il croit occasionnées par des embolies. Il paraît, dit Mendel, « que le poison diphthérique attaque en même temps les parois vasculaires et la substance nerveuse ». Les troubles de l'accommodation ainsi que les paralysies oculaires passagères sont probablement occasionnés par une névrite périphérique toxique, tandis que l'ophthalmoplégie externe est probablement la suite des lésions nucléaires.

9. COQUELUCHE.

Nous avons déjà mentionné qu'on observe quelquefois dans la coqueluche des hémorrhagies de la conjonctive et de la rétine causées par l'augmentation de la tension intravasculaire pendant la toux.

Les troubles oculaires survenant à la suite de cette maladie sont très rares. Knapp, Alexandre et Jacoby ont observé des cas de cécité survenant à la suite de la coqueluche.

Dans un des deux cas observés par Alexandre la cécité arrivait chez un garçon de trois ans, qui présentait également des symptômes cérébraux. La réaction de la pupille à la lumière était intacte. L'enfant mourait après quinze jours. Aucun examen anatomo-pathologique n'a a été fait dans ce dernier cas. Dans le second cas d'Alexandre l'acuité visuelle diminuait peu à peu jusqu'à l'abolition complète. Pas de réaction pupillaire. Huit jours après, une amélioration s'établit et l'acuité visuelle montait jusqu'à 1/100. L'ophthalmoscope ne montrait dans le premier cas rien d'anormal, dans le second, on constatait une névrite optique. Pour expliquer le premier cas, Alexandre suppose un œdème cérébral occupant le tissu nerveux situé entre les tubercules quadrijumeaux et le quatrième ventricule; explication à notre avis plus que douteuse.

Il explique le second cas par une méningite suivie de névrite descendante; nous croyons pourtant plus simple de penser à une analogie des cas de névrite toxique semblable à celle que l'on rencontre dans d'autres maladies infectieuses.

10. OREILLONS.

Le peu d'importance qu'on accorde ordinairement à cette affection, explique peut-être qu'en présence des troubles oculaires, on ne se demande pas s'ils pourraient être causés par les oreillons. Nous ne trouvons que deux cas de troubles oculaires survenant à la suite des oreillons, décrits chez des auteurs. Dans un cas décrit par Baas il s'agit de *paralysie de l'accommodation* à la suite des oreillons. Ces cas seraient peut-être moins rares si l'attention était attirée un peu plus souvent sur les oreillons quand on se trouve en présence de paralysie de l'accommodation.

Hirschberg décrit un cas de Mumps (oreillons), relatif à la glande lacrymale; mais sa nature *ourlienne* n'était pas prouvée, les parotides restant saines. Cependant plusieurs observations récemment publiées, où une inflammation de la glande lacrymale a été accompagnée de parotidite ourlienne, prouvent la nature ourlienne de quelques cas de dacryoadénite aiguë.

Falion a constaté chez un jeune soldat des troubles de la vue consécutifs aux oreillons. Le malade était atteint d'une orchite ourlienne, suivie de cécité presque complète de l'œil droit. A l'ophthalmoscope, *névrite optique;* maux de tête, nausées et du coryza avaient accompagné le développement de la névrite optique ; des attaques convulsives suivirent. L'affection du nerf optique se termina dans ce cas par la perte de la vision de l'œil atteint. L'auteur admet que la névrite optique serait la conséquence des troubles cérébraux. Cette explication est invraisemblable. Probablement cette névrite optique était due à la propagation de l'affection nasale aux sinus (voir p. 192).

11. PNEUMONIE LOBAIRE.

On a plusieurs fois observé des paralysies des divers muscles à la suite de la pneumonie. Ces paralysies peuvent aussi frapper des muscles oculaires ; c'est ainsi que Scheby-Buch a observé plusieurs cas de *paralysie de l'accommodation* à la suite de cette affection. Gubler décrit des cas de *paralysie de l'oculomoteur commun* à la suite de la pneumonie (Observ. III, IV).

Dans quelques cas rares on a observé l'*amblyopie* à la suite de pneumonie (Gubler, Sichel père, Seidel). L'amblyopie est quelquefois accompagnée de chromatopsie. On a aussi constaté l'amaurose passagère à la suite de la pneumonie. Rabbinowicz donne la description d'un tel cas d'amaurose survenant brusquement pendant la convalescence d'une pneumonie lobaire. La guérison est arrivée promptement, selon lui à la suite d'une émission sanguine. Dans les cas où on a fait l'examen ophthalmoscopique on a trouvé des symptômes indiquant la présence de névrite rétrobulbaire, qui peut être expliquée, soit par l'action des toxines de la pneumonie, soit par l'intermédiaire des cavités voisines du nez de la manière que nous avons déjà mentionnée (voir p. 192).

12. INFLUENZA.

L'avant-dernière épidémie (1889-90) a permis d'étudier à fond les troubles oculaires survenant pendant ou à la suite de cette maladie.

Déjà tout au début on trouve une *conjonctivite* très forte qui prend son origine dans le catarrhe nasal. On trouve en outre quelquefois des petites *hémorrhagies dans la conjonctive*. On note comme un des symptômes caractéristiques de l'influenza des douleurs localisées dans la profondeur de l'orbite, qui quelquefois diminuent quand les paupières sont fermées et augmentent sous l'influence de la lumière ou d'un travail, demandant un effort d'ensemble de plusieurs muscles à la fois. Nous avons déjà dit que ces phénomènes sont probablement dus à l'irritation du trijumeau occasionnée par l'affection de la muqueuse dü nez et de ses cavités voisines (voir p. 193). On observe en outre souvent dans l'influenza un *œdème* léger des *paupières*.

Pendant le cours de la maladie on observe en quelques cas la *kératite dendritique*, affection décrite par Hansen-Grut et Emmert. Elle est de nature herpétique. Eversbusch propose pour cette affection le nom de herpes febrilis corneæ. Cette affection était accompagnée dans plusieurs cas de névralgie sus-orbitaire ou ciliaire et d'éruptions de vésicules d'herpes aux paupières.

On a pu en outre observer dans la cornée des pertes de substance en forme semi-lunaire ou sous l'aspect clinique d'ulcère simple de la cornée.

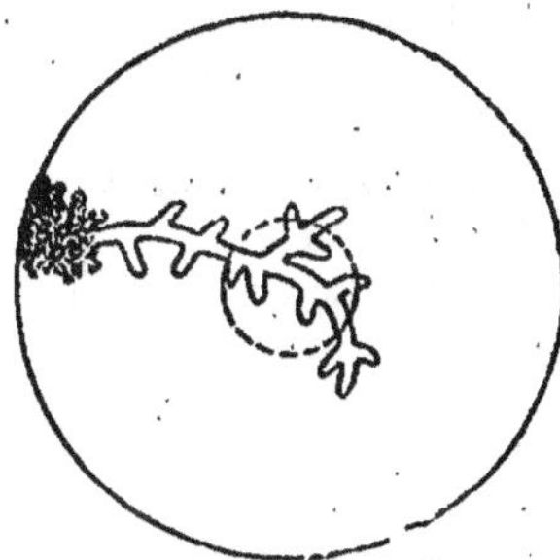

Fig. 33. — Kératite dendritique exulcérante (d'après une esquisse d'Emmert).

Dans la convalescence on a observé : la persistance de la névralgie du trijumeau et de la névralgie ciliaire. On constata plusieurs fois l'existence d'une *kératite pointillée superficielle* (keratitis punctata superficialis), ainsi par exemple dans le cas de Rosenzweig, où elle est survenue trois jours après la fin de l'attaque d'influenza. Nous avons observé dans quelques cas la kératite phlycténulaire et l'épisclérite qui se sont également développées dans la convalescence de l'influenza.

Le *muscle de l'accommodation* peut être atteint de *parésie* à la suite de l'influenza. Cette parésie qu'on observe assez souvent, se guérit vite et sa présence doit souvent échapper à l'examen clinique. La *paralysie* du muscle de l'accommodation au contraire est rare. Sattler, sur un matériel assez nombreux d'affections oculaires survenant à la suite de l'influenza, l'a observée dans un seul cas.

Les *muscles extrinsèques de l'œil* sont rarement atteints à la suite de l'influenza. Sattler décrit deux cas de paralysie de l'oculomoteur externe, mais il n'ose pas affirmer qu'elle est en effet occasionnée par l'influenza, qui la précédait. Alt observait de l'insuffisance des droits internes. Schirmer décrit un cas d'ophthalmoplégie totale unilatérale. Nous avons déjà donné la description des paralysies nucléaires des muscles de l'œil survenant à la suite de l'influenza (voir p. 99).

On a observé dans toute une série de cas d'influenza une affection du *nerf optique*, qui se manifeste ordinairement quelque temps après le commencement de la maladie (dans un cas de Landsberg après quinze jours). L'acuité visuelle diminue ainsi que l'étendue du champ visuel. Ces phénomènes sont accompagnés de sensations subjectives de lumière et de douleurs de tête très violentes. L'examen ophthalmoscopique montra bien la présence de névrite optique légère ou bien le fond de l'œil était normal. Des cas semblables ont été décrits par Eversbusch, Uhthoff, Fuchs, Bergmeister, Landsberg. L'acuité visuelle peut diminuer dans de tels cas jusqu'à l'amaurose. Dans tous les cas d'amaurose, excepté un cas de Bergmeister, qui finissait par l'atrophie du nerf optique, la vue s'est rétablie. L'amaurose dans de tels cas est sans doute causée par l'inflammation du périnèvre du nerf optique en dedans du canal optique, comme le prouve la marche de l'affection qui commence par le rétrécissement périphérique du champ visuel et la sensation de douleurs survenant par la pression du globe oculaire en arrière (voir p. 187). Le traitement consiste dans l'emploi d'injections hypodermiques de pilocarpine, dans l'administration interne de l'iodure de potassium (on préfère à présent l'iodure de sodium) et plus tard d'injections hypodermiques de strychnine.

On a observé en outre des cas d'*amaurose subite* à la suite d'influenza dont la pathogénie probablement n'est pas identique à l'affection du nerf optique dont nous venons de parler. Sédan, par exemple, décrit un cas de cécité qui durait deux jours, et qui hors doute n'avait rien à faire avec l'épistaxis qui la devançait. Ces amauroses passagères ainsi que les paralysies des muscles extrinsèques de l'œil et du muscle de l'accommodation sont probablement des manifestations toxiques dues aux ptomaïnes de l'influenza.

On peut considérer les cas d'affection du nerf optique se manifestant par un scotome central comme le type de ces paralysies toxiques à la suite de l'influenza. Voici plusieurs exemples de tels cas. Landsberg observa un cas de scotome central, qui s'éclairait peu à peu. Dans un cas de Remak le scotome central pour le blanc et les couleurs se développa déjà quatre jours après le commencement de l'influenza. Son apparition était accompagnée de douleurs de tête très violentes et de crampes de membres. Pas de rétrécissement du champ visuel. Des injections de strychnine et l'iodure de potassium amélioraient l'acuité visuelle. Le cas d'*hyperesthésie* du nerf optique, observé par Carstens à la suite de l'influenza, n'est pas nécessairement occasionné par une affection de ce nerf, mais plutôt la conséquence d'une affection simultanée du nez ou de ses cavités voisines provoquant une irritation du trijumeau (voir p. 192).

Le *tractus uvéal* paraît rarement attaqué dans l'influenza. H. Adler a observé un cas d'iritis à la suite de cette maladie. Fuchs décrit un cas d'hypopyon (présence de pus dans la chambre antérieure) et d'hyalite purulente accompagnée de ténonite purulente. Le pus finissait par perforer la capsule de Tenon en avant. On a pu cultiver dans ce dernier cas le pneumocoque de Fraenkel-Weichselbaum du pus contenu dans l'espace du Tenon.

Dans les autres cas de ténonite observés par Fuchs à la suite de l'influenza, cette affection se manifesta sans autres complications.

On a souvent observé le développement très tardif d'abcès des paupières dans la convalescence de l'influenza, ils se manifestèrent quelquefois quelques semaines après la fin de l'influenza (Landolt, Hirschenberger). Landolt attire l'attention sur la profondeur de ces abcès dans le tissu et sur leur siège, qui de préférence est à la paupière supérieure. Il s'agit ici selon nous d'abcès ayant pris leur origine dans les sinus, surtout le sinus frontal (voir p. 175).

L'*œdème des paupières* est aussi très fréquent dans la convalescence de l'influenza. Dans quelques cas il était compliqué d'inflammation de la *glande lacrymale*.

On a constaté en plusieurs cas le développement de *glaucome* à la suite de l'influenza (H. Adler, Sattler). Ce dernier auteur a en outre observé le développement du glaucome pendant l'influenza chez des personnes âgées chez qui l'action du cœur était faible ; il est probable que cette faiblesse du cœur est la cause directe du glaucome.

13. ROUGEOLE.

On sait que le *catarrhe conjonctival* est un des symptômes les plus constants de la rougeole. Il existe déjà dans la période prodromale et son intensité augmente avec l'apparition de l'exanthème de la peau. L'affection conjonctivale atteint sa plus grande intensité le second jour de la période d'éruption. Le gonflement de la conjonctive est surtout très prononcé dans la partie palpébrale ; la sécrétion est très abondante ; la conjonctive bulbaire est également toujours atteinte, quoique moins fortement. Les malades se plaignent d'un sentiment de pression dans l'œil et de photophobie. Le catarrhe conjonctival est si constant au début de la rougeole qu'il nous sert dans des cas douteux comme moyen de diagnostic différentiel entre la rougeole et la variole.

Le catarrhe conjonctival s'améliore ou disparaît ordinairement vers la fin de la période d'état. Pourtant ce catarrhe peut se compliquer d'une affection diphthérique.

On observe dans des cas rares des détachements partiels d'*épithélium cornéen* ainsi que la formation de *phlyctènes*. Les ulcères de la cornée ou la kérato-malacie qui se forme toujours dans la période d'état sont également extrêmement rares.

Les affections oculaires sont d'ailleurs plus fréquentes dans la convalescence de la rougeole que pendant cette maladie. On a observé à la suite de la rougeole : des kératites phlycténulaire et vasculaire, des conjonctivites diphthérique et croupale, enfin la blépharite eczémateuse. Très souvent ces affections oculaires ne sont que des manifestations locales de la scrofule qui se développe à la suite de la rougeole.

On a quelquefois observé le développement de l'*amaurose* à la suite de la rougeole. De Graefe décrit un cas, où le malade devenait aveugle des deux yeux dans l'espace de quatre jours pendant la convalescence. La cécité ne disparaissait qu'après huit semaines. L'examen ophthalmoscopique montrait un trouble léger de la papille et de son pourtour. Nagel décrit le cas d'un garçon de huit ans, qui est devenu aveugle à la suite de la rougeole. Il était en état somnolent et était atteint des convulsions. Les pupilles étaient dilatées, et réagissaient à la lumière. Des injections de strychnine ont amélioré l'acuité visuelle après un délai de trois ou quatre semaines. Nagel mentionne en outre deux autres cas d'amaurose double après la rougeole, dont un présentait à l'ophthalmoscope les symptômes de la névrite optique. L'épidémie de rougeole dans laquelle Nagel observait ces trois cas d'amaurose était remarquable par la fréquence des cas de méningite.

Keller observait un cas de névrite optique double et de *paralysie de l'oculomoteur externe* compliquées d'otite moyenne suppurative (voir p. 187).

Jacobson ne pense pas que les cas de névrite optique s'expliquent par la présence de méningite, puisqu'ils finissent par guérir. Il nous paraît probable que les amauroses survenant à la suite de rougeole sont dues à différentes causes : les amauroses suivies de somnolence, de dilatation de la pupille et de convulsions sans altérations du fond de l'œil sont de nature *urémique* (1), tandis que l'affection du nerf optique se manifestant par une papillite légère et peut-être aussi la paralysie du muscle droit externe observée dans le cas de Keller sont occasionnées par une névrite périphérique de nature *toxique* (toxines de la rougeole).

14. FIÈVRE TYPHOÏDE.

On a observé des troubles oculaires aussi bien pendant qu'après la fièvre typhoïde. Des *amauroses transitoires* se développent quelquefois pendant cette maladie. Voici plusieurs exemples de cette amaurose cités par divers auteurs : Eberth a observé un cas de cécité, arrivant au quinzième jour de la maladie ; l'amaurose était précédée d'épistaxis et durait pendant quarante heures. Henoch a décrit un

(1) On sait qu'il y a des cas de rougeole compliquée de néphrite.

autre cas de cécité accompagné de ptosis qui se manifesta au quinzième jour et dura pendant quatre jours. Il n'y avait ni albuminurie ni épistaxis. Dans un cas de Tolmatschew, l'amaurose se développa dans la quatrième semaine de la fièvre typhoïde et disparut quelques jours après.

Dans un cas de Fremineau les troubles oculaires se présentaient en forme d'hémianopsie; ils se manifestaient déjà au troisième jour de la maladie, cinq jours après il se déclara l'amaurose de l'œil gauche, qu'on a pu constater même deux mois après. La pupille de cet œil était immobile à la lumière. Le malade guérit à la suite d'injections de strychnine.

Il n'est pour le moment pas possible d'expliquer l'hémianopsie dans ce dernier cas; elle est peut-être causée par une affection (hémorrhagie) d'une bandelette optique. L'amaurose transitoire sans albuminurie simultanée ne peut pas être expliquée par une hémorrhagie cérébrale, car la combinaison de ptosis avec l'amaurose parle justement contre la supposition d'un processus (hémorrhagie) circonscrit à la base du crâne, admis auparavant à tort par quelques auteurs anciens. Ces amauroses transitoires sont à notre avis probablement de nature *toxique* et dues à l'influence des toxines sur le nerf optique.

Les cas de *névrite rétro-bulbaire* observés dans la fièvre typhoïde et finissant par l'atrophie du nerf optique demandent probablement une autre explication. Carron de Villards a déjà observé que l'épidémie de fièvre typhoïde en 1817 occasionnait une série d'amauroses persistantes. Bouchut a observé deux cas de cécité complète également persistante après la fièvre typhoïde. Dans le premier cas le fond de l'œil était normal, dans le second on a pu constater l'atrophie du nerf optique. Benedikt a observé l'atrophie du nerf optique de l'œil droit chez un malade atteint d'hémiplégie gauche. L'existence simultanée de ces deux affections est évidemment fortuite, puisque aucune lésion cérébrale localisée ne pouvait les expliquer. Mooren aussi a décrit des cas d'atrophie du nerf optique survenant après la fièvre typhoïde. Scale a observé un cas d'amblyopie dans la convalescence de la fièvre typhoïde, elle aboutissait après quelques semaines à une atrophie totale du nerf optique. Il n'est pas possible d'expliquer cette atrophie par l'adynamie comme l'a fait Arlt pas plus qu'en supposant une méningite intercurrente, qui attaquerait justement le nerf optique sans occasionner d'autres paralysies. Nothnagel supposait une compression successive des nerfs par du tissu cicatriciel de nouvelle formation. Nous pensons qu'il s'agit ici d'une affection du nerf dans son canal. Puisque les cavités voisines du nez sont souvent ou presque toujours (Weichselbaum) atteintes dans la fièvre typhoïde, alors la maladie pourrait facilement se propager à travers des déhiscences de la paroi séparant le canal optique du sinus sphénoïdal vers la gaine optique. La supposition que les toxines de la fièvre typhoïde peuvent occasionner non seulement une amblyopie passagère, mais aussi des altérations anatomopathologiques persistantes, est difficile à soutenir; cette hypothèse n'explique pas l'atrophie unilatérale du nerf optique observée dans le cas de Benedikt.

On a quelquefois observé des *abcès cornéens* dans la convalescence de la fièvre typhoïde (Saemisch, Foerster, II. Adler). Des altérations inflammatoires dans le *tractus uvéal* à la suite de la fièvre typhoïde sont également très rares, tandisqu'elles sont assez fréquentes dans la fièvre récurrente. Holtz a observé un cas de choroïdite présentant de grandes plaques exsudatives blanches dans la choroïde et des opacités dans le corps vitré accompagnées d'iritis et de descemétite; l'acuité visuelle s'est améliorée dans ce cas après des injections hypodermiques de pilocarpine. L'affection a fini par une atrophie partielle de la choroïde aux endroits où on avait observé les plaques.

A la suite de la fièvre typhoïde en quelques cas graves la *paralysie de l'accommodation*, et la *mydriase* ont été observées. Jacobson suppose que la paralysie de l'accomodation serait due à la présence d'une méningite basilaire circonscrite. La parésie du muscle de l'accommodation est d'ailleurs beaucoup plus fréquente dans la convalescence de la fièvre typhoïde que la paralysie du dit muscle.

On n'a observé que rarement des *paralysies des muscles extrinsèques de l'œil* survenant pendant, et surtout à la fin de la fièvre typhoïde. Henoch décrit un cas de ptosis double avec paralysie de l'oculomoteur externe et aphasie chez une enfant de onze ans. La paralysie s'est montrée dans la troisième semaine. J'ai observé moi-même un cas de ptosis survenue aussi dans la troisième semaine dans un cas grave de fièvre typhoïde. Elle est survenue deux jours avant la mort, occasionnée par une hémorrhagie intestinale.

15. FIÈVRE RÉCURRENTE.

On observe quelquefois déjà au début de la convalescence de cette maladie, et quelquefois plus tard, une, deux, même huit semaines après la crise, des altérations inflammatoires dans le *tractus uvéal*. C'est souvent la partie antérieure de l'uvéa qui en est atteinte. On trouve dans de tels cas : l'injection épisclérale, l'œil est sensible à la pression, surtout dans sa partie supero-interne, l'humeur aqueuse devient trouble, il se forme des précipitations à la paroi postérieure de la cornée, hypopyon, des synéchies postérieures, décoloration de l'iris et la diminution de la tension intraoculaire (hypotonie).

Dans d'autres cas, le corps ciliaire est également affecté. Logetschnikow admet même une forme particulière de l'affection du tractus uvéal survenant à la suite de la fièvre récurrente, forme dans laquelle le corps ciliaire serait atteint.

Dans quelques cas cependant c'est surtout la choroïde dans laquelle des altérations survenant à la suite de la fièvre à rechute se sont développées. Cette affection oculaire se manifeste au début par le développement d'opacités dans le corps vitré, causant des troubles visuels.

Les symptômes de cette affection du tractus uvéal commencent à rétrograder au bout de quelques semaines, rarement il reste des opacités du corps vitré. On a vu cependant, par exception, dans de tels cas la formation de décollement de la rétine, finissant par l'atrophie du globe oculaire (Blessig). L'affection du tractus uvéal peut en outre causer des opacités cristalliniennes. C'est ainsi qu'on a observé le développement de cataracte polaire postérieure (opacité des parties centrales des couches corticales) à la suite de la fièvre récurrente. La cataracte finit par envahir tout le cristallin (Jacobson, *loc. cit.*, p. 106). On a aussi observé comme issue terminale d'affections oculaires à la suite de la fièvre récurrente, l'occlusion de la pupille et des altérations de la partie périphérique de la choroïde.

Les hommes sont bien plus disposés que les femmes à ces affections oculaires; ce sont surtout les personnes entre vingt et trente ans qui sont attaquées; les affections oculaires sont plus fréquentes dans les épidémies graves que dans les épidémies légères. C'est ainsi qu'elles étaient bien plus fréquentes dans l'épidémie observée par Mackenzie en 1843, dont la mortalité était de 2,5 p. 100, que dans celle observée par Estlander en Finlande, où la mortalité n'était que de 1,36 p. 100. En effet, dans la seconde épidémie de fièvre récurrente, finlandaise, d'une mortalité de 8,4 p. 100, la fréquence des affections oculaires était plus considérable. Les observations nombreuses d'affections oculaires à la suite de la fièvre à rechute, mentionnées par Blessig et Peltzer, paraissent aussi avoir été faites pendant des épidémies graves.

En ce qui concerne la thérapie de l'affection du tractus uvéal, il faut empêcher la formation de synéchies postérieures de l'iris, en instillant de l'atropine dans le sac conjonctival; pour favoriser la résorption des produits inflammatoires, il faut faire des injections hypodermiques de pilocarpine.

On a en outre observé de la *parésie du muscle de l'accommodation* dans la convalescence de la fièvre récurrente, sans que le sphincter fût atteint. Logetschnikow a observé ce phénomène en cinq cas. Jacobson suppose que cette parésie du muscle de l'accommodation, s'explique probablement par des altérations inflammatoires dans le corps ciliaire, qui ont occasionné des changements dans l'élasticité de la zone de Zinn et du muscle de l'accommodation. Nous pensons qu'il s'agit ici, comme dans des cas de mydriase unilatérale passagère, publiés par Peltzer, de paralysies périphériques des branches intraoculaires de l'oculomoteur commun, occasionnées par les toxines de la fièvre à rechute.

Wallace et Mackenzie ont relaté des cas de *cécité subite*, au cours d'une affection inflammatoire du tractus uvéal. Mackenzie dit : « Le malade perdit la vue de l'œil affecté instantanément », et il pense que ce cas rappelle plutôt une amaurose qu'une ophthalmite. Dans un cas semblable d'Estlander, les troubles du corps vitré était si minimes qu'on pouvait observer les contours de la papille avec l'ophthalmoscope, et pourtant il existait une amblyopie très forte.

Pour expliquer ce fait, Estlander admet l'existence d'une légère affection sympathique de la rétine. Foerster a vu survenir, chez un jeune homme, une amaurose passagère de l'œil droit, qui dura plusieurs heures, et qui était apparue le deuxième jour du second accès de la fièvre récurrente. Après la disparition de l'amaurose, l'acuité visuelle resta plus faible du côté qui avait été atteint. Il est à remarquer que, dans ce cas, l'amaurose apparut entre les accès, tandis que généralement les troubles oculaires se manifestent après la dernière crise. A lui seul, ce fait démontre que les amauroses passagères qui surviennent dans le cours de la fièvre récurrente sont dues à d'autres causes que les affections du tractus uvéal qui compliquent cette maladie.

16. Typhus exanthématique.

Il est assez rare, semble-t-il, d'observer des troubles oculaires dans cette maladie. Dans la convalescence, on a vu, cependant, apparaître de la névrite rétro-bulbaire ; l'ophthalmoscope a permis de constater des symptômes d'ischémie des vaisseaux rétiniens. Exceptionnellement, la lésion du nerf optique a dégénéré en atrophie.

17. Variole.

Aucune maladie microbienne ne peut occasionner de complications aussi fâcheuses pour l'organe de la vue que la variole. Avant la découverte de la vaccine par Jenner, un nombre considérable de malades ont perdu la vue à la suite de la variole. D'après Carron de Villards, sur 100 aveugles 35 devaient leur infirmité à cette maladie. En France, où, sans être obligatoire, la vaccination est d'un usage général, Dumont estimait, en 1836, à 6 p. 100 la proportion des aveugles qui avaient perdu la vue à la suite de la variole ; les recherches statistiques récentes de Magnus ont montré que, pour toute l'Europe, cette proportion est de 2 1/2 p. 100. Ces chiffres prouvent que le nombre des cas de cécité chez les varioleux va en diminuant progressivement, et cet heureux résultat doit être attribué en partie à la vaccination, en partie aux progrès de la science médicale.

Comme le reste de la face surtout, les *paupières* sont un des endroits où l'exanthème se développe le plus. Lorsque les pustules y sont très nombreuses, les paupières deviennent le siège d'un gonflement œdémateux qui empêche, pendant un certain nombre de jours, de les écarter. Très souvent, il existe en même temps de la conjonctivite purulente, des affections du cul-de-sac, de petits foyers diphthéritiques sur la conjonctive ou le bord ciliaire, ce qui entraîne la madarose, le trichiasis ou le distichiasis partiels, l'oblitération des glandes de Meibomius et le développement de chalazion.

Il est rare que la *conjonctive* soit atteinte dans la période prodromique; aussi l'existence, à ce moment, d'une conjonctivite intense doit-elle faire penser plutôt à la rougeole qu'à la variole. Pendant la période éruptive, on observe de l'hyperémie de la conjonctive palpébrale, sans augmentation de la sécrétion, la conjonctive oculaire restant indemne. Cette hyperémie est surtout fréquente dans les cas où les paupières sont atteintes par l'exanthème. Lorsque des pustules se développent sur la conjonctive bulbaire ou dans le cul-de-sac, la membrane est fortement gonflée (chémosis), et la sécrétion est si abondante qu'elle rappelle, jusqu'à un certain point, celle que produit la conjonctivite blennorrhagique. Toutefois, la conjonctivite varioleuse se distingue de celle-ci par un moindre gonflement de la conjonctive bulbaire, par sa durée plus courte, par un plus petit nombre de granulations et par la rareté des lésions de la cornée qui ont toujours un caractère moins grave. En général, on rencontre de petites hémorrhagies conjonctivales, qui peuvent pourtant s'étendre beaucoup dans la variole hémorrhagique. Des ecchymoses déterminent parfois un tel gonflement de la conjonctive qu'elle arrive à recouvrir le limbe cornéen et même une partie de la pupille (Foerster).

Les *pustules varioleuses de la conjonctive* sont beaucoup plus petites que celles de la peau; dans la plupart des cas, elles n'ont que la grosseur d'une tête d'épingle. Peu de temps après leur formation, les vésicules se rompent et laissent de petites taches jaunâtres semblables aux phlyctènes de la conjonctive. Le nombre des pustules de la conjonctive ne dépasse pas habituellement deux ou trois. Elles se montrent sur la conjonctive bulbaire et plus rarement dans le cul-de-sac, sur la conjonctive palpébrale, le pli semi-lunaire et la caroncule. Le rebord cornéen est un des points sur lesquels on les rencontre le plus fréquemment.

La muqueuse du *canal naso-lacrymal* peut être également le siège d'une éruption varioleuse. Dans ce cas, le larmoiement augmente vers la fin du processus au point de rassembler à la dacryocystite blennorrhagique. Parfois la dacryocystite varioleuse passe à l'état chronique ou bien la cicatrisation des pustules produit un rétrécissement du canal naso-lacrymal, qui occasionne un larmoiement persistant.

L'irritation ciliaire est fort commune dans la variole. Elle débute quelquefois de très bonne heure, dès le cinquième jour, et se manifeste par de l'injection péricornéenne, du larmoiement, de la photophobie et de la sensibilité du globe oculaire au toucher. Lorsqu'il ne survient pas d'autres complications, l'irritation ciliaire doit, selon toute apparence, être regardée comme un symptôme réflexe produit par l'irritation des filets terminaux du trijumeau soit du nez, soit de la cavité naso-pharyngienne, dont la muqueuse est le siège de pustules varioleuses.

Chez les gens prédisposés au *glaucome*, on peut en voir survenir des accès dès la période éruptive, quoique le fait soit rare.

Dans la période de dessiccation, il survient des complications très graves du côté de l'organe de la vue. Ce n'est qu'au début de cette période qu'on observe des *affections purulentes de la cornée*, qui n'apparaissent jamais avant le douzième jour de la maladie (H. Adler). Ce fait seul suffit à prouver qu'il n'y a pas identité entre les abcès cornéens et les pustules varioleuses de la peau ou des muqueuses. L'affection de la cornée n'est pas produite par l'affection générale ; elle constitue un processus local, indépendant. Les lésions de cette tunique peuvent se présenter sous diverses formes, qui sont : la kératite superficielle circonscrite, l'infiltration et la suppuration de la cornée (avec hypopyon), suivie de perforation, de prolapsus de l'iris, de synéchies antérieures persistantes, ou bien d'atrophie du globe oculaire. Il est probable que les infiltrations de la cornée sont le résultat d'une auto-infection produite soit directement par les pustules de la conjonctive, soit par l'intermédiaire des doigts du malade. Nous montrerons plus loin que, dans une affection analogue occasionnée par la vaccine, il faut invoquer soit l'auto-infection, soit l'infection par d'autres personnes, et on peut admettre une cause semblable pour expliquer les lésions varioleuses de la cornée.

La kératomalacie, au contraire, qui survient dans des cas graves, mortels, est due probablement à la septicémie qui complique la variole (voir p. 301).

Après la période de dessiccation, on voit encore apparaître un certain nombre d'affections oculaires; on rencontre, par exemple, des abcès et des furoncles des paupières, complications aussi fréquentes, d'ailleurs, sur d'autres parties de la peau.

A la suite de la variole, on a aussi observé le développement de kératite interstitielle (Fœrster [1], Bock).

Selon quelques auteurs, l'*iritis et la choroïdite* pourraient apparaître

____

(1) Fœrster, *loc. cit.*, p. 166.

pendant la période de dessiccation ; Adler prétend qu'on ne les rencontre jamais avant le douzième jour de la maladie. D'autres auteurs ne les ont observées que plus tard ; ainsi, Neumann, sur 1142 varioleux, n'a jamais vu d'iritis dans le cours même de la maladie, mais à sa suite, lorsque surviennent les abcès et les furoncles. D'accord avec lui, Hirschberg a proposé de nommer cette iritis *post-varioleuse*. Les symptômes cliniques de cette affection sont ceux de l'iritis séreuse ; il est très rare qu'elle soit compliquée de synéchies, comme on l'observe dans l'iritis plastique. La marche de l'iritis post-varioleuse est lente. Il arrive qu'elle s'accompagne d'opacités du corps vitré, dues sans doute à des complications du côté de la choroïde.

Comme on le voit surtout dans les affections du tractus uvéal, la variole peut déterminer l'apparition de la *cataracte polaire postérieure*, siégeant dans les parties centrales de la couche postérieure du cristallin, ou bien des opacités des couches corticales tout entières. Hutchinson fils a rencontré, chez une fille de trente-sept ans, la cataracte totale des deux yeux, consécutivement à la variole. On a cité aussi plusieurs cas de *glaucome* à la suite de cette maladie, et nous nous souvenons en avoir nous-même observé un exemple.

On ne trouve d'*altérations de la rétine* que lorsque la variole se complique de néphrite. H. Adler a vu trois cas de névro-rétinites diffuse et albuminurique à la suite de la variole ; Manz en a publié deux cas, et on en rencontrerait des observations dans quelques autres auteurs. L'affection peut débuter pendant la période de dessiccation, mais en général elle n'apparaît que plus tard. Dans tous les cas mentionnés dans les auteurs, la rétinite s'est terminée par la guérison.

L'*amaurose urémique* est très rare dans la variole, de même que l'amaurose sans altération du fond de l'œil. Riedel, un de mes élèves, a publié une observation très intéressante d'amaurose bilatérale, survenue brusquement à une époque peu avancée de la maladie ; l'examen anatomopathologique, fait par moi-même, montra l'existence de névrite périphérique du nerf optique. Il est probable que la lésion anatomique que j'ai constatée est identique à celle qu'ont montrée d'autres nerfs à la suite de la diphthérie. Dans les deux cas il s'agit d'une névrite périphérique toxique (ptomaïnes).

La parésie du muscle de l'accommodation a été observée plusieurs fois à la suite de la variole, et elle a duré fort longtemps chez certains malades ; elle doit aussi être attribuée, selon toute vraisemblance, à l'action toxique des ptomaïnes sur les parties périphériques des filets nerveux qui animent ce muscle. En faveur de cette théorie, on peut invoquer le fait mis en évidence par Jacobson (1), à savoir que la parésie de l'accommodation se rencontre sans iritis ni cyclite.

(1) Jacobson, *loc. cit.*, p. 86.

18. VARICELLE.

Il est très rare d'observer des troubles oculaires dans la varicelle. Généralement, ni les paupières ni la face ne sont atteintes par l'exanthème. On ne connaît qu'un exemple de *névrite rétro-bulbaire aiguë*, bilatérale, survenue chez une fille de vingt-huit ans, à la suite de la varicelle; elle se termina par la guérison. C'est à Hutchinson fils qu'on doit cette observation.

19. VACCINE.

La lymphe de la vaccine a causé plusieurs fois le développement de pustules dans l'œil, lorsque cet organe a été infecté directement. Cette infection peut résulter d'une *auto-infection* par le malade lui-même, qui, avec les doigts peut porter dans l'œil les matières infectieuses de la pustule artificiellement produite. J'ai vu un cas fort intéressant de ce genre à la clinique du docteur Meyer (1). Il est probable que si l'auto-infection est très rare, c'est qu'on pratique la vaccination dans des parties couvertes par les vêtements.

Le pus peut être transmis du bras de l'enfant à l'œil de la mère, comme Hirschberg en a vu deux exemples. Il est enfin arrivé qu'une goutte de vaccine, maniée maladroitement, ait pénétré dans l'œil où elle a provoqué des pustules (Sénat). Tous ces faits, par analogie, rendent très vraisemblable l'hypothèse que, dans la variole, l'affection de la cornée est également due à une auto-infection tardive par le pus des pustules de la peau ou de la conjonctive. Dans la pustule varioleuse, en effet, le pus apparaît le septième jour, et la cornée n'est jamais affectée avant le douzième jour de la maladie. Il en résulterait que la pustule varioleuse de la cornée mettrait cinq jours à se développer, et c'est à peu près ce qu'on observe dans la vaccination artificielle.

Revenons aux lésions qui surviennent dans l'œil après l'infection par la vaccine. Dans le cas de Sénat, où la lymphe vaccinale avait pénétré dans l'œil, la conjonctive était œdémateuse le quatrième jour. Il se développa ensuite, sur le bord libre de la paupière inférieure, une papule de la grosseur d'une lentille, puis une vésicule qui se transforma en pustule. Quoiqu'il survînt une complication du côté de la cornée (infiltration), le cas se termina par la guérison.

Hirschberg a vu l'inoculation accidentelle produire une *blépharite vaccinale*. La paupière, fortement infiltrée, était le siège d'un gonfle-

---

(1) Voir la discussion sur la vaccine de l'œil à la société d'ophtalmologie de Heidelberg, 1891 (Schirmer, Leber, Meyer, Schweigger, Weiss et Vossius y ont communiqué des cas analogues).

ment notable, et son bord était couvert, comme dans la diphthérie, de taches blanchâtres qui se continuaient sur la peau en forme de demi-lune. En face de la partie affectée de la paupière supérieure il existait quelques vésicules blanchâtres (3 à 5). La conjonctive était légèrement gonflée, et on ne voyait pas de sécrétion. Tous les cas de lésions vaccinales de l'œil décrits par les auteurs se sont terminés par la guérison.

20. DYSENTERIE.

On ne connaît qu'une seule observation de troubles oculaires survenus à la suite de la dysenterie; elle est due à Lawnson, et elle est citée par Foerster. L'affection a consisté en parésie du muscle de l'accommodation.

21. FIÈVRE JAUNE.

Dans la fièvre jaune, de sérieux troubles oculaires peuvent être causés par des hémorrhagies intra-oculaires ou par l'urémie qui complique la maladie.

Ch. Stedmann Bull a observé d'abondants *épanchements sanguins dans le corps vitré* et dans la *chambre antérieure* de l'œil, elles étaient survenues pendant le stade fébrile congestif. Les troubles oculaires survenant dans la fièvre jaune consistent en amaurose, sans altération du fond de l'œil; généralement, ils se sont compliqués de symptômes cérébraux, de convulsions. Étant donné qu'il existe une affection des reins (Fernandez), il est impossible de ne pas regarder l'urémie comme la cause de l'amaurose. Le pronostic est grave. Sur trois cas d'amaurose urémique observés par Fernandez à la suite de la fièvre jaune, deux se sont terminés par la mort.

22. BÉRIBÉRI.

Plusieurs fois cette maladie a amené l'atrophie du nerf optique. Cette atrophie est due probablement à la dégénérescence névritique multiple que détermine le béribéri. La lésion consiste en une prolifération du tissu interstitiel des nerfs, qui a pour résultat la destruction des gaines de la moelle et le développement de cellules granuleuses.

23. CHOLÉRA.

Dans les cas graves de choléra, on voit de bonne heure une coloration bleuâtre (*cyanose*) envahir les *paupières* qui, en même temps, se ferment avec difficulté. Si l'on demande aux malades de fermer les yeux, ils le font, mais, aussitôt après, les paupières s'écartent de nouveau. Ce phénomène résulte sans doute d'une certaine faiblesse de l'orbiculaire des paupières.

La sécrétion des larmes est diminuée dans le choléra. Quelles que soient les douleurs qu'ils éprouvent, les malades ne pleurent jamais, et l'instillation de substances irritantes dans le sac conjonctival, de teinture de laudanum par exemple, ne provoque aucune hypersécrétion des larmes (de Græfe).

Pendant la période asphyxique, les yeux des cholériques sont généralement dirigés en haut, de sorte que la cornée n'est visible que dans une petite partie lorsqu'elle n'est pas totalement recouverte par la paupière supérieure. La portion de la conjonctive qui n'est pas couverte par les paupières est habituellement sèche et injectée. On a aussi observé des *ecchymoses* dans cette partie de la conjonctive (Joseph) et on prétend que leur apparition est d'un présage très fâcheux. Tous les malades (12) sur lesquels Joseph a rencontré ces ecchymoses ont succombé.

A la fin de la période algide, on a parfois noté une *opacité de la partie inférieure de la cornée*, qui n'est pas recouverte par les paupières. Au bout d'un ou deux jours, ils se forme une eschare superficielle, de couleur brune, qui se détache ; la partie de la cornée qui avait conservé sa transparence se met alors rapidement à suppurer. De Græfe admet que la *kératomalacie* qui survient dans le choléra est de nature névro-paralytique ; mais il est incontestable que la dessiccation joue un rôle très important dans la pathogénie de cette affection. D'après Campart et Saint-Martin, la sensibilité de la cornée serait toujours diminuée à la fin des cas graves de choléra.

L'apparition de *taches noirâtres dans la sclérotique* est, on le sait, un symptôme très défavorable. Ces taches se montrent autour du rebord cornéen inférieur ; leur forme est irrégulière et quelquefois on les voit augmenter de surface, plusieurs d'entre elles se réunissant en une seule. Pour Boehm et de Græfe, ces taches sont produites par la dessiccation de la sclérotique, qui ne commencerait pas du côté de la conjonctive. Elles peuvent se présenter aussi aux paupières inférieures (de Græfe). Jusqu'à ce jour, on n'en a pas fait l'examen anatomo-pathologique.

L'*enophtalmos*, ou enfoncement du globe oculaire dans l'orbite, est aussi très prononcé dans la période algide du choléra ; il est dû à une diminution considérable du liquide des tissus rétro-bulbaires.

Dans la même période, les *pupilles* sont généralement contractées (de Græfe) ; au début, elles sont, au contraire, fréquemment dilatées (Campart et Saint-Martin). De Græfe admet que le *myosis*, dans la période algide, est causé par la paralysie du grand sympathique cervibal ; Jacobson pense qu'il est dû à des causes mécaniques ou à l'altération du sang ou des vaisseaux, mais il n'ose pas trancher la question. Bouchard l'attribue à une auto-intoxication (urémie) résultant de l'accumulation de produits toxiques dans l'économie, la lésion des reins ne permettant plus à ces organes de les éliminer. Il a réussi, en injectant sous la peau d'animaux des urines de cholériques, à provoquer les symptômes du choléra même, mais il n'a pas produit le myosis (1). Dans ces expériences, les produits qui déterminent les symptômes du choléra passent dans les urines ; mais il n'en est pas de même des substances qui causent le myosis, qui restent accumulées dans l'organisme.

D'après Costo, il est très utile au point de vue du pronostic d'étudier la réaction pupillaire. En se basant sur de nombreuses recherches cliniques faites pendant l'épidémie de 1885, il arrive à conclure que la prompte réaction des pupilles à la lumière est un signe favorable, tandis que le défaut de réaction, qu'il existe du rétrécissement ou de la dilatation, présage sûrement un dénouement fatal. Si la réaction pupillaire est affaiblie, il faudrait y voir un indice d'une longue durée de la période de réaction.

Les *opacités* signalées dans le *corps vitré* ou, exceptionnellement, dans le *cristallin* (Campart et Saint-Martin) prouvent que parfois le tractus uvéal est aussi atteint.

L'examen ophtalmoscopique pratiqué pendant la période algide permet de constater un *rétrécissement des artères rétiniennes* dont la coloration est d'un rouge foncé. Une très légère pression exercée avec le doigt sur le globe oculaire produit le pouls artériel ou rend exsangues les vaisseaux du fond de l'œil. Ces phénomènes sont la conséquence de la faiblesse du muscle cardiaque et de la diminution de la tension intra-vasculaire (Voir p. 232) ; on les observe en même temps que la disparition du deuxième bruit du cœur et du pouls radial.

Contrairement aux artères, les veines rétiniennes ont leur diamètre normal et contiennent un sang très foncé. De Græfe a vu parfois le courant sanguin interrompu dans les veines ; de petits cylindres sanguins cheminent alors par poussées vers la papille, et ce phénomène peut être comparé à celui qu'on observe dans quelques cas à la suite d'embolie de l'artère centrale de la rétine.

Depuis longtemps déjà, on a parlé des *obnubilations de la vue* dont se plaignent quelques malades au début ou dans le cours de la période algide du choléra. On ne sait encore s'il faut les attribuer à l'affaiblissement du courant sanguin ou à des troubles oculaires engendrés par les microbes ou par les produits toxiques amassés dans l'économie. La rétention d'urine est, en effet, très fréquente à la fin de la période algide du choléra asphyxique, et, d'un autre côté, cette forme de choléra prédispose à la néphrite parenchymateuse, qui peut amener

_____

(1) Bouchard, *Auto-intoxications*, p. 282.

l'auto-intoxication à cause des substances que renferment les urines.
Plusieurs fois, dans la période réactive du choléra, on a constaté une
très forte *hypérémie de la conjonctive*, qui peut même dégénérer en
conjonctivite catarrhale.

Les complications secondaires, désignées sous le nom de typhoïdo-
cholériques, n'ont aucune influence spéciale sur les yeux. Joseph prétend néanmoins que les pupilles sont toujours rétrécies, sauf dans les
cas graves où il existe de la mydriase.

24. IMPALUDISME.

Dans les cas graves d'impaludisme, le pigment qui se trouve dans le
sang se rencontre aussi dans les capillaires de la choroïde, et son
accumulation peut amener des hémorragies intra-oculaires. Toutefois, c'est la rétine qui est le plus sérieusement atteinte. Les recherches
anatomo-pathologiques de Poncet (de Cluny) ont prouvé que les altérations rétiniennes (rétino-choroïdite) sont dues à des éléments figurés
anormaux du sang qui obstruent les petits vaisseaux et les capillaires
de la rétine, de la choroïde et du nerf optique.

Il semble que l'impaludisme puisse aussi causer des lésions moins
graves de la choroïde, car autrement on ne s'expliquerait pas l'*héméralopie* sans altérations du fond de l'œil appréciables à l'ophtalmoscope. Plusieurs auteurs, parmi lesquels nous citerons Teillais (de
Nantes), en ont observé des cas. Zimmermann parle d'une famille dont
tous les membres étaient atteints d'héméralopie paludéenne et virent
le mal disparaître en changeant leur logement contre une habitation
plus hygiénique. L'administration de la quinine ne suffit pas pour
guérir cette héméralopie ; il faut y joindre le changement de domicile.

Parfois, nous le répétons, les *lésions du tractus uvéal* sont plus
graves, et l'on constate des opacités du corps vitré, en même temps
que des altérations du fond de l'œil identiques à celles que Poncet a
décrites. Un certain nombre d'auteurs, qui se sont occupés des affections oculaires consécutives à l'impaludisme, ont rencontré de la
névrite optique et de la *névro-rétinite*, sans lésions des reins. Ce n'est
d'ailleurs que dans des cas exceptionnels de cachexie paludéenne
qu'on a observé la vraie rétinite albuminurique. Poncet distingue
deux formes d'affections du nerf optique dues à l'impaludisme : 1° une
congestion aiguë, avec proéminence très peu prononcée de la papille
dont la coloration est plus rouge qu'à l'état normal; 2° une inflammation chronique de la papille, avec congestion veineuse et ton noir (mélanose) surajouté. Autour de la papille on aperçoit un voile grisâtre,
œdémateux, qui cache les artères rétiniennes dont le diamètre est
diminué. Il s'agit incontestablement d'une affection intermédiaire
entre la névrite optique et la névro-rétinite.

Les troubles oculaires déterminés par la névrite optique paludéenne sont caractérisés par des variations très remarquables dans l'acuité visuelle : tantôt le champ visuel et le sens des couleurs restent normaux, tantôt on constate un simple rétrécissement périphérique, peu étendu, du champ visuel. En général, la névrite optique se termine d'une manière favorable. Si l'on réussit à guérir l'impaludisme, l'acuité visuelle peut se rétablir complètement. Les symptômes inflammatoires disparaissent dans le nerf optique et la rétine au fur et à mesure que les symptômes généraux s'améliorent. Cependant il est des cas où il survient une atrophie partielle du nerf optique avec rétrécissement persistant et irrégulier du champ visuel; parfois même la lésion s'est aggravée progressivement et a fini par envahir la papille entière, causant la cécité complète. Dans les cas graves, on a toujours observé de la mélanose.

Quelquefois, dans l'impaludisme aigu, l'ophtalmoscope ne montre que de l'*hyperémie veineuse de la papille* (20 fois sur 100, d'après Sulzer); en même temps la macula offre une disposition spéciale à être affectée par la lumière réfléchie du soleil. Dans ces cas, on a aussi constaté des hémorragies en plaques au voisinage de la papille optique et de la macula (Sulzer). Il arrive que l'hyperémie veineuse du fond de l'œil s'accompagne d'une sensation de picotement dans les yeux, d'éblouissement et de photophobie.

Les *hémorragies intra-oculaires* dues à l'impaludisme sont quelquefois très nombreuses, comme les hémorragies cérébrales produites par la même cause; on a constaté, par exemple, de nombreuses petites hémorrhagies à la périphérie de la rétine. D'après plusieurs auteurs, l'embolie et l'hémorragie cérébrales sont parfois la cause de cécité qui survient brusquement dans l'impaludisme. Quant aux amblyopies sans altérations du fond de l'œil qui apparaissent subitement et à la plupart des cas d'amaurose subite il est plus admissible, à notre sens, de les attribuer à une parésie ou à une paralysie toxique du nerf optique. A l'embolie et à l'hémorragie cérébrales il faudrait presque toujours rattacher l'hémianopsie et les autres symptômes cérébraux concomitants.

Dans diverses publications on trouve des exemples *d'amaurose* et *d'amblyopie transitoires* dues à l'impaludisme. Arrachart et Pinel ont fait connaître des cas d'amaurose transitoire, apparue après la terminaison de l'affection paludéenne. Deval rapporte le cas d'un Français qui, pendant trois ans de séjour à Oran, fut atteint de fièvre tierce; quand il revint en France, l'impaludisme guérit, mais il apparut de l'amblyopie qui céda à un traitement stimulant et à l'électricité. Dutzmann vit un autre malade atteint de fièvre tierce, qui perdit connaissance et présenta des spasmes cloniques pendant lesquels les pupilles réagissaient peu à la lumière. Quand le malade revint à lui, il ne voyait plus la flamme d'une bougie. L'examen du fond de l'œil ne révéla aucune lésion appréciable. Cinq heures plus tard, le malade s'endormit après avoir pris de fortes doses de quinine ; le lendemain, à son réveil, il avait recouvré son acuité visuelle normale. Déjà Jacobson avait pensé que ces troubles oculaires, dans l'impaludisme, pouvaient être attribués à des ptomaïnes. Il est difficile de contester la nature toxique de ces cas d'amaurose et d'amblyopie transitoires.

Nous croyons qu'il en est de même pour l'*amaurose* et l'*amblyopie périodiques* survenant dans le cours des affections paludéennes. On a cité des cas de fièvre intermittente dont les accès s'accompagnaient d'amblyopie, et parfois aussi d'autres symptômes cérébraux concomitants, tels que délire et coma. Dans ces cas, d'ailleurs toujours graves, l'amblyopie apparaît à la fin de la période algide de l'accès de fièvre. Comme dans d'autres maladies microbiennes, la paralysie toxique se montre donc à la fin des symptômes généraux graves. Dans des cas de fièvre pernicieuse, on a constaté parfois que le malade était atteint d'amaurose pendant plusieurs jours après être sorti du coma.

L'amblyopie peut être accompagnée de scotome ou de rétrécissement périphérique du champ visuel. Quelquefois on rencontre en outre de la photophobie, de l'injection péricornéenne, des douleurs dans les yeux, symptômes qu'il faudrait peut-être rattacher à une affection du trijumeau, très souvent atteint de névralgie dans l'impaludisme.

Les accès d'amaurose périodique ont généralement une durée qui varie d'un quart d'heure à une heure ; il est rare qu'ils durent davantage. S'ils se répètent fréquemment, on voit apparaître un rétrécissement permanent, des lacunes périphériques du champ visuel. A ce point de vue, l'amaurose paludéenne a encore des analogies avec d'autres formes d'amaurose toxique (diabète, urémie), qui finissent par amener l'atrophie partielle du nerf optique. Les troubles persistants de la vue ne s'observent que dans les cas graves d'impaludisme, dans la fièvre tierce, rarement dans la fièvre quarte.

On a aussi signalé des *amblyopies* et des *amauroses permanentes*. Lorsqu'il s'est agi d'amblyopies, on a vu les symptômes s'aggraver pendant les accès de fièvre.

Enfin, on a observé des accès périodiques d'amaurose sans fièvre ; l'amaurose était alors un symptôme de *fièvre intermittente larvée*.

En général, le pronostic de l'amblyopie et de l'amaurose paludéennes n'est pas grave. Lorsque la cause disparaît, les malades reprennent des forces, et les troubles oculaires guérissent complètement.

Dans un cas, Baas a observé un singulier phénomène, la *cyanopsie* : Périodiquement, tous les deux jours, le malade voyait tous les objets en bleu. La cyanopsie était un symptôme de fièvre intermittente larvée. A l'ophtalmoscope, on constata l'hypérémie de la papille optique et la dilatation des veines rétiniennes. La cyanopsie disparut après l'administration interne de la quinine.

Comme dans l'influenza, on a rencontré la *kératite dendritique* pendant des accès de fièvre intermittente (van Millingen, Kipp). Cette kératite se présente sous forme d'ulcérations serpigineuses avec des prolongements très minces. Il apparaît d'abord de petites saillies qui se transforment bientôt en ulcères formant des sillons. La durée du processus varie de deux à trois semaines. Dans des cas graves, il peut se produire des récidives pendant des mois, les rechutes survenant à chaque nouvel accès de fièvre.

Quelquefois, à la suite de l'impaludisme, on a vu se développer une *kératite interstitielle* (parenchymateuse), qui s'améliore par l'administration de la quinine (Poncet, Javal).

Citons enfin, pour être complet, les cas où la *névralgie du trijumeau* et surtout du sus-orbitaire, remplace les accès de fièvre intermittente, cas qu'il est parfois bien difficile de distinguer de la véritable névralgie faciale.

25. TUBERCULOSE.

Les affections tuberculeuses de l'œil sont beaucoup plus fréquentes qu'on ne le croyait jusqu'à ces derniers temps. On sait, à l'heure actuelle, qu'un certain nombre de maladies de l'organe de la vision, qu'on attribuait à des causes diverses, sont de nature tuberculeuse. On conçoit que les statistiques anciennes des cliniques ophtalmologiques ne renferment qu'un nombre minime de cas de tuberculose de l'œil. Sur 60,000 malades dont Hirschberg a tenu compte dans sa statistique des maladies des yeux, 12 seulement étaient atteints de tuberculose oculaire, et la plupart présentaient des lésions tuberculeuses de l'iris (ce chiffre ne comprend pas les cas de tuberculose miliaire). La découverte du bacille par Koch a permis récemment de préciser le diagnostic de la maladie. On a reconnu que le lupus de la conjonctive, les tumeurs décrites sous le nom de granulomes de l'iris sont des manifestations oculaires de la tuberculose. Il en est de même vraisemblablement de nombre de cas qualifiés jadis de sarcome à cellules géantes ou fusiformes de l'iris et du corps ciliaire. Dans chaque cas douteux, il faudrait non seulement qu'on recherchât le bacille de Koch à l'aide du microscope, mais aussi qu'on fit des inoculations méthodiques à des animaux. L'inoculation, en effet, donne encore des résultats positifs dans des cas où l'examen anatomique et bactériologique n'a rien prouvé. On sait qu'il est parfois difficile de rencontrer les bacilles caractéristiques chez des tuberculeux ; il faut les chercher pendant des journées entières dans diverses préparations micrographiques pour arriver à en découvrir quelques-uns. L'inoculation, au contraire, donne des renseignements plus certains.

Les recherches cliniques concernant la tuberculose oculaire ont une grande importance au point de vue du diagnostic, car elles démontrent l'envahissement local d'un organe par les bacilles ; elles ont, en outre, un grand intérêt au point de vue de la question de la guérison de la tuberculose elle-même, question que les expériences ophtalmologiques permettent de trancher dans un sens affirmatif.

La *tuberculose primitive* de l'œil, dont on a constaté quelques cas, est extrêmement rare ; elle a été observée dans la conjonctive bulbaire et palpébrale (Mules, Hirschberg). D'après les expériences intéressantes de Valude, l'infection tuberculeuse de la conjonctive ne se produit qu'après la destruction des couches superficielles de l'épithélium de la conjonctive, qui joue donc un certain rôle protecteur contre l'invasion d'un certain nombre de microbes. Comme cause de l'infection de la conjonctive par le bacille de Koch, on a signalé le contact de l'œil avec un mouchoir contaminé par le crachat d'un phtisique (Wagenmann). Loidholdt (observ. III) cite le fait d'une femme qui, en soignant son mari atteint de phtisie pulmonaire, resta plusieurs jours et plusieurs nuits penchée sur le malade ; elle contracta une tuberculose primitive de la conjonctive. Rien ne prouve que, dans ce cas, les doigts du malade aient été les agents de l'infection. Dans l'immense majorité des cas, la tuberculose oculaire n'est qu'une simple manifestation locale de la maladie générale ou bien une infection secondaire dont le point de départ est dans un autre organe. Loidholdt (observ. XVI) attribue à l'usage du lait d'une vache tuberculeuse l'apparition d'une infection générale, qui se manifesta dans l'œil du malade sous forme d'iridocyclite tuberculeuse.

On a parfois constaté que la tuberculose oculaire était simplement due à la *propagation par continuité* du processus d'un organe voisin de l'œil. Rappelons que le lupus du nez peut, par l'intermédiaire du canal lacrymal, déterminer une lésion tuberculeuse de la conjonctive (Wagenmann, Knapp, Loidholdt), et que cette lésion peut être aussi causée par la propagation d'une tuberculose cutanée des paupières. Dans quelques cas rares, on a accusé le *traumatisme* d'avoir produit occasionnellement la tuberculose oculaire ; c'est ce qu'a vu Treitel chez un malade qui avait été blessé à l'œil par une paille. Il faut admettre que, dans ces cas, les objets qui ont produit les blessures étaient contaminés par des crachats de phtisiques ou bien que la plaie a été la porte d'entrée de germes infectieux, transmis par un agent qu'on ne connaît pas.

Aux *paupières*, l'affection tuberculeuse de la peau se présente sous forme de lupus, dont le point de départ est situé dans les parties voisines de la joue. Lorsqu'il a atteint le rebord palpébral, le processus se propage en général très rapidement à la conjonctive; celle-ci se ratatine, et on voit apparaître l'ankyloblépharon, l'ectropion et la madarose.

On observe parfois, même sans qu'il existe de lésions tuberculeuses de la peau ni de la conjonctive, de petites tumeurs occupant les glandes de Meibomius; on les regardait jadis comme résultant de la rétention de la sécrétion de ces glandes. Au point de vue clinique, ces tumeurs se présentent sous l'aspect d'épaississements globuleux du tarse; leur grosseur, assez variable, peut atteindre celle d'un pois.

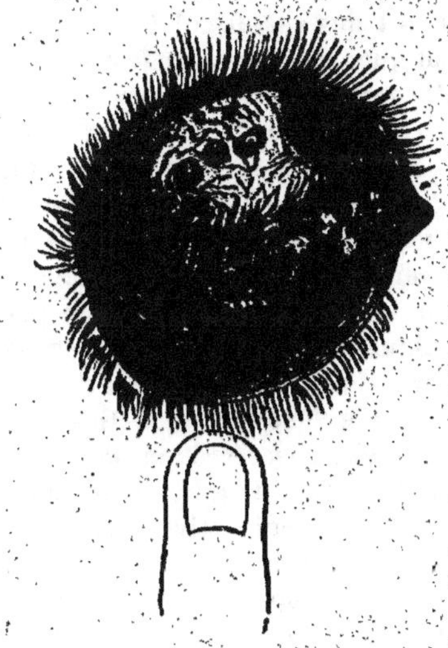

Fig. 34. — Tuberculose de la conjonctive, d'après van Millingen.

On les rencontre plus fréquemment dans la paupière supérieure que dans l'inférieure. Des auteurs ont admis récemment qu'on devait regarder comme des granulomes un certain nombre de tumeurs que l'on désigne sous le nom de chalazion. Baumgarten a été le premier à les considérer comme des manifestations du lupus. Tangl a démontré qu'en effet le chalazion contient des bacilles de la tuberculose. Sous le rapport de sa composition anatomique, le chalazion offre des analogies frappantes avec le tubercule. Il se compose de grandes cellules épithéliales, qu'on trouve surtout dans le tarse et qui se continuent parfois jusque dans la conjonctive. Entre ces cellules, on voit des débris de glandes de Meibomius qui ont l'apparence d'une masse homogène ou de granulations sébacées. Dans le tissu conjonctival, Tangl a rencontré des tubercules caractéristiques rentrant dans le type du tubercule à cellules géantes épithélioïdes décrit par Langhans et Schüppel. Habituellement, le chalazion tuberculeux doit son origine à une infection hématogène. Il faut ajouter que Deutschmann et d'autres auteurs récents admettent que le chalazion est rarement de nature tuberculeuse.

Dans la tuberculose primitive de la *conjonctive*, on observe un grand nombre de nodules granuleux, d'un rouge grisâtre, dont le volume varie entre celui d'un grain de mil et celui d'un grain de chénevis. La conjonctive et la paupière sont gonflées. En se décomposant, ces nodules donnent naissance à des ulcères à surface lardacée qui laissent souvent voir de petits tubercules grisâtres en voie de développement. Dans la plupart des cas, le cul-de-sac renferme une série de granulations lymphatiques d'un gris rougeâtre. Dans la conjonctive bulbaire et tarsale, il se développe des excroissances papillaires, qui peuvent même affecter la forme de crêtes de coq (Amiet); d'autres fois, le tissu a un aspect granuleux. La présence d'ulcères rend cette affection très facile à distinguer de la conjonctivite granuleuse. Si le cas est grave, le pli semi-lunaire est lui-même atteint d'un gonflement considérable et de granulations (Amiet). La maladie peut également gagner la cornée, sur laquelle se développe un pannus retentir sur les glandes lymphatiques et détermine l'engorgement des glandes préauriculaires. Loewenthal a publié l'observation d'un malade qui présentait une affection aiguë de la conjonctive ressemblant, au point de vue clinique, à un trachome à sécrétion blennorrhagique (Dissertation inaugurale de Halle, 1887, Loidholdt, observ. III). Dans un cas rapporté par Loidholdt, une conjonctivite tuberculeuse aiguë amena un ulcère de la cornée de la grandeur d'une lentille; dans toute son étendue, la cornée offrait une opacité interstitielle. On réussit à obtenir la guérison de la conjonctive, mais il se produisit une perforation de la cornée et, conséquemment, un prolapsus très étendu de l'iris. A. Græfe (de Halle), qui dirigea la publication de Loidholdt, fut même obligé de faire l'éviscération de l'œil malade pour préserver l'autre de l'ophtalmie sympathique. Il est probable que dans ce cas, et dans d'autres analogues qui ont été observés, les symptômes graves dont nous parlons n'ont pas été produits par le bacille de la tuberculose; il s'est agi, apparemment, d'une infection mixte, l'affection tuberculeuse des tissus ayant ouvert une porte d'entrée à des streptocoques, qui ont amené une infection secondaire.

Dans la *cornée*, la tuberculose ne semble pas se développer comme affection primitive; elle a presque toujours été due à la propagation d'une tuberculose conjonctivale. Les symptômes cliniques de cette affection consistent en développement de vaisseaux (pannus), en injection péri-cornéenne, en opacité diffuse de la cornée, plus foncée par places peu étendues, ou en nodules (Roy d'Alvarez). Cet auteur a publié un cas de destruction complète de la cornée par une ulcération tuberculeuse ; l'examen anatomique prouva l'existence de cellules géantes et du bacille de Koch.

Panas et Vassaux ont fait connaître des expériences fort intéressantes d'inoculation tuberculeuse de la cornée. Cliniquement, un malade de Panas a montré une injection de la région ciliaire et une infiltration de la cornée qui sembla atteinte de tuberculose miliaire. Autour des petits foyers opaques de la cornée, il se développa d'autres foyers analogues. Les produits tuberculeux de ce malade furent portés sur la cornée d'animaux : ils déterminèrent les mêmes symptômes que chez l'homme. A. Trousseau a fait des expériences analogues avec des matières prises sur un lupus ; inoculées dans la cornée d'animaux, elles y produisirent une tuberculose cornéenne. Ces expériences ont montré que l'inoculation à la cornée de la matière infectieuse n'était pas suivie de tuberculose généralisée. D'autres auteurs (Valude, Baumgarten, etc.) ont fait aussi des expériences sur la tuberculose oculaire, et nous avons le regret de ne pouvoir citer, sans sortir du cadre de notre ouvrage, les résultats auxquels ils sont arrivés et qui sont d'un grand intérêt pour la pathologie générale.

Les affections de la cornée consécutives au lupus des paupières se présentent sous deux formes distinctes : 1° opacités cornéennes résultant de la déformation des paupières et de la fermeture incomplète de la fente palpébrale ; 2° tuberculose cornéenne par véritable inoculation lupo-tuberculeuse. Il est très intéressant de remarquer que, dans l'œil, on a observé des affections mixtes, à la fois tuberculeuses et syphilitiques, analogues à celles qu'on a rencontrées dans les poumons, le larynx (Gouguenheim et Tissier), etc. Brailey a présenté à la Société d'ophtalmologie d'Angleterre, un malade atteint de kératite interstitielle syphilitique qui offrait en même temps de petits foyers tuberculeux dans la cornée.

On peut aussi rencontrer des tubercules dans le tissu *épisclérotical;* Loidholdt (observ. VIII) en a publié un cas des plus curieux. Le malade présentait des abcès dans le tissu épisclérotical, et il s'améliora très sensiblement à la suite d'incisions et de grattages ; mais bientôt une rechute survint, et l'on nota, en même temps que l'affection de la sclérotique, des opacités du corps vitré. Les symptômes devinrent tellement graves qu'on dut pratiquer l'énucléation de l'œil. L'examen anatomo-pathologique montra qu'il existait une tumeur tuberculeuse, dont le point de départ était dans le rebord cornéo-sclérotical.

On a fort bien étudié les symptômes cliniques des affections tuberculeuses du *tractus uvéal.* Mais, si les recherches faites dans ces dernières années ont prouvé que l'iris est une partie très facilement atteinte de tuberculose, il n'en est pas moins vrai que la nature réelle de ces affections avait échappé aux auteurs anciens. Dans diverses

publications, Griffith a recueilli trente-deux observations de *tuberculose de l'iris;* vingt-neuf fois, le mal était limité à un seul côté. L'individu le plus jeune atteint de cette affection était âgé de quatre mois
(un garçon), le plus âgé avait cinquante et un ans.

Au point de vue clinique, la tuberculose de l'iris peut revêtir des
formes très différentes. Si les tubercules sont très petits, ils peuvent
échapper à l'examen, et on n'observe que les symptômes inflammatoires concomitants. C'est pour ce motif que la *forme miliaire* a été si
longtemps méconnue. La tuberculose miliaire de l'iris peut être accompagnée de tuberculose de la choroïde (Perls, Gradenigo); dans ces cas,
le diagnostic est très facile, et il aide puissamment à reconnaître la
tuberculose miliaire généralisée.

Les tubercules de l'iris, ceux du tractus uvéal surtout, peuvent encore affecter la forme de grandes tumeurs, peu nombreuses ou solitai-
res, qui causent les mêmes symptômes que les tumeurs intra-oculaires.
Quand il s'agissait de tumeurs de l'iris, les auteurs anciens les décri-
vaient sous le nom de *granulomes.* Il importe de noter qu'un examen
bactériologique a permis de reconnaître un tubercule de l'iris dans
une tumeur décrite sous le nom de « sarcome à cellules géantes »
(Loidholdt, observ. II).

Tandis que certains tubercules de l'iris ont une tendance à s'accroître
rapidement, à perforer les membranes de l'œil et à déterminer la phtisie du globe oculaire, d'autres n'apportent pas d'entraves aux fonctions
de l'organe de la vision ou bien n'entraînent la perte de la vue que
par suite d'une choroïdite chronique qui survient après un long laps
de temps. Il semble même qu'il y ait des cas de tuberculose de l'iris
dans lesquels l'affection locale ne progresse pas; il se développe, au
contraire, un processus d'involution analogue à celui qu'on observe
parfois dans les poumons.

Quand les tubercules de l'iris sont multiples, ils s'accompagnent
fréquemment de lésions du corps ciliaire. Les symptômes cliniques qui
résultent de cette *irido-cyclite tuberculeuse* sont le gonflement de la
conjonctive pouvant aller, quoique rarement, jusqu'au chémosis, l'injection péricornéenne et l'opacité de l'humeur aqueuse, qui peut parfois occasionner des dépôts sur la paroi postérieure de la membrane
de Descemet. La coloration de l'iris est changée, son épaisseur est
accrue et des vaisseaux deviennent apparents à sa surface. Les tubercules de l'iris affectent la forme de petits nodules; ceux qui sont
récents ont une coloration rougeâtre ou rouge grisâtre, les anciens
sont jaunâtres. En général, il existe des synéchies postérieures, et on
a parfois rencontré l'hypopyon, qui peut disparaître par résorption et
réapparaître après un certain temps. Wagenmann a constaté, dans un
cas de tuberculose de l'iris accompagnée d'hypopyon, la présence
du staphylococcus pyogenes albus dans le pus; il s'agissait donc d'une

infection mixte. Parfois, on a noté des hémorragies dans la chambre antérieure de l'œil.

La grosseur des tubercules de l'iris est très variable ; quelques-uns sont à peine visibles, tandis que d'autres, plus volumineux, forment des saillies dans les chambres antérieure et postérieure de l'œil ; en s'accroissant en arrière, ils peuvent même arriver à refouler le cristallin. En général, les tubercules de l'iris occupent la partie périphérique, surtout en bas, mais on les trouve aussi parfois sur le pourtour de la pupille.

Lorsque le processus se propage à la sclérotique, celle-ci offre une coloration violette. Si l'on observe des flocons du corps vitré, on peut conclure à une affection grave du corps ciliaire. Dans des cas très graves, la pupille est obturée par les proliférations tuberculeuses de l'iris et le cristallin est trouble.

Il est rare que la tuberculose de l'iris puisse être prise au début pour de l'iritis, par suite du peu de volume des tubercules qui échappent à l'examen (Haab) ; d'ailleurs, l'acuité visuelle ne tardant pas à diminuer, démontre qu'on se trouve en présence de cas graves. Le corps vitré se trouble, et si, néanmoins, on parvient à éclairer le fond de l'œil, on constate une coloration rouge de la papille optique.

Dans d'autres cas d'iritis tuberculeuse, au contraire, les symptômes inflammatoires sont insignifiants. Quelques synéchies postérieures apparaissent en même temps que des opacités du corps vitré ; mais la tension intra-oculaire diminue. Peu à peu les synéchies postérieures deviennent totales et interceptent la communication entre les chambres antérieure et postérieure. Le processus se termine par une diminution très grande de la tension intra-oculaire, l'atrophie très prononcée de l'iris, l'apparition d'opacités scléreuses de la cornée, l'atrophie et l'amincissement de la sclérotique et des parties antérieures du globe oculaire. L'acuité visuelle est diminuée jusqu'à ne plus permettre de percevoir la lumière. Cette forme d'irido-choroïdite est habituellement bilatérale. Quoique les auteurs anciens n'aient jamais pensé qu'elle pût être de nature tuberculeuse, on a reconnu la présence du bacille de Koch dans de petits morceaux d'iris excisés dans l'iridectomie pratiquée pour rétablir la communication entre les chambres antérieure et postérieure de l'œil.

Le même processus peut également causer l'*épaississement du tractus uvéal.* Loidholdt (observ. I), en examinant un œil atteint d'uvéite générale, qu'on avait dû énucléer en présence de menaces d'ophtalmie sympathique, constata un épaississement très considérable de la choroïde, surtout dans sa partie postérieure où elle atteignait 4 millimètres ; le corps ciliaire et l'iris étaient également épaissis, mais à un degré moindre. Le malade avait présenté des symptômes de staphylome (ectasie) ciliaire presque total, qui était arrivé à déplacer la cornée,

En outre, il existait du décollement de la rétine, et les tissus du tractus uvéal étaient transformés en cellules fusiformes, entremêlées à des leucocytes. Enfin on rencontra de véritables tubercules épithéliaux, caractérisés par des cellules géantes et la présence du bacille de Koch.

Les *tumeurs tuberculeuses de l'iris*, que les auteurs anciens ont décrites sous le nom de granulomes, présentent les symptômes suivants : injection péri-cornéenne, larmoiement, tubercules situés généralement dans le voisinage du *cavum Fontanæ*, ayant l'aspect de tumeurs d'un gris rougeâtre et se développant avec beaucoup de rapidité. Au pourtour de ces tumeurs, de nouveaux tubercules se développent et finissent par envahir toute la chambre antérieure de l'œil. La cornée devient trouble, l'œil est douloureux, la tension intra-oculaire augmente et la conjonctive s'injecte. Une saillie apparaît dans le voisinage du rebord cornéo-sclérotical et arrive à se rompre.

En général, les tumeurs tuberculeuses prennent naissance dans l'iris et se propagent vers le *corps ciliaire*; mais si elles débutent dans celui-ci, on peut observer tous les symptômes cliniques que nous venons d'énumérer. On voit apparaître dans une partie de la région ciliaire une ectasie et une déformation dont l'aspect varie beaucoup selon le siège et la grandeur de la tumeur tuberculeuse. Si le processus reste circonscrit, l'ectasie correspondante de la sclérotique s'accuse de plus en plus, la saillie devient acuminée, jaunâtre, et c'est cette pointe qui finit par se perforer.

Après la perforation, les douleurs se calment et il se développe l'atrophie du globe oculaire. En général, le siège de la perforation est en bas et en dehors, ou bien en bas et en dedans; il est d'autant plus en arrière que la lésion du corps ciliaire est plus étendue. Si la perforation est très grande, une partie du corps vitré et même le cristallin peuvent sortir de l'œil; si l'ouverture est étroite, on n'observe que le prolapsus du corps ciliaire.

Le temps qui s'écoule entre le début de l'affection et la perforation du globe oculaire peut être de deux ou trois mois.

Exceptionnellement, le tubercule du corps ciliaire peut affecter l'aspect clinique de l'irido-choroïdite syphilitique (Neese), dont nous parlerons dans un chapitre ultérieur. D'un autre côté, on a observé que la gomme du corps ciliaire présente les mêmes symptômes cliniques que l'affection tuberculeuse que nous venons de décrire, de sorte que ce n'est que par un examen attentif des autres organes qu'on peut arriver à un diagnostic précis.

En général, le pronostic de la tuberculose de l'iris est d'autant plus grave que le processus a plus envahi le corps ciliaire. Néanmoins, dans des cas où après l'excision d'une tumeur tuberculeuse de l'iris, une récidive s'était produite dans le corps ciliaire, on a vu la maladie se terminer par la guérison. Il n'est pas probable que le foyer tuberculeux de l'iris puisse enrayer la maladie générale ; lors même qu'on ne constate aucun autre symptôme de tuberculose, on se trouve en présence de l'infection généralisée par le bacille de Koch. Dans la tuberculose de l'iris, on peut toujours rencontrer le gonflement des ganglions pré-auriculaires, ce qui prouve que le processus se propage par les lymphatiques. Toutefois, on n'a jamais vu une affection tuberculeuse de l'iris ou du corps ciliaire gagner les méninges en suivant les gaines optiques.

Les *tubercules de la choroïde* sont connus depuis bien plus longtemps que ceux de l'iris et du corps ciliaire. Ils ont été découverts à l'ophtalmoscope par mon maître, Ed. de Jaeger. Manz, le premier, a constaté que la tuberculose choroïdienne peut être un symptôme concomitant de la tuberculose miliaire. Ce fait a attiré l'attention des cliniciens, parce que le diagnostic de la tuberculose miliaire est parfois difficile à établir et que l'examen ophtalmoscopique permet de résoudre la difficulté dans plus d'un cas. Les recherches anatomo-pathologiques de Cohnheim ont, en effet, complètement justifié l'opinion de Manz. D'après ce dernier, l'existence de la tuberculose choroïdienne démontre que le processus tuberculeux n'est plus limité aux poumons et à l'intestin, mais qu'il s'est généralisé. A la suite des découvertes d'Ed. de Jaeger et de Manz, on a pu espérer que le diagnostic de la *méningite tuberculeuse* serait facilité par la constatation de tubercules dans la choroïde; mais ceux-ci ne sont pas aussi fréquents qu'on l'a cru dans la tuberculose des méninges, ou du moins ils ne sont pas aussi fréquemment visibles à l'ophtalmoscope. On n'a pu observer à l'ophtalmoscope, pendant la vie, la présence de tubercules de la choroïde que dans 33 ou 40 p. 100 des cas de méningite tuberculeuse. On s'explique qu'on ne puisse pas toujours constater leur existence : ils ne sont appréciables à l'ophtalmoscope que lorsque, par leur développement, ils ont déjà produit des altérations du pigment choroïdien. En outre, l'examen minutieux du fond de l'œil est bien difficile dans ces cas, surtout chez les enfants, et des tubercules situés dans la périphérie de la choroïde peuvent très aisément passer inaperçus.

Dans la *tuberculose miliaire*, il a parfois été possible de reconnaître la présence de tubercules dans la choroïde dès la période prodromique (Frænkel). En revanche, dans un certain nombre de cas, l'ophtalmoscope n'a révélé aucune altération du fond de l'œil dans tout le cours de la maladie, et cependant l'examen anatomo-pathologique pratiqué plus tard a montré qu'il existait des tubercules de la choroïde. Stricker, par exemple, examina à ce point de vue vingt malades atteints de tuberculose généralisée, parmi lesquels six présentaient de la tuberculose miliaire avec méningite tuberculeuse, et quatorze de la phtisie pulmonaire avec tuberculose généralisée con-

sécutive ; trois fois seulement l'ophtalmoscope lui permit de constater
l'existence de tubercules de la choroïde, tandis que l'examen anatomo-
pathologique démontra leur présence chez douze malades. Parfois
leur développement est si rapide qu'on a pu en rencontrer, douze ou
vingt-quatre heures après un premier examen ophtalmoscopique, qui
n'avait rien révélé d'anormal (Stricker).

Au point de vue clinique, les tubercules de la choroïde se présentent sous forme de taches situées plus profondément que les vaisseaux
rétiniens. Leur coloration est jaunâtre ; le centre même en est blan-

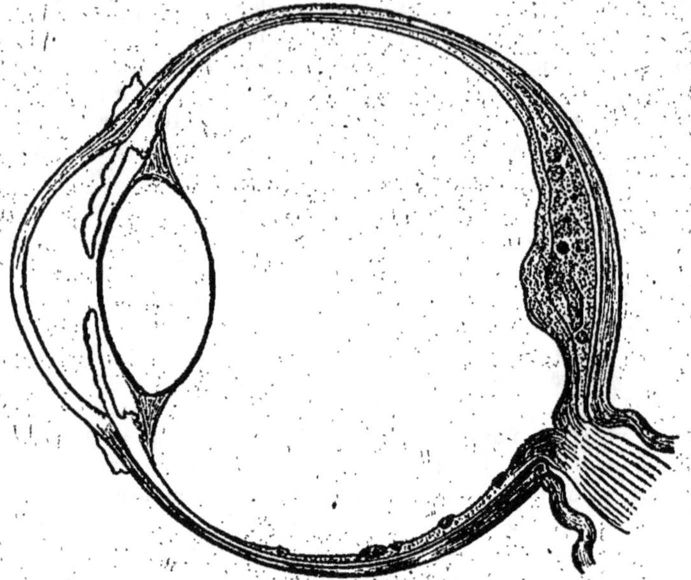

Fig. 35. — Choroïdite tuberculeuse et tuberculose de la rétine (d'après Schœbl).

châtre, et la périphérie se confond peu à peu avec le ton du fond de
l'œil. Ce dernier point permet, en général, de distinguer très facilement les tubercules de la choroïde, des plaques de la choroïdite disséminée qui sont entourées d'un cercle pigmentaire. Il ne faut pas,
toutefois, trop généraliser cette différence, comme l'ont fait tous les oeu-
listes jusque dans ces derniers temps. Wagenmann, en effet, a publié
un cas qui avait été diagnostiqué comme choroïdite exsudative ; l'œil
malade s'atrophia, et un an plus tard on procéda à son énucléation.
L'examen anatomo-pathologique montra qu'il s'agissait d'une inflammation tuberculeuse de quelques points de la choroïde, qui n'avait,
d'ailleurs, pas produit de saillies. Le [processus avait déterminé des

symptômes d'involution : les couches internes de la choroïde étaient
transformées en tissu conjonctif fibreux, et ce n'étaient que les cou-

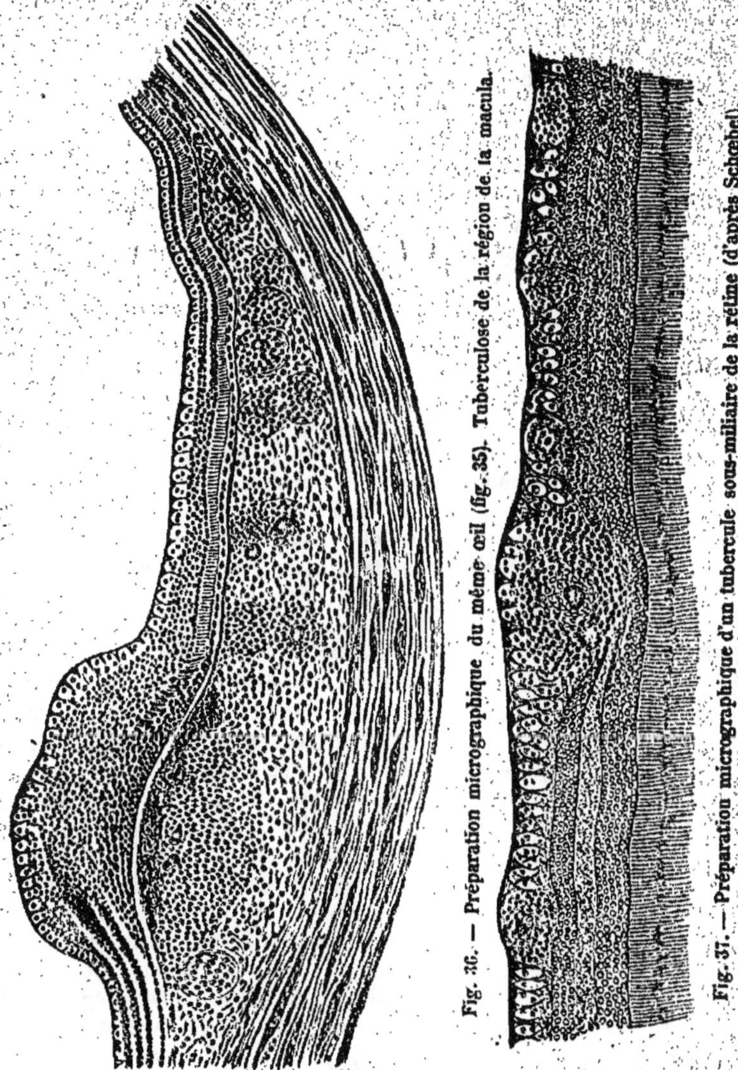

Fig. 36. — Préparation micrographique du même œil (fig. 35). Tuberculose de la région de la macula.

Fig. 37. — Préparation micrographique d'un tubercule sous-miliaire de la rétine (d'après Schœbel).

ches externes qui renfermaient un grand nombre de tubercules.
Le volume des tubercules de la choroïde est très variable ; ils peuvent, dans des cas exceptionnels, atteindre le diamètre de la papille

optique. En répétant les examens ophtalmoscopiques, on peut se rendre compte de l'accroissement des tubercules choroïdiens. Ceux qui atteignent un certain volume sont les seuls à présenter une saillie centrale. Lorsqu'on examine de nouveau un œil affecté de tubercules de la choroïde, on peut constater que de petites tumeurs se sont développées autour des plus grandes. En général, les tubercules choroïdiens siègent dans la partie postérieure de l'œil.

Les tubercules *miliaires* de la choroïde n'entraînent habituellement que des troubles oculaires de peu d'importance. Si leur volume est plus considérable, ils peuvent produire des scotomes analogues à ceux qu'on observe dans la choroïdite exsudative.

La tuberculose miliaire de la choroïde peut s'accompagner de névrite optique. Ce fait, d'ailleurs exceptionnel, a été constaté par Loidholdt (obs. XVIII) chez un enfant atteint de typhus des membres (affection tuberculeuse multiple des épiphyses).

Dans d'autres cas, la tuberculose de la choroïde se présente sous l'aspect clinique d'une *tumeur intra-oculaire*, qui détermine des symptômes d'irido-cyclite et de décollement de la rétine. Chez un malade, dont Wagenmann a publié l'observation, la tumeur s'était étendue aux gaines optiques puis aux tissus de l'orbite. Le processus tuberculeux peut aussi se propager à la *rétine* et même au corps vitré; on en a surtout rencontré des exemples chez des enfants.

L'*examen anatomo-pathologique* montre que les tubercules du tractus uvéal se développent ou bien dans la membrane externe (adventice) des vaisseaux, ou bien dans l'iris, sous l'épithélium. En dehors des foyers tuberculeux circonscrits, formant des nodules, on a parfois rencontré des lésions diffuses consistant en épaississement du tractus uvéal (Dinkler), sans modifications morphologiques : les parties épaissies contenaient des bacilles de la tuberculose. D'après Dinkler, les altérations diffuses ne seraient que des lésions secondaires. Il arrive que les tubercules de la choroïde n'atteignent que certains territoires vasculaires, par exemple, dans le cas de Dinkler, la partie nourrie par les petites artères ciliaires postérieures. Dans des cas graves, on a aussi rencontré des tubercules dans l'*espace péri-choroïdal*; s'ils arrivent à un certain volume, ils peuvent produire le décollement de la choroïde, fait qu'on a, d'ailleurs, observé à la suite de tubercules de la sclérotique.

Dans la *sclérotique* le développement de tubercules est également très rare. Le tubercule circonscrit de cette membrane peut être très facilement méconnu à l'examen clinique. Ainsi, dans un cas observé par Fuchs et publié par son élève F. Müller, un tubercule de la sclérotique fut pris pour un kyste, dans lequel le maître supposa qu'il y avait un cysticerque. Les matières contenues dans ce prétendu kyste n'étaient qu'un conglomérat de tubercules miliaires.

C'est surtout dans la méningite tuberculeuse qu'on a rencontré des granulations spécifiques du *nerf optique*; on les a trouvées principalement chez des enfants. Les tumeurs tuberculeuses de ce nerf peuvent atteindre un volume assez considérable pour produire l'exophtalmie. En général, l'affection est unilatérale. On voit, dans ces cas, des saillies formées par la papille optique et par les parties voisines qui constituent une masse blanchâtre. Les vaisseaux centraux sont sinueux et considérablement dilatés; la tumeur les recouvre par places. Dans un cas de ce genre, l'examen anatomo-pathologique montra le nerf optique et ses gaines transformés en une masse tuberculeuse depuis la rétine jusqu'au chiasma.

Les tubercules de la *rétine* peuvent avoir leur point de départ dans le nerf optique ou dans la choroïde. Ainsi, dans des cas de méningite tuberculeuse, Bunge et Gowers ont rencontré des tubercules agglomérés autour du nerf optique, sans que celui-ci présentât de symptômes de névrite. L'autopsie montra qu'il existait des tubercules et dans la rétine et dans la choroïde; Schœbel observa un cas analogue. On n'a pas encore signalé de tubercules primitifs de la rétine.

Dans le *sac lacrymal*, la tuberculose a été observée trois fois. L'affection se présente sous l'aspect de dacryocystoblennorrhée (Loidholdt, observ. XV; Cohn, Bock). Dans le cas de Loidholdt, le sac était considérablement dilaté; il n'existait aucune affection tuberculeuse du nez ou de la peau. Ce ne fut qu'après l'extirpation du sac lacrymal qu'on reconnut la présence de bacilles de Koch.

Il semble que la tuberculose du tissu *rétro-bulbaire* soit assez rare. Loidholdt (obs. IX) en décrit un cas. Une affection tuberculeuse s'était développée dans la paupière, et avait été prise au début, après un examen anatomo-pathologique, pour un sarcome à cellules fusiformes. Quatorze jours après l'extirpation de la tumeur, elle avait déjà récidivé et elle ne tarda pas à s'étendre vers l'orbite. Le globe oculaire fut déplacé en avant, et il survint un gonflement œdémateux des paupières, du chémosis, et des douleurs atroces dans le pourtour de l'œil; la vue était complètement perdue, quoique le fond de l'œil fût normal. Par la palpation, il fut possible de reconnaître, dans l'orbite, l'existence d'une tumeur ronde, circonscrite. L'œil fut énuclé et le tissu rétro-bulbaire enlevé par éviscération de l'orbite, mais la malade (une fille de seize ans) succomba peu de temps après l'opération. L'examen anatomo-pathologique démontra qu'on se trouvait en présence de tuberculose de l'orbite. Le processus avait gagné les gaines optiques et pénétré à travers la sclérotique, divisée en lamelles, dans la choroïde où un tubercule était apparu; la rétine elle-même était affectée.

Il est évident que les *tumeurs tuberculeuses du système nerveux central* peuvent provoquer les mêmes troubles fonctionnels de la vue que les autres tumeurs. C'est surtout dans la région des tubercules quadrijumeaux et des corps genouillés qu'on a rencontré, à diverses reprises, des tumeurs tuberculeuses amenant à la suite la cécité par névrite optique.

On doit à Weiss la publication d'un cas très intéressant de granulations tuberculeuses occupant la racine de l'oculo-moteur commun gauche à la sortie du pédoncule cérébral. Cliniquement, la maladie détermina des symptômes de paralysie totale périodique de l'oculo-moteur commun. D'après l'auteur, la paralysie se manifestait chaque fois qu'il survenait une nouvelle poussée; par contre, l'arrêt du processus amenait une amélioration qui se traduisait par le rétablissement complet, mais passager, de la fonction du nerf.

Dans des cas de *phtisie pulmonaire*, on a encore observé la *mydriase* unilatérale ou bilatérale (Cosmini, Rampoldi); elle s'est montrée accompagnée ou non de la paralysie de l'accommodation. La mydriase était périodique ou permanente. Cosmini admet qu'elle est due à la compression du grand sympathique cervical par des glandes lymphatiques gonflées. Cette théorie n'explique pas cependant la paralysie simultanée du muscle de l'accommodation. Peut-être la paralysie des deux muscles intrinsèques de l'œil est-elle due à l'action de produits toxiques (infection mixte) des microbes qui s'engreffent sur les tissus malades (staphylocoques).

Le *pronostic de la tuberculose oculaire* est en partie subordonné à celui de la diathèse. Dans les cas, incontestablement très rares, de tuberculose primitive de l'œil, la destruction de la partie atteinte peut éviter le développement d'une infection générale. Lorsqu'il s'agit de tubercules de la conjonctive ou des paupières, on détruit la partie malade au moyen du galvano-cautère, de l'excision, ou mieux du curettage; le traitement ultérieur consiste en instillations d'iodoforme. Dans la tuberculose de l'iris, on conseille de pratiquer l'iridectomie pour enlever la tumeur. Griffith, qui a réuni toutes les observations publiées de tuberculose de l'iris, a démontré que les malades auxquels on avait excisé leurs tumeurs tuberculeuses ont encore vécu longtemps (cinq ans et plus), sans qu'il se soit produit ni rechute, ni infection générale. Dans trois cas, au contraire, l'opération n'avait pas été pratiquée, et les malades succombèrent avec des symptômes de tuberculose généralisée. Il serait à souhaiter, néanmoins que l'on continuât à rechercher les dangers que présentent pour l'état général les tubercules de l'iris. On ne peut guère admettre qu'ils soient le point de départ d'une infection de toute l'économie.

Lorsqu'une récidive survient après l'excision d'une tumeur tuberculeuse de l'iris, il n'y a pas absolument à désespérer de sauver l'œil malade. Les expériences faites sur des animaux par Panas, Vassaux et Trousseau ont, en effet, établi que la tuberculose oculaire peut guérir spontanément, sans entraîner la tuberculose généralisée; les observations cliniques prouvent que, chez l'homme, il en est de même. Dans les cas observés à Halle, à la clinique de A. Græfe, par C.-G.-L. Schneller et par Loidholdt (obs. IV), la récidive se produisit après l'excision d'un tubercule de l'iris; par un traitement général (frictions mercurielles, iodure de potassium), on réussit à amener l'involution de l'affection tuberculeuse qui avait récidivé et à sauver l'œil. Ces faits prouvent qu'il ne faut pas trop se hâter d'énucléer l'œil dans les cas de tumeurs intra-oculaires de nature tuberculeuse. On trouvera, à ce sujet, des aperçus intéressants dans la discussion qui s'est élevée au sein de la Société d'ophtalmologie de Paris, le 1ᵉʳ avril 1890, entre de Wecker, Abadie et Parinaud.

On a aussi essayé les injections hypodermiques de la lymphe de Koch pour traiter les affections tuberculeuses de l'œil; le résultat a été nul, comme dans la tuberculose d'autres organes. L'injection produit des phénomènes oculaires qui ne sont que des manifestations locales de la réaction occasionnée par les produits toxiques du bacille de Koch. On observe assez fréquemment de l'hyperémie intense de la conjonctive, de la photophobie, une sensation de picotement et de brûlure dans l'œil, symptômes qui disparaissent après la cessation de la fièvre.

26. SCROFULE.

A la suite des affections tuberculeuses de l'œil, nous plaçons celles qui sont dues à la scrofule, les observations cliniques ayant mis depuis longtemps en évidence les rapports intimes qui existent entre les deux soi-disant diathèses. Toutefois, ces rapports n'ont pas encore reçu une explication suffisante. Grancher admet que toute affection scrofuleuse est de nature tuberculeuses; d'autres auteurs, au contraire, Bouchard et Villemin, par exemple, pensent que la dyscrasie scrofuleuse ne fait que préparer un terrain favorable au développement de la tuberculose. Ce qui est incontestable, c'est qu'un certain nombre d'affections regardées comme jadis de nature scrofuleuse ont été reconnues récemment pour être tuberculeuse; il nous suffira de rappeler qu'on a parfois rencontré le bacille de Koch dans le chalazion, bien que sa présence ne soit pas constante.

La scrofule se manifeste aux paupières par des inflammations analogues à celles que présente la peau de la face : impétigo et eczéma. Quelquefois les lésions du rebord palpébral ne sont que des manifestations locales d'affections qui occupent le reste du visage. Dans la *blépharite ciliaire scrofuleuse*, le mal atteint les follicules pileux eux-mêmes (racines des cils); ces organes suppurent et les cils tombent. Lorsque la guérison survient, on observe souvent que les cils sont groupés, par places, en houppes : par l'effet de la rétraction cicatricielle, plusieurs cils semblent sortir par un seul orifice.

La *conjonctivite scrofuleuse* n'est que la propagation à la muqueuse oculaire de l'eczéma et de l'impétigo des téguments (Voir p. 181). Tant que dure l'affection cutanée, la conjonctivite n'est pas susceptible de guérison. La conjonctivite scrofuleuse produit un gonflement de la muqueuse comparable à celui que détermine un catarrhe chronique; on observe une sécrétion jaunâtre, purulente, quelquefois très abondante, mais jamais comparable, à ce point de vue, à la sécrétion produite par la conjonctivite blennorrhagique. Il existe encore de l'injection péricornéenne et de la photophobie. Dans la conjonctivite bulbaire, il n'est pas rare de rencontrer des phlyctènes.

La scrofule peut déterminer, dans la *cornée*, les diverses lésions suivantes : kératite ulcéreuse circonscrite, infiltration marginale, phlyctènes multiples, pannus scrofuleux, kératite fasciculaire et kératite interstitielle (parenchymateuse). Cette dernière affection n'entraîne pas de développement des vaisseaux.

La *kératite ulcéreuse* donne lieu à de petits foyers inflammatoires, situés en partie au niveau du rebord cornéo-sclérotical, en partie dans la cornée même; ils pénètrent seulement un peu au-dessous de la membrane de Bowman. Ces foyers de kératite ulcéreuse sont généralement causés par l'invasion de microbes pyogènes dans des *phlyctènes*. Après l'ouverture des petits foyers purulents, il reste des ulcérations peu profondes, qui ne tardent pas à se recouvrir d'épithélium régénéré et laissent des opacités punctiformes. Dans des cas rares, par suite de l'infection, l'ulcère s'accroît, devient plus profond et peut amener la perforation de la cornée et le prolapsus de l'iris; il guérit enfin, en laissant après lui un leucome adhérent. Étant encore étudiant, j'ai vu moi-même, à une époque où on ne connaissait pas encore le traitement antiseptique des affections de la cornée, plusieurs cas qui se terminèrent par le prolapsus de l'iris, et une fois même par la panophtalmie suppurée. Dans la kératite ulcéreuse, c'est aussi l'infection qui est la cause de l'iritis, avec ou sans hypopyon, qui vient compliquer parfois la maladie.

Toutes les affections scrofuleuses de la cornée s'accompagnent de photophobie et d'injection péricornéenne. Lorsqu'il se développe des phlyctènes multiples ou de longue durée, on voit apparaître, au niveau du rebord cornéo-sclérotical, des vaisseaux qui pénètrent sous forme de faisceaux dans la cornée (*kératite fasciculaire;* bande vasculaire d'Arlt). Si la néo-formation de vaisseaux dans la cornée se prolonge pendant un certain temps, on voit se produire une prolifération irrégulière d'épithélium cornéen; du tissu conjonctif de nouvelle formation s'interpose, autour des vaisseaux, entre l'épithélium et le parenchyme de la cornée, dont la surface antérieure devient onduleuse par endroits.

Quand il existe simultanément plusieurs des affections des paupières, de la conjonctive ou de la cornée que nous venons de décrire, on a l'« *ophtalmie scrofuleuse* » des anciens auteurs. On rencontre en même temps du gonflement des glandes lymphatiques, de l'épaississement de la lèvre supérieure, des croûtes situées au-dessous des narines et divers symptômes généraux de scrofule.

Nous avons parlé plus haut (voir page 200) des conséquences de la *carie scrofuleuse de l'orbite*, du développement des fistules cutanées, des déformations des paupières par rétraction cicatricielle, de l'ectropion et de la lagophtalmie avec leurs symptômes consécutifs (opacités de la cornée); nous n'y reviendrons pas.

Le *traitement* doit d'abord s'adresser à la maladie générale, et consister en huile de foie de morue, en iodures, en arsénicaux et en aliments fortifiants; il faut en outre soigner attentivement les affections concomitantes de la peau du nez et du visage.

On traite la blépharadénite scrofuleuse, avant que les ulcérations ne commencent à se cicatriser, par la pommade au précipité jaune au 60ᵉ. S'il existe des croûtes, on les enlève d'abord, et on cautérise les paupières avec la pierre infernale. La suppuration des follicules pileux des cils réclame un traitement antiseptique (vaseline boriquée, pommade à la résorcine à 3 p. 100). Quand les pustules commencent à guérir et qu'il apparaît des granulations, il faut cautériser celles-ci avec le nitrate d'argent.

Lorsqu'on se trouve en présence d'affections de la cornée, il faut avoir soin surtout que les phlyctènes ne soient pas infectées par des micro-organismes; pour atteindre ce résultat, on a recours aux instillations de solutions boriquées. On combat avec succès l'injection péricornéenne et la photophobie par les collyres à l'atropine ou à la cocaïne. Ce n'est que lorsque l'injection vasculaire disparaît qu'on peut commencer à faire usage de topiques irritants (calomel) pour favoriser la résorption des infiltrations. Enfin, quand il existe de la conjonctivite scrofuleuse, on peut employer des collyres astringents, qu'on porte dans le sac conjonctival, tout en soignant les affections concomitantes de la face.

27. LÈPRE.

A la suite de la lèpre, l'organe de la vue peut être atteint soit de déformation des paupières avec affections consécutives de la cornée, soit de lésions lépreuses siégeant dans l'œil lui-même.

Dès le début de la maladie, on observe des *affections* des *paupières* et des *sourcils*. Ceux-ci tombent et sont parfois suivis dans leur chute par les cils; les tumeurs lépreuses peuvent causer la madarose. L'ulcération de ces tumeurs amène à sa suite des déformations cicatricielles des paupières et l'ectropion. Si le processus envahit les couches profondes, l'orbiculaire des paupières peut être lui-même atteint, d'où résulte le lagophtalmos (impossibilité de fermer les paupières). Comme conséquence du lagophtalmos, on voit se produire une opacité homogène de la cornée, accompagnée d'injection vasculaire et de xérose de la conjonctive. Il est rare qu'on trouve en même temps une affection de l'iris, mais le tractus uvéal peut être atteint dans toute son étendue, et les lésions de ce tractus occasionnent la cataracte et même l'atrophie du globe oculaire; ces complications surviennent dans la lèpre à forme ulcéreuse.

Dans sa forme tuberculeuse la lèpre produit des *tumeurs* qui siègent *dans la partie de la conjonctive que ne recouvrent pas les paupières*, principalement tout près du rebord cornéo-sclérotical, d'abord du côté temporal, puis du côté nasal. De très bonne heure l'iris est atteint, et l'on rencontre soit des synéchies postérieures, soit de petites tumeurs qui sont indépendantes de celles de la conjonctive.

Les tumeurs lépreuses de la conjonctive consistent en épaississement d'un jaune lardacé ou d'un blanc jaunâtre avec un ton plus ou moins rose surajouté. Ces tumeurs sont généralement planes; elles ont de la tendance à envahir les couches profondes. Il est très difficile, étant donné leur peu de saillie, de les fixer avec une pince lorsqu'on veut les exciser. Elles sont parcourues par des vaisseaux qui forment un réseau extrêmement fin, et, sur leur pourtour, on voit la conjonctive traversée par des faisceaux de gros vaisseaux qui s'enfoncent dans la tumeur.

Dans la *cornée*, la lèpre peut déterminer des lésions de deux sortes: 1° un pannus lépreux, c'est-à-dire une opacité qui se développe de la périphérie vers le centre et qui renferme des vaisseaux de nouvelle formation; 2° des tubercules qui ont également leur point de départ dans le rebord cornéo-sclérotical. Ces derniers forment de petites saillies blanchâtres ou d'un rouge-jaunâtre, qui sont taillées à pic du côté où la cornée est saine, tandis que du côté tournée vers le rebord cornéo-sclérotical elles se confondent par une inclinaison insensible avec la membrane malade.

On voit aussi se développer parfois, du rebord cornéo-sclérotical vers le centre, une opacité qui occupe toute l'épaisseur de la cornée et qui contient un grand nombre de vaisseaux de nouvelle formation; l'épaississement pathologique présente l'aspect d'un staphylome de la cornée ou de la partie antérieure de l'œil, ainsi que l'ont observé Meyer et de Vicentiis. J'ai eu l'occasion de faire l'examen anatomopathologique du cas publié par Meyer, et j'ai constaté que la cornée, considérablement épaissie et opaque, n'offrait qu'une grande tumeur lépreuse.

Les tumeurs multiples de la cornée ont une certaine tendance à l'ulcération; elles peuvent, par suite, après un temps plus ou moins long, entraîner la perforation de la cornée et l'atrophie consécutive du globe oculaire. Si la prolifération lépreuse a gagné le bord de la chambre antérieure (cavité de Fontana), elle se propage en arrière en suivant le ligament pectiné de l'iris et peut atteindre l'iris lui-même, le corps ciliaire et la choroïde ; ce n'est que dans des cas exceptionnels que de petits nodules lépreux prennent naissance dans l'iris sans avoir été précédés de tumeurs de la cornée et de la conjonctive. Ces nodules peuvent même apparaître avant aucun symptôme d'affection de la cornée, et ils simulent alors la tuberculose de l'iris (Hirschberg).

Il est extrêmement rare que l'affection lépreuse frappe surtout la *région ciliaire* et produise un épaississement du corps ciliaire, une ectasie et un amincissement de la sclérotique en déterminant tous les symptômes du staphylome sclérotical antérieur (Vossius). Dans le cas observé par cet auteur, les altérations concomitantes de la cornée pouvaient faire croire à une infiltration scléreuse. Bloch s'est assurément trompé quand, après avoir examiné 41 cas de lèpre de l'œil, il a prétendu que l'affection débutait généralement par le corps ciliaire.

Les altérations causées dans le tractus uvéal par le processus lépreux rappellent celles qui sont dues à une autre cause : elles consistent en opacités, en ratatinement du corps vitré, en décollement de la rétine, en opacités du cristallin, en atrophie du globe oculaire. La névrite optique que j'ai constatée à l'examen anatomo-pathologique dans un cas observé par Meyer ne se rencontre probablement qu'au début de l'affection du tractus uvéal ; elle est un symptôme concomitant de l'irido-choroïdite.

On évalue à 66 ou 75 pour 100 le nombre des lépreux atteints d'affections oculaires. D'après Kaurin, 90 fois sur 100, l'affection est bilatérale, et, d'après Jatzow, près du tiers des lépreux (30 pour 10) deviennent complètement aveugles.

Dans la plupart des cas, la peau est atteinte par la lèpre de cinq à dix ans avant les yeux ; les paupières seules sont, avons-nous dit, affectées de très bonne heure. Le cas de Meyer où l'affection oculaire a précédé l'apparition de tous les autres symptômes, est tout à fait exceptionnel.

A l'examen histologique, les tumeurs lépreuses de l'œil se montrent constituées par des amas de leucocytes (Panas) ou par des granulations de forme particulière (Poncet). Dans le cas que j'ai examiné au point de vue anatomo-pathologique, la tumeur lépreuse avait tous les caractères d'un fibro-sarcome, et, sous ce rapport, elle ressemblait à certains tubercules du tractus uvéal qui ont été pris, au premier abord, pour des sarcomes. Beaucoup de cas douteux, décrits par divers auteurs comme des exemples de sarcomes de l'iris ou d'autres parties du tractus uvéal, ont été examinés, depuis ma publication, au point de vue bactériologique, et l'on a reconnu qu'il s'agissait d'affections tuberculeuses (voir p. 335).

Dans la lèpre, les altérations des tissus sont produites par un bacille semblable à celui de la tuberculose ; il a été décrit par Arnauer Hansen, puis par Neisser. Ce bacille détruit les cils, la peau des paupières, et il attaque aussi, à une période très avancée, les fibres striées de l'orbiculaire des paupières ; le tarse est, pendant long-temps, à l'abri de ses atteintes. Dans les parties affectées par la lèpre, on a trouvé des bacilles en nombre extrêmement considérable ; ils marchent de la périphérie vers le centre de la cornée en suivant les fentes lymphatiques. Les membranes anhistes antérieure (ou de Bow-man) et postérieure (ou de Descemet) n'en ont jamais présenté. Une seule fois, dans le cas de Meyer, Cornil a rencontré les bacilles de la lèpre en dedans des cellules de l'épithélium antérieur de la cornée et aussi dans les interstices intercellulaires dudit épithélium. Après avoir pénétré jusqu'au rebord ciliaire, les bacilles envahissent la partie postérieure de l'œil. Poncet en a vu dans l'iris et dans les procès ciliaires. Dans la choroïde, plus on se rapproche du nerf optique et plus les bacilles deviennent rares. Poncet en trouva encore dans la chambre postérieure de l'œil, dans l'espace limité par les fibres zonulaires qui s'insèrent à la cristalloïde antérieure et à la cristalloïde posrieure (canal d'Hannover) ; mais jamais on n'en rencontra dans le cristallin. D'après les recherches de Bull et de Hansen, la rétine semble susceptible d'être envahie par le bacille. Les altérations rétiniennes que ces auteurs découvrirent à l'examen anatomo-pathologique, étaient des foyers gris blanchâtres ; l'ophthalmoscope, cependant, n'a jamais permis de constater des lésions de la rétine. Le cas de Meyer est également à noter, car il existait des altérations dans l'espace supra-choroïdien.

Dans les cas où l'organe de la vue n'est pas directement atteint par la lèpre, il peut survenir des *troubles graves du côté du système nerveux*, par exemple des accès épileptiformes, des paralysies, de l'aliénation mentale, et ces troubles entraînent des troubles circulatoires qui retentissent sur l'appareil de la vision. Il se peut alors que l'affection cutanée ait peu d'importance. Teobaldi, en examinant à l'ophthalmoscope des malades de cette catégorie, a constaté des anomalies du fond de l'œil, qui, cependant, ne permettaient pas d'expliquer la nature de l'affection cérébrale. Sur 11 sujets atteints de dépression cérébrale (démence, hypocondrie), il observa l'anémie ou la décoloration de la papille optique ; sur 18 autres offrant, au contraire, des symptômes d'exaltation, il nota l'hyperémie des vaisseaux rétiniens.

Carron de Villards a décrit une *périostite* de l'orbite qui serait due à la lèpre, mais aucun auteur récent ne l'a observée.

Le *traitement* des affections lépreuses de l'œil n'a pas encore donné beaucoup de résultat. Quand il existe de la déformation des paupières, il faut empêcher le développement d'affections secondaires de la cornée; s'il est nécessaire, on doit combattre le lagophthalmos par la blépharoplastie. On peut essayer de détruire par le galvanocautère les tubercules lépreux superficiels de la cornée ou de la conjonctive. En dehors du changement de climat, on a conseillé aux lépreux de prendre à l'intérieur de l'huile de chalmoogras (gynocardia odorata), et Vidal prétend avoir constaté que ce traitement fait diminuer le volume des tumeurs lépreuses de la peau. La dose est de 20 gouttes par jour au début, et on peut l'élever progressivement jusqu'à 150 gouttes. On ignore encore l'effet que peut avoir cette médication sur les manifestations oculaires de la lèpre.

28. CHANCRE MOU.

Hirschberg et Galezowski ont publié des observations de chancre mou des paupières. Le malade observé par le dernier de ces auteurs était atteint depuis trois semaines d'un chancre mou de la verge, et celui de la paupière aurait été le résultat d'une auto-infection par le pus du membre viril. Les symptômes cliniques du chancre mou des paupières sont exactement ceux que montre l'affection lorsqu'elle siège aux organes génitaux.

Würdemann (*Amer. Journ. of ophthalm*, mai 1891) a vu des abcès métastatiques se développer dans l'orbite consécutivement à des bubons qui survinrent chez un jeune homme atteint de chancre mou. Après avoir extirpé les glandes affectées par le mal, il a constaté d'un côté du chémosis, de l'iritis avec synéchies postérieures et de la protrusion de l'œil; des frissons accompagnaient ces divers symptômes. L'inflammation du tissu rétro-bulbaire aboutit à la suppuration. Après la sortie du pus, la guérison survint en deux semaines. Il est évident que l'abcès orbitaire et l'iritis avaient été produits par une *infection septique*, dont le point de départ fut la plaie résultant de l'extirpation des glandes de l'aine. Les symptômes oculaires sont, en effet, d'origine septique et ne sont pas dus directement au chancre mou.

29. SYPHILIS.

a. **Syphilis acquise.** — La syphilis est, on le sait, la cause d'un certain nombre d'affections oculaires. Badal, par exemple, a constaté sur les malades de sa clinique qu'il fallait rattacher à la syphilis 20 p. 100 des cas d'amblyopie, 13 p. 100 des cas de troubles oculaires résultant d'atrophie du nerf optique, 10 p. 100 des cas d'iritis, de choroïdite et de rétinite, 28 p. 100 des cas de paralysies oculaires. Alexander (d'Aix-la-Chapelle), sur 50,000 malades atteints d'affections des yeux, compte 1,385 individus qui doivent à la syphilis leur affection de la vue. La proportion de syphilitiques qu'a observée cet auteur est plus élevée certainement que celle rencontrée par d'autres ophthalmologistes, parce que Aix-la-Chapelle est le rendez-vous des syphilitiques de toutes les parties du monde. Alexander évalue à 2,16 p. 100 le nombre des maladies des yeux dues à la syphilis en Allemagne, et son opinion repose sur ce qu'il a observé dans huit cliniques ophthalmologiques. Coccius arrive à une proportion très forte : 11,6 p. 100 des malades qu'il a vus atteints d'affections oculaires étaient syphilitiques. La syphilis n'est pas une cause très fréquente de cécité : Magnus estime que 2,2 p. 100 des aveugles ont perdu la vue par suite de cette maladie.

Le *chancre induré* est assez rare aux *paupières*. Dans la plupart des cas, il provient de baisers d'individus atteints de chancre syphilitique aux lèvres ou à la bouche ; il peut être transmis par les mains des gardes-malades. Desmarres cite le fait d'un malade qui, en toussant, envoya de la salive sur la paupière de son médecin, et lui aurait ainsi communiqué un chancre induré. Salomon a publié l'observation d'une enfant de huit mois qui portait à la fois à la partie nasale de la paupière inférieure et aux grandes lèvres de la vulve des ulcères syphilitiques primitifs ; le mal lui avait été communiqué par sa tante, atteinte de syphilis de la peau. Les parents étaient bien portants, mais bientôt l'enfant infecta la mère, qui fut infectée d'un ulcère syphilitique au mamelon. Tepljaschin a vu la syphilis se transmettre à l'œil par un singulier moyen. Dans quelques parties de la Russie, on a l'habitude de lécher l'œil pour en extraire les corps étrangers. Or, dans le district de Viatka, une femme qui avait la spécialité de cette opération, communiqua à sept individus un chancre des paupières ; cette femme prétendait avoir contracté la syphilis de la même façon.

La fréquence du chancre induré des paupières est, à Paris, d'après Fournier, par rapport aux chancres des autres parties, dans la proportion de 1 à 886. Sur 27 chancres indurés ne siégeant pas aux parties génitales, cet auteur n'en trouva que 19 à la tête, parmi lesquels 8 occupaient les paupières. En Autriche, Zeissel, sur 5000 cas de chancre induré, n'en vit qu'un seul aux paupières. En Amérique, Wiethe évalue la fréquence du chancre palpébral à 1 p. 10.000.

Le lieu de prédilection du chancre induré des paupières est le point où la peau se continue par la conjonctive. Ses symptômes cliniques sont tellement semblables à ceux qu'on observe lorsqu'il occupe d'autres parties du corps, qu'il ne nous semble pas nécessaire de les décrire. En général, la glande lymphatique buccale et la glande située en avant de la parotide sont gonflées. (D'après Sappey, les lymphatiques profonds des paupières suivent la veine faciale et se rendent dans la glande lymphatique sous-maxillaire, tandis que les lymphatiques superficiels accompagnent la veine temporale et gagnent, vers la parotide, les glandes lymphatiques préauriculaires.) Par la rétraction cicatricielle qu'il entraîne, le chancre induré peut produire des déformations des paupières.

On a également observé des affections syphilitiques primitives de la *conjonctive*, et Baudon en a publié un cas ; elles s'accompagnent du gonflement de la glande lymphatique sous-maxillaire. C'est surtout le cul-de-sac qui est le siège du chancre induré, mais il peut occuper d'autres parties, par exemple le pli semi-lunaire.

Les *affections syphilitiques secondaires de la peau* se rencontrent fréquemment aux *paupières*, principalement sur leur bord libre ; elles occasionnent alors la chute des cils. Après la guérison des syphilides, les cils repoussent généralement. Dans les cas d'alopécie syphilitique, on observe, dans la plupart des cas, l'absence de cils (madarose).

Plusieurs fois, on a vu des *condylomes des paupières* (Desmarres) ; ils existent simultanément avec des condylomes occupant d'autres parties du corps. Galezowski a rencontré des papules ulcéreuses du bord libre des paupières ; Eversbusch signale les mêmes lésions sur la conjonctive bulbaire et le pli semi-lunaire. Des ulcères peuvent succéder aux condylomes de la conjonctive, mais un traitement rationnel de la maladie générale en amène la guérison ; ils ne laissent subsister qu'une décoloration légère dans le point qu'ils occupaient.

Il faut attribuer à des condylomes un certain nombre d'affections syphilitiques de l'iris. Le corps ciliaire peut lui-même en être atteint, et Fuchs a vu un condylome ciliaire survenir quatre mois après l'accident syphilitique primitif. Les symptômes ont consisté en injection péri-cornéenne, en irrégularité dans la forme de la pupille, en déplacement latéral de l'iris par une tumeur qui se développa entre cette membrane et la sclérotique. Cette tumeur, très riche en vaisseaux, était d'une couleur jaune rougeâtre. Il existait des opacités dans le corps vitré et de l'hyperémie de la papille optique.

L'*iritis* est une des manifestations les plus fréquentes de la syphilis constitutionnelle, et l'une de celles qui apparaissent le plus tôt. Elle survient soit avec les symptômes secondaires, soit avec les symptômes tertiaires. La plupart des auteurs admettent que 50 p. 100 des cas d'iritis sont causés par la syphilis. Toutefois, cette affection n'est pas très fréquente chez les syphilitiques, puisque, d'après Fournier, 3 ou 4 p. 100 d'entre eux en seraient seulement atteints.

Au début de la syphilis constitutionnelle, on voit apparaître l'*iritis plastique* avec exudations sur le bord de la pupille (synéchies postérieures) et dépôts sur la surface postérieure de la cornée. L'humeur aqueuse de la chambre antérieure est trouble, et il semble que les arcades de la face antérieure de l'iris soient effacées. En même temps que ces symptômes, il survient du larmoiement, de la photophobie, de l'injection péri-cornéenne, de la diminution de l'acuité visuelle, diminution qui est très notable dans toutes les formes d'iritis syphilitique. Les membranes de nouvelle formation peuvent recouvrir entièrement la pupille, ou bien des synéchies postérieures totales peuvent intercepter toute communication entre les chambres antérieure et postérieure de l'œil. C'est pour ce motif que l'humeur aqueuse accumulée dans la chambre postérieure de l'œil repousse l'iris, qui forme un bourrelet saillant, et qu'on voit apparaître les symptômes que produit l'augmentation de la tension intra-oculaire. Si des exsudats se forment à la périphérie de la face postérieure de l'iris, les terminaisons antérieures des prolongements *intravallaires* (1) de la chambre postérieure de l'œil sont bouchées et ne peuvent plus livrer passage à l'humeur aqueuse sécrétée par les procès ciliaires. Dans ces cas, l'iridectomie ne réussit pas à rétablir la communication entre les prolongements *intravallaires* et les autres parties de la chambre postérieure de l'œil, parce que l'opération ne peut pas porter sur les parties périphériques de l'iris ; c'est pour cette raison que dans nombre de cas l'iridectomie ne guérit pas le glaucome secondaire.

La diminution très considérable de l'acuité visuelle, de même que l'opacité de l'humeur aqueuse, démontre qu'il existe en même temps une affection du corps ciliaire. — En général, l'iritis plastique atteint les deux yeux. Quant à sa marche, elle peut être aiguë ou chronique.

Dans une autre forme d'iritis syphilitique, on observe des tuméfactions partielles du tissu de l'iris, accompagnées parfois de symptômes inflammatoires plus ou moins prononcés. C'est dans cette forme qu'on rencontre le *condylome de l'iris*.

Pendant la période gommeuse de la syphilis, on trouve des *gommes* dans l'iris. Elles constituent de petites tumeurs jaunâtres faisant saillie à la face antérieure de la membrane ; leur base est entourée d'un grand nombre de vaisseaux, et ce symptôme les distingue du granulome tuberculeux de l'iris. Les gommes occupent non seulement le bord de la pupille, mais aussi la périphérie de l'iris (les tubercules occupent de préférence la partie périphérique) ; elles peuvent former des groupes ou être isolées.

Il est très rare, dans la syphilis, d'observer l'*iritis séreuse*; Alexander l'a rencontrée chez un individu atteint de varicelle syphilitique. On ne voit pas alors de synéchies postérieures, mais on constate l'existence de dépôts à la face postérieure de la cornée. La coloration de l'iris est modifiée et l'humeur aqueuse est trouble.

L'iritis syphilitique peut s'accompagner de *kératite pointillée*, mais cette dernière affection se trouve parfois seule (Mauthner). Elle est

______

(1) Berger, *Anatomie normale et pathologique de l'œil*, 1889.

caractérisée par des groupes de petites taches grisâtres, de la grosseur d'une tête d'épingle, et elle est accompagnée d'une injection péri-cornéenne peu intense. A la loupe, on peut reconnaître que les opacités sont situées dans les couches postérieures de la cornée. En général, ces opacités ponctuées de la cornée se développent très rapidement et elles disparaissent avec la même rapidité, laissant parfois de petites taies. La kératite pointillée se rencontre et dans la période secondaire et dans la période tertiaire.

Dans des cas exceptionnels, la syphilis acquise donne lieu à la *kératite interstitielle*, dont nous parlerons plus loin, et qui est généralement une manifestation de la syphilis héréditaire.

Des affections syphilitiques du *nerf optique* peuvent apparaître de très bonne heure. Sur 400 syphilitiques qu'il a observés, Ole Bull en a vu à peu près le quart avec une coloration rougeâtre de la papille optique, de la dilatation des veines rétiniennes, du resserrement des artères et une légère opacité péri-papillaire de la rétine. Ces lésions apparaissent au plus tard deux mois après l'accident primitif. On les observe en même temps que les plaques muqueuses de la bouche, la roséole, les douleurs rhumatismales et la céphalalgie. L'acuité visuelle reste normale, mais les malades se plaignent de fatigue à la lecture. La plupart du temps, ces accidents cèdent à un traitement antisyphilitique, mais il arrive qu'ils soient remplacés par de la choroïdo-rétinite. Au point de vue du diagnostic différentiel, il importe de noter que, dans cette affection, la papille est beaucoup moins proéminente que dans la névrite optique. Ole Bull a essayé d'expliquer la lésion du nerf optique par une hyperémie des méninges accompagnée de sécrétion exagérée du liquide cérébro-rachidien. Pour notre part, étant donnée l'analogie que présentent les altérations du fond de l'œil dans cette affection et dans d'autres maladies microbiennes, nous pensons qu'il s'agit plutôt de névrite périphérique occasionnée par les toxines de la syphilis. Ole Bull admet que le peu d'intensité des symptômes inflammatoires prouve qu'il ne s'agit pas d'une affection locale de la papille; cette opinion serait encore appuyée par ce fait que la fonction reste normale. Mais on peut répondre que même dans les cas de névrite optique très prononcée, l'acuité visuelle est normale et que d'un autre côté, au début de la syphilis constitutionnelle, on observe des troubles oculaires qui sont probablement dus à l'action des toxines.

Gilbert et Léon ont rencontré l'*amblyopie* dans des cas de syphilis médullaire précoce; Tornanitzki l'a observée pendant la période condylomateuse, et il l'a vue céder à un traitement antisyphilitique. Il examina 148 malades, et chez 60 p. 100 d'entre eux il constata que l'acuité visuelle, plus ou moins diminuée pendant l'amblyopie, redevenait normale à la suite du traitement spécifique. Ce qui est surprenant, si l'amblyopie est aussi fréquente que le prétend cet auteur, c'est qu'elle ait échappé à tant d'autres observateurs. Il est probable qu'il faut attribuer à la syphilis les cas d'amblyopie mercurielle des auteurs anciens ; déjà Wunderlich paraît avoir connu ce fait, et il dit que l'affection débute brusquement, mais qu'elle est habituellement transitoire.

A mon sens, c'est aussi à l'action des toxines qu'il faut attribuer vraisemblablement le *scotome central* qu'on observe chez quelques syphilitiques, et qui, au point de vue clinique, est tout à fait analogue à celui que produit l'intoxication alcoolique. Uhthoff a rencontré sept cas de scotome central qui ne pouvaient être attribués qu'à la syphilis.

A part l'iritis gommeuse, les affections oculaires dont il vient d'être question se montrent pendant la période secondaire de la syphilis. Il nous faut parler maintenant des lésions qui surviennent à une époque plus avancée.

Dans quelques cas rares, on a constaté des *gommes des paupières* qui se sont ulcérées et ont amené une déformation par rétraction cicatricielle. Le rupia syphilitique peut produire des ulcérations semblables de la peau des paupières. Les gommes palpébrales s'accompagnent de chémosis. Les paupières renferment des tumeurs semblables au chalazion et sont le siège d'un gonflement ; il importe de remarquer que, contrairement à ce qui arrive dans le chalazion, la peau des paupières est enflammée lorsqu'il existe des gommes. Le temps qui s'écoule entre l'apparition d'une gomme et son ulcération est très variable ; elle peut s'ulcérer au bout de vingt-quatre heures et donner naissance à un ulcère à bords déchiquetés et d'un rouge foncé ; en même temps il survient de fortes douleurs, de la fièvre et même du délire. L'ulcération peut atteindre la paupière dans toute son épaisseur. D'autres gommes présentent une marche chronique ; elles sont dures comme du cartilage et n'occasionnent pas de douleurs. Elles peuvent s'ulcérer à une époque tardive ou ne pas s'ouvrir du tout. Lorsqu'elles s'ulcèrent, elles entraînent parfois une déformation des paupières (ectropion, etc.), ou même leur destruction complète, ainsi que l'a observé Heyfelder. Il est très rare que la syphilis produise l'inflammation du tarse, et, lorsqu'elle survient, cette inflammation peut suivre une marche aiguë. On a vu, pendant la période gommeuse, la tarsite accompagnée de tuméfaction chronique des paupières.

Trousseau a décrit sous le nom de *gommes sous-conjonctivales* celles qui se développent dans le *tarse*, elles produisent toujours un gonflement considérable des paupières, et ce fait a une très grande importance au point de vue du diagnostic, car il permet de distinguer les gommes des tubercules de la conjonctive, qui ne déterminent pas de tuméfaction. Sous le nom de « ulcus elevatum » de la conjonctive tarsale, Jacobson a décrit une affection qui ressemble beaucoup à un chalazion perforé et qui se guérit par un traitement antisyphilitique. Nous pensons qu'il s'agit simplement d'une gomme du tarse.

Des gommes ont encore été observées dans la *conjonctive*; de Wecker et Estlander en ont rencontré dans la conjonctive bulbaire, un peu en dehors de la cornée. Leur diamètre était de 5 millimètres, et, tout autour, la conjonctive offrait une forte injection vasculaire.

Dans la conjonctive, Goldzieher a trouvé une affection produite par la syphilis constitutionnelle, qui avait l'apparence d'une *conjonctivite* granuleuse. Pour ceux qui regardent les amas de leucocytes de la conjonctive comme des follicules lymphatiques, les granulations dont il s'agit sont des tuméfactions des glandes lymphatiques analogues aux bubons indolents. Les malades chez lesquels Goldzieher a rencontré cette affection étaient en même temps atteints de kératite interstitielle ou d'iritis; dans un cas, il existait une tarsite syphilitique. On doit à Macauley et à Satter des observations analogues. La guérison s'obtient par des frictions mercurielles.

L'*hyperémie* de la conjonctive (Mauthner, Lang), la coloration rouge écarlate de cette membrane (Arlt) peuvent survenir, même de bonne heure, chez les syphilitiques; elles cèdent au traitement mercuriel. Aucun auteur n'a donné l'explication de ces symptômes. Dans un certain nombre de cas, il s'agit probablement de *conjonctivite due aux produits toxiques de la syphilis.*

Voici une observation très intéressante de conjonctivite syphilitique, qui nous a été transmise par notre confrère le docteur Diamantberger. L'observation a été recueillie par M. A. Goldberg, interne au service du docteur A. Weil, à l'hôpital de Rothschild.

Le nommé M. J..., âgé de trente ans, de profession voyageur de commerce, entre le 25 mai 1801 à l'hôpital pour une iritis très accentuée du côté gauche. Cette iritis est accompagnée d'engorgements ganglionnaires post-cervicaux, de céphalées nocturnes et localement d'une conjonctivite très intense. Les antécédents du malade révèlent l'existence d'un chancre induré sur le filet de la verge (il y a un an). On le soumet au traitement des frictions mercurielles et tous les accidents disparaissent. Il ne reste plus aucune trace visible de l'iritis, qui cependant présentait un caractère de gravité exceptionnelle. Il sort donc le 17 juillet, guéri.

Le 5 septembre il rentre de nouveau avec les signes d'une *conjonctivite double* des plus intenses, accompagnée de blépharospasme.

Avec un traitement local approprié (poudre de calomel, lavage à l'eau boriquée) et surtout avec des frictions mercurielles générales, le malade se rétablit au bout de trois semaines et sort guéri.

Le malade n'a pas pu supporter le traitement ioduré, ni la première fois ni la seconde, des accidents cutanés et naso-pharyngiens étant survenus à la suite d'iodure de potassium.

Denarée et Magin prétendent qu'on peut trouver des lésions gommeuses de la cornée; mais le fait n'est pas suffisamment établi.

Les anciens auteurs ne croyaient pas que la *sclérotique* pût être atteinte par la syphilis. Cependant, en 1807, Mooren (de Düsseldorf) décrivit des tumeurs circonscrites de la sclérotique qui étaient dues au développement de gommes. La conjonctive recouvrant ces tumeurs et l'épiscléra présentaient des symptômes inflammatoires. Depuis cette époque, un certain nombre d'observations analogues ont été publiées, et, à l'heure actuelle, on connaît neuf cas de gommes de la sclérotique. Le dernier publié fut observé par Alexander : il vit une gomme de la partie postérieure de la sclérotique soulever la rétine, dont l'épithélium pigmentaire était raréfié et qui formait en un point une saillie appréciable à l'ophthalmoscope, l'image des vaisseaux rétiniens se trouvant déplacée.

Nous avons déjà décrit l'*iritis gommeuse*. Les gommes du *corps ciliaire* sont très rares, on n'en connaît que cinq cas mentionnés par Mauthner, Woinow, Arlt, Ayres et Panas. Chez les malades observés, la gomme était apparue de un an à trois ans et demi après l'accident primitif ; elle avait généralement été précédée d'iritis. Au point de vue clinique, les gommes du corps ciliaire se présentent sous forme d'ectasies staphylomateuses ; leur nombre varie de un à cinq chez chaque individu. La tumeur, et, par suite, l'ectasie qui en résulte, peut s'accroître et occasionner l'opacité de la partie voisine de la cornée, l'amincissement et la perforation de la sclérotique qui la recouvre. Quand la perforation se produit, on voit le globe oculaire s'atrophier ; cette atrophie survient parfois sans perforation. Néanmoins, la perforation de la sclérotique et le prolapsus consécutif du corps ciliaire ne doivent pas toujours faire porter un diagnostic fatalement défavorable : en 1891, Panas a vu un cas de ce genre se terminer par la guérison à la suite d'injections hypodermiques de peptonate de mercure.

Les exemples d'affections syphilitiques de la choroïde sont plus fréquents que ceux de lésions du corps ciliaire, mais ils sont moins nombreux que les cas d'affections de l'iris.

Parfois la *choroïdite syphilitique* apparaît après une affection syphilitique de l'iris et du corps ciliaire. Dans l'irido-choroïdite syphilitique, on observe une opacité très prononcée du corps vitré, accompagnée, dans quelques cas, d'hypopyon ou d'hémorrhagies dans la chambre antérieure de l'œil. Au début, la tension intra-oculaire peut être augmentée ; plus tard elle est diminuée. Lorsque le cas est grave, les troubles du corps vitré sont assez marqués pour s'opposer à l'examen ophthalmoscopique ; quand on peut examiner le fond de l'œil, et le fait devient possible pendant une amélioration passagère, on constate un gonflement plus ou moins considérable de la papille optique. L'acuité visuelle est très notablement diminuée et le champ visuel se trouve rétréci. Peu à peu la vue baisse, et le malade arrive à n'avoir plus qu'une simple perception de la lumière. L'irido-choroïdite syphilitique peut se terminer de la même façon que l'irido-choroïdite due à une autre cause ; la cécité complète s'observe surtout à la suite des cas qui ont amené le développement de synéchies postérieures totales. Dans ces cas, il peut y avoir décollement de la rétine, atrophie du globe oculaire et même inflammation sympathique de l'autre œil. D'autres fois, le traitement par les frictions mercurielles continuées pendant plusieurs mois et, en même temps, par des topiques appropriés (atropine), réussit à produire une amélioration très notable. J'ai même vu un malade dont la vision avait tellement baissé qu'il ne pouvait que compter ses doigts, recouvrer en partie son acuité visuelle, qui revint à $\frac{20}{40}$.

Dans un certain nombre de choroïdites syphilitiques, l'affection est limitée à la choroïde, et détermine des lésions diffuses qui entraînent sur certains points la disparition de l'épithélium pigmentaire, tandis que, sur d'autres points, cet épithélium prolifère ou forme des groupes irréguliers. Au début de la maladie, des portions très étendues du fond de l'œil présentent une coloration rougeâtre diffuse; plus tard, les mêmes points peuvent laisser voir les vaisseaux choroïdiens, ce qui tient à l'atrophie de la choroïde et à la disparition consécutive de cellules pigmentaires; mais il peut arriver, au contraire, que le pigment augmente et forme des taches noirâtres irrégulières. On observe aussi quelques taches blanches causées par une atrophie très accusée de certains points de la membrane. En général, dans cette forme de choroïdite syphilitique, on rencontre des flocons dans le corps vitré. Tantôt ce sont les lésions de la choroïde qui prédominent, tantôt celles du corps vitré. Quelques auteurs ont même cru devoir admettre une forme spéciale de choroïdite syphilitique, caractérisée par des opacités très accentuées du corps vitré et des altérations peu importantes de la choroïde. Mais il existe tant de formes de transition entre les formes extrêmes, que nous ne saurions admettre deux variétés distinctes affectant surtout, l'une le corps vitré, l'autre la choroïde.

Dans les cas invétérés de choroïdite syphilitique, il survient des altérations analogues à celles produites par la *rétinite pigmentaire*: des taches pigmentaires étoilées apparaissent, principalement autour des vaisseaux et dans la partie équatoriale de la rétine. Toutefois la forme syphilitique se distingue de la forme non syphilitique : dans la première, des éléments continuent à fonctionner à la périphérie de la rétine; dans la seconde, il y a rétrécissement périphérique absolu du champ visuel. Dans la choroïdite syphilitique, on a aussi observé le scotome annulaire (Perlia). Les deux formes ont quelques symptômes communs; ce sont : l'héméralopie, l'étroitesse du champ visuel, le resserrement des vaisseaux rétiniens, l'atrophie jaunâtre du nerf optique. Le fond de l'œil est d'une couleur rouge homogène dans la rétinite pigmentaire non syphilitique; dans la forme syphilitique, il est, au contraire, d'une jaune marbré de brun.

La choroïdite syphilitique atteint surtout les individus d'un âge moyen et n'apparaît généralement qu'au delà de trente ans. On conçoit sans peine que cette affection atteigne constamment la rétine, surtout dans ses couches externes, et c'est pour ce motif que quelques auteurs lui ont donné le nom de choroïdo-rétinite. Cependant les symptômes d'héméralopie qui font, on le sait, défaut dans les affections du nerf optique et de la rétine, justifient le nom de choroïdite.

La plupart des auteurs regardent la *choroïdite disséminée* comme étant souvent de nature syphilitique; de Wecker estime qu'il en est ainsi dans les deux tiers des cas. Foerster, au contraire, croit que le fait est exceptionnel.

Dans la choroïdite disséminée, on rencontre des taches d'un jaune blanchâtre au début, qui deviennent plus tard tout à fait blanchâtres; elles sont très nombreuses, groupées irrégulièrement au fond de l'œil et entourées d'un cercle pigmentaire. En général, le nerf optique est atteint, la papille est rouge et, à une période avancée de la maladie, elle présente des symptômes de dégénérescence atrophique. Parfois, les taches exsudatives se trouvent surtout dans la région de la macula (choroïdite aréolaire) ou même dans la macula seule (Monprofit). Dans sa partie postérieure, le corps vitré est trouble et on dirait qu'il renferme des grains de poussière, l'opacité peut être assez prononcée pour cacher complètement la papille. Cette forme de choroïdite apparaît à une période avancée de la syphilis. Les troubles fonctionnels qu'elle cause consistent en scotomes positifs correspondant aux parties affectées. Les altérations de la choroïde consécutives à la syphilis peuvent donner naissance à une cataracte polaire postérieure.

Il n'est plus possible de contester l'existence de lésions primitives de la rétine à la suite de la syphilis; mais plusieurs auteurs nient que la rétinite syphilitique soit caractérisée par des symptômes cliniques spéciaux. On ne sait pas encore si, dans les formes mixtes où la rétine et la choroïde sont en même temps atteintes, l'une de ces membranes a été affectée avant l'autre. Ole Bull pense que, dans ces cas, l'affection débute par la rétine et se propage ensuite à la choroïde; pour Foerster, au contraire, la rétinite serait la conséquence de la choroïdite. Nous pensons avec Nettleship, que les affections de la rétine et de la choroïde peuvent se développer indépendamment l'une de l'autre, mais très souvent elles ont leur point de départ commun dans la chorio-capillaire, contenant les vaisseaux nourriciers des couches externes de la rétine.

Il est incontestable que la *rétinite syphilitique* décrite il y a plus de trente ans, par Jacobson, débute par une altération primitive de la rétine; plusieurs auteurs admettent qu'il en est de même pour la rétinite centrale récidivante (de Græfe), tandis que, pour d'autres, elle serait due à des altérations de la chorio-capillaire. On s'accorde pour placer dans la rétine l'origine d'une rétinite qui produit des exsudations le long des vaisseaux et d'une autre affection de la rétine décrite pour la première fois par Ole Bull. Quant à la *rétinite syphilitique apoplectiforme*, elle est probablement due à des altérations des parois vasculaires, spécialement des parois de la veine centrale de la rétine. L'endartérite syphilitique s'accompagne parfois, en effet, de lésions analogues des veines.

La *rétinite syphilitique simple* (Jacobson) présente un certain nombre de symptômes qu'on rencontre dans toutes les formes de rétinite; ce sont : l'hypérémie de la papille, dont les limites sont effacées, et l'opacité diffuse de la rétine, qui est souvent striée de raies très fines, ce qui indique que l'opacité a son siège dans les couches antérieures, et spécialement dans la couche des fibres optiques. Les artères sont rétrécies et les veines dilatées. La partie postérieure du corps vitré offre généralement de nombreuses opacités très fines, qui peuvent pourtant manquer. On ne rencontre jamais de plaques exsudatives ni d'hémorrhagies. La partie antérieure de la rétine n'est jamais atteinte. Les troubles oculaires qu'on observe dans cette forme de rétinite consistent dans la sensation subjective des nuages; si la maladie suit une marche aiguë, il survient de la photophobie et de la chromopsie (sensation subjective des couleurs). L'affection, qui débute généralement pendant la période condylomateuse, suit une marche lente. Qu'elle soit unilatérale ou bilatérale, elle cède facilement aux mercuriaux, mais elle récidive souvent.

La *rétinite avec exsudations* le long des vaisseaux n'est probablement qu'une variété de la rétinite syphilitique simple, quoique plusieurs auteurs, parmi lesquels Alexander, en fassent une forme particulière. Les exsudations ont l'aspect d'opacités blanchâtres, gris rougeâtres, ou jaune rougeâtres, qui occupent les couches internes de la rétine. Sur quelques points, elles recouvrent les vaisseaux de telle façon qu'ils paraissent interrompus. Ce n'est qu'exceptionnellement que l'on rencontre quelques hémorrhagies rétiniennes. En dehors des opacités à aspect pulvérulent du corps vitré, on observe assez fréquemment d'autres opacités d'apparence membraneuse ou floconneuse. L'acuité visuelle tombe ou à 1/2 à 1/3; le champ visuel et le sens des couleurs restent normaux.

Dans la *rétinite centrale à récidives* décrite par de Græfe, il se développe d'un seul côté ou des deux côtés à la fois un scotome central qui disparaît pour reparaître après des semaines ou des mois; il occupe des secteurs, ou même la presque totalité du champ visuel. L'acuité visuelle centrale est diminuée. Ce qui caractérise cette forme de rétinite, ce sont les rechutes qui surviennent brusquement après des améliorations de plus ou moins de durée. Pendant les accès seuls l'ophthalmoscope permet d'apercevoir des lésions, mais si les récidives ont été fréquentes, les altérations peuvent persister. Elles consistent en pigmentation ou en taches blanchâtres de la macula; ces taches, ponctiformes et multiples, sont parfois grisâtres ou jaunâtres. L'affection, assez rare d'ailleurs, apparaît à une époque tardive de la syphilis; les frictions mercurielles peuvent la guérir complètement.

Ole Bull a décrit une autre forme de *rétinite* qui produit aussi un *scotome*; mais si, en examinant le champ visuel à l'aide du périmètre, on se sert d'un objet blanc au lieu d'un objet gris, le scotome peut facilement passer inaperçu. Lorsqu'il est bien accusé, le scotome commence dans le punctum cæcum et s'étend en haut et en bas jusqu'à 20 ou 30 degrés; il se continue ensuite, dans une direction horizontale, vers la tempe; enfin, il envoie deux prolongements, l'un supérieur, l'autre inférieur, dirigés vers le point de fixation et se terminant à une distance qui varie de 10 à 30 degrés de ce point, vers le côté temporal. Ces deux prolongements peuvent aboutir l'un près de l'autre ou se réunir. La partie qui manque au champ visuel forme par suite un anneau, qui ne serait pas identique au scotome en anneau décrit par Perlia. Pourtant l'analogie est évidente, à en juger par cette description qu'en donne Perlia : « Le scotome en anneau (Ringscotom) est plus étendu du côté nasal, où il commence au punctum cæcum; du côté temporal, il est ou très mince ou interrompu. »

Le scotome constaté par Perlia dans des cas de choroïdite me semble donc identique à celui rencontré par Ole Bull dans des cas de rétinite, et cela s'explique peut-être par ce fait que la cause du scotome réside dans des troubles fonctionnels des fibres optiques.

Le scotome d'Ole Bull peut guérir, et dans ce cas le rétablissement de la fonction commence du côté temporal, dans le pourtour du punctum cæcum. D'autres fois, l'affection augmente, et, si elle occupe les deux yeux, elle finit par revêtir la forme d'hémiopie latérale incomplète.

A l'ophthalmoscope, Ole Bull constata l'hyperémie de la papille optique, dont les limites n'étaient pas distinctes; les veines rétiniennes étaient dilatées. Cet ophthalmologiste admet que la cause du scotome serait une altération du système nerveux central. Cette prétendue forme de rétinite serait un symptôme du début de la syphilis constitutionnelle. Il est regrettable que les observations faites sur le scotome d'Ole Bull soient encore insuffisantes.

Nous avons déjà dit que la rétinite apoplectiforme d'origine syphilique est due à la thrombose de la veine centrale de la rétine produite par des altérations analogues à celles de l'endartérite syphilitique oblitérante.

Il est du plus haut intérêt, non seulement pour expliquer et pour traiter certains troubles oculaires, mais aussi pour se rendre compte de l'état des vaisseaux du cerveau, de rechercher, à l'aide de l'oph-thalmoscope, les signes d'*endartérite syphilitique oblitérante des vaisseaux rétiniens*. Étant donné que les artères rétiniennes sont des branches de la carotide interne, on peut supposer, lorsqu'il existe de l'endartérite rétinienne, que d'autres branches de la carotide interne sont également lésées.

L'endartérite syphilitique peut atteindre toutes les branches ou quelques branches seulement de l'artère centrale de la rétine. L'affection peut être unilatérale ou bilatérale. Au début, le reflet central de la paroi artérielle est, en général, peu apparent, et il disparaît tout à fait à une époque plus avancée. La colonne sanguine est rétrécie; plus tard, elle peut même disparaître dans quelques branches. Autour de cette mince colonne, les vaisseaux forment, au contraire, d'épaisses lignes blanches; lorsque l'oblitération de l'artère est complète, elle se transforme en un faisceau blanchâtre. L'épaississement frappe inégalement les différents points des vaisseaux qui prennent, par suite, l'aspect de chapelets. Quelques hémorrhagies se produisent au pourtour des artères (Magnus). La rétine est trouble dans une grande étendue, et l'acuité visuelle est considérablement diminuée.

Fuerstner et Haab ont été les premiers à constater ces altérations rétiniennes à l'ophthalmoscope. Depuis leurs publications, on a observé un certain nombre de cas analogues. Au point de vue clinique, il est très important de remarquer que, même après des années, il peut apparaître des troubles cérébraux qui dénotent qu'il existe dans le cerveau des lésions semblables à celles des artères rétiniennes (Ostwalt). Dans quelques cas, au contraire, les symptômes cérébraux ont précédé les altérations vasculaires de la rétine (Fuerstner).

La syphilis peut affecter le *nerf optique* de diverses façons :

1° On rencontre, dans la papille, des altérations légères, dans lesquelles il faut faire rentrer celles que nous avons décrites plus haut et qui sont probablement le résultat d'une *névrite périphérique* due aux *toxines* de la syphilis. Chez les syphilitiques, on a très souvent constaté une coloration rougeâtre de la papille, se prolongeant dans la rétine en forme de raies (Netzhautreizung, irritation rétinienne de Jaeger); beaucoup de malades atteints d'iritis présentent cette altération de la papille;

2° L'affection syphilitique du nerf optique peut se présenter sous l'aspect clinique de *névrite optique;* elle est due alors à l'endartérite des vaisseaux nourriciers du nerf (Horstmann).

La névrite optique syphilitique est très rare : Horstmann en a réuni huit cas publiés par divers auteurs. Ce qui la distingue de la névrite optique d'origine intra-crânienne, c'est qu'elle ne s'accompagne jamais de symptômes cérébraux. L'affection débute toujours par un seul côté, et le second œil n'est atteint qu'après un temps assez long.

A l'ophthalmoscope on observe l'hypérémie de la papille optique, qui est proéminente et dont le pourtour est trouble, et la dilatation des veines. Au début, lorsque l'affection est unilatérale, il est parfois très difficile de la distinguer d'une gomme de l'orbite, celle-ci pouvant enflammer le nerf optique et produire consécutivement, des symptômes de névrite. Toutefois, dans la plupart des cas, la papille est moins proéminente dans la névrite optique que dans la gomme de l'orbite ou du cerveau. L'examen fonctionnel de l'œil peut aussi donner de précieuses indications pour le diagnostic différentiel : la névrite optique syphilitique détermine un rétrécissement périphérique du champ visuel, mais jamais de scotome central. Il faut donc admettre que, dans cette affection, les fibres optiques qui entourent les vaisseaux centraux et qui animent les parties périphériques de la rétine sont atteintes. — Le pronostic de la névrite optique syphilitique est d'autant moins grave qu'elle est apparue à une époque plus rapprochée de l'accident primitif et que le malade est plus jeune. Le traitement antisyphilitique amène la guérison ou une amélioration très considérable;

3° Chez les syphilitiques, une *gomme du cerveau* peut amener des *altérations du nerf optique*. Il survient alors soit de la névrite optique soit de la papillite typique, affections qu'on expliquait jadis par une augmentation de la pression intra-crânienne, et qui se terminent généralement par l'atrophie du nerf optique; on connaît cependant des cas d'amélioration et même de guérison complète de l'affection par un traitement antisyphilitique;

4° La névrite optique peut être produite par des *inflammations des méninges* ou de l'*encéphale* chez des syphilitiques; il survient un processus de névrite descendante, qu'on regarde aujourd'hui comme la cause de l'affection oculaire. L'inflammation se propage par les gaines optiques et atteint, d'une façon secondaire, la substance nerveuse elle-même. La névrite optique se rencontre aussi dans les cas de gomme du nerf optique, et l'on voit alors apparaître très rapidement une amblyopie considérable, qui se termine par l'amaurose;

5° Les lésions syphilitiques des *os de l'orbite* ou du *canal optique* peuvent altérer le nerf et causer la névrite optique suivie d'atrophie;

6° L'atrophie du nerf optique peut encore être la conséquence d'une *affection syphilitique de la moelle épinière*. Dans ces cas, elle est probablement due à des altérations des parois des vaisseaux de la rétine, altérations qu'on ne peut que très difficilement apercevoir à l'ophthalmoscope lorsque l'affection est à son début (voir p. 110). Le pronostic est alors des plus graves;

7° Parfois l'*amblyopie* et l'*amaurose* apparaissent à une époque très avancée de la syphilis; ces troubles fonctionnels disparaissent lorsqu'on soumet le malade à un traitement mercuriel. Il est probable qu'ils sont dus à une affection des vaisseaux situés dans la profondeur du nerf optique ; dans cette hypothèse, on comprendrait que la lésion échappât à l'examen ophthalmoscopique. Dans ce groupe, nous ne faisons pas rentrer les amblyopies passagères du début de la syphilis, qui sont vraisemblablement dues à l'action des produits toxiques des microbes spécifiques.

L'énumération que nous venons de faire montre que, chez les syphilitiques, les affections du nerf optique sont souvent causées par une *affection cérébrale* ou *spinale* ; aussi sont-elles fréquemment accompagnées de céphalalgie intense, d'hémiplégie, de paralysie des muscles de l'œil, de troubles de la sensibilité, de douleurs fulgurantes. Si l'on tient compte des lésions anatomo-pathologiques, on peut diviser en trois groupes les affections du système nerveux central susceptibles de produire la névrite optique chez les syphilitiques :

1° Dans la première catégorie, nous placerons les *gommes* qui se développent à la base du crâne ou sur la convexité des hémisphères et qui donnent lieu aux mêmes symptômes que les tumeurs cérébrales en général. Souvent elles entraînent la paralysie des muscles de l'œil, principalement de l'oculo-moteur commun ; celle du facial est moins fréquente. Le chiasma peut aussi être lésé par une gomme de la base du crâne ; l'hémianopsie temporale hétéronyme est donc, chez un syphilitique, un symptôme d'une très haute importance. En effet, dans quatre cas de ce genre Oppenheim a vu à l'autopsie le chiasma lésé par des gommes ;

2° Dans la seconde catégorie, rentrent les affections cérébrales causées par l'*endartérite syphilitique*. On constate, dans ces cas, l'atrophie du nerf optique, accompagnée de symptômes apoplectiformes (hémiplégie, paraplégie, troubles de l'intelligence caractérisés par des phénomènes d'exaltation ou de dépression) ; c'est aussi dans ces cas qu'on a observé l'aphasie. Les troubles oculaires produits par les affections cérébrales de cette nature consistent dans l'amblyopie sans altération du fond de l'œil, dans la paralysie ou la parésie des nerfs crâniens, surtout de l'oculo-moteur commun, de l'oculo-moteur externe et du facial. La multiplicité des lésions en foyer est caractéristique de ces affections ; le fait peut facilement s'expliquer par l'existence simultanée dans plusieurs parties du système nerveux central, d'altérations des artères du cerveau. En outre, les symptômes de ces lésions en foyer sont incomplets et variables ;

3° La troisième catégorie comprend les *processus diffus* du système nerveux central, par exemple la sclérose en plaques, la paralysie générale. Nous avons décrit plus haut les troubles oculaires que produisent ces affections.

Parmi les maladies syphilitiques du système nerveux central qui entraînent des troubles oculaires, il nous faut encore citer : *a*, la

24

paralyse bulbaire supérieure (*ophthalmoplégie nucléaire*), caractérisée par le développement de foyers multiples qui ont leur point de départ dans des branches de l'artère basilaire (voir p. 97); *b*, la *syphilis médullaire précoce* (voir p. 118).

Chez les syphilitiques, des *paralysies des muscles de l'œil* peuvent être dues à des lésions soit centrales (nucléaires, fasciculaires, basilaires), soit orbitaires, soit périphériques. Il est exceptionnel de voir la syphilis occasionner des paralysies corticales; on peut néanmoins en citer comme exemple le ptosis (Landouzy). C'est la paralysie de l'oculo-moteur commun qui est la plus fréquente. Alexander estime que sur 100 cas de paralysies syphilitiques des muscles oculaires, l'oculo-moteur commun est atteint 65 fois, l'oculo-moteur externe 33 fois et demie et le pathétique 1 fois et demie seulement.

La paralysie totale de l'oculo-moteur commun est presque toujours d'origine basilaire; elle reconnaît surtout pour cause des lésions localisées entre le chiasma et le pont de Varole. Elle n'est d'origine orbitaire que dans des cas exceptionnels. Chez quelques rares malades, le nerf était atteint de gomme, mais presque toujours il n'est affecté que secondairement, à la suite d'altérations siégeant dans son pourtour.

La paralysie partielle de l'oculo-moteur commun est beaucoup plus fréquente chez les syphilitiques que la paralysie totale; le plus souvent elle atteint le releveur de la paupière supérieure, et jadis on regardait la paralysie de ce muscle comme pathognomique de la syphilis. Le ptosis peut être bilatéral, comme on l'a constaté dans quelques cas d'affections siégeant dans la région des tubercules quadrijumeaux. Le ptosis unilatéral peut, comme nous venons de le dire, être aussi d'origine corticale (gyrus angularis); très fréquemment il est d'origine nucléaire.

Les affections des *muscles oculaires* sont très rares. On doit à Zeissl l'observation d'un cas de paralysie du muscle droit interne qui avait été produite par la propagation d'une sclérite gommeuse.

L'*ophthalmoplégie interne* (paralysie des muscles intrinsèques de l'œil) est, on le sait, fréquemment due à la syphilis. Dans la plupart des cas, elle est unilatérale et se traduit par la mydriase et la paralysie du muscle de l'accommodation du côté correspondant. C'est une manifestation tardive de la syphilis qui, en général, n'avait donné lieu antérieurement qu'à des symptômes légers. L'ophthalmoplégie interne syphilitique est plus commune qu'on ne le croit généralement: j'en ai observé quatre cas l'année dernière. J'ai constaté que l'intervalle qui s'était écoulé entre l'accident primitif et l'éclosion de cette affection variait entre un an et demi et vingt et un ans.

Deux fois, l'ophthalmoplégie interne s'est compliquée, au bout d'un certain temps, de paralysie des muscles extrinsèques de l'œil; dans l'un des cas, il survint du ptosis et de la paralysie du droit externe, dans l'autre du ptosis seulement. Chez les deux malades, l'affection gagna plus tard l'autre œil; mais tandis que chez l'un il ne s'écoula qu'un intervalle de quelques semaines, chez l'autre, le second œil ne fut atteint qu'au bout de quatre ans. Nous donnons ci-dessous des observations de ces deux malades :

OBSERVATION I. — M..., commis voyageur, âgé de quarante ans, fut atteint d'un chancre induré avant l'âge de vingt-trois ans. Les symptômes secondaires furent très légers et consistèrent en condylomes autour de l'anus et en gonflement des glandes. Le malade fut traité par des injections hypodermiques de mercure et, depuis cette époque, il n'eut aucun accident syphilitique. Au bout de dix-sept ans survint de l'ophthalmoplégie interne droite. Quatre ans plus tard, le malade se présenta dans mon cabinet avec une ophthalmoplégie interne double, suivie, au bout de trois jours, de paralysie du muscle droit externe de l'œil droit; neuf jours après l'affection se compliquait, du côté gauche, de ptosis qui disparut en trois jours. Le malade me déclara d'abord qu'il n'avait jamais eu d'accidents syphilitiques, mais le lendemain il vint de lui-même me confesser qu'il avait eu un chancre avant vingt-trois ans. Le traitement consista en sirop de Gibert et en frictions mercurielles qui furent continuées six mois. La paralysie du droit externe disparut, mais la mydriase et la paralysie du muscle de l'accommodation persistèrent.

OBS. II. — A..., commerçant, âgé de trente-deux ans, était atteint de la syphilis depuis dix ans. A cette époque, il fut traité en Allemagne par des frictions mercurielles d'une durée de quatre semaines. Depuis lors il ne suivit aucun traitement, les symptômes secondaires, dont le malade a perdu le souvenir, ayant été très légers et ayant cédé facilement à la médication. Cet homme se présenta à ma clinique avec les symptômes suivants : ptosis, mydriase et paralysie du muscle de l'accommodation de l'œil gauche, irritabilité de caractère, faiblesse de la mémoire. J'ai prescrit un traitement antisyphilitique consistant en injections hypodermiques de salicylate de mercure. Six jours après, il s'était déjà produit une amélioration du ptosis et de la paralysie du muscle de l'accommodation; le malade pouvait lire avec des verres convexes plus faibles que ceux employés lors du premier examen. Au bout de huit autres jours, il survint une légère mydriase avec parésie du muscle de l'accommodation du côté droit. Le malade quitta Paris sensiblement amélioré après un traitement de quatre semaines; le ptosis avait presque disparu et l'accommodation, sans être rétablie, avait gagné en amplitude.

Le pronostic de l'ophthalmoplégie interne syphilitique est défavorable en ce sens que la mydriase, l'immobilité des pupilles et la paralysie de l'accommodation persistent généralement ; quelquefois, cependant, ces symptômes s'améliorent à la suite d'un traitement antisyphilitique prolongé. Le ptosis et les paralysies des muscles externes de l'œil cèdent, au contraire, généralement à la médication.

Il importe de noter que, dans la paralysie nucléaire des muscles de l'œil, d'origine syphilitique, des accidents cérébraux peuvent apparaître même après des années. Ainsi, sur 5 cas, Hosch l'a constaté 3 fois ; l'un de ses malades succomba avec des symptômes apoplectiformes et les deux autres présentèrent des symptômes de dépression cérébrale. Il est incontestable que pour obtenir la guérison complète il faut prolonger le traitement, dans ces cas, pendant un an ou un an et demi au moins. C'est à l'insuffisance du traitement qu'il faut attribuer l'apparition des symptômes cérébraux à la suite de l'ophthamoplégie interne.

J'ai vu un malade chez lequel ces symptômes ne se manifestèrent pas malgré que vingt ans se sont écoulés depuis l'apparition de l'ophthalmoplégie.

L'ophthalmoplégie externe est rare dans la syphilis, et c'est à tort que Hutchinson père prétend le contraire. On voit parfois les deux yeux atteints symétriquement de paralysie de plusieurs muscles extrinsèques de l'œil à la suite d'une lésion nucléaire. Il est exceptionnel que des lésions syphilitiques siègent dans les pédoncules cérébraux; lorsque le fait se produit, la paralysie de l'oculo-moteur commun est homonyme, tandis que l'hémiplégie est croisée.

La *paralysie syphilitique de l'oculo-moteur externe* peut être, dans certains cas, d'origine nucléaire et s'accompagner d'accès épileptiformes qu'on explique par son origine corticale (Alexander); mais, généralement, elle est périphérique. Si la lésion primitive occupe le pont de Varole, on observe habituellement la paralysie homonyme du facial et l'hémiplégie croisée. Le pronostic de la paralysie de l'oculo-moteur externe est généralement peu grave.

Presque toujours, la *paralysie syphilitique du pathétique* n'est qu'une complication de celle de l'oculo-moteur commun, et ce n'est que dans des cas exceptionnels qu'elle se montre isolée. L'autopsie a prouvé qu'elle a pour cause la méningite syphilitique de la base, les exsudations dans la fente de Bichat par où la pie-mère envoie un prolongement dans le troisième ventricule.

Les paralysies syphilitiques des muscles de l'œil ont une tendance à frapper plusieurs muscles à la fois et à durer longtemps.

La *déviation conjuguée*, symptôme fréquent dans l'hémorrhagie cérébrale, s'observe exceptionnellement dans la syphilis. Bristowe en a observé un cas : chez un syphilitique, à la suite d'une affection de l'artère cérébrale postérieure, il se forma un foyer de ramollissement dans la moitié droite du pont de Varole, et les yeux se dévièrent à gauche, c'est-à-dire du côté opposé.

Dans la syphilis, toutes les branches du *facial* peuvent être frappées de paralysie soit à la suite d'une lésion corticale, soit consécutivement à une lésion sous-corticale; dans ce dernier cas, on observe en même temps la paralysie des extrémités.

Les *névralgies syphilitiques du trijumeau* sont fréquentes; dans la plupart des cas, c'est la première branche de ce nerf qui est atteinte. Les causes de ces névralgies sont la congestion des méninges, les exostoses de l'orbite ou de la base du crâne, les gommes des méninges ou du nerf lui-même. Les mêmes causes peuvent également entraîner la paralysie du trijumeau et ses conséquences, par exemple la kératite névro-paralytique et la suppuration de la cornée.

Dans l'*orbite*, la syphilis se manifeste sous forme de périostite ou d'ostéite des parois. Ces affections peuvent amener des déformations considérables des paupières (ectropion, etc.); mais les déformations palpébrales n'arrivent jamais au degré qu'elles atteignent dans la scrofule. La carie des os de l'orbite est moins fréquente dans la syphilis acquise que dans la syphilis héréditaire; elle produit parfois l'exophthalmie par suite des entraves qu'elle apporte à la circulation veineuse et à cause de l'inflammation du tissu rétro-bulbaire. On a également rencontré la déviation du globe oculaire et des paralysies des muscles de l'œil, lorsqu'il s'est produit des exsudats dans le tissu orbitaire. La périostite syphilitique de l'orbite s'accompagne de douleurs violentes à exacerbations nocturnes.

Les affections inflammatoires de l'orbite peuvent retentir sur les nerfs ciliaires et le nerf optique, et se propager au ganglion de Gasser (Alexander). Elles se terminent par résorption ou par phlegmon orbitaire; dans ce dernier cas, le pus peut s'ouvrir un passage à travers la conjonctive et les paupières, ou bien s'écouler par la cavité nasale.

Le *tissu rétro-bulbaire* et la *capsule de Tenon* peuvent être le siège de processus inflammatoires sans qu'il existe d'affection des os de l'orbite (Bock); il se peut aussi qu'il s'y développe des gommes qui produisent soit les symptômes du phlegmon orbitaire, soit ceux de la ténonite.

Les affections inflammatoires des *voies lacrymales* sont parfois dues à la propagation d'un processus de la muqueuse nasale à la conjonctive (voir p. 162); néanmoins, il n'arrive pas que cette membrane soit atteinte à la suite du coryza syphilitique. Il est plus fréquent de voir l'inflammation des voies lacrymales produite par la carie syphilitique ou par la nécrose des os du canal naso-lacrymal.

Dans la syphilis, la *glande lacrymale* peut être atteinte d'inflammation chronique; on observe alors une tumeur au-dessous du rebord supérieur temporal de l'orbite et de l'œdème des paupières. Les anciens auteurs croyaient que la glande lacrymale était à l'abri du processus syphilitique; mais, dernièrement, plusieurs cas de dacryo-adénite syphilitique ont été publiés, et, à lui seul, Alexander en a fait connaître cinq. Albini admet que l'affection est causée par une inflammation chronique proliférante du tissu interstitiel de la glande, inflammation qui se propagerait de la périphérie vers le centre.

b. **Syphilis héréditaire.** — Les affections des yeux dues à la syphilis héréditaire se développent surtout entre huit et quinze ans; mais, dans des cas rares, elles apparaissent jusqu'à trente ans, et, exceptionnellement, à un âge encore plus avancé.

Le *tractus uvéal* a présenté des manifestations variées de la syphilis congénitale; ce sont :

1° L'*iritis syphilitique*, aiguë ou chronique, la première pouvant apparaître dès les premiers mois de la vie, la seconde revêtant les formes plastique ou gommeuse;

2° L'*irido-cyclite* et l'*irido-choroïdite*, causant parfois le décollement de la rétine. Dans un cas observé par Hirschberg, le décollement de la rétine, compliqué d'opacités du corps vitré, survint à une période avancée de la kératite interstitielle, après des accès de glaucome et l'apparition de vésicules sur la face antérieure de la cornée. Ce fut l'affection de la cornée qui permit de reconnaître qu'on se trouvait en présence de lésions dues à la syphilis congénitale. Au moyen de frictions mercurielles, on obtint la guérison complète de la maladie oculaire ;

3 Certains cas de *buphthalmie* et d'*hydrophthalmie* résultant d'inflammations chroniques du tractus uvéal sont probablement causés par la syphilis congénitale ;

4° Il est aussi probable que la *chorio-rétinite pigmentaire* des enfants est souvent, mais non toujours, due à la même cause.

La plupart des auteurs récents pensent que la *kératite interstitielle*

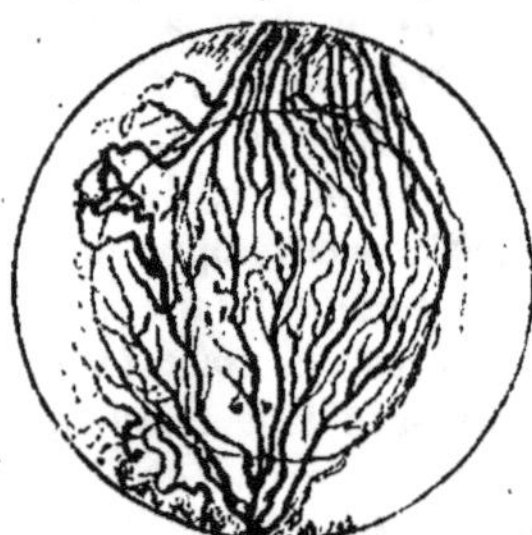

Fig. 38. — Réseau vasculaire dans la kératite interstitielle syphilitique (d'après Hirschberg).

est, dans la moitié des cas environ, produite par la syphilis héréditaire. Rappelons qu'elle peut être due à d'autres maladies, notamment au rachitisme, à la scrofule et surtout aux diathèses qui entraînent une grande faiblesse générale (Haltenhoff). Dans la syphilis congénitale, cette affection est toujours bilatérale, tandis qu'elle est souvent unilatérale dans la syphilis acquise. Toutefois, dans la première, les deux yeux ne sont pas atteints simultanément et la lésion ne gagne le second œil que quelques semaines, parfois même cinq ou six ans après le premier.

La kératite interstitielle est caractérisée par une opacité d'un gris bleuâtre qui occupe la couche moyenne de la cornée; celle-ci a l'aspect d'un verre dépoli. L'opacité s'accompagne de néoplasie de vaisseaux qui partent du rebord cornéo-sclérotical et pénètrent jusqu'à une certaine distance dans la cornée, qui semble ainsi entourée d'un bourrelet rouge plus large à la partie supérieure et à la partie inférieure du rebord cornéo-sclérotical. Cette kératite ne produit jamais d'ulcérations.

Généralement l'iris est le siège de lésions, et on tronve quelquefois des foyers inflammatoires dans la rétine.

L'acuité visuelle est considérablement diminuée dans la kératite interstitielle syphilitique. C'est une affection lente, qui dure au moins quelques mois. Elle laisse toujours à sa suite des taies de la cornée, et les vaisseaux qui se sont nouvellement formés ne disparaissent presque jamais complètement (Hirschberg).

Alexander considère comme une manifestation de la syphilis héréditaire les vésicules qui se développent sur la face antérieure de la cornée et qui sont dues au décollement partiel de l'épithélium antérieur (kératite vésiculaire).

On ne pense pas aujourd'hui, comme le croyait Hutchinson, que la kératite interstititielle accompagnée de déformations dentaires soit caractéristique de la syphilis congénitale. Il n'y a que la kératite interstitielle qui apparaît pendant les deux premières années qui soit incontestablement d'origine syphilitique (Jacobson).

Quant à la déformation dentaire décrite par Hutchinson, elle est due à une stomacace qui survient à l'époque où les dents persistantes sont encore dans leurs alvéoles (Bäumler). La déformation consiste dans une altération particulière des incisives définitives de la mâchoire supérieure qui sont petites et minces, avec des angles arrondis et une dépression très profonde au centre de leur bord libre. Nous répétons que cette affection dentaire n'est nullement caractéristique de la syphilis héréditaire. Ce n'est que lorsqu'il existe, avec la déformation des dents et la kératite interstitielle, d'autres symptômes qu'on est en droit de conclure à la syphilis héréditaire; ces symptômes sont les affections syphilitiques de l'oreille, la dépression du dos du nez, les cicatrices résultant de rhagades.

Les affections du *nerf optique*, les *paralysies des muscles de l'œil* consécutives à des lésions cérébrales sont très rares dans la syphilis héréditaire; de Græfe, Nettleship, Hutchinson en ont cependant observé des cas. Lawford observa le ptosis et la paralysie du droit interne dans un cas de syphilis congénitale; chez un autre malade, il trouva la paralysie de l'oculo-moteur commun et du pathétique, accompagnée d'inégalité des pupilles.

Parfois les affections oculaires causées par la syphilis héréditaire se rencontrent en même temps que des lésions qui existent surtout dans la syphilis acquise, par exemple des plaques ulcéreuses de la peau et du bord libre des paupières, la chute des cils ou madarose (Barlow), la périostite et les gommes de l'orbite.

Le *traitement* des affections syphilitiques de l'œil réclame l'emploi de moyens énergiques dirigés contre la maladie générale. Il convient de faire chez les adultes chaque jour des frictions avec 3 à 6 grammes d'onguent napolitain simple. Les frictions doivent durer de 15 à 20 minutes, et chaque jour il est nécessaire de les faire sur une partie différente de la peau. Schweigger ajoute au traitement mercuriel des médicaments sudorifiques : tous les deux ou trois jours il administre, à l'heure du coucher, 2 grammes de salicylate de soude et fait ensuite prendre une infusion chaude de thé, de tilleul, etc. ; puis le malade se couche et se couvre bien. La sudation obtenue ainsi est très abondante et dure environ deux heures. Cette méthode incommode beaucoup moins les malades que les injections hypodermiques de pilocarpine. Lorsqu'on a pratiqué les frictions mercurielles pendant un temps qui varie de trois à six semaines, on ordonne l'iodure de sodium. Nous avons déjà dit que, à notre avis, une seule cure de ce genre ne suffit pas à guérir la diathèse ; il faut y revenir à diverses reprises.

Les préparations iodées sont surtout indiquées pendant la période gommeuse. Les injections hypodermiques de mercure ont donné des résultats très satisfaisants, principalement dans le traitement des affections oculaires dues à la syphilis héréditaire. Abadie emploie, chaque jour, 10 à 20 gouttes de la solution suivante en injection hypodermique : sublimé 1 gramme, chlorure de sodium 2 grammes, eau distillée 100 grammes. Après douze ou quinze injections, on constate déjà une amélioration très notable. La même méthode (1) donne aussi d'excellents résultats dans le traitement d'affections oculaires dues à la syphilis acquise, par exemple la choroïdité disséminée, les paralysies des muscles de l'œil, la rétinite centrale récidivante. Dernièrement on a vanté les injections hypodermiques de salicylate de mercure. Une fois par semaine, on injecte, dans la région fessière, une seringue de Pravaz de la solution suivante : salicylate de mercure 10 grammes, vaseline liquide 100 grammes. Chez les enfants et chez les malades affaiblis, la dose doit être abaissée à une demi ou un quart de seringue. Comparées aux injections au sublimé, celles au salicylate de mercure ont l'avantage d'être moins douloureuses et d'agir plus rapidement.

En dehors des moyens généraux, les affections syphilitiques de l'œil réclament un traitement local appliqué avec le plus grand soin et basé sur les principes qui guident dans le traitement des autres affections oculaires. Dans les gommes de la conjonctive et des paupières, il faut employer les astringents et les antiseptiques. Dans la kératite interstitielle, il faut essayer de rendre à la cornée sa transparence en appliquant la pommade au précipité jaune. Dans l'iritis, les instillations d'atropine dans le cul-de-sac conjonctival sont indiquées pour empêcher le développement des synéchies postérieures ou pour les détruire si elles se sont déjà formées. Dans la rétinite syphilitique, on doit placer le malade dans l'obscurité.

(1) Abadie et Darier ont recommandé récemment les injections sous-conjonctivales de sublimé (une goutte d'une solution à 1 p. 1000 tous les deux jours).

PATHOGÉNIE DES TROUBLES OCULAIRES CONSÉCUTIFS AUX MALADIES MICROBIENNES.

Dans les maladies microbiennes des causes très diverses peuvent produire des affections de l'organe de la vue; nous avons déjà démontré le fait.

Une affection des paupières et de la conjonctive peut être un des *symptômes de l'invasion par les microbes* de l'économie tout entière ou de certains organes; citons, comme exemples, l'affection simultanée des paupières et de la conjonctive dans les éruptions varioleuses, l'apparition de l'érysipèle des paupières consécutivement à celui de la face. Nous pourrions mentionner aussi le catarrhe très prononcé de la conjonctive dans la période d'état de la scarlatine.

Un certain nombre d'affections oculaires ne sont que la conséquence de la *fièvre* qui survient dans le cours de maladies microbiennes; telle est la kératite dendritique observée dans l'impaludisme et l'influenza, et qui doit être regardée comme un herpès fébrile cornéen.

En outre, par suite des modifications qu'apporte la fièvre à l'action du cœur, la tension intra-oculaire peut être troublée. C'est ainsi qu'on explique les cas de glaucome aigu survenant dans l'érysipèle de la face sans affection orbitaire concomitante, dans la période éruptive de la variole, etc. Dans un nombre bien plus considérable de cas, le glaucome apparaît pendant la convalescence des maladies infectieuses (variole, influenza), et alors on a attribué son développement à la faiblesse du cœur; peut-être d'autres causes jouent-elles aussi un certain rôle dans ces cas. L'excitation réflexe des nerfs qui président à la sécrétion des liquides intra-oculaires peut également résulter de l'*excitation* des diverses branches du *trijumeau*. Il ne faut pas oublier, en effet, que, dans un certain nombre de maladies infectieuses on a observé des lésions du trijumeau lui-même au moment de la convalescence (influenza), ou bien des affections des cavités voisines du nez (pneumonie, influenza, fièvre typhoïde); ces cavités renferment un réseau périphérique très développé de fibres du trijumeau, et l'irritation de ces fibres occasionne fréquemment le glaucome, ainsi que nous l'avons démontré lorsque nous avons parlé des rapports des maladies du nez et des sinus avec celles des yeux. On ne peut pas encore dire si l'apparition du glaucome pendant la convalescence des maladies microbiennes est due à une transsudation exagérée des vaisseaux, surtout de ceux du tractus uvéal. Certains faits cliniques militent en faveur de cette manière de voir, par exemple les altérations des parois vasculaires qu'on rencontre lorsqu'il se produit des hémorrhagies intra-oculaires dans la convalescence de ces maladies.

Parfois la lésion oculaire peut s'expliquer par la *propagation à l'œil* d'un processus pathologique, par la pénétration par continuité de germes infectieux ayant leur point de départ dans un organe voisin. Ainsi, dans la méningite, le processus part de la base du crâne et se propage par les *gaines optiques* à la choroïde. L'apparition de la névrite optique dans le cours de la méningite doit être attribuée à cette propagation du processus inflammatoire. Dans la tuberculose de l'orbite, le processus peut se propager au nerf optique et, par ses gaines, gagner le globe oculaire en entraînant la tuberculose de la choroïde (Loïdholdt, observ. IX).

L'invasion microbienne peut encore se faire par la voie de la *fente sphénoïdale*. Dans la méningite, par exemple, le processus gagne parfois l'orbite par cette voie, et il se forme un abcès orbitaire.

L'infection microbienne peut avoir son point de départ dans la *peau des paupières* et de là se propager vers l'orbite. C'est de cette façon que prennent naissance les abcès orbitaires et la thrombose du sinus caverneux dans le charbon. Dans l'érysipèle des paupières, l'infection suit la même voie, gagne le tissu orbitaire et arrive même à atteindre le nerf optique en entraînant des conséquences très fâcheuses (atrophie optique). La thrombose des veines orbitaires dans l'érysipèle est produite par la propagation du processus du tissu orbitaire aux parois de ces veines ; elle entraîne des hémorrhagies de la rétine (thrombose de la veine centrale de la rétine).

La transmission des microbes peut se faire directement de la peau à la conjonctive ; c'est ainsi qu'il faut expliquer les tubercules de la conjonctive dans les cas de lupus des paupières.

Le *nez*, au moyen de ses cavités, est un autre chemin que suit un processus pour se propager directement à l'organe de la vision. Des fosses nasales l'infection peut gagner la conjonctive par le canal nasolacrymal, comme on l'a constaté dans la tuberculose et la blennorrhagie. Du *sinus frontal*, du *sinus maxillaire*, des *cellules ethmoïdales*, le processus infectieux peut se propager à l'orbite ; c'est ainsi que prennent probablement naissance les abcès orbitaires dans l'influenza et dans la fièvre typhoïde (voir p. 192). Lorsque la paroi osseuse qui sépare le canal optique du *sinus sphénoïdal* présente des trous (Knochen-Dehiscenzen), une inflammation infectieuse qui a pris naissance dans ce sinus peut s'étendre au nerf optique ; c'est à cette cause qu'il faut attribuer, selon toute apparence, les affections graves du nerf optique, qui cliniquement ressemblent complètement aux inflammations de ce nerf dans son canal, lorsqu'une périnévrite est survenue à la suite d'un refroidissement. Ces deux affections sont l'une et l'autre unilatérales ; elles peuvent avoir de graves conséquences pour la vision, mais elles se guérissent quand on a recours aux moyens susceptibles de provoquer un dégonflement très rapide du périnèvre enflammé, par exemple à la sudation produite par la pilocarpine ou bien à de fortes doses d'iodure de sodium. On pourrait m'objecter que les trous de la paroi optico-sphénoïdale sont rares; mais il faut bien reconnaître que les affections du nerf optique dont nous parlons sont heureusement aussi rares. Les recherches de Weichselbaum ont montré que les *cavités voisines du nez sont régulièrement affectées* dans l'influenza, la fièvre typhoïde et la pneumonie; si la déhiscence osseuse à laquelle nous venons de faire allusion était plus fréquente, les complications oculaires seraient également plus communes dans ces maladies.

Dans les maladies microbiennes, des troubles oculaires peuvent être causés par l'action réflexe sur l'œil d'une excitation des filets terminaux du *trijumeau*. On les constate, par exemple, dans la période d'état de l'influenza. L'injection ciliaire, l'asthénopie accommodative, la photophobie, etc., sont des symptômes concomitants des affections des cavités voisines du nez qui surviennent dans certaines maladies microbiennes de la même façon que dans les affections du trijumeau (voir p. 192).

On ne comprend pas pourquoi on n'a pas encore songé à regarder les cavités voisines du nez comme la voie par laquelle l'affection gagne l'organe de la vue dans les maladies microbiennes, du moment qu'on a pensé que les sinus, surtout le sinus sphénoïdal, pouvaient jouer un rôle très important dans le développement de la méningite qui survient comme complication (Huguenin).

La transmission des microbes dans l'organe de la vision peut aussi s'exercer par les *vaisseaux*. Ainsi, dans la pyhémie, dans l'endocardite infectieuse et peut-être même dans la méningite, la rétinite septique est due à l'entraînement de germes infectieux dans les vaisseaux rétiniens.

Le *tractus uvéal*, à cause du grand nombre de vaisseaux qu'il contient, est *le point le plus favorable à l'invasion des microbes par la voie des vaisseaux*. C'est à cette cause qu'il faut attribuer les nodules inflammatoires de la choroïde dans la morve (de Græfe), la choroïdite métastatique (embolie septique des vaisseaux de la choroïde) dans la pyhémie, les affections de l'iris, du corps ciliaire et de la choroïde dans la tuberculose, la lèpre, la syphilis, et probablement aussi dans le rhumatisme blennorrhagique, les affections du tractus uvéal dans le rhumatisme articulaire aigu. Nous pourrions encore citer l'iritis et les opacités du corps vitré causées par une lésion du tractus uvéal dans l'influenza, l'iritis dans la variole, les affections du tractus uvéal (ou les opacités du corps vitré qui en sont un symptôme) dans la fièvre typhoïde et dans la fièvre récurrente. Il est probable que quelques altérations du fond de l'œil observées dans l'impaludisme et le choléra (opacités du corps vitré) sont également dues à l'invasion des microbes dans le système circulatoire.

Dans la pyhémie et la carie du rocher, l'inflammation des sinus de la dure-mère consécutive à l'invasion microbienne peut être la cause de troubles oculaires, qui sont une simple manifestation de la thrombose inflammatoire des sinus, surtout du sinus caverneux.

Les microbes peuvent envahir d'autres parties de l'organe de la vision que la choroïde en suivant la voie vasculaire (1). Des foyers secondaires de cette nature s'observent, à la suite de la tuberculose, dans les os de l'orbite, dans le périoste orbitaire, dans le tissu rétrobulbaire, dans le nerf optique et ses gaines, dans les paupières (peau, glandes de Meibomius), dans la conjonctive et le tissu sous-conjonctival, dans la sclérotique, dans l'espace périchoroïdien, et dans toutes les parties du tractus uvéal. Il est très probable que la cornée elle-même peut être envahie par le bacille de la tuberculose au moyen de l'anneau vasculaire péricornéen.

On admet également que la *kératomalacie* qui survient dans le cours des maladies infectieuses graves (érysipèle, fièvre typhoïde, variole, choléra) est produite par l'invasion de microbes dans le courant sanguin; mais il est incontestable que l'affection débute dans une partie de la cornée qui, en raison du manque de clignotement, se dessèche. La pathogénie de cette forme de kératomalacie, que de Græfe regardait comme une kératite névro-paralytique, n'est donc pas encore élucidée. Leber et Wagenmann considèrent aussi la nécrose infantile de la conjonctive qui survient dans les maladies infectieuses graves, comme un symptôme de septicémie généralisée par l'invasion de streptocoques dans le système vasculaire.

Parfois la transmission des germes infectieux à l'œil se fait par des *agents extérieurs;* par exemple, dans la blennorrhagie, la diphthérie, la vaccine, les doigts du malade peuvent être les agents de transmission. Il est très probable que les abcès de la cornée qui se produisent dans la variole sont dus soit à l'infection par une pustule des paupières ou de la conjonctive, soit à la transmission à l'œil de microbes provenant d'une pustule de la peau à l'aide des doigts, d'un mouchoir, etc., c'est-à-dire qu'ils sont le résultat d'une *auto-infection*. Ainsi s'explique que, dans la variole, les abcès cornéens se développent beaucoup plus tard que les pustules de la peau et des muqueuses.

Dans beaucoup de cas, les affections des yeux survenant à la suite d'une maladie microbienne sont la conséquence de l'*action toxique des*

(1) Il semble qu'il y ait aussi en dehors de la richesse plus ou moins grande d'un tissu d'autres causes qui favorisent ou, dans le cas contraire, empêchent le développement des microbes dans un tissu envahi par ces derniers. Rappelons seulement les travaux intéressants de de Christmas (*Annales de l'Institut Pasteur*, 1891), prouvant que certains tissus et humeurs du corps ont même une action microbicide. Il serait très intéressant de rechercher les divers tissus de l'œil à ce point de vue. Les recherches expérimentales semblent prouver que le corps vitré, par exemple, présente un terrain très favorable pour les microbes, plus favorable même que la cornée.

produits des microbes (toxines ou ptomaïnes). Les toxines des différentes maladies microbiennes produisent des troubles très divers dans l'organe de la vue; on pourrait même se baser là-dessus pour différencier les toxines au point de vue toxicologique.

Parmi les inflammations causées par les toxines des maladies microbiennes, il faut mentionner la *conjonctivite* consécutive au rhumatisme blennorrhagique. C'est ainsi, du moins, qu'il faut envisager le cas de Rueckert, où les diplocoques de Neisser ont fait défaut dans la sécrétion conjonctivale, ainsi que l'injection vasculaire de la conjonctive à la suite de l'inoculation de la lymphe de Koch. L'injection vasculaire constatée à la fin du choléra est probablement aussi d'origine toxique. La conjonctivite produite par les toxines est analogue à un certain nombre d'inflammations des muqueuses dues à des intoxications, par exemple à la conjonctivite qui survient à la suite de l'abus de l'alcool ou de l'arsenic. Il est probable que l'iritis doit également être attribuée parfois à l'action des ptomaïnes, notamment quelques cas d'*iritis* blennorrhagique ou d'iritis septique (Rindfleisch et Michel). Des expériences sur la *kératite* septique ont permis à ces auteurs de constater que l'iritis et l'infiltration de la cornée entière peuvent être occasionnées par l'action toxique des produits des microbes sans intervention des germes infectieux.

La *paralysie des muscles de l'œil* est également due à l'action toxique des ptomaïnes sur les parties périphériques des nerfs moteurs de l'œil. La paralysie frappe plutôt les muscles *intrinsèques* que les muscles extrinsèques, et, avant tous les autres, le muscle de l'accommodation. On rencontre la paralysie de l'accommodation dans quelques maladies infectieuses (diphthérie) sans que jamais le sphincter de la pupille soit atteint; elle apparaît, dans la diphthérie, entre la quatrième et la sixième semaine. Nous avons dit que les paralysies dues à l'action des toxines se développent généralement à la fin ou pendant la convalescence des maladies microbiennes aiguës. Celle du muscle de l'accommodation s'observe en outre dans l'influenza et dans la fièvre typhoïde. La parésie de ce muscle a été constatée à la suite de la scarlatine, des oreillons (Baas), de la pneumonie, de l'influenza (très souvent), de la fièvre typhoïde, de la fièvre récurrente; de la dysenterie (Lawnson), de la variole. Ce n'est que dans un petit nombre de cas, notamment dans la convalescence de la fièvre typhoïde et de la variole, qu'elle s'est accompagnée de mydriase (paralysie du sphincter de la pupille).

Des paralysies des muscles *extrinsèques* de l'œil ont été observées à la suite de la diphthérie, de l'influenza, de la pneumonie, de la fièvre typhoïde, de la rougeole. La disparition rapide de ces paralysies toxiques est un de leurs caractères les plus frappants.

Parmi les symptômes des *affections toxiques du nerf optique* consécutives aux maladies microbiennes, il faut citer *l'amblyopie passagère*, dont on a observé quelques cas à la suite de la diphthérie. Dans cette amblyopie, l'acuité visuelle n'étant pas améliorée par l'usage de verres correcteurs (Vœlckers, Nagel), il est impossible de la confondre avec la paralysie de l'accommodation. Il faut regarder comme des symptômes d'affections toxiques du nerf optique l'obnubilation, dans le choléra, et les troubles de la vision qui surviennent dans la période algide de l'impaludisme. Nous pensons qu'on doit encore attribuer à l'action toxique des ptomaïnes les troubles de la vue qui, dans certains cas de syphilis, se manifestent de bonne heure sous forme d'amblyopie passagère (Tornanitzky, Gilbert et Léon, Wunderlich).

C'est à la même cause (action toxique des ptomaïnes) que sont dus quelques cas d'*amaurose passagère* consécutive à des maladies microbiennes ou apparaissant dans le cours de ces maladies. Les cas auxquels nous nous référons n'étant pas compliqués d'une affection rénale, il est impossible d'admettre qu'il s'agisse d'amaurose urémique. On a observé des cas analogues dans l'érysipèle (sans affection orbitaire) et l'influenza. Peut-être doit-on invoquer la même origine pour expliquer quelques amauroses rencontrées dans la rougeole, la blennorrhagie (Panas), la coqueluche, la pneumonie, la fièvre récurrente, le typhus exanthématique, la variole, la varicelle (Hutchinson fils), l'impaludisme. A l'ophthalmoscope, on a trouvé le fond de l'œil ou normal ou coloré en rouge au niveau de la papille optique, avec rétrécissement des artères rétiniennes, dilatation et sinuosités des veines, voile très léger sur la partie de la rétine entourant la papille. Parfois ces symptômes augmentent, et la maladie devient une véritable névrite optique. Jadis on admettait une méningite intercurrente pour expliquer ces lésions ainsi que les paralysies des muscles de l'œil consécutives à une maladie microbienne, paralysies qui frappent, d'ailleurs, d'une manière aveugle, atteignant, en certains cas, quelques-uns seulement des muscles animés par le même nerf (oculo-moteur commun). Mais, d'après nous, il est plus probable que les altérations constatées à l'ophthalmoscope sont des symptômes d'une névrite périphérique, d'origine toxique, du nerf optique, produite par les ptomaïnes des maladies microbiennes. Cette névrite périphérique est analogue à celle que Charcot et Vulpian ont observée dans divers autres nerfs à la suite de la diphthérie et que j'ai constatée moi-même par l'examen anatomo-pathologique du nerf optique dans un cas de variole.

La nature toxique des affections du nerf optique qui surviennent à la suite de quelques maladies microbiennes est surtout démontrée par l'existence d'un *scotome central* analogue à celui qu'on rencontre dans l'intoxication par l'alcool ou le tabac. On a observé ce scotome dans quelques cas de méningite cérébro-spinale (amblyopie centrale avec achromatopsie pour le rouge et le vert), à la suite de l'érysipèle (Pagenstecher), de l'influenza (Landsberg, Remak), de l'impaludisme et de la syphilis (Uhthoff).

Dans la plupart des cas, les affections toxiques du nerf optique se terminent par la guérison ; néanmoins on a vu des cas se terminer par l'atrophie partielle, ou même totale du nerf, ou bien par la persistance du rétrécissement du champ visuel. Même à ce point de vue, il y a analogie entre les affections du nerf optique produites par les toxines et celles qui sont dues à d'autres intoxications, par exemple au diabète sucré.

Les lésions de l'organe de la vue survenant dans les maladies microbiennes sont dues, dans un certain nombre de cas, à des *altérations des parois vasculaires;* telle est, par exemple, l'endartérite oblitérante syphilitique. Il en est probablement de même pour les hémorrhagies intra-oculaires qui se rencontrent à la suite de la variole, de la fièvre jaune, de l'impaludisme. Dans cette dernière maladie, on a, en outre, constaté l'oblitération des petits vaisseaux par des éléments anormaux du sang.

Les *affections du système nerveux central* qui surviennent dans le cours des maladies microbiennes sont aussi la cause de quelques troubles fonctionnels de l'organe de la vue ; ainsi, dans la méningite, on constate, au début, le spasme, et plus tard, la paralysie de certains muscles oculaires ; on a vu également, à la suite de cette maladie, surveni. une cécité persistante, occasionnée soit par une affection du chiasma, soit par des lésions de certaines parties de la moelle allongée qui ont incontestablement des rapports avec le fonctionnement du nerf optique (centres vaso-moteurs, voir p. 20). Les troubles fonctionnels consécutifs à des altérations du système nerveux peuvent encore être la conséquence de lésions vasculaires (syphilis), ou d'altérations en forme de tumeurs (gommes, tubercules). Mais la substance nerveuse elle-même peut être affectée dans quelques maladies infectieuses aiguës ; on l'a constaté dans certains cas de paralysies nucléaires consécutives à la diphthérie (Mendel) ou à l'influenza (Goldflam). Quelques troubles oculaires, enfin, sont sans doute provoqués par des hémorrhagies centrales.

Les *troubles des fonctions rénales* occasionnent parfois des troubles oculaires dans le cours ou à la suite de quelques maladies microbiennes ; nous devons citer l'amaurose urémique par auto-intoxication dans la scarlatine, la rougeole, la variole, la fièvre jaune, et le myosis dans la période algide du choléra. Il en est de même de la rétinite albuminurique qui survient dans le cours ou à la suite de la scarlatine, de la variole et des fièvres paludéennes.

Très souvent les affections oculaires consécutives à des maladies microbiennes ne sont que les symptômes d'une *maladie constitutionnelle* (dyscrasie) *consécutive à l'affection primitive.* Ainsi, les troubles oculaires qui apparaissent pendant la convalescence de la rougeole sont des manifestations de la scrofule dont la cause occasionnelle est la rougeole elle-même. Il est très probable que la kératite interstitielle consécutive à l'impaludisme, à la variole ou à la syphilis est une simple manifestation des troubles très graves qu'a subis la nutrition de tout l'organisme.

Enfin, dans beaucoup de cas, les affections oculaires survenant à la suite de quelque maladie microbienne sont seulement de *nature secondaire*, et elles sont dues, par exemple, à la déformation partielle ou totale de la peau des paupières et au lagophthalmus qui en est la conséquence, ainsi qu'on l'observe dans le charbon, l'érysipèle, la tuberculose, la syphilis et la lèpre.

BIBLIOGRAPHIE.

CHARBON. — *Foerster*, loc. cit., p. 208. — *Roger*. Soc. de biologie, 1889, 27 juillet.

PYHÉMIE. — *Ilénius*, Centralblatt f. Augenh., 1888, p. 44. — *Foerster*, loc. cit., p. 180. — *Jacobson*, loc. cit., p. 72, 75. — *Adler H.*, Wiener Med. Pr., 1889, n° 15. — *Hofmokl*, Soc. des médecins de Vienne, 1889, 31 mai.

ÉRYSIPÈLE. — *Foerster*, loc. cit., p. 227. — *Cocci*, Gazz. degli Ospit., 1884. — *Nieden*, Centralbl. f. Augenh., 1885. — *Knapp*, Arch. f. Augenh., XIV, 2. — *Weland*, Deutsche Med. Woch., 1886, n° 39. — *E.-F. Neve*, Brit. Med. Journ., 1886, 1er janvier. — *Oeller*, Münchner Med. Woch., 1889, n° 19. — *Magawly*, St.-Petersburg. Med. Woch., 1890, n° 33.

MORVE. — *De Graefe*, Arch. f. Ophthalm., t. III, f. 2, p. 418.

BLENNORRHAGIE. — *Panas*, Semaine médicale, 1890, p. 477. — *Deutschmann*, Arch. f. Ophthalmologie, XXXVI, p. 109, 1870. — *Roux G.*, La Province médicale, 12 juillet 1890, n° 28, p. 331. — *Despagnet*, Soc. fr. d'ophthalm., 1888. — *Rückert*, Klin. Monatsbl. f. Augenh., 1886, septembre. — *Vanderstraeten*, Arch. méd. belge, juillet 1891.

RHUMATISME ARTICULAIRE AIGU. — *Foerster*, loc. cit., p. 158.

SCARLATINE. — *Foerster*, loc. cit., p. 162, 81. — *Jacobson*, loc. cit., p. 87. — *Hodges F.-H.*, Ophthalmic Review, 1885, July. — *Monod*, Gaz. des hôp., 1870, p. 113.

DIPHTHÉRIE. — *Maignault*, Archives générales de médecine, 1859, II, p. 365. — *Jacobson*, loc. cit., p. 124, 63, 89. — *Foerster*, loc. cit., p. 172. — *Mendel*, Centralbl. f. Augenheilk., 1885, p. 89. — *Remak*, Ibidem, 1886, p. 161. — *Uhthoff*, Neurolog. Centralbl., 1883, n° 6. — *Rosenmeyer L.*, Wiener Med. Woch., 1886, n° 13. — *Evetzky*, Archives d'ophthalmologie, 1887, nov.-déc. — *Krauss C.-W.*, Neurolog. Centralbl., 1888, n° 17. — *Landmann O.*, American Journ. of Ophthalm., 1889, may.

COQUELUCHE. — *Knapp*, Arch. f. Augenh., V, 1, p. 203. — *Alexander*, Deutsche Med. Wochenschr., 1888, n° 11. — *Jacoby*, New York Med. Monatschr., 1891, n° 2.

OREILLONS. — *Baas*, Klin. Monatsbl. f. Augenh., 1886, juillet. — *Hirschberg*, Centralbl. f. Augenh., 1890, p. 77. — *Talion*, Arch. de méd. militaire, 1888, p. 103.

PNEUMONIE. — *Gubler*, Archives générales de médecine, 1860. — *Scheby-Buch*, Arch. f. Ophthalm., XVII, 1, p. 289. — *Jacobson*, loc. cit., p. 87.

INFLUENZA. — *Landolt*, Semaine médicale, 1890, 18 janvier. — *Gillet de Grandmont*, Société de médecine pratique, 16 janvier 1890. — *Eversbusch*, Münchn. klin. Woch., 1890, n°° 6, 7. — *Uhthoff*, Deutsche Med. Woch., 1890, n° 6. — *Fuchs*, Wiener klin. Woch., 1890, n° 11. — *Landsberg*, Centralbl. f. Augenheilk., 1890, p. 141. — *Rosenzweig*, Ibidem, p. 143. — *Hirschberger*, Münch. Med. Woch., 1890, n° 4. — *Bergmeister*, Wiener klin. Woch., 1890, n° 11. — *Adler*, Wiener Med. Woch., 1890, n° 4. — *Sattler*, Prager Med. Woch., 1890, n° 13. — *B. Remak*, Centralbl. f. Augenh., 1890, p. 201. — *Alt*, Amer. Journal of Ophthalmologie, 1890, février. — *Galezowski*, Rec. d'ophthalmologie, 1890, février. — *Sédan*, Ibidem, mars. — *V. Schröder*, Petersburg. Med. Wochenschr., 1889, n° 50. — *Carstens*, Jahrb. f. Kinderheilk., XXXI, 3. — *Pflüger*, Berl. klin. Woch., 1890, n°° 27, 28. — *Schapringer*, Med. Record, XXXVII, n° 24, 1890. — *Stoewer*, Klin. Monatsbl., XXVIII, p. 418. — *Lyder Borthen*, Klin. Monatsbl., 1891. — *Higgens*, Lancet, 1891, 3 octobre. — *Weeks*, New York med. Journ., 8 août 1891.

ROUGEOLE. — *Trousseau*, Bull. de la Clinique nationale des Quinze-Vingts, 1887, oct.-déc. — *Jacobson*, loc. cit., p. 124, 133, 46. — *Foerster*, loc. cit., p. 160.

FIÈVRE TYPHOÏDE. — *Gubler*, Archives générales de médecine, 1860, p. 403, 413. — *Déval*, Traité de l'amaurose. Paris, 1857, p. 252. — *Foerster*, loc. cit., p. 163, 230. — *Jacobson*, loc. cit., p. 37, 47, 61, 86, 97, 113. — *Hotz*, Chicago Med. Journal and Examiner, 1886, janvier.

FIÈVRE RÉCURRENTE. — *Mackenzie*, Traité (traduction de Warlomont et Testelin). Paris, 1856, p. 102. —

Estlander, Arch. f. Ophthalm., XV, 2, p. 108, 143. — *Michel*, Traité, p. 471. — *Foerster*, loc. cit. p. 169. — *Jacobson*, loc. cit., p. 76, 87, 105.

TYPHUS EXANTHEMATICUS. — *Michel*, loc. cit.

VARIOLE. — *Adler H.*, Die während und nach der Variola auftretenden Augenkrankheiten. Wien, 1875. — *Riedl*, Wiener Med. Presse, 1885, n° 11. — *Hutchinson fils*, Ophthalmic Review, 1886, sept. — *Bock E.*, Erfahrung. auf d. Gebiete d. Augenheilk., 1891, Wien. — *Foerster*, loc. cit., p. 164. — *Jacobson*, loc. cit., p. 64, 76, 86, 106, 124, 133.

VARICELLE. — *Hutchinson fils*, Ophthalm. Rev., 1886, septembre.

VACCINE. — *Sénat*, Rec. d'ophthalm., 1886. — *Hirschberg*, Centralbl., 1886. — *Peiper*, Centralbl. f. klin. Med., n° 37, 1891. — *Hirschberg*, Centralbl. f. Augenheilk., 1892, p. 17. — *Schapringer*, New-York med. Monatschr., 1891, novembre.

DYSENTERIE. — *Lawson*, voir *Foerster*, loc. cit., p. 230.

FIÈVRE JAUNE. — *Ch. Stedmann Bull*, Medical Record, 1886, 4 décembre. — *Fernandez*, Arch. f. Augenheilk., 1883.

BERI-BERI. — *Michel*, Lehrbuch d. Augenheilk., p. 637.

CHOLÉRA. — *Bouchard*, Auto-intoxications, p. 282. — *Coste*, Revue de médecine, 1890, n° 10. — *Campart et Saint-Martin*, Bull. de la Clinique nationale des Quinze-Vingts, 1885, n° 1. — *Foerster*, loc. cit., p. 177. — *Jacobson*, loc. cit., p. 97.

IMPALUDISME. — *Nuel*, Traité de de Wecker et Landolt, t. IV, p. 678. — *Poncet*, Ann. d'ocul., t. LXXIX, p. 201. — *Sulzer*, Archives d'ophthalmologie, 1890. — *Teillais*, Soc. franç. d'ophthalm., 1889. — *Foerster*, loc. cit., p. 176. — *Baas*, Klin. Monatsbl., 1885, mai. — *Zimmermann*, Arch. f. Augenheilk., XIV, 2. — *Van Millingen*, Centralbl. f. Augenheilk., 1888, p. 1. — *Kipp*, Trans. of the Amer. Ophthalm. Soc., 1889. — *Green*, Ibidem. — *N. C. Macnamara*, Brit. Med. Journal, 1890, 8 mars.

TUBERCULOSE. — *Panas et Vassaux*, Étude expérim., Arch. d'ophthalm., 1885, f. 3. — *Foerster*, loc. cit., p. 68, 70. — *Mules P. H.*, Ophthalmic Review, 1885, janvier. — *Weiss*, Wiener Med. Wochenschr., 1885, n° 17. — *Roy d'Alvarez*, Rev. clin. d'oculistique, 1885, août. — *Treitel*, Berlin. klin. Woch., 1885, n° 28. — *Rhein C.*, Ueber primitive Tuberculose der Conjunctiva, Wurtzbourg, 1886. — *Brailey*, Ophthalm. Society of the Unit. Kingd., 1886, 2 juin. — *Fontan J.*, Rec. d'ophthalm., 1886, f. 10. — *Valude*, Congrès de Heidelberg, 1887. — *Amiet*, Die Tuberculose der Bindehaut des Auges. Solothurn., 1882. — *Neese*, Arch. f. Augenh., 1886, f. 3. 4. — *Stölling*, Arch. f. Ophthalm., XXXII, 3. — *Wagenmann*, Ibidem, XXXII, 4, et XXXIV, 4. — *Schneller C. G. L.*, Ueber einen Fall geheilter Iristuberculose. Halle a S, 1888. — *Comini*, Annali di ottalm., 1888, f. 1. — *Fuchs*, Wien. Med. Woch., 1888, n° 23. — *Schapringer*, Soc. des méd. allemands de New-York, 1888, 23 mars. — *Hirschberg*, Centralbl. f. Augenh., 1889, p. 338. — *Griffith*, Ophthalm. Soc. of the Unit. Kingd., 1890, 12 déc. — *Dinkler*, Ein Beitrag. Kenntniss der Miliartuberculose der Choriodea. Heidelberg, 1890. — *Trousseau*, Bull. de la Clinique nationale des Quinze-Vingts, 1889, nov.-déc. — *Knapp*, Acad. de médecine de New-York, 1890, 20 janvier. — *Müller*, Wiener Med. Blätter, 1890, n° 12. — *Tangl*, Centralbl. f. allg. Patholog. u. patholog. Anatomie, 1890, n° 25. — *Hirschberg*, Soc. des médecins de Berlin, 1889, 22 mai. — *V. Ziemssen*, Munch. Med. Wochenschr., 1890, n° 50. — *Loidholdt*, Beitrag. zur Kenntniss der Augentuberculose. Diss. Merseburg, 1889.

SCROFULE. — *Zieminski*, Rec. d'ophthalm., 1886, n° 9. — *Foerster*, loc. cit., p. 214. — *Eitelberg*, Wiener Med. Woch., 1885, n° 21. — *Cirincione*, Tuberculose du nerf optique. Naples, 1891.

LÈPRE. — *Bull and Hansen*, The leprous diseases of the eye. Christiania, 1873. — *Panas*, Arch. d'ophthalm., 1887, nov.-déc. — *Poncet*, Progrès médical, 1888, n° 2. — *Meyer et Berger*, Revue générale d'ophthalm., 1889. — *Hirschberg*, Centralbl. f. Augenh., 1888, p. 23. — *Vossius*, Congrès de Heidelberg, 1881. — *Jatzow*, Deutsche Mediz. Zeitung, 1888, n° 6. — *De Vicentiis*, Annali di ottalm., IX, 1880, p. 51. — *Polock*, Brit. Med. Journ., 1889, 14 décembre.

SYPHILIS ACQUISE. — *Fournier*, Journ. d'ophthalm., I, p. 565. — *Mauthner*, Dans le Traité de syphilis de Zeissl, 1872, p. 261. — *Foerster*, loc. cit., p. 185. — *Jacobson*, loc. cit., p. 23-25. — *Alexander*, Syphilis und Auge. Wiesbaden, 1889. — *Bandon*, Rec. d'ophthalm., 1885, n° 11. — *Perlia*, Centralbl. f. Aug., 1886, p. 39. — *Monprofit*, Arch. d'ophthalm., 1885, mars-avril. — *Daudry*, Soc. franç. d'ophthalm., 1885. — *Alexander*, Centralbl., 1885, p. 105. — *Abadie*, Annal. d'ocul., 1886, mai-juin. — *Trousseau*, Bull. de la Clinique nationale des Quinze-Vingts, 1886, n° 3. — *Badal*, Arch. d'ophthalm., 1886, n° 4. — *Nettleship*, Ophthalm. Hospit. Rep., 1886, n° 1. — *Mraczek*, Wiener Klinik, 1886. n° 10. — *Tornanitzki*, Congrès des médecins russes, 1887, 9 janvier. — *Uhthoff*, Arch. f. Ophthalm., XXXIII, 4. — *Tepljaschin*, Wratsch., 1887. — *Tangemann*, Cincinnati Lancet, 1887, 25 juin. — *Hutchinson*, Med. Record, 1887, 7 nov. — *Hosch*, Correspondenzbl. d. Schweizer Ärzte, 1888, n° 18. — *Goldzieher*, Centralbl. f. Augenh., 1888, p. 103. — *Sattler*, Prog. méd. Woch., 1888, n° 12. — *Trousseau*, Soc. franç. d'ophthalm., 1888. — *Oppenheim*, Berlin. klin. Woch., 1887, n° 36. — *Hirschberg*, Centralbl. f. Augenh., 1888, p. 254 et 369. — *Ayres*, Ophthalmic Review, 1888, août. — *E. Albini*, Congrès de Turin, 1887. — *Silex*, Deutsche Med. Woch., 1888, n° 43. — *Hutchinson fils*, Ophthalm. Hosp. Rep., 1886, juillet. — *Seggel*, Deutsches Archiv f. klin. Med., 1889. — *Magnus*, Klin. Monatsbl., 1889, nov. — *Oppenheim*, Zur Kenntniss der syphilistischen Erkrankungen des Centralen Nervensystems. Berlin. Hirschwald, 1890. — *Alt*, Amer. Journ. of ophthalmologie, 1889, décembre. — *Bock*, Erfahrungen a. d. Geb. d. Augenh., 1891. — *Ostwalt*, Berlin. klin. Woch., 1888. — *Horstmann*, Arch. f. Augenh., XIX, 4. — *German*, Compt. rend. de la clinique d'ophthalm. de Saint-Pétersbourg, 1890, f. 3.

SYPHILIS HÉRÉDITAIRE. — *Fournier*, Rec. d'ophthalm., 1886, janvier. — *Hirschberg*, Centralbl. f. Augenh.,

1886, p. 97. — *Haltenhoff*, Soc. franç. d'ophthalm., 1887. — *Lawford*, Ophthalmic Review, 1890, février.

XXI. — TROUBLES OCULAIRES CONSÉCUTIFS A DES INTOXICATIONS.

A. — AUTO-INTOXICATIONS.

1, ICTÈRE.

D'après Bouchard, les principes toxiques de la bile sont représentés avant tout par les matières colorantes; les sels biliaires ont une action bien moins toxique.

La *coloration jaune de la conjonctive oculaire* est un des premiers symptômes de la résorption de la bile; elle est bientôt suivie d'ictère général. Nous savons que la sclérotique, à cause de sa couleur blanche permet d'apprécier facilement les changements de ton des tissus qui la recouvrent (conjonctive); les autres parties du corps, et notamment la peau, se prêtent moins à cette appréciation.

La *xanthopsie*, qui fait voir tous les objets en jaune, est assez rare chez les malades atteints de jaunisse; sur 1000 malades, Hirschberg ne l'a rencontrée que 5 fois. Dans un cas, elle affectait la forme d'accès, qui se répétaient à chaque époque mensuelle, en même temps que la jaunisse.

Bamberger explique le phénomène par des troubles fonctionnels de la substance nerveuse, troubles durant parfois quelques heures, parfois plusieurs jours; Morton nie aussi que la xanthopsie soit un phénomène optique. Le fait que, même dans les cas les plus graves d'ictère, le cristallin et le corps vitré ne sont jamais colorés en jaune, semble donner raison à ces deux auteurs. D'autres savants soutiennent pourtant une théorie opposée. Rose, dans un cas de jaunisse accompagné de xanthopsie, observe à l'ophthalmoscope la coloration jaune de la papille optique; Kœnigstein vit aussi, chez un malade atteint d'istère grave, le fond de l'œil coloré en rouge jaunâtre. Ces observations tendraient à faire croire que la xanthopsie est due à la coloration jaune des milieux réfringents de l'œil; c'est l'explication qu'accepte Hirschberg. Un de ses malades prétendait voir tous les objets comme à travers un nuage jaunâtre, et, d'après Hirschberg, un phénomène analogue s'observe lorsqu'on regarde les objets à travers une couche très mince de bile. Toutefois, il ne nous semble pas que la théorie de la xanthopsie soit élucidée jusqu'à ce jour. Il reste à expliquer pourquoi, malgré le nombre considérable des cas d'ictère grave, le phénomène est si rare.

Au point de vue du pronostic, la xanthopsie a moins de gravité que l'*héméralopie*, celle-ci accompagnant surtout les cas de sérieuse gravité, par exemple ceux qui sont dus à la cirrhose atrophique du foie ; c'est ce qui résulte des observations de Frerichs, de Cornillon, de Litten et de Kœnigstein. Nous avons vu plus haut que, dans ces cas, l'héméralopie n'a rien à voir avec l'auto-intoxication par la bile, mais qu'elle est probablement produite par le développement, dans le tissu de la rétine, de lésions analogues à celles qui existent dans le foie.

On observe des *hémorrhagies rétiniennes* dans quelques cas d'ictère, mais nous contestons qu'elles soient en rapport avec la résorption de la bile. Junge rencontra dans la cirrhose du foie avec ictère des épanchements sanguins dans la rétine et des altérations dans les couches à noyaux de cette membrane. Stricker observa également, dans un cas grave de cirrhose du foie, des hémorrhagies rétiniennes qui augmentèrent même après la disparition de l'ictère. Dans un cas de carcinome de la vésicule biliaire et du foie, Buchwald trouva aussi des hémorrhagies rétiniennes. Dans la plupart des cas de cette nature, l'acuité visuelle n'est nullement atteinte par les hémorrhagies de la rétine.

On sait que c'est surtout dans la forme atrophique de la cirrhose du foie, où l'ictère est peu prononcé (coloration subictérique) que des hémorrhagies se font le plus facilement dans divers organes. On observe alors des épistaxis, des gastrorrhagies, des hémorrhagies de la plèvre et du péritoine, du melæna, du purpura, des hémoptysies, des entérorrhagies, tandis que la cirrhose hypertrophique, qui détermine un ictère très accusé, ne se complique pas d'hémorrhagies. Par conséquent, nous pouvons conclure que les hémorrhagies rétiniennes ne sont pas produites par l'ictère, comme le supposait Foerster.

2. URÉMIE.

Pour Bouchard, l'urémie est un empoisonnement très complexe, dû à ce que les produits toxiques de l'économie ne sont plus éliminés ou éliminés seulement d'une façon insuffisante, les reins étant devenus très peu perméables. Cet auteur admet que les urines renferment au moins sept substances toxiques, qui contribuent au développement de l'auto-intoxication connue sous le nom d'urémie. Il doit donc y avoir, non pas une, mais plusieurs urémies. Les formes cliniques de cette maladie sont, en effet, des formes mixtes, qui montrent à la fois les symptômes de plusieurs urémies. Nous démontrerons que les symptômes oculaires qui surviennent dans cette affection permettent de reconnaître quelle est la substance toxique des urines dont l'action est prépondérante.

Après avoir injecté des urines normales dans les veines d'animaux, Bouchard (*loc. cit.*, p. 35) constata la *diminution des réflexes palpébraux et cornéens*, et souvent l'*exophthalmie*; la *pupille* reste *contractée* jusqu'après la mort. Bouchard a réussi à isoler une substance fixe, organique, s'attachant au charbon non minéral ; cette substance provoque la myose. D'après cet auteur, la myose n'est pas seulement un symptôme concomitant de l'urémie ; elle s'observe encore dans les cas où l'organisme ne peut plus éliminer les produits toxiques, par exemple dans la période algide du choléra (voir p. 331). Dans l'évolution des phénomènes cholériques, on voit se succéder l'intoxication propre au choléra et l'intoxication urémique ; quand celle-ci commence, le myosis apparaît.

Il est très intéressant de constater qu'il peut exister des troubles oculaires causés par l'urémie, sans que l'action de la substance toxique qui produit le myosis puisse s'observer. Ainsi, dans des cas d'*amaurose urémique*, les pupilles sont, ou bien dilatées, ou bien de diamètre normal (Leber, Græfe et Saemisch, *Traité*, t. V, p. 983).

L'amaurose urémique se rencontre surtout dans le cours ou à la suite de la scarlatine, et plus rarement dans d'autres affections microbiennes. On l'observe aussi dans l'albuminurie de la grossesse ainsi que dans les affections chroniques des reins. L'amaurose urémique a généralement un début très brusque ; la vue baisse et l'amaurose est complète au bout d'un temps qui varie de quelques heures à un jour. Parfois la perception de la lumière persiste, tandis que, dans d'autres cas, la cécité est complète. A l'ophthalmoscope, le fond de l'œil apparaît normal ; lorsqu'on a constaté l'existence d'une rétinite albuminurique, cette affection existait toujours avant l'apparition de l'amaurose. La rétinite albuminurique elle-même semble n'avoir aucun rapport avec l'auto-intoxication par les substances toxiques des urines. Dans le cours des affections rénales, la rétinite albuminurique et l'amaurose urémique peuvent se développer indépendamment l'une de l'autre.

La réaction pupillaire, dans l'amaurose urémique, peut être conservée ou abolie. Nous avons expliqué dans un chapitre antérieur que les fibres optiques servant au réflexe pupillaire sont beaucoup plus réfractaires aux divers processus que les fibres optiques qui servent à la perception lumineuse ; ce fait est susceptible d'expliquer la persistance de la réaction pupillaire dans l'amaurose. On a essayé, toutefois, d'expliquer le phénomène d'une autre manière : dans les cas d'amaurose urémique avec conservation de la réaction pupillaire, le siège des troubles fonctionnels des fibres optiques serait situé au delà des tubercules quadrijumeaux (Jacobson). Nuel accepte cette manière de voir, et il localise le siège des troubles fonctionnels dans l'écorce cérébrale ; à l'appui de sa théorie il invoque les convulsions qui accompagnent souvent l'amaurose urémique et qui seraient dues à l'excitation des centres moteurs de l'écorce du cerveau. D'après cette théorie, les mêmes substances toxiques produiraient à la fois la paralysie du centre cortical de la vision et l'excitation des centres corticaux des mouvements.

Il est un fait, cependant, qui milite en faveur de la localisation périphérique de l'amaurose urémique. Si l'amaurose disparaît pendant un ou deux jours, on peut parfois constater la persistance d'un scotome central. Or, par analogie, nous pouvons croire que ce scotome est dû, comme celui causé par d'autres intoxications, à l'action des substances toxiques sur quelques parties *périphériques* du nerf optique. Les cas d'amaurose urémique passagère, faisant place à un scotome central, peuvent donc être regardés comme ayant une origine périphérique. Mais l'existence d'une amaurose urémique d'origine corticale ne me semble pas suffisamment établie. Il serait étonnant que, l'amaurose corticale toxique se guérissant toujours d'une façon absolument symétrique et jamais plus rapidement d'un côté que de l'autre, on n'observât jamais, à la fin de l'amaurose urémique, l'hémianopsie passagère ou l'hémiamblyopie; il faudrait cependant qu'il en fût ainsi si elle était d'origine corticale, si la fonction d'un centre se rétablissait avant celle de l'autre.

L'amaurose urémique est toujours accompagnée de symptômes cérébraux graves, notamment de céphalalgie, de vomissements, d'état comateux, de convulsions. Ces dernières peuvent précéder l'amaurose. La durée de l'amaurose varie de douze à vingt-quatre heures jusqu'à deux ou trois jours. Après l'accès, l'acuité visuelle redevient généralement normale. Les accès peuvent se répéter plusieurs fois dans le cours d'une affection rénale. Les rechutes multiples semblent devoir faire craindre que la vue ne se rétablisse pas complètement. Dans certains cas, après la disparition de l'amaurose urémique, il persiste un certain degré d'amblyopie; on a même vu l'amaurose elle-même devenir persistante. On doit craindre surtout l'atrophie du nerf optique lorsque l'amaurose a récidivé plusieurs fois; parfois, cette atrophie n'est que partielle. Cliniquement, dans ce dernier cas, on a observé au début un rétrécissement *concentrique* du champ visuel (Albutt, Leber). On pourrait également invoquer les cas d'atrophie partielle en faveur de la théorie de la localisation périphérique de la lésion qui cause l'amaurose urémique, car aucune lésion corticale ne peut amener un rétrécissement concentrique du champ visuel. Quant au processus anatomo-pathologique qui produit l'atrophie optique dans l'urémie, il est probablement analogue à celui qu'on observe dans les intoxications par le sucre (diabète), l'alcool et le tabac. Il semble que, pour amener l'atrophie du nerf optique, l'action des substances toxiques de l'urine sur les tissus de ce nerf doive être prolongée. A ce point de vue, on peut remarquer qu'il en est de même dans le diabète sucré, qui n'entraîne la lésion du nerf optique qu'après une longue durée de la maladie.

Ce sont surtout les affections rénales aiguës, c'est-à-dire celles dans lesquelles la rétinite albuminurique est rare, qui se compliquent d'amaurose urémique. En dehors de la néphrite scarlatineuse que nous avons déjà mentionnée, on peut citer d'autres formes de néphrite parenchymateuse aiguë et la néphrite interstitielle ; presque jamais la dégénérescence amyloïde des reins ne produit cette complication. L'amaurose urémique est, comme on le sait, une des manifestations de la néphrite qui survient pendant la grossesse, et elle peut être un des symptômes prodromiques de l'éclampsie puerpérale. Bartels prétend avoir vu l'amaurose urémique apparaître à la suite de diarrhées abondantes et de sueurs qui avaient amené la résorption rapide d'épanchements hydropiques ; il ne nous paraît pas suffisamment démontré qu'il se soit agi d'amaurose urémique. Les amauroses qui apparaissent dans le cours ou à la suite de maladies infectieuses aiguës sont peut-être plus souvent qu'on ne le croit des manifestations de l'auto-intoxication par les substances toxiques des urines. L'amaurose urémique se montre encore dans les affections cardiaques, surtout lorsque, pendant plusieurs jours, la quantité de l'urine évacuée a été minime. Dans ces cas, les symptômes généraux qui accompagnent l'amaurose peuvent être relativement peu prononcés.

3. FERMENTATIONS DANS LE TUBE DIGESTIF.

Certaines fermentations se produisant dans le tube digestif peuvent amener des auto-intoxications par la résorption des ptomaïnes ou produits toxiques de la fermentation. Les idées de Bouchard sur les auto-intoxications sont assez connues pour que nous nous dispensions d'entrer dans des détails.

Parmi les symptômes oculaires qui surviennent dans ces cas, Bouchard cite l'obscurcissement de la vue, l'hémiopie, la faiblesse des muscles droits internes de l'œil, les hallucinations silencieuses et solennelles de la vue. Certains auteurs pensent que les symptômes généraux qui accompagnent la dilatation de l'estomac sont dus à l'auto-intoxication ; d'autres, au contraire, les attribuent à des causes différentes, par exemple à l'affaiblissement général, à la névrasthénie, etc. Les symptômes oculaires cités par Bouchard sont analogues à ceux que nous avons énumérés ou que nous énumérerons à l'occasion de certaines intoxications, et ce fait semble plaider en faveur de sa théorie. Il est probable que l'amaurose passagère observée dans quelques cas d'embarras gastrique est due aussi à des produits toxiques qui prennent naissance pendant une digestion défectueuse.

Les causes de l'auto-intoxication par les produits toxiques d'une putréfaction intestinale sont si diverses que nous croyons devoir nous borner à en faire mention d'une façon générale ; on les observe dans les maladies microbiennes aiguës (fièvre typhoïde, affections de l'estomac et de l'intestin). Les alcaloïdes toxiques qui se forment pendant l'acte de la peptonisation peuvent, d'après Bouchard, produire des troubles de la vue, en même temps que de l'abattement, de la céphalalgie, des bourdonnements d'oreilles et de la surdité. Senator parle d'un malade qui subit une intoxication par l'acide sulfhydrique qui s'était développé dans ses entrailles mêmes; il éprouva des lipothymies, de l'anxiété et de l'obnubilation de la vue, symptômes qui se rencontrent dans l'empoisonnement par l'hydrogène sulfuré.

Lépine et Daniel Molière ont vu, dans un cas d'occlusion intestinale, des accidents qui simulaient ceux que produit l'intoxication par l'atropine : rougeur scarlatiniforme, mydriase, accélération du pouls. Chez un homme très fort, âgé de quarante-sept ans, atteint d'occlusion intestinale, nous avons observé nous-même l'amaurose brusque survenant quatorze heures avant la mort. Le pouls était fort et l'intelligence intacte; par conséquent il est impossible d'expliquer l'amaurose par un trouble de la circulation dans la rétine. Il est probable qu'il s'est agi d'une auto-intoxication.

Quant aux troubles oculaires consécutifs à l'auto-intoxication par le sucre, nous en avons parlé dans le chapitre XVII, auquel nous renvoyons le lecteur (voir p. 289).

4. SOMMEIL, AGONIE.

D'après Bouchard, le sommeil est le symptôme d'une auto-intoxication physiologique transitoire. On sait que les urines recueillies pendant le sommeil et injectées à un animal déterminent toujours des convulsions, tandis que celles de la veille produisent peu ou point de convulsions et amènent la narcose. L'accumulation des substances convulsivantes pendant le sommeil est la cause du réveil. Le myosis qui existe pendant le sommeil est un symptôme de l'auto-intoxication physiologique, et n'a rien à voir avec le réflexe lumineux, puisque chez les aveugles mêmes les pupilles sont rétrécies pendant le sommeil. Il est probable que ce myosis est causé par la paralysie des vaso-moteurs (constricteurs) de l'iris. D'après la théorie de Mauthner, le sommeil serait produit par des troubles fonctionnels de la substance grise centrale des ventricules cérébraux, et, par suite, ce serait sur cette partie du cerveau qu'agiraient les substances toxiques somnifères. Nous avons vu qu'on pouvait invoquer, en faveur de la théorie de Mauthner, la diplopie et la lourdeur des paupières qui surviennent au début du sommeil (voir p. 99).

La myose qui apparaît de bonne heure dans l'agonie et les autres symptômes qui se manifestent jusqu'à la convulsion finale seraient, d'après Bouchard, des signes d'une auto-intoxication par des produits que l'organisme ne peut plus éliminer. C'est, sans doute, à la même cause qu'est dû le nystagmus qui accompagne parfois à ce moment le phénomène de Cheyne-Stockes. L'action des produits toxiques s'exerce alors sur le système nerveux central.

5. MORT PAR SUFFOCATION.

La mort par suffocation est certainement due avant tout à une auto-intoxication par les produits toxiques de l'économie (acide carbonique), dont les organes respiratoires ne parviennent plus à débarrasser l'organisme. Dans les expériences faites sur des animaux, on a observé la cyanose de la face, l'injection très forte de la conjonctive, l'exophthalmie ; ces symptômes apparaissent dans la période convulsive de la suffocation. L'augmentation de la pression intra-vasculaire donne lieu à des ecchymoses de la conjonctive, dont on connaît toute la valeur au point de vue médico-légal. L'exophthalmie est produite en partie par l'hyperémie très prononcée des vaisseaux orbitaires, en partie par le spasme du muscle orbitaire de Müller.

Au début de la suffocation on observe du myosis, qui disparaît bientôt ; plus tard, pendant la dyspnée, les pupilles sont très dilatées, mais ce symptôme disparaît pendant l'asphyxie, de sorte que les pupilles des cadavres ont leur diamètre normal.

BIBLIOGRAPHIE.

Ictère. — *Bouchard*, Leçons sur les auto-intoxications dans les maladies, 1887, p. 174. — *Hirschberg*, Ueber Gelbsehen und Nachtbliudheit der Icterischen. Centralbl. f. Augenh., 1885, p. 412. — *König-stein*, Wiener med. Pr., 1885, nᵒˢ 19, 21, 27. — *Förster*, loc. cit., p. 76. — *Hennig*, Internal. klin. Rundschau, 1891, nᵒˢ 11, 12.
Urémie. — *Förster*, loc. cit., p. 83-85. — *Jacobson*, loc. cit., p. 46. — *Bouchard*, Auto-intoxications, p. 35, 65, 69, 108. — *Fürst*, Berlin. klin. Wochenschr., 1888, nᵒ 18. — *Nuel*, Dans le Traité de de Wecker et Landolt, t. VIII. — *Leber*, Traité de Graefe-Saemisch, t. V.
Fermentations dans le tube digestif. — *Bouchard*, Auto-intoxications, p. 174, 160, 150, 167.

B. — TROUBLES OCULAIRES DANS LES INTOXICATIONS PAR LES PTOMAINES.

Gauthier divise en deux groupes les alcaloïdes produits par les microbes : 1° celui des ptomaïnes ; 2° celui des leuco-ptomaïnes. Les premières proviennent des matières organiques en putréfaction, les secondes de l'organisme vivant, sain ou malade. Ce ne sont que les troubles oculaires produits par les leuco-ptomaïnes que nous examinerons dans ce chapitre.

L'intoxication par les ptomaïnes a été d'abord observée en Allemagne, où l'usage de la viande crue et surtout du saucisson cru est très répandu. Déjà, en 1869, Zulzer et Sonnenstein ont montré que les réactions dues aux produits toxiques de la putréfaction sont analogues à celles de l'atropine ; l'empoisonnement qu'ils déterminent a pour résultat de *dilater la pupille* et d'accélérer le pouls. A l'heure actuelle, on ne croit plus que ces symptômes soient dus aux microbes eux-mêmes, car les expériences de Groenow ont fait justice de cette opinion. Lorsqu'on donne à manger à des souris de la viande en putréfaction elles meurent, mais leurs cadavres mangés par d'autres souris ne les font pas périr (épuisement de l'action des ptomaïnes).

Des troubles oculaires se manifestent généralement de très bonne heure dans l'empoisonnement par les ptomaïnes; on voit survenir de la dilatation des pupilles et de la *paralysie* du *muscle de l'accommodation*. Ces phénomènes sont probablement dus à l'action toxique des ptomaïnes sur la partie périphérique des nerfs qui animent les muscles intrinsèques de l'œil. Parfois, certains *muscles extrinsèques* de l'œil sont aussi frappés de paralysie; Kreutzer, par exemple, a observé le ptosis et le strabisme. Dans un cas, outre les symptômes généraux de l'intoxication par les ptomaïnes, Guttmann a constaté le gonflement des deux parotides, avec œdème étendu de toute la face, et finalement une ophthalmoplégie externe presque complète; seul, le releveur gauche de la paupière était indemne.

Dans cette intoxication par les ptomaïnes, qu'on appelle en Allemagne «intoxication par saucisson «(Wurstvergiftung), la guérison complète n'arrive que lentement; les troubles oculaires disparaissent d'abord, puis ceux du tube digestif. La disparition des troubles de la vue est donc d'un pronostic très favorable.

On prétend aussi avoir observé des troubles oculaires produits par une action *locale* des ptomaïnes. Ratton raconte qu'un homme, en manipulant du fromage putréfié, s'était frotté l'œil avec les doigts, et avait été atteint, pendant plusieurs heures, de chémosis de la conjonctive.

BIBLIOGRAPHIE.

Groenaw, Oest. Ung. Centralbl. f. d. med. Wissenschaft., 1890, n° 17. — *J.-J.-L. Ratton*, Brit. Med. Journ., 1889, 2 février. — *Guttmann*, Soc. méd. de Berlin, 3 décembre 1890. — *Bouchard*, Autointoxications, p. 92. — *Alexander*, Breslauer aerztl. Zeitschrift, 1888, n° 3.

C. — TROUBLES OCULAIRES DANS LES INTOXICATIONS PAR DES SUBSTANCES PHARMACEUTIQUES ET D'AUTRES SUBSTANCES (1).

1. INTOXICATION PAR LE CHLOROFORME.

Les recherches de Budin et d'autres auteurs ont prouvé que l'examen de la pupille est un des meilleurs moyens de surveiller le sommeil produit par le chloroforme. Pendant la période d'excitation, la pupille est dilatée. Cette période passée, la parésie de la moelle et de la protubérance commence, la pupille se contracte et un myosis très marqué accompagne généralement l'anesthésie complète. Si, pendant la

(1) Pour les symptômes oculaires des intoxications qui ne sont pas spécialement mentionnées dans la bibliographie jointe à ce chapitre, nous avons eu recours aux traités de pharmacologie toxicologique et de médecine légale.

chloroformisation, la pupille se dilate, c'est, en général, que l'anesthésie est moins profonde et que le retour de la sensibilité est proche. Si on
a l'intention de faire une opération de longue durée, il faut employer
le chloroforme de façon que les pupilles restent contractées. Mais
il faut se rappeler que des efforts de vomissement peuvent aussi provoquer la mydriase; ils annihilent, en effet, en partie l'action anesthésique du chloroforme. Le réflexe oculo-palpébral est, on le sait, de la
plus haute importance pour apprécier si la chloroformisation est suffisante. Seul, le réflexe du peaucier du menton surpasse en durée, d'après
Dastre et Loye, le réflexe oculo-palpébral.

2. INTOXICATION PAR LE NITRITE D'AMYLE.

On sait fort bien qu'en faisant respirer du nitrite d'amyle on obtient
la dilatation des artères de la rétine, comme on peut s'en rendre
compte au moyen de l'ophthalmoscope; les artères du cerveau se dilatent également. C'est sur cette action qu'est basée l'administration de ce
produit dans l'anémie cérébrale. Si on l'emploie à forte dose, il survient
des troubles oculaires : les malades voient les personnes qui les entourent moitié jaunes et moitié noires; ils se plaignent de voir des flocons
de neige, des cercles diversement colorés, des étincelles, des figures
bizarres d'animaux (Bourneville, Pick). En fixant un point sur un mur
blanc, ils l'aperçoivent formé de deux zones circulaires, l'une jaune,
au centre, l'autre violette, à la périphérie.

3. INTOXICATION PAR LE CHLORURE D'ÉTHYLE.

En faisant inhaler des vapeurs de chlorure d'éthyle à certains animaux (chiens, lapins, etc.), on détermine une opacité de la cornée
(Dubois). D'après Panas, cette opacité dépend d'une infiltration séreuse
du parenchyme de cette membrane.

Le mécanisme de l'œdème du tissu cornéen dépend de la destruction
par le chlorure d'éthyle de l'endothélium de la cornée, qui seul protège
celle-ci contre l'envahissement de l'humeur aqueuse, ainsi que Leber
l'a démontré par des expériences déjà anciennes.

4. INTOXICATION PAR L'HYDRATE DE CHLORAL.

Au début de l'intoxication par l'hydrate de chloral, on observe une
dilatation de la pupille et une congestion de la papille optique. On
admet qu'il existe une stase du sang dans les veines rétiniennes. Plus
tard apparaît le myosis, que l'on considère comme le symptôme de
cette intoxication. Par une simple pression exercée sur l'œil avec le
doigt on peut faire sortir le sang des vaisseaux de la papille et de son

pourtour (Ulrich). La tension intra-oculaire est diminuée. D'après Gubler et Bouchut, on rencontre l'anémie de la rétine lorsque l'intoxication aiguë arrive à un certain degré; la rétine perd sa vascularisation jusqu'à devenir exsangue (Hammond). Le globe oculaire est injecté et parfois insensible dès le début (Labbé et Guyon). Selon Horand et Puech, l'hydrate de chloral paralyserait le grand sympathique; par suite, les filets de ce nerf qui se rendent à l'iris agissent peu ou point. Pour ces auteurs, le myosis tiendrait au défaut d'innervation des fibres radiées, ou bien à la paralysie des vaisseaux de l'iris, si, comme des recherches récentes tendent à le prouver, le dilatateur de la pupille n'existe pas. Ce serait aussi la paralysie des vaisseaux qui causerait l'hypérémie du globe oculaire.

Toutefois, cette théorie de la paralysie des vaso-constricteurs ne saurait expliquer l'anémie de la rétine.

Dans l'intoxication chronique par l'hydrate de chloral, on a observé des troubles de l'accommodation analogues à ceux qu'on a décrits sous le nom de kopiopie hystérique (Foerster); il s'agit probablement d'une parésie du muscle de l'accommodation. On a observé, en outre, la conjonctivite. L'action toxique peut enfin se faire sentir sur le nerf optique, et produire soit l'amaurose, soit des troubles graves de la vue (Fischer-Detschy, Kirpatrick-Murphy) qui ne sont pas encore suffisamment étudiés.

5. INTOXICATION PAR L'OPIUM ET LA MORPHINE.

Dans les intoxications aiguë et chronique par ces substances, le myosis est un des symptômes les plus importants au point de vue du diagnostic. S'il survient de la mydriase dans l'intoxication aiguë, c'est le signe d'une mort imminente. Dans l'intoxication chronique, le myosis peut être accompagné de spasme du muscle de l'accommodation (de Græfe).

On a aussi observé des cas d'amblyopie ou d'amaurose toxique dus à l'abus de la morphine. Pour combattre des vomissements chroniques, on administra à un jeune homme, pendant cinq jours, 35 centigrammes de morphine en injections hypodermiques; le malade fut frappé d'amaurose avec céphalalgie intense. L'amaurose disparut au bout de deux jours (Wagner). Reymond constata, chez un malade qui faisait abus de la morphine, la présence d'un scotome central, analogue à celui qui se produit dans l'intoxication par l'alcool. Galezowski observa, dans un cas de ce genre, l'amblyopie et la métamorphopsie avec champ visuel normal; Nuel suppose qu'il s'agissait, dans ce cas, d'une innervation insuffisante des muscles extrinsèques et intrinsèques de l'œil. Laborde a essayé de découvrir le mode d'action de la morphine sur le nerf optique en pratiquant des expériences sur des chiens. Au début de l'intoxication, il trouva une congestion de la papille ; mais, après quatorze jours, il la vit constamment pâle.

6. INTOXICATION PAR LE BROME.

De fortes doses de brome déterminent une dilatation des pupilles qu'on attribuait autrefois à l'affaiblissement du dilatateur de la pupille. On ne saurait encore dire si la mydriase est le résultat de la parésie du sphincter de l'iris ou du resserrement des vaisseaux de cette membrane.

Dans des cas très rares, l'intoxication chronique par le brome a produit des troubles de la vue, et même l'amaurose transitoire.

7. INTOXICATION PAR LA FÈVE DE CALABAR.

Les symptômes oculaires de ces intoxications sont, on le sait, le myosis, la diminution de la tension intra-oculaire, le spasme du muscle de l'accommodation et, par suite, la myopie apparente.

8. INTOXICATION PAR LA BELLADONE ET L'ATROPINE.

La mydriase qui survient dans l'intoxication par l'atropine est tellement prononcée qu'on la regarde comme un des symptômes les plus importants au point de vue du diagnostic de cet empoisonnement. Il peut arriver, même lorsqu'on admininistre l'atropine à l'intérieur, que la mydriase et la paralysie du muscle de l'accommodation soient les seuls symptômes d'intoxication, la sécheresse de la bouche et la fréquence du pouls pouvant faire défaut. Plusieurs fois Foerster a constaté la diminution de l'amplitude de la convergence pendant l'accommodation, lorsque l'atropine avait été employée à doses très faibles pour traiter l'épilepsie. La mydriase causée par l'intoxication par l'atropine dure de deux à huit jours ; elle s'accompagne d'augmentation de la tension intra-oculaire. Chez des gens prédisposés, l'atropine peut provoquer l'apparition du glaucome ; j'en ai observé moi-même un exemple, à la suite d'instillation d'atropine dans le sac conjonctival.

La micropsie est un symptôme qu'on rencontre fréquemment après l'administration de l'atropine. Les gens qui comptent de l'argent, par exemple, se plaignent qu'on ne leur a pas donné les pièces qu'il fallait.

On évalue à 1/5 de milligramme la quantité minima d'atropine nécessaire pour produire la mydriase. Feddersen, à la suite d'un travail des plus fastidieux, a réuni 104 observations d'intoxications par ce produit publiées par divers auteurs ; 12 fois la mort en a été la terminaison. Dans 98 cas, l'intoxication avait été le résultat de l'administration interne de l'atropine ; dans 53 cas, elle avait été produite par des collyres et, dans un cas, par une pommade ; 84 fois l'empoisonnement avait été accidentel ; dans les autres cas, il s'agissait de tentatives de meurtre ou de suicide. Dans les collyres qui avaient amené l'empoisonnement, la dose d'atropine variait de 0,17 à 3 p. 100.

On supposait jadis que certains individus ne pouvaient tolérer l'emploi local de l'atropine ; on sait aujourd'hui que lorsqu'il survient des conjonctivites à la suite de son emploi, c'est que les collyres qu'on a employés renfermaient des germes végétaux. Reich (de Tiflis) a cependant rencontré un cas de véritable intolérance pour l'atropine : chez un malade, il survenait des épistaxis chaque fois qu'on lui instillait de l'atropine dans le sac conjonctival.

Quant à l'action de ce médicament, plusieurs auteurs (Réveille, Parisa, Burton), l'expliquent par une parésie des branches intra-oculaires de l'oculo-moteur commun ; d'autres (Budge, Zalewski) pensent que les fibres lisses du dilatateur de la pupille sont le siège d'une contraction spasmodique. Gubler admettait que l'atropine stupéfiait la rétine et la branche ophtalmique de la cinquième paire ; cette opinion est aujourd'hui réfutée. Flourens a cru que dans les cas d'amblyopie par l'atropine, le médicament agissait spécialement sur les tubercules quadrijumeaux ; nous expliquons maintenant le phénomène par la paralysie du muscle de l'accommodation. Il est plus probable que la paralysie des muscles intrinsèques de l'œil est causée par l'action de l'atropine sur les parties périphériques des branches intra-oculaires de l'oculo-moteur commun.

Au point de vue de leur action toxique sur l'œil et de leur composition chimique, l'atropine, l'hyoscyamine, la daturine et la duboisine ont beaucoup de ressemblance. On regarde ces alcaloïdes comme une tropine, dont un atome d'hydrogène est remplacé par de l'acide tropique. La tropine elle-même n'a aucune action sur l'œil.

9. INTOXICATION PAR L'HOMATROPINE.

On ne connaît qu'un seul exemple de cette intoxication, et c'est Ziem qui l'a publié. Les symptômes sont analogues à ceux de l'intoxication par l'atropine ; ils consistent en mydriase, accélération du pouls, refroidissement des extrémités, et disparaissent très rapidement. Dans le cas de Ziem, le lendemain le malade était rétabli.

10. INTOXICATION PAR LA DATURINE ET L'HYOSCYAMINE.

Les symptômes de ces intoxications sont ceux de l'empoisonnement par l'atropine. L'hyoscyamine agit plus vite que l'atropine, mais elle a l'inconvénient de prolonger son action beaucoup plus longtemps.

11. INTOXICATION PAR LA DUBOISINE.

Dillmann est le seul qui ait observé cette intoxication. Son malade, empoisonné par 1 centigramme de duboisine, présentait des hallucinations, du délire, la manie de la collection, de la mydriase, des vertiges, des inquiétudes, de la faiblesse des jambes, de la sécheresse de la bouche, accompagnée d'un mauvais goût.

12. INTOXICATION PAR LE TABAC.

L'intoxication aiguë par le tabac se manifeste, comme on le sait, par des syncopes, sans symptômes du côté des yeux.

L'intoxication chronique produit, au contraire, des troubles oculaires très accentués. Dans son traité des maladies des yeux, Mackenzie appelait déjà l'attention sur les troubles de la vue causés par le tabac. Sichel père, après avoir nié l'influence fâcheuse du tabac sur l'organe de la vision, a été le premier en France a décrire l'amblyopie tabagique.

Cette amblyopie peut survenir quelle que soit la façon dont on fasse usage du tabac, qu'on le fume sous forme de cigares, de cigarettes ou de pipe, ou bien qu'on le mâche. Les mauvaises sortes de tabac renfermant plus de nicotine que les bonnes, prédisposent beaucoup plus à l'amblyopie. D'après quelques auteurs, ce serait le jus de tabac et non la fumée qui produirait l'intoxication. Van Millingen (de Constantinople), prétend que chez les fumeurs turcs l'amblyopie est inconnue, ce qui tiendrait à ce que le narghilé empêche le jus du tabac d'être en contact avec la muqueuse buccale. Il est incontestable que quelques personnes ont une certaine prédisposition à l'amblyopie tabagique, de même que d'autres tolèrent fort mal l'alcool. D'après Nettleship, dans des familles on voit ceux qui fument et ceux qui ne font pas usage du tabac être atteints de scotome central en nombre égal. La quantité de tabac nécessaire pour produire l'amblyopie est très variable. Tandis que les uns résistent à des doses énormes de tabac, d'autres qui ne font usage que de faibles doses sont frappés d'amblyopie, ce qu'on ne peut expliquer que par une prédisposition congénitale.

Pour Power, l'action toxique du tabac sur l'organe de la vue ne se manifeste qu'après l'apparition de signes d'anémie et de troubles de la digestion.

L'expérience est d'accord avec cette manière de voir : on a remarqué que les fumeurs qui se nourrissent bien, qui ont un sommeil suffisant et un bon état général supportent mieux des doses élevées de tabac. Au contraire, une alimentation insuffisante et un sommeil trop court favorisent le développement de l'amblyopie tabagique. Foerster a observé également que l'on rencontre une plus grande proportion d'amblyopie toxique parmi les professions qui nécessitent une lutte plus difficile pour l'existence ; ce sont, par exemple, les aubergistes, les cultivateurs, les conducteurs de chemins de fer.

Les observations les plus nombreuses d'amblyopie tabagique ont été recueillies en Angleterre, non seulement chez les hommes, mais même chez les femmes. Ce fait a été prouvé par des discussions très intéressantes qui ont eu lieu à la société anglaise d'ophthalmologie. C'est entre trente-cinq et soixante-cinq ans que l'on rencontre surtout l'amblyopie tabagique. Sa fréquence commence à diminuer après quarante ans, parce que après cet âge on abuse déjà moins du tabac. Très souvent, en effet, les grands fumeurs éprouvent alors des palpitations de cœur qui les forcent à user plus sobrement du tabac. L'habitude simultanée du tabac et de l'alcool favorise le développement de l'amblyopie tabagique ; dans beaucoup de cas, en effet, l'intoxication est mixte, causée à la fois par le tabac et par l'alcool.

Les symptômes qui accompagnent l'amblyopie tabagique sont l'anorexie, le dégoût de la viande, de la constipation alternant avec de la diarrhée. Le sommeil est insuffisant ou manque tout à fait. Le pouls est plus fréquent, la force musculaire est affaiblie, les mains tremblent. Les malades se plaignent de perdre la mémoire ou de la voir diminuer ; le travail intellectuel les fatigue beaucoup ; puis il se produit de l'amnésie et de l'inaptitude au travail. On observe aussi de l'impuissance génésique et de l'affaiblissement de l'ouïe, quelquefois des symptômes d'hystérie toxique (hystérie tabagique) (1).

Les troubles de la vue consistent dans le développement d'un scotome central négatif, situé en dehors du point de fixation et se continuant presque jusqu'au punctum cæcum. L'étendue du scotome est de 18 à 20 degrés dans le diamètre horizontal. En dedans du scotome, la perception du contraste du blanc et du rouge ne se produit plus ; celle du blanc et du noir est affaiblie. L'acuité visuelle est diminuée ; mais elle l'est moins dans la moitié nasale du scotome que dans la moitié temporale.

En se livrant à un examen très attentif, on remarque toujours une lacune ovalaire dans la perception du rouge et plus tard, dans celle du vert, si l'on examine le scotome avec de petits objets (d'un diamètre de 5^{mm}). Dans des cas graves, cette lacune peut se propager en haut et en bas jusqu'aux limites périphériques du rouge ; de sorte que la zone rétinienne qui aperçoit le rouge est séparée en deux moitiés, qui se réunissent de nouveau en cas d'amélioration.

En général, il n'y a pas de rétrécissement dans la périphérie du champ visuel ; mais il y a des cas exceptionnels où le scotome central est accompagné d'un rétrécissement périphérique (Lawford).

(1) Gilbert, *Soc. méd. des hôpitaux*, 1889, 25 octobre.

Ces derniers cas sont, heureusement, très rares; ils sont très défavorables ; malgré l'abstinence absolue de tabac et un traitement tonique, ils se terminent par l'atrophie progressive du nerf optique, sans qu'il y ait cependant aucune complication cérébrale ou spinale. Dans certains cas de ce genre, l'amaurose se développe très rapidement, par la progression du scotome central vers la partie périphérique du champ visuel.

Les troubles visuels se développent presque toujours très lentement, sauf quelques cas exceptionnels où leur production est brusque. Dans les amblyopies tabagiques très développées, l'acuité visuelle peut être réduite à un quart et même à un dixième de l'acuité visuelle normale. Elle est quelquefois meilleure au crépuscule qu'au moment où le soleil est le plus fort. Il se produit très souvent chez ces malades des images complémentaires très prolongées.

L'examen ophthalmoscopique des cas très développés montre que la papille est un peu moins transparente qu'à l'état normal. On remarque un contraste très prononcé entre la coloration rose-clair de la partie nasale et l'aspect blanc-grisâtre de la moitié temporale de la papille optique. Les artères rétiniennes sont quelquefois légèrement rétrécies. Dans un certain nombre de cas, au contraire, malgré des symptômes très accusés d'amblyopie tabagique, on a trouvé le fond de l'œil normal.

Pour établir le pronostic de l'amblyopie tabagique, il faut savoir avant tout si le malade peut renoncer complètement au tabac. Si cette privation lui est possible et s'il n'existe ni rétrécissement périphérique du champ visuel, ni signes d'atrophie optique appréciables à l'ophthalmoscope, le pronostic est très favorable. Il faut se rappeler cependant que les troubles visuels peuvent être aussi des symptômes prodromiques de paralysie générale. Aussi, devra-t-on garder une grande prudence dans le pronostic, surtout en présence des intoxications par l'alcool.

Lorsque, dans un cas d'amblyopie tabagique, l'acuité visuelle est extrêmement diminuée le traitement ne doit plus laisser d'espoir.

Dans les affections de la vue, le traitement général a toujours une très haute valeur. En présence de troubles de la digestion, il faut employer les alcalins et fortifier le malade.

L'amblyopie toxique doit être traitée par des injections hypodermiques de strychnine. Power recommande de faire prendre du fer par la voie stomacale; Frost conseille l'iodure de potassium.

13. INTOXICATION PAR L'ALCOOL.

Les auteurs ne rapportent qu'un seul exemple de troubles de la vue causés par l'*intoxication aiguë* par l'alcool. Il s'agissait d'un malade atteint de fièvre typhoïde (1), à qui l'on donna, par erreur, un lavement d'alcool à 80 degrés. Les symptômes toxiques furent : l'abaissement de la température du corps (jusqu'à 35 degrés), du délire et une cécité absolue.

Les troubles oculaires consécutifs à l'*intoxication chronique* par l'alcool sont, au contraire, extrêmement fréquents. Ce sont presque les mêmes symptômes que ceux de l'amblyopie tabagique ; mais, dans cette dernière affection, le scotome est paracentral, tandis qu'il est péricentral dans l'amblyopie par l'alcool. Aussi, dans quelques cas d'amblyopie par l'abus de l'alcool, le scotome central est-il compliqué d'un rétrécissement périphérique du champ visuel (E. Bock et d'autres).

Dans l'intoxication chronique par l'alcool, les troubles visuels peuvent se développer très rapidement, ce qui n'a pas lieu, nous l'avons dit, dans l'amblyopie tabagique. On a vu des cas où l'abus de l'alcool, prolongé seulement pendant quelques semaines, avait réduit brusquement l'acuité visuelle jusqu'à la simple perception de la lumière.

C'est entre quarante et cinquante ans que l'on trouve le plus grand nombre de malades atteints d'amblyopie alcoolique. Il est très rare de rencontrer cette affection avant trente ans.

Pour établir le diagnostic différentiel, il est important de savoir que, dans les cas de névrite rétrobulbaire qui ne sont pas d'origine toxique, l'affection est très souvent monoculaire, ou bien il s'écoule un temps très long avant que l'autre œil ne soit atteint. En outre, dans la forme non toxique de névrite rétrobulbaire, le développement brusque des troubles oculaires est la règle, tandis qu'ils apparaissent progressivement dans l'immense majorité des cas d'amblyopie tabagique ou alcoolique. Foerster nie même qu'il y ait des cas d'amblyopie tabagique à développement brusque. Il existe aussi un autre signe important à noter, en vue du diagnostic : les malades atteints de névrite rétrobulbaire aiguë éprouvent de la douleur pendant les mouvements latéraux des yeux ; ce qui n'a pas lieu dans la névrite rétrobulbaire toxique. En outre les symptômes généraux de l'intoxication chronique par l'alcool sont d'une haute importance pour établir le diagnostic.

Les altérations anatomo-pathologiques qui se produisent dans l'amblyopie alcoolique ont été l'objet de recherches très attentives. Ce sont surtout les fibres maculaires qui sont atteintes dans cette affection (Samelsohn, Bunge, Vossius, Uhthoff). Au point de vue anatomique, il semble qu'il s'agisse d'une destruction des fibres nerveuses, accompagnée ou non du développement de cellules granuleuses. On a constaté aussi l'épaississement des prolongements de la gaine piale, qui forment les cloisons du nerf optique. Dans certains cas, on a été frappé du fait de ce que les altérations anatomo-pathologiques n'avaient atteint que

<hr>

(1) Cité chez Bouchard, *Auto-intoxications*, p. 215.

la partie rétrobulbaire des nerfs optiques et que les deux nerfs du même individu étaient affectés à des degrés très différents. Dans quelques cas, l'atrophie optique s'était développée d'une telle manière qu'il semblait que les espaces interstitiels occupés par les fibres optiques avaient disparu.

D'après Uhthoff, un tiers, environ, des cas d'amblyopie toxique seraient causés par l'abus du tabac. Les cas d'amblyopie toxique par alcool seulement, comparés à ceux d'amblyopie mixte (par alcool et tabac) et d'amblyopie tabagique seraient dans la proportion de 3, 2, 1.

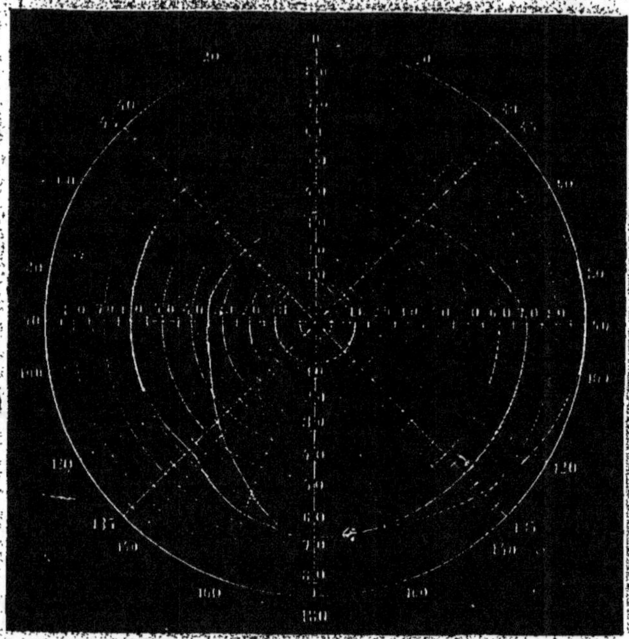

Fig. 89. — Champ visuel de l'œil droit d'un malade présentant des symptômes simultanés d'ataxie locomotrice et d'intoxication par l'alcool. (Observation personnelle.)

— Nettleship nie, à tort, l'existence de cas d'amblyopie par l'alcool seulement ; il pense que l'amblyopie alcoolique est toujours mixte (accompagnée d'amblyopie tabagique).

Quant aux altérations ophthalmoscopiques de l'intoxication alcoolique, Uhthoff, sur mille cas qu'il a examinés, a constaté la décoloration temporale du nerf optique, dans la proportion de 13,5 p. 100. Quelquefois cette décoloration du nerf optique n'existe que dans une petite zone de la papille.

Uhthoff a constaté : dans 6 cas, l'hyperémie de la papille; dans 5,5 p. 100 des cas, une opacité caractéristique de la papille et de la rétine autour de la papille. Dans ces derniers cas, l'image ophthalmoscopique rappelle celle qui se produit dans une rétinite diffuse légère.

Edmonds et Lawford ont pratiqué l'examen anatomo-pathologique d'un cas qui présentait cette opacité rétinienne. Ils ont vu qu'elle était causée par un œdème interstitiel, qui occupait la couche des fibres optiques et la couche externe à grains, autour de la papille optique.

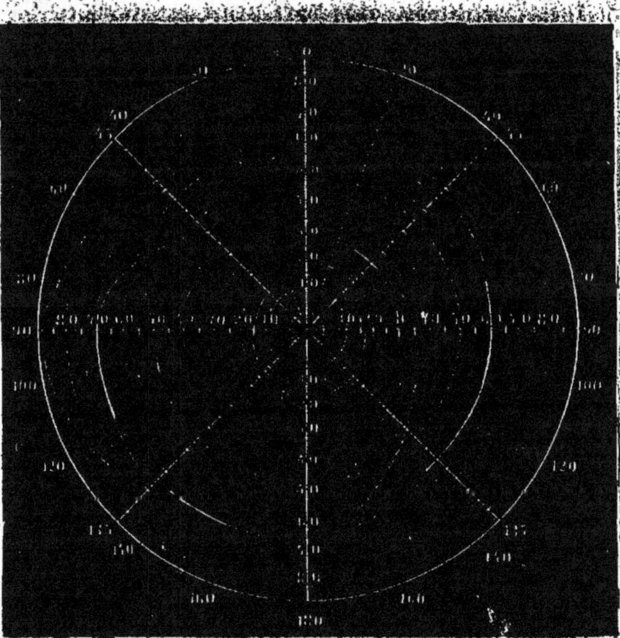

Fig. 40. — Champ visuel de l'œil gauche d'un malade présentant des symptômes simultanés d'ataxie locomotrice et d'intoxication par l'alcool. (Observation personnelle.)

Uhthoff, parmi le nombre si considérable d'alcooliques qu'il a observés, a constaté : dans 2,5 p. 100 des cas, l'inégalité des pupilles ; dans 2,5 p. 100, la réaction affaiblie des pupilles à la lumière ; dans 1 p. 100 seulement, le signe d'Argyll Roberstson ; dans 6 p. 100, une dilatation des pupilles. Le même auteur a observé, dans 3 cas, une xérose de la conjonctive et, dans 13 cas, des contractions nystagmiques des yeux dans les directions latérales extrêmes du regard ; mais deux de ces cas seulement étaient de vrais nystagmus ; ils étaient accompagnés de névrite multiple et de paralysie bilatérale de l'oculo-moteur externe.

On a observé plusieurs fois des *paralysies des muscles de l'œil* chez des alcooliques atteints de névrite périphérique. Thomson décrit trois cas, dont un a été guéri, de ces paralysies alcooliques aiguës des muscles de l'œil. Suckling a constaté, dans un cas, que cette paralysie frappait plusieurs muscles animés par l'oculo-moteur commun. Un homme de cinquante ans, après avoir éprouvé des crampes et des douleurs dans les deux jambes, fut atteint de paralysie bilatérale des droits inférieurs et internes et il eut en même temps du ptosis bilatéral. Les pupilles étaient contractées et réagissaient peu à la lumière. Le réflexe rotulien était supprimé; le réflexe plantaire était, au contraire, exagéré. Le nerf tibial postérieur était sensible à la pression. L'intelligence du malade était affaiblie. La privation d'alcool a amené la guérison complète des paralysies oculaires.

On a également constaté, dans un certain nombre de cas d'abus d'alcool, l'*insuffisance de la convergence*.

Nous avons déjà mentionné, dans un chapitre antérieur, la poliencéphalite aiguë supérieure et inférieure, causée par l'alcool, et nous avons fait remarquer qu'elle est fréquemment accompagnée de névrite optique (Oppenheim).

Les paralysies oculaires aiguës, que l'on observe également dans cette affection, sont probablement dues, en partie, à des hémorrhagies dans la substance grise centrale ventriculaire.

Les troubles oculaires produits par l'abus de l'alcool sont accompagnés des symptômes généraux de cette intoxication, qui rendent plus facile la détermination de leur cause; ce sont : le tremblement très prononcé des membres, l'excitation du malade, les signes d'un catarrhe chronique de l'estomac, de l'insomnie, la perte de la mémoire, l'abrutissement moral et quelquefois même des accès de delirium tremens.

Les hallucinations de la vue qui accompagnent l'alcoolisme sont suffisamment connues pour que nous n'ayons pas besoin de les rappeler.

Quant au pronostic et au traitement, nous ne pourrions que répéter ce que nous avons déjà dit, à propos de l'amblyopie tabagique.

14. INTOXICATION PAR LE HASCHISCH (CANNABIS INDICA).

Le haschisch, qui est en usage en Orient, produit, d'après Ali, un scotome central, analogue à celui qui provient de l'abus du tabac ou de l'alcool. Mais l'amblyopie consécutive à l'abus du haschisch se distinguerait, d'après cet auteur, en ce que, très souvent, l'affection est seulement unilatérale.

15. INTOXICATION PAR LE SULFURE DE CARBONE.

Les symptômes de l'intoxication par le sulfure de carbone sont connus en France depuis fort longtemps; ils ont été très bien décrits par Delpech.

Les individus qui sont le plus exposés à cette intoxication sont les ouvriers qui travaillent dans le caoutchouc et les raffineurs de cacao.

C'est surtout en France et en Angleterre, que l'on a étudié les troubles oculaires causés par cette intoxication. En Allemagne, on n'a décrit que très peu de cas semblables et on ne les a observés que dans ces derniers temps. Leber ne mentionne même pas les troubles oculaires causés par cette intoxication dans le chapitre consacré aux affections de la rétine et du nerf optique, qu'il a publié dans le traité de Graefe et Saemisch.

A. Frost (en 1885) a recueilli 35 cas d'intoxication par le sulfure de carbone, dont 24 présentaient des troubles oculaires. L'amblyopie causée par le sulfure de carbone n'est jamais le seul symptôme; elle est toujours accompagnée des troubles généraux de l'intoxication.

A l'examen ophthalmoscopique, on a trouvé, en certains cas, le fond de l'œil normal; dans d'autres cas, on a observé de la névrite optique; d'autres fois encore, on a constaté une atrophie temporale de la papille optique. Hirschberg, dans un cas, a vu, dans la macula, des altérations qui formaient un groupe de petites taches minces, blanchâtres et miroitantes.

A l'examen fonctionnel de l'œil, on a constaté la présence d'un scotome central, qui a cependant fait défaut en quelques cas.

Nettleship et Becker décrivent des cas de scotome central d'une grande étendue. Dans le cas de Becker, ce scotome était considérable pour le bleu, moins grand pour le jaune. Dans un certain nombre de cas, le vert et le rouge n'étaient pas aperçus (Gunn, Nettleship).

Les divers auteurs ne sont pas d'accord sur les altérations que cette affection peut produire dans le sens des couleurs; mais il me semble, qu'en général, la sensation de vert et rouge est la première altérée. Dans un seul cas de Dumont, le sens des couleurs était normal.

Contrairement à ce qui se passe dans l'amblyopie tabagique, dans l'intoxication par le sulfure de carbone la moitié latérale du scotome est plus étendue que la moitié nasale.

Le sens de l'espace paraît moins atteint que dans l'amblyopie tabagique et alcoolique.

Il faut se rappeler aussi que l'intoxication par le sulfure de carbone peut provoquer de l'hystérie toxique; on doit alors considérer quelquefois les troubles oculaires observés dans cette intoxication comme des symptômes d'hystérie. C'est ce qui avait lieu dans un cas de Maas, où l'acuité visuelle était diminuée de moitié et était accompagnée d'héméralopie et de presbytie prématurée, en même temps qu'il existait un rétrécissement du champ visuel. Mario décrit aussi un cas analogue, où le malade était atteint d'hémianesthésie et de rétrécissement du champ visuel avec macropsie et micropsie très caractéristiques. Il est possible que l'on ait eu affaire aussi à une hystérie toxique dans le cas, déjà cité de Dumont, où le champ visuel était rétréci.

Comme traitement de l'amblyopie par sulfure de carbone, on a recommandé l'iodure de potassium, le fer et les injections hypodermiques de strychnine. Cette thérapeutique a donné des résultats très différents. Elle a échoué dans les cas de Gunn et Dumont; on a plusieurs fois constaté de l'amélioration (Hirschberg, Nettleship, etc.); on est rarement arrivé à une guérison complète (Changarnier).

16. INTOXICATION PAR L'IODOFORME ET L'IODE.

L'iodoforme peut provoquer une altération de la vue analogue à celle des amblyopies toxiques.

Comme on n'a observé qu'un seul cas de cette affection, on ne peut pas affirmer que ces troubles oculaires ne soient pas causés par une névrite rétrobulbaire.

Dans l'administration de l'iode par la voie interne, on peut voir une conjonctivite toxique accompagner le coryza iodique. Si l'on fait dans l'œil des instillations de calomel à un malade qui a pris de l'iode par la voie interne, il peut en résulter une cautérisation de la conjonctive. Le calomel porté dans l'œil est, alors, décomposé par les larmes qui contiennent de l'iode, et il se forme de l'iodate et de l'iodure de mercure, qui ont la propriété de cautériser énergiquement les muqueuses (Meurer (1), Grand-Clément).

17. INTOXICATION PAR L'ACIDE SALICYLIQUE ET LE SALICYLATE DE SOUDE.

A la suite de la médication interne de ces médicaments, on a observé également de l'amblyopie et de l'amaurose. Ces troubles oculaires étaient accompagnés de signes cérébraux : délire, etc.; aucun de ces symptômes n'a persisté plus de douze heures. L'examen du fond de l'œil, pratiqué par Gassi pendant l'état d'amblyopie, n'a rien fait découvrir d'anormal; les veines rétiniennes étaient seulement un peu dilatées. Pendant qu'existait l'amaurose, les pupilles étaient dilatées et immobiles à la lumière.

____

(1) *Meurer*, Arch. de Knapp et Schweigger, 1890.

18. INTOXICATION PAR L'ANTIPYRINE.

L'amaurose consécutive à l'intoxication par l'antipyrine semble être analogue à celle dont nous venons de parler. On n'a jusqu'ici qu'une seule observation, publiée par Wicherkiewiez.

19. MORSURE DE SERPENTS.

L'extrême ressemblance qui existe entre les troubles oculaires consécutifs à la morsure de serpents et ceux qui sont produits par les intoxications nous a engagé à les traiter dans ce chapitre. Laurenço de Malgalhaes a publié un cas d'amaurose passagère par morsure de serpent. On devra rechercher à laquelle des substances toxiques, examinées au point de vue chimique par Lucien Bonaparte, il faut en attribuer la cause.

20. INTOXICATION PAR LE NITRATE D'ARGENT.

Dans un cas publié par Bresgen, où le nitrate d'argent a été employé comme cosmétique, il s'est produit une amblyopie passagère, qui a été expliquée par l'action toxique de cette substance.

21. INTOXICATION PAR L'ACIDE OSMIQUE.

Noyès cite un cas dans lequel, à la suite d'inhalations de vapeurs d'acide osmique, il se produisit une amblyopie de courte durée.

22. INTOXICATION PAR L'ACIDE PHÉNIQUE.

Nieden décrit un cas dans lequel les symptômes bien connus de l'intoxication par l'acide phénique — coloration noire des urines, etc. — étaient accompagnés d'amblyopie.

23. INTOXICATION PAR L'ANILINE.

Dans un cas publié par Galezowski, une amblyopie aurait été causée par une intoxication par l'aniline.

Dans une observation de Litten, où l'on trouve également de l'amblyopie, l'intoxication a été causée par l'aniline mêlée de nitro-benzol. Le sang avait perdu la faculté d'absorber de l'oxygène et il en résultait de la cyanose. La conjonctive était colorée en violet et présentait de petites hémorrhagies, qu'on a pu constater aussi dans la rétine.

Le fond de l'œil était également coloré en violet. Les artères et les veines présentaient l'aspect qu'elles auraient eu si elles avaient été remplies d'encre.

24. INTOXICATION PAR LE NITRO-BENZOL.

On ne trouve qu'une observation de Nieden où l'on ait constaté des troubles oculaires consécutifs à une intoxication par le nitro-benzol pur. Ces troubles de la vue apparurent quatorze jours après la manifestation des symptômes généraux : battements de cœur, difficulté de la respiration, nausées, anorexie, sensation de mauvais goût, pouls, petit et fréquent, vertiges. L'acuité visuelle était réduite à $\frac{1}{20}$; le champ visuel était fortement rétréci. On constatait une hyperémie veineuse très prononcée et des extravasations dans la rétine. Ce ne fut qu'après une durée de quatre semaines que l'acuité visuelle s'améliora.

25. INTOXICATION PAR LA NITRO-GLYCÉRINE.

Cette intoxication n'a été constatée jusqu'ici qu'en Allemagne. Les symptômes généraux consistent en paralysies des muscles des extrémités, qui s'étendent ensuite à ceux du tronc; le malade devient comme une masse inerte.

La paralysie frappe très tard les muscles de l'œil, et il se peut même que la mort arrive avant que ces muscles ne soient atteints (Nieden).

26. INTOXICATION PAR LA CRÉOLINE.

Sur 2 000 cas dans lesquels la créoline a été employée en gynécologie, Bitter a observé 3 cas d'intoxication, qui présentaient les symptômes suivants : défaillance, grande anxiété subite, inquiétude, nausées; les malades se plaignaient de *voir du noir*; ils éprouvaient des sensations subjectives du côté du goût : ils avaient la sensation d'une saveur qu'ils comparaient à celle de la fumée.

27. INTOXICATION PAR LA QUININE.

Il semble que les quantités de quinine nécessaires pour produire l'amaurose quinique soient très différentes. Dans un cas de Peschel, 6 grammes pris en plusieurs doses pendant six jours suffirent à la déterminer. Dans une observation de Garofolo, il s'agissait de 15 grammes pris en une seule fois par suite d'une confusion (le malade croyait avoir affaire à du sulfate de magnésie). Dans un cas rapporté par Roosa, l'amaurose quinique s'était développée à la suite d'une prise de 30 grammes en quatre doses absorbées en lavements. Le malade perdit connaissance et se réveilla en état d'amaurose.

Dans la plupart des cas, l'amaurose apparaît subitement; elle a été quelquefois précédée d'amblyopie. Tel est le cas de Garofolo, où l'amblyopie se manifesta deux heures après l'ingestion de la quinine et l'amaurose ne s'établit que le lendemain. Généralement l'amaurose apparaît quelques jours après l'administration du médicament. Dans l'observation de Mellinger, par exemple, où la dose de quinine avait été de 15 grammes, l'amaurose arriva le quatrième jour.

En général, dans aucun empoisonnement l'amaurose n'apparaît aussi brusquement et n'est aussi complète que dans celui que produit la quinine. L'amaurose est accompagnée de mydriase et d'immobilité des pupilles à la lumière.

En examinant à l'ophthalmoscope les cas d'amaurose quinique, on trouve une ischémie très prononcée des vaisseaux rétiniens; elle est appréciable même une semaine et davantage après l'apparition de l'amaurose.

La papille optique est pâle et cette décoloration du nerf optique peut se conserver pendant des mois. Au centre de la rétine on trouve une tache rouge cerise, semblable à celle que l'on voit sur la macula dans l'embolie de l'artère centrale de la rétine.

L'amaurose est certainement produite par le resserrement des vaisseaux dû à l'action de la toxique de la quinine.

Le développement brusque de l'amaurose quinique est en parfait accord avec l'opinion que j'avais émise en 1886, lorsque je disais que la rétine supporte sans inconvénient une diminution dans la quantité de sang jusqu'à un certain degré; si cette diminution se prononce encore, la rétine perd subitement sa fonction.

L'amaurose quinique est accompagnée d'une surdité qui dure généralement plus longtemps que l'amaurose elle-même.

Dans des cas graves, on a observé du délire, qui se produit quelquefois après l'apparition de l'amaurose.

La durée de l'amaurose varie entre quelques heures (observation de Peschel) et, plus fréquemment plusieurs jours (3 ou 4); elle peut se prolonger même jusqu'à six semaines. Une durée de sept mois, citée dans un cas de Browne, est donc un fait tout à fait exceptionnel. Nous empruntons cet exemple au recueil de Browne, qui renferme 18 cas d'amaurose quinique.

Après la disparition de l'amaurose, le rétablissement de l'acuité visuelle centrale arrive généralement assez rapidement. On observe encore, dans les premiers temps, une achromatopsie du centre de la rétine et un rétrécissement périphérique du champ visuel. On trouve quatre cas, où l'on n'a pas constaté ce rétrécissement du champ visuel; mais nous pensons qu'il a échappé à l'observation à cause de sa disparition rapide.

Dans un cas seulement, l'amaurose se termina par l'apparition d'un scotome central persistant et dans le cas de Noyes par l'atrophie du nerf optique.

Le sens de la lumière, qui a été examiné dans le cas de Garofolo, a été trouvé affaibli dans tout le champ visuel, sauf dans la partie qui appartient au fovea centralis.

OBSERVATION PERSONNELLE. — Mme Marie F..., âgée de vingt-deux ans, polisseuse, se présenta le 30 septembre 1891 à ma clinique. Cette femme avait été atteinte deux ans auparavant de fièvre intermittente. Quelque temps avant de venir me voir elle avait eu des accès de fièvre, et elle pensa se guérir très rapidement en prenant en une seule fois une forte dose de sulfate de quinine. Le 19 septembre, elle en prit en effet 10 grammes : une heure après elle fut atteinte de vomissements à la suite desquels elle devint aveugle et sourde. La surdité ne dura que deux jours, mais — fait d'ailleurs exceptionnel, — la vue ne s'était pas encore rétablie. La malade vint à ma clinique. En examinant le fonctionnement de ses yeux, je constatai l'amaurose et l'immobilité des pupilles, qui étaient fortement dilatées. Les vaisseaux rétiniens étaient filiformes, et une tache rouge existait au centre de la rétine. Nous avons recommandé à la malade de rester toujours couchée et lui avons prescrit les antidotes de la quinine, le laudanum (Gubler), l'alcool à fortes doses ; nous lui fîmes des injections hypodermiques de strychnine. Le 2 octobre, la malade a pu reconnaître les objets de sa chambre ; le 4 octobre, elle essaya d'écrire, bien que je lui eusse formellement interdit de faire des tentatives de ce genre. Ce travail la fatigua beaucoup et le lendemain elle constata une nouvelle diminution de la vue. Malgré la continuation du traitement, la vision ne s'exerçait plus que dans une partie extrêmement restreinte du champ visuel. Il existait des symptômes très prononcés d'héméralopie. Peu à peu l'acuité visuelle centrale s'améliora de nouveau, mais le champ visuel conserva une étroitesse extrême. Les pupilles ne réagissaient que très lentement, et le myosis produit par un éclairage très fort persistait après le retrait de la lumière.

Le 28 octobre, la malade lisait les lettres les plus fines, mais elle ne reconnaissait pas les personnes qui l'entouraient. Le champ visuel s'agrandit un peu ; le 2 novembre la malade put voir le buste des personnes ; mais le rétrécissement du champ visuel persista. Les vaisseaux rétiniens, principalement les artères, continuaient à être considérablement rétrécis ; la réaction pupillaire était normale.

28. INTOXICATION PAR LA CIGUE.

On observe, dans cette intoxication, une certaine pesanteur de tête, de la difficulté pour ouvrir les yeux, la chute des paupières (Martin, Damonnette et Pelvet). La pupille est d'abord contractée, puis elle se dilate.

29. INTOXICATION PAR L'ACONIT.

Dans l'intoxication aiguë par l'aconit on constate d'abord des symptômes d'irritation du côté du nerf optique : étincelles, cercles lumineux ; à une époque plus avancée de l'intoxication, se développe une obnubilation passagère de la vue. Du côté de la pupille, on trouve, au début, alternativement du myosis et de la mydriase ; puis une certaine tendance à la myose ; à la période d'état, il existe de la mydriase, qui peut être portée à son degré extrême.

30. INTOXICATION PAR LE GELSEMIUM SEMPERVIRENS.

Dans l'intoxication aiguë par cette substance, il se produit une certaine lourdeur de tête, de la diplopie et une obnubilation de la vue.

31. INTOXICATION PAR LA STRYCHNINE.

Au moment des crises spasmodiques de l'intoxication aiguë par la strychnine, il se produit une propulsion des yeux; les pupilles sont dilatées au maximum; les vaisseaux rétiniens seraient, dit-on, également dilatés. Mais des recherches que l'on a faites sur des animaux ont démontré que la strychnine resserre les petits vaisseaux, et cette contraction vasculaire serait accompagnée d'une augmentation de la quantité de sang dans les capillaires.

32. INTOXICATION PAR LA COCA.

On sait qu'en administrant par la voie interne des doses même très faibles de cocaïne, on obtient l'anesthésie des muqueuses; on peut le constater sur la conjonctive et sur la cornée. Il y a généralement une mydriase légère.

D'après Lépine, dans l'*intoxication aiguë* par la cocaïne, on trouve tantôt de la mydriase, tantôt de la myose, tantôt le diamètre normal des pupilles. On a constaté de l'obnubilation de la vue et de l'amaurose passagères.

Dans l'*intoxication chronique*, il se produit, d'après Lœbisch, une coloration foncée de la peau des paupières, qui apparaît surtout en forme de cercles violets autour des yeux.

On n'a jamais observé l'anesthésie locale de la conjonctive et de la cornée comme signe d'une intoxication générale, dans l'administration des autres médicaments dont l'application locale produit l'anesthésie de la conjonctive et de la cornée, tels que : l'ouabaïne (Gley), l'érythrophléine (Lewin), la digitaline (Landor Brunton), l'helléboréine (Venturini et Gasparini), l'extrait de strophantus hispidus.

33. INTOXICATION PAR LE SULFONAL.

Dans le seul cas observé d'intoxication par le sulfonal, qui s'est, d'ailleurs, terminé par la mort, Knaggs a constaté l'anesthésie complète de la conjonctive. On n'a pas pu évaluer exactement la quantité de sulfonal qui avait été ingérée, mais elle dépassait 30 grammes.

34. INTOXICATION PAR L'ERGOT DE SEIGLE ET L'ERGOTINE.

Dans l'*intoxication aiguë* (ivresse ergotique), indépendamment des bourdonnements d'oreilles, des douleurs de tête, d'une courbature intense, de fourmillements dans les membres et des démangeaisons, on constate aussi de l'amblyopie.

Nous savons que l'on distingue deux sortes d'*intoxications chroniques*; la forme convulsive et l'ergotisme gangréneux.

La première forme se révèle par une surdité et une cécité subites et passagères. Mais le signe le plus important est la cataracte, consécutive à l'intoxication chronique. Cette cataracte se développe quelquefois très tard, après les symptômes généraux de l'intoxication.

Tepljaschin, par exemple, a observé 27 cas de cette cataracte. Elle a été très fréquente en Russie pendant l'hiver de 1879-1880 et dans les années de 1882 à 1888. Le plus jeune des malades atteints était âgé de trente ans. Talko et Logetschnikof prétendent que la production de la cataracte ergotique serait due aux crampes musculaires et non à l'action toxique de l'ergotine. Toutefois, la pathogénie de cette forme de cataracte est encore à étudier.

35. INTOXICATION PAR LE MERCURE.

On a prétendu que l'intoxication chronique peut causer des hallucinations effrayantes de la vue et une amaurose passagère ; mais Leber a nié avec raison cette amaurose hydrargyrique. La névrite optique et l'atrophie du nerf optique, observées par Square et Galezowski, ne sont certainement pas causées par l'intoxication mercurielle.

36. INTOXICATION PAR LE PHOSPHORE.

Dans l'intoxication chronique, on observe des hémorrhagies et de nombreuses taches blanches dans la rétine. Les taches sont formées par un grand nombre de cellules granuleuses et des cristaux de tyrosine, provenant de la dégénérescence graisseuse de la couche à grains externes de la rétine. Il semble que les parois vasculaires de la rétine soient atteintes de la même dégénérescence graisseuse que l'on constate dans les divers organes, à la suite de l'intoxication chronique par le phosphore.

37. INTOXICATION PAR LE BROMOFORME.

Dans un cas d'intoxication aiguë, on a constaté que les pupilles étaient dilatées à un degré extrême et qu'elles étaient immobiles à la lumière (Sachs).

38. INTOXICATION PAR L'ARSENIC.

On observe, dans les intoxications aiguës et chroniques, de la rougeur de la conjonctive et du larmoiement. Liebbrecht décrit un cas de scotome central, qu'il explique par l'action toxique de l'arsenic; mais nous devons objecter qu'en Styrie, où l'on prend de l'arsenic en quantités énormes, on ne connaît pas les troubles visuels consécutifs.

39. INTOXICATION PAR LE JABORANDI ET LA PILOCARPINE.

Par suite de l'usage fréquent de ce médicament, dans la pratique générale, on connaît bien les troubles oculaires qu'il détermine.

Vingt à quarante minutes après une injection hypodermique de pilocarpine, il se produit une hypersécrétion lacrymale. Les pupilles sont contractées au point de n'être pas plus larges qu'une tête d'épingle, et ne réagissent pas à la lumière.

Il n'est pas possible d'expliquer ce myosis par le fait d'un simple spasme du sphincter de la pupille; il est probable que ce spasme est accompagné d'une dilatation des vaisseaux iriens.

Les troubles visuels qui se manifestent par l'action de la pilocarpine sont causés en partie par l'hypersécrétion des larmes, et en partie par le spasme du muscle de l'accommodation, qui exagère la courbure du cristallin et produit ainsi la myopie. C'est par la première cause que l'on peut expliquer les mouches volantes et les brouillards irisés; ces phénomènes sont, d'ailleurs, sans importance et disparaissent dès que l'œil du malade est essuyé. Cependant, il y a des cas exceptionnels où la cécité est presque absolue pendant une heure ou une heure et demie; d'autres fois, les malades se plaignent de voir tout à travers un épais nuage. On explique ces phénomènes en admettant un trouble de la circulation intra-oculaire. Mais nous pensons qu'il serait plus vraisemblable de croire que la pilocarpine, à dose toxique, peut paralyser les parties périphériques du nerf optique.

C'est à cette période de l'intoxication, où l'amblyopie toxique se manifeste, que l'on constate la mydriase ou la disparition des myosis. Nous en donnerons comme exemple une observation de Fuhrmann, où l'injection hypodermique d'une dose de 2 centigrammes seulement de pilocarpine avait déterminé les symptômes suivants : rougeur de la face et du cou, puis de tout le corps, sueurs profuses; après quelques minutes, apparition de la sécrétion sudorale; puis, subitement, symptômes d'angine de poitrine, et signes d'œdème pulmonaire. Le malade ne pouvait pas reconnaître la figure d'une personne à une distance de 20 centimètres, bien que son œil gauche eût auparavant une acuité visuelle normale. Il y avait du collapsus et le pouls était petit et fréquent. L'amblyopie persista pendant deux heures et demie, ainsi que la diaphorèse.

40. INTOXICATION PAR LE PLOMB.

Dans l'intoxication chronique par le plomb, les troubles de l'organe de la vue ne sont pas très fréquents et ils sont ordinairement tardifs. Les symptômes généraux de l'intoxication, tels que colique, arthralgie, épilepsie, paralysies musculaires, peuvent exister depuis longtemps, sans qu'il y ait encore de troubles oculaires. D'autres fois, mais exceptionnellement, les troubles oculaires peuvent se produire au début, même avant l'apparition du liseré saturnin des dents (Samelsohn). Dans ce cas, ces troubles oculaires disparaissent rapidement.

Au point de vue de la profession, les malades, chez lesquels on observe les troubles oculaires par intoxication saturnine, sont surtout les peintres qui emploient des couleurs à base de plomb, les ouvriers qui se servent de céruse, ceux qui travaillent dans les usines de plomb. Le délai qui s'écoule entre le moment où le plomb commence à exercer son influence nuisible (entrée dans l'usine) et l'apparition des premiers symptômes d'intoxication, en y comprenant les troubles oculaires, est très variable. Dans le cas de Samelsohn, que nous avons mentionné tout à l'heure, ce temps avait été de quatorze jours et, pour la rechute de quatre semaines. D'autres fois cet intervalle a été très long.

Dans un cas observé par Gunsburg, par exemple, un ouvrier éprouva des troubles oculaires vingt-sept ans après son entrée dans une usine de plomb; il n'avait été atteint, pour la première fois, de colique saturnine que cinq ans auparavant. Dans les établissements très bien aménagés au point de vue hygiénique, comme l'usine de plomb d'Ivry, près Paris, par exemple, les ouvriers n'éprouvent aucun symptôme de l'intoxication par le plomb.

Certaines préparations, comme la céruse, prédisposent spécialement à l'intoxication saturnine; d'autres, comme les préparations d'oxyde de plomb, ne la produisent jamais. Nous savons aussi que le sucre de Saturne, d'un usage si fréquent dans la fabrication des vins artificiels, n'expose jamais à l'intoxication saturnine.

Les préparations de plomb pénètrent dans l'organisme par l'inhalation des poussières; mais, le plus souvent, l'intoxication se produit par les mains des ouvriers, surtout s'ils se nettoient mal.

Comme *symptômes pupillaires*, dans l'intoxication saturnine, on constate la dilatation des pupilles pendant la durée des coliques saturnines.

Dans la plupart des cas les troubles oculaires ont été précédés d'autres symptômes de l'intoxication; le liseré noir des dents, la pâleur cachectique de la face, les coliques, les céphalalgies, les arthralgies, les accès épileptiformes.

Les formes cliniques dans lesquelles on trouve des troubles oculaires par intoxication saturnine sont très diverses. Ainsi, on a constaté, dans un certain nombre de cas, l'apparition d'un *scotome central*, analogue à celui qui se produit dans l'amblyopie alcoolique. Ce scotome peut être bilatéral ou unilatéral. A l'examen ophthalmoscopique des cas de ce genre, tantôt le fond de l'œil était normal, tantôt la papille optique était légèrement rouge. D'autres fois, on a constaté la diminution brusque ou lente de l'acuité visuelle, accompagnée ou non d'un *rétrécissement du champ visuel*. Parisotti et Melotti ont observé un cas, qui leur a permis de démontrer d'une manière certaine que l'atrophie du nerf optique, d'où proviennent les troubles oculaires, était due à une *endartérite oblitérante saturnine*, qu'ils ont constaté à l'ophthalmoscope.

Mais, dans la plupart des cas, l'examen ophthalmoscopique révèle, comme cause des troubles oculaires, une *névrite optique* ou une *névro-rétinite*, qui n'a, d'ailleurs, rien de caractéristique. Les limites de la papille sont effacées, la papille elle-même est d'une coloration rougeâtre, les artères sont rétrécies, il y a quelques hémorrhagies autour des vaisseaux et, dans quelques cas, on a trouvé des plaques d'exsudats (Schroeder).

Dans la marche ultérieure de cette affection, la papille optique devient plus pâle, ses limites s'éclaircissent et se distinguent mieux et le nerf optique s'atrophie peu à peu. Dans des cas de ce genre, on peut voir apparaître une cécité complète, qui se développe rapidement ou progressivement.

Dans une observation très remarquable, publiée par Stricker, d'une malade atteinte d'accès épileptiformes, accompagnés de névrite optique, il se produisit des obnubilations de la vue en forme d'accès, pendant lesquels la malade ne pouvait pas reconnaître sa main. Dans l'intervalle des accès, l'acuité visuelle était normale. La malade guérit complètement, au bout de quelques mois. Les obnubilations de la vue avaient duré neuf semaines; puis elles devinrent plus rares, ainsi que les accès épileptiformes, et la papille optique reprit son aspect normal.

Dans un autre groupe de cas, les troubles oculaires par intoxication saturnine sont dus à la présence d'une *rétinite albuminurique* ou d'une amaurose urémique, consécutives au développement d'une affection saturnine des reins. Desprès, Steffan, Hirschberg, Weinberg, Leber, Formigneau ont publié des cas très intéressants de rétinite albuminurique par intoxication saturnine, dans lesquels ils ont constaté en même temps une affection rénale.

Gunsburg a publié aussi un cas également très intéressant d'amaurose urémique par intoxication saturnine. Le fond de l'œil était normal. L'amaurose se produisit pendant quelques heures avec des symptômes généraux très graves. Les pupilles ne réagissaient pas à la lumière.

L'examen des urines révéla la présence de cylindres hyalins. Dès le lendemain, l'acuité visuelle devenait normale et l'état général s'améliorait.

Michel dit, cependant, que l'on a quelquefois observé, à la fin des accès de colique saturnine, la diminution bilatérale de l'acuité visuelle jusqu'au point d'être réduite à la simple perception de la lumière ; tandis que le fond de l'œil ne révélait aucune altération. Il semble donc qu'il ne s'agisse que de troubles oculaires d'origine réflexe (amblyopie réflexe).

Il y a des cas où l'on a constaté une *paralysie musculaire* localisée au droit externe. Une observation de Th. de Schroeder (de Pétersbourg) nous montre une paralysie bilatérale du droit externe, accompagnée d'altérations du fond de l'œil (forme mixte, compliquée de papillite et de névro-rétinite).

Leber explique cette prédisposition des droits externes à être atteints dans l'intoxication saturnine, en disant que les deux nerfs oculo-moteurs externes peuvent être comprimés par la carotide interne, par suite de l'augmentation de la tension intra-vasculaire qui se produit dans cette intoxication. Mais les nouvelles recherches anatomo-pathologiques, que l'on a faites sur la pathogénie des paralysies toxiques, tendraient à prouver que cette paralysie des oculo-moteurs externes, dans l'intoxication saturnine, serait due à une névrite périphérique. Les muscles droits externes de l'œil sont prédisposés à cette névrite périphérique de la même manière que les extenseurs de l'avant-bras.

On a émis diverses théories pour expliquer la pathogénie de l'intoxication saturnine. Henle croyait que les paralysies saturnines provenaient d'un resserrement des vaisseaux, produit par une violente contraction des fibres lisses des parois vasculaires. Hershel supposait qu'il existait une affection primitive de la substance nerveuse. Kussmaul et Meyer ont été les premiers à montrer que les symptômes cérébraux, spécialement, étaient déterminés par une périartérite des vaisseaux cérébraux, qui produirait une dimension dans le calibre de ces vaisseaux. Oeller a le mérite d'avoir trouvé qu'il se produit, simultanément mais indépendamment, dans les divers organes, une dégénérescence hyaline des vaisseaux, qui serait la cause des altérations de la rétine, du nerf optique et des reins.

Le traitement des troubles oculaires produits par l'intoxication saturnine consiste dans l'administration interne de l'iodure de potassium. Dans des cas de névrite optique, causée, d'après Hirschberg, par une hydropisie de l'espace intervaginal du nerf optique (hydrops vaginæ nervi optici), les injections hypodermiques de pilocarpine amèneraient d'excellents résultats.

Le pronostic est d'autant plus favorable que l'on a institué de meilleure heure le traitement des troubles oculaires par intoxication saturnine. Toutefois, dans quelques cas, il se produit fatalement une atrophie optique, comme nous l'avons déjà dit plus haut.

41. INTOXICATION PAR LA PELLETIÉRINE ET D'AUTRES TÆNIFUGES.

D'après les recherches de Dujardin-Beaumetz les injections hypodermiques des sulfates de pelletiérine et d'isopelletiérine produisent des vertiges et des lourdeurs de tête, causés par des troubles vaso-moteurs, qui déterminent la dilatation des vaisseaux cérébraux. Cette opinion est confirmée par l'examen ophthalmoscopique. On constate, en effet, que les vaisseaux rétiniens sont très dilatés, les pupilles contractées et les yeux injectés. Dujardin-Beaumetz recommande de faire usage de ce médicament lorsqu'il y a lieu d'augmenter la quantité de sang dans les vaisseaux rétiniens.

Jacobson a constaté, dans un cas, après une cure de vers intestinaux, une parésie du muscle de l'accommodation et une augmentation de l'hypermétropie. Il est très difficile de se prononcer pour dire si l'affaiblissement du muscle de l'accommodation est dû à une action toxique de la pelletiérine, ou à l'état adynamique que l'administration de ce médicament produit sur l'organisme. On n'explique pas davantage l'atrophie du nerf optique à la suite de cette même médication constatée dans un cas publié par Schiess-Gemuseus.

42. INTOXICATION PAR LA SANTONINE.

Le symptôme caractéristique de cette intoxication consiste en ce que tout ce que voient les malades est coloré en jaune (xanthopsie). Ce phénomène s'observe même pour des prises très minimes de santonine. Le spectre des couleurs semble rétréci dans sa bande violette, tandis que le jaune complémentaire est élargi. On a voulu expliquer ce phénomène par la paralysie des éléments rétiniens qui perçoivent le jaune (Roser, Foerster). D'autres auteurs (Mari) invoquent une action toxique de la santonine sur le système nerveux central. Quoi qu'il en soit, la xanthopsie ne peut pas être expliquée par la coloration jaune des milieux réfringents de l'œil.

Des doses plus élevées de santonine (ivresse santonique) ont pour résultat de supprimer la perception de la plupart des couleurs ; tout apparaît en violet, et les objets foncés ou ombrés prennent une coloration intermédiaire entre le bleu et le violet. Lorsque les symptômes généraux de l'intoxication disparaissent, cette perception des objets en violet se transforme en xanthopsie.

Ces troubles dans la perception des couleurs, produits par l'action de la santonine, ne persistent que quelques heures ; ils disparaissent avant qu'il n'y ait plus de traces de santonine dans les urines. Dans

des cas graves d'intoxication, on a constaté de l'amblyopie et une dilatation extrême des pupilles, qui étaient immobiles à la lumière.

43. INTOXICATION PAR L'ACIDE PICRIQUE.

Hilbert a observé sur lui-même des troubles de la vue, consécutifs à
l'administration interne d'acide picrique. Il s'est produit une xanthopsie,
qui a duré deux heures après la prise d'une dose de 30 centigrammes
d'acide picrique. On ne sait pas si la xanthopsie est causée par la coloration en jaune des milieux réfringents des yeux, ou si elle est due à
une action du médicament sur l'appareil nerveux. La première hypothèse est peu vraissemblable, à cause de la petite quantité d'acide picrique qui a été prise.

44. INTOXICATION PAR LA TOLUYLENDIAMINE.

D'après des expériences que Stadelmann a faites sur des animaux, l'administration interne de cette substance produit une coloration jaune très intense de la
sclérotique.
On n'a pas encore observé cette intoxication chez l'homme.

45. INTOXICATION PAR L'ACIDE CHRYSOPHANIQUE.

A. Trousseau a décrit un cas de conjonctivite, produite par l'action
de l'acide chrysophanique. Quelques heures après une friction de la
peau, faite avec une pommade à l'acide chrysophanique (à 10 p. 100),
il se produisit une conjonctivite sans sécrétion, qui disparut en quelques heures. Cette conjonctivite diffère de celle qu'on observe à la
suite de l'inoculation d'acide chrysophanique dans dans le cul-de-sac,
en ce que cette dernière a une durée de huit jours.

46. INTOXICATION PAR LA NAPHTALINE.

En faisant manger de la naphtaline à des animaux, on peut produire une cataracte artificielle; ce fait a été prouvé par Bouchard. La
cataracte naphtalinique serait causée, d'après Panas, par des altérations de la rétine; d'après d'autres auteurs, par des altérations du
système vasculaire et surtout du tractus uvéal (Kolinski); une troisième théorie enfin admet que la cataracte naphtalinique serait due
à l'action directe de la naphtaline sur les éléments du cristallin.
D'après Hess, dix à douze heures après l'ingestion de la naphtaline,
il se produit déjà des opacités dans les couches corticales postérieures
du cristallin. Ces opacités cristalliniennes précèdent le développement
d'altérations dans la rétine.
D'après Kolinski, les premières altérations anatomo-pathologiques

qui se développent dans l'intoxication par la naphtaline seraient des hémorrhagies dans la choroïde et dans le corps vitré. Ce n'est qu'à la suite de ces hémorrhagies que l'on voit se produire le décollement de la rétine, des altérations inflammatoires dans cette membrane et la cataracte. Cet auteur pense que le décollement de la rétine est causé par les hémorrhagies choroïdennes. Dans l'empoisonnement naphtalinique aigu, le développement de la cataracte et particulièrement le gonflement du cristallin se font avec une rapidité que l'on ne rencontre pas dans le développement des autres cataractes non traumatiques. Quant à sa forme, la cataracte naphtalinique (cataracte molle) ressemble beaucoup à la cataracte diabétique.

On observe, au début de cette cataracte, l'astigmatisme irrégulier du cristallin, causé par une accumulation d'eau dans le sac capsulaire.

D'après la théorie de la cataracte que nous avons donnée, et en nous appuyant sur les recherches que nous avons faites à propos de l'iridocyclite, nous pensons que les altérations physiques et histologiques de la cristalloïde et probablement aussi de l'épithélium capsulaire antérieur seraient causées par une modification pathologique dans la composition chimique de l'humeur aqueuse. Les recherches que l'on a faites sur les cataractes diabétique et naphtalinique sont conformes à notre manière de voir. L'altération physique de la cristalloïde et probablement aussi de l'épithélium capsulaire antérieur produit, dans le sac capsulaire, une augmentation dans la quantité d'eau par une diffusion exagérée et, par suite, des altérations du cristallin.

En présence des signes de l'intoxication naphtalinique, si l'on cesse d'administrer cette substance, tous les symptômes d'intoxication disparaissent, à l'exception de la cataracte, qui se développe, si elle a déjà commencé à se produire. Toutefois, d'après Magnus, lorsque cette cataracte est à son début, elle peut disparaître.

Mais quand l'intoxication par la naphtaline dure depuis longtemps et devient plus grave, les altérations du corps vitré restent plus ou moins stationnaires après la cessation de l'empoisonnement. Bien que les lésions de la choroïde et de la rétine soient en partie compensées, un retour complet à l'état normal n'en est pas moins impossible.

Les cristaux déposés dans les diverses parties de l'œil sont du phosphate de chaux et se forment suivant un ordre chronologique déterminé dans les tissus de l'œil privés de vaisseaux (Kolinski).

BIBLIOGRAPHIE.

CHLOROFORME. — *Dastre* et *Loye*, Semaine médicale, 1889, n° 40.
CHLORURE D'ÉTHYL. — *Raphaël Dubois*, Société de biologie, 1888, 27 octobre. — Compt. rend. de l'Acad. des sciences, 1889, 29 janvier. — *Panas*, ibidem, 1888, 3 décembre.
HYDRATE DE CHLORAL. — *Foerster*, loc. cit., p. 206. — *Ulrich*, Arch. f. Ophthalmologie, XXXIII, 2.
OPIUM, MORPHINE. — *Foerster*, loc. cit., p. 206. — *Nuel*, loc. cit., p. 661.
FÈVE DE CALABAR, ÉSÉRINE, BELLADONE, ATROPINE. — *Feddersen*, Beitrag zur Atropinvergiftung. Berlin, 1885. — *Reich*, Centralbl. f. Augenheilk., 1889, p. 111. — *Foerster*, loc. cit., p. 200.
HOMATROPINE. — *Ziem*, Intoxication mit Homatropin. Centralblatt f. Augenheilk., 1887, p. 238.

DATURA STRAMONIUM, DATURINE, JUSQUIAME. —*Foerster*, loc. cit., p. 200.

DUBOISINE. — *Ch. M. Chadwick*, Case of poisoning by duboisin. Brit. Med. Journ., 1887, 12 février.

TABAC. — *Foerster*, loc. cit., p. 201. — *Ian* (de Bresl), Paralysie du nerf moteur oculaire commun de l'œil droit d'origine nicotinique. Rec. d'ophthalm., 1885. — *Rampoldi*, Annali di ottalmologia, 1885, fasc. 2, 3. — *A. Hill Griffith*, Tobacco Amblyopia in woman. Brit. Med. Journ. 1886, 18 décembre. — *Nettleship*, Ophthalmolog. Society of the United Kingdom. 1887, 23 mai. — *A. Frost*, Ibidem. — *Power*, Ibidem. — *Van Millingen*, Ophthalm. Soc. of the United Kingdom, 1888, 26 janvier. — *Lawford*, Ibidem, 1890, 1er mai.

ALCOOL. — *Uhthoff*, Untersuchungen über den Einfluss des chronischen Alcoholismus auf das Sehorgan. V. Graefe's Archiv. XXXII, 4, XXXIII, 4. — *Pötschke*, Die Verwerthung des Gesichtsfeldprüfungen für die Diagnostik and Prognostik der Amblyopie. — *Nettleship*, Ophthalm. Soc. of the United kingdom, 1887, 23 may. — *C. W. Suckling*, Ophthalmoplegia externa ducto alcool. Brit. Med. Journ., 1888, 3 mars. — *Thomsen*, Berlin. klin. Woch., 1888, n° 2. — *Gifford H.*, Atypical alcool neuritis. Ophthalm. Rev., 1888, mars. — *Edmunds* and *Lawford*, Ophthalm. Soc. of the United kingdom, 1889, 14 mars. — *Bock E.*, Erfahrungen, etc. Wien, 1891.

HASCHISCH (CANNABIS INDICA). — *Ali*, Recueil d'ophthalmologie, 1875, p. 9.

SULFURE DE CARBONE. — *Nettleship*, Trans. of the Ophthalm. Soc. of the United kingd., V. — *Fuchs*, Amblyopie with olight neuritis followed by pallor of the diss, caused by bisulphide of carbon and chlorid of sulphur; severe nervous depression. Ibid. — *Marc Gunn*, Ibid. — *Hirschberg*, Centralbl. f. Augenheilk., 1886. — *Adam Frost*, Ophthalm. Soc. of the Unit. kingd., 8 janvier 1885. — *Gand*, Amblyopie toxique. Bull. de la clin. nat. des Quinze-Vingts, 1888. — *Dumont*, Atrophie papillaire toxique. Ibid., 1887. — *Uhthoff*, Arch. f. Ophthalm., XXXIII, 4. — *Changarnier*, Rec. d'ophthalm., 1886, mai. — *Duboys de Lavigerie*, Accidents oculaires produits par l'inhalation de sulfure de carbone. Rec. d'ophthalm., 1887, sept. — *Becker F.*, Ein Fall von Schwefelkohlenstoff Amblyopie. Centralbl. f. Augenheilk., 1889, p. 138. — *Gallemaerts*, Amblyopie par le sulfure de carbone. Journ. de méd., de chir. et de pharmacol., 1890, n° 14. — *Hirschberg*, Centralbl. f. Augenh., 1889, p. 268. — *Maas H.*, Ueber Schwefelkohlenstoffvergiftung. Inaug. diss. Berlin, 1889. — *Marie*, Hystérie dans l'intoxication par le sulfure de carbone. Soc. méd. des hôpitaux, 1888, 9 novembre.

IODOFORME. — *Uhthoff*, loc. cit. (analyse de la littérature).

SALICYLATE DE SOUDE. — *Nuel*, loc. cit., p. 660. — *Knapp*, Arch. f. Augenheilk., t. XI.

NITRATE D'ARGENT. — *Dresgen*, Berlin. klin. Wochenschr., 1872, p. 72.

ACIDE OSMIQUE. — *Noyes*, Trans. of the American Ophthalm. Soc., 1866.

ACIDE PHÉNIQUE. — *Nieden*, Centralbl. für Chirurgie, 1883.

ANTIPYRINE. — *Wiecherkiewicz*, Nowiny Lek., 1890, n° 12.

CRÉOLINE. — *Bitter*, Centralbl. f. Gynäkol., 1890, n° 49.

NITROBENZOL. — *Nieden A.*, Ueber Amblyopie durch Nitrobenzol (Roburit) Vergiftung. Centralbl. f. Augenh., 1890.

QUININE. — *Uhthoff*, Berlin. Med. Ges., 1890, 21 mai. — *Tiffany*, Revue générale d'ophthalmologie, n° 4, 30 avril 1890. — *Brown T.*, Ophthalm. Soc. of the United kingdom., 11 nov. 1886. — *Mellinger*, Ein Fall von Amblyopie nach Chininintoxication. Klin. Monatsbl., 1882, février. — *Roosa*, A case of a probable Quinine amaurosis. Amer. ophthalm. Soc., 1887, 20 july. — *Lopez*, Rec. d'ophthalmologie, 1888, février. — *Garafolo*, Wiener Med. Bl., 1890, n° 15. — *Peschel*, Boll. d'ocul., X, 3.

ANILINE. — *Litten*, Berlin. klin. Wochenschr., 1887.

GELSEMIUM SEMPERVIRENS. — Wiener Med. Wochenschr., n° 39, 1890.

COCA, COCAÏNE. — *Panjrek*, Studie über das Cocain. Oesterr. Ungar. Centralbl. f. d. med. Wissensch., 1890, p. 738 (Résumé de la récente littérature).

SULFONAL. — *Knagg*, Brit. Med. Journ., 1890, 25 octobre.

ERGOT DE SEIGLE, ERGOTINE. — *Teplfaschin*, Cataracte consécutive à l'intoxication chronique par l'ergot de seigle. Congrès des médecins russes, 1889, Saint-Pétersbourg.

PHOSPHORE. — *Michel*, Handbuch der Augenheilkunde, p. 563.

MERCURE. — *Square*, Ophthalm. Hosp. Rep., 1867, t. VI, p. 51. — *Galezowski*, Rec. d'ophthalm., 1878, p. 226.

BROMOFORME. — *Sachs*, Ein Fall von Bromoformvergiftung. Ther. Monatsb., déc. 1890.

ARSENIQUE. — *Liebbrecht*, Klin. Monatsbl. f. Augenheilk, 1891, mai.

JABORANDI, PILOCARINE. — *Fuhrmann*, Ein Fall von medicinaler Pilocarpinvergiftung (Wr. med. Woch. Nr. 34, 1890).

PLOMB. — *Duplay*, De l'amaurose, suite de la colique de plomb. Arch. génér. de médecine, 1854. — *Hutchinson*, On lead poisoning as a cause of optic neuritis. Ophthalm. Hosp. Rep., 1871. — *Renaut*, Thèse d'agrégation, 1875, Paris. — *Gänsburg*, Zur Kenntniss der transitirischen Amaurose bei Blei Intoxication. Arch. f. Augenh., XX, 3. — *Th. V. Schröder*, Graefe's Archiv, XXXI, 1. — *Parisotti* et *Malotti*, Rec. d'ophthalm., 1885, n° 9. — *Hirschberg*, Berlin. klin. Woch., 1885.

SANTONINE. — *Mari*, La santonina e la visione de colore. Annali di Ottalmologia, 1883. — *Jacobson*, loc. cit., p. 97. — *Foerster*, loc. cit., p. 207.

ACIDE PICRIQUE. — *Hilbert*, Ueber Xanthopsie verursacht durch Pikrinsäure. Centralbl. f. Augenheilk., 1885, p. 70.

TOLUYLENDIAMINE. — *Stadelmann*, Archiv für experimentelle Pathologie und Pharmakologie, 1883, p. 231.

ACIDE CHRYSOPHANIQUE. — *Trousseau*, Bull. de la Soc. franç. d'ophthalmologie, 1886.

NAPHTALINE. — *Bouchard* et *Charrin*, La Semaine médicale, 1886, n° 52, p. 534. — *Panas*, Arch. d'ophthalm., 1887, mars-avril. — *Dor*, Bulletin et Mémoires de la Société française d'ophthalm.,

1887, p. 150. — *Magnus*, Therapeut. Monatshefte, 1887, october. — *Hess C.*, Bericht über d. XIX. Versammlung der Ophthalm. Gesellschaft, 1887, p. 51. — *Kolinski J.*, Contribution à la connaissance de la nutrition de l'œil, d'après des recherches sur l'influence de la naphthaline sur cet organe. Arch. de physiol., 1890, avril. — *Curatulo*, Il Morgagni, 1889, Febbraio.

XXII. — TROUBLES OCULAIRES DANS LES MALADIES PROFESSIONNELLES.

1. MYOPIE SCOLAIRE.

En traitant des troubles oculaires, qui surviennent par suite des influences nuisibles qu'exercent les diverses professions, nous franchissons un peu le cadre de notre ouvrage. Nous nous sommes proposé, en effet, d'étudier seulement les rapports que les différentes maladies peuvent avoir avec l'organe de la vue. Mais l'importance des questions dont nous allons nous occuper nous justifiera, je l'espère, de nous être permis d'élargir ainsi le plan de notre livre.

D'ailleurs, la myopie, par exemple, n'est qu'un des symptômes qui frappe l'organisme de l'enfant pendant la période scolaire, dans les institutions où l'hygiène n'est pas suffisamment observée. Cette mauvaise hygiène entraîne très fréquemment d'autres conséquences fâcheuses, qui peuvent accompagner la myopie, comme la scoliose, etc.

Le mérite d'avoir observé le premier l'influence de l'école sur les yeux revient à Ware, qui examina, en 1813, les yeux des étudiants d'Oxford. On a fait, depuis, une foule de recherches, qui tendent à prouver l'influence de l'école sur la vue et particulièrement sur le développement de la myopie. Parmi ces recherches statistiques très fastidieuses, nous mentionnerons surtout celles de H. Cohn (de Breslau) et d'Erismann (de Saint-Pétersbourg). Les conclusions de ce dernier sont particulièrement démonstratives. Il a examiné 4,358 enfants, appartenant à sept écoles russes et à quatre écoles allemandes. Il a trouvé 30,2 p. 100 de myopes 26 p. 100 d'emmétropes et 43,5 p. 100 d'hypermétropes. Sous le rapport du sexe, 3,266 des enfants examinés étaient des garçons, dont 31 p. 100 étaient myopes, 26 p. 100 emmétropes, 42 p. 100 hypermétropes et 0,4 p. 100 amblyopes.

Parmi les 1,052 filles qui ont été examinées par Erismann, 27,5 p. 100 étaient myopes; 27,2 p. 100 emmétropes; 27,7 p. 100 hypermétropes, et 0,6 p. 100 amblyopes. *La myopie était donc plus fréquente chez les garçons que chez les filles.*

Dans les écoles allemandes, où l'on se sert de livres imprimés en caractères gothiques, sur 1,824 élèves examinés, 26,7 p. 100 étaient myopes, 26,2 emmétropes, 48,6 hypermétropes et 0,5 amblyopes. Dans les écoles russes, où l'on emploie des caractères encore plus difficiles à distinguer et où l'on observait moins qu'aujourd'hui les prescriptions de l'hygiène scolaire, il y avait 34,2 pour 100 de myopes, 23,8 p. 100 d'emmétropes, 39,5 p. 100 d'hypermétropes et 0,5 p. 100 d'amblyopes.

Les recherches de H. Cohn sur la réfraction des yeux ont porté sur dix mille étudiants allemands. Elles sont très importantes, car elles constatent *l'augmentation du nombre de myopes et du degré de myopie pendant le séjour de l'enfant à l'école*. Dans les écoles primaires, Cohn a trouvé 6,39 p. 100 de myopes; dans les écoles moyennes, 10,30 p. 100; dans les écoles normales, 15,3 p. 100, et dans les lycées (Gymnasien) leur proportion était de 26,2 p. 100. *Le nombre des myopes était donc d'autant plus grand que l'école était plus élevée* et demandait de plus grands efforts de travail.

Les nombreuses recherches statistiques sur la myopie scolaire que l'on a faites dans d'autres pays, en France, par exemple, où l'on voit figurer les noms de Gayet, Dor Nicati, Motais et d'autres, ont fourni des résultats analogues. Randall (de Philadelphie) a recueilli, en 1888, les résultats de 125 recherches statistiques sur la réfraction de l'œil de l'homme; ces statistiques portent sur 213,260 individus, dont 17,9 p. 100 étaient myopes. Il est prouvé à l'heure actuelle que l'œil des nouveau-nés est toujours hypermétrope et que la myopie se développe entre cinq et vingt-cinq ans. Le degré de myopie augmente pendant la période scolaire et atteint son maximum entre treize et dix-huit ans. Dans les lycées, en effet, on a trouvé jusqu'à 80 p. 100 de myopes.

Ces observations sur la myopie scolaire concordent avec la remarque que l'on a faite de la fréquence de la myopie chez les personnes très instruites. Toutefois, la myopie s'observe également chez les cultivateurs, par suite d'une prédisposition héréditaire. Schmidt-Rimpler a constaté cette prédisposition seulement chez des écoliers, dans la proportion de 6 p. 100, et Hippel dans celle de 5 p. 100; mais il est évident que ce chiffre est très difficile à évaluer exactement. Il est cependant incontestable qu'en présence d'une prédisposition héréditaire le développement de la myopie se fait sentir d'une façon beaucoup plus manifeste que dans les cas où cette prédisposition fait défaut.

Les chiffres que nous avons indiqués sont suffisants pour faire comprendre combien il est important de rechercher les causes du développement de la myopie dans les écoles.

Rappelons que, dans l'œil myope, les rayons parallèles, venant d'un point éloigné, ne se réunissent pas en un seul point sur la rétine et qu'ils y forment un cercle de diffusion. Mais si les rayons lumineux forment, en tombant sur la cornée, un grand angle d'incidence, c'est-à-dire si ces rayons viennent d'un point rapproché, ils forment sur la rétine une image nette. On distingue, en effet, d'après la distance à laquelle les objets forment une image nette sur la rétine de l'œil myope, les degrés de la myopie, qui est ainsi faible, moyenne ou forte.

Au point de vue des causes optiques, on divise la myopie en deux formes principales : *a*, la myopie qui provient de l'augmentation de courbure des milieux réfringents (cornée, cristallin); *b*, la myopie produite par l'augmentation de longueur de l'axe.

La première forme est causée, dans l'immense majorité des cas, par la contraction spasmodique du muscle de l'accommodation, qui détermine ainsi l'augmentation de convexité des deux surfaces du cristallin.

La myopie par augmentation de courbure s'observe surtout à la suite des efforts de travail de près; elle peut aussi être déterminée par des obstacles dioptiques, comme les taies de la cornée et les opacités congénitales du cristallin (cataracte capsulaire centrale antérieure).

Cette forme de myopie disparaît par une instillation d'atropine, qui paralyse le muscle de l'accommodation. Après cette opération préliminaire, on peut se rendre compte de la véritable réfraction de l'œil : ou bien le degré de myopie a diminué; ou bien cette myopie n'existait qu'en apparence et l'œil était, en réalité, emmétrope ou hypermétrope.

Quant à la myopie produite par l'augmentation de l'axe sagittal, on en distingue deux formes anatomiques : *a*, une forme régulière; *b*, une augmentation irrégulière de l'axe de l'œil.

Dans la première forme, l'œil est elliptique et son axe sagittal peut atteindre une dimension de 33 millimètres (au lieu de 25). La sclérotique est amincie dans le pôle postérieur de l'œil et elle peut avoir, dans le cas de myopie grave, une épaisseur d'un demi-millimètre. L'espace intervaginal du nerf optique se prolonge en avant, divisant ainsi, dans une certaine étendue, la partie postérieure de la sclérotique en deux feuillets, séparés par une fente (E. de Jaeger).

Dans la deuxième forme (irrégulière) de la myopie, par allongement de l'axe sagittal de l'œil, on constate plusieurs ectasies irrégulières, dans la partie postérieure temporale du globe oculaire. Dans cette forme, l'amincissement de la sclérotique, dans la partie postérieure de l'œil, est encore plus prononcée que dans la forme régulière de la myopie par augmentation de l'axe. Mais dans la forme irrégulière la transition de la partie amincie de la sclérotique à la partie normale est beaucoup plus brusque que dans la forme régulière. La forme irrégulière est décrite aussi sous le nom de staphylome postérieur de Scarpa.

L'allongement de l'axe du globe de l'œil peut être assez considérable pour qu'il se produise même une légère exophthalmie. En regardant l'œil myope de profil, on se rend compte de sa forme elliptique. Cet allongement de l'axe de l'œil provoque aussi, pour des raisons mécaniques, une difficulté de convergence. C'est pour cette raison que, chez

les myopes, on voit assez souvent se produire une déviation latérale
d'un œil (strabisme divergent).

La chambre antérieure est généralement plus profonde dans un œil
myope que dans un œil emmétrope. Le muscle de l'accommodation
est altéré dans sa forme, par le fait du processus d'allongement de l'œil,
qui produit un certain tiraillement des diverses parties de l'œil. Les
fibres radiaires de ce muscle paraissent atrophiées et les fibres circulaires semblent manquer (Iwanoff). Mais cette absence des fibres circulaires n'a lieu qu'en apparence; elles sont simplement séparées l'une
de l'autre par le fait du tiraillement.

Le tiraillement produit par l'élongation de l'axe de l'œil détermine
des altérations dans la choroïde : sa limite nasale semble pénétrer dans

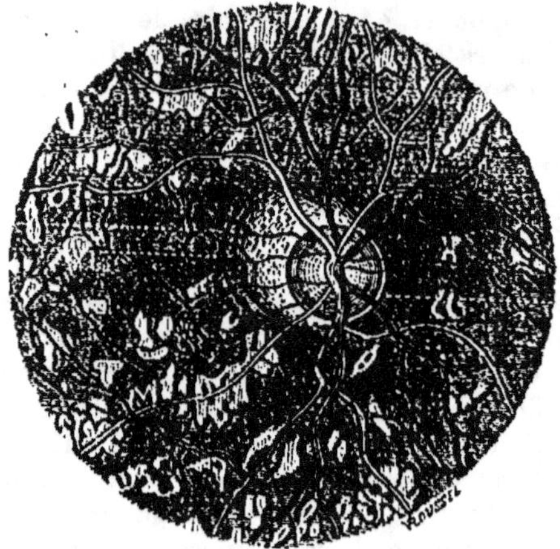

Fig. 41. — Fond de l'œil d'un œil myope présentant un staphylome postérieur et
des plaques de choroïdite disséminée.

le disque de la papille optique et sa limite temporale est reculée en
arrière. Il se produit ainsi deux figures semi-lunaires, dont l'une résulte de la traction et l'autre de la rétraction de la choroïde, dans le
pourtour de la papille optique (E. de Jaeger; Charles-Théodore, duc
de Bavière). Généralement, on ne constate que la faux temporale (faux
par rétraction, cône externe, Rétraktionssichel); mais, dans un certain
nombre de cas, on peut voir en même temps les deux faux et l'examen anatomique prouve alors qu'il y a en même temps traction et
rétraction de la choroïde (Charles-Théodore de Bavière). Quelques
auteurs ont voulu expliquer la faux temporale (*staphylome postérieur*) (fig. 41) par le fait d'une atrophie partielle de la choroïde. Il se
produit, en effet, quelquefois des altérations qui prennent la forme
d'un anneau atrophique autour de la papille (staphylome postérieur

annulaire). De Graefe pensait que l'allongement de l'œil était causé par une sclérotico-choroïdite postérieure. On a abandonné cette théorie aujourd'hui; mais il est certain que cet allongement peut déterminer des altérations inflammatoires dans la choroïde, et c'est dans cette complication que réside le principal danger de la myopie par augmentation de l'axe. Cette complication arrive surtout dans les cas de myopie très forte, qui peut entraîner une choroïdite disséminée, accompagnée d'opacités du corps vitré, et un décollement de la rétine; dans des cas exceptionnels le nerf optique peut aussi être atteint et subit une atrophie causée par le tiraillement qui s'exerce sur lui (Dehnungsatrophie).

Relativement à la *marche* de la myopie, Donders en distingue trois formes : 1° la myopie stationnaire; 2° la myopie qui progresse pendant un certain temps; 3° la myopie progressive.

Cette dernière forme est la seule qui menace la vue et il faut déjà y porter toute son attention pendant les études scolaires.

On a donné des explications très différentes de l'influence de l'école sur le développement de la myopie et des causes qui peuvent déterminer cette affection chez les personnes prédisposées. Passons en revue les diverses théories de la myopie :

1° La *théorie de l'accommodation* prétend que le muscle de l'accommodation ne peut intervenir que par le fait d'une modification dans la nutrition du globe oculaire, produite par des tiraillements excessifs que les fibres radiaires exercent sur la choroïde. On sait cependant qu'il y a des personnes qui peuvent supporter pendant de longues années des efforts considérables d'accommodation, sans être atteints de myopie. Foerster a publié, en 1883, des observations qu'il a faites sur des hypermétropes, qui avaient choisi eux-mêmes, chez des marchands de lunettes, des verres concaves, qu'ils avaient portés pendant des années et dont ils s'étaient servis même pour la lecture, sans être devenus myopes, malgré les efforts considérables qu'ils avaient fait supporter ainsi au muscle de l'accommodation.

2° *Théorie de la convergence.* — La convergence paraît jouer un rôle plus important dans le développement de la myopie. Fuchs a établi que l'une des veines vortiqueuses de Stenon, a un trajet constitué de telle sorte que cette veine est comprimée par la contraction du muscle droit interne. D'après cette théorie, l'allongement de l'axe de l'œil serait donc produit par des troubles de la circulation intra-oculaire. Toutefois, on peut opposer certaines objections à cette théorie de la myopie.

D'après Motais, il serait impossible que le muscle droit interne déterminât une compression du globe oculaire. Ce fait ne pourrait avoir lieu non seulement à l'extrême limite de la rotation, comme l'ont déjà prouvé Tenon et Bonnet, mais d'après Motais, pas davantage au début ni pendant toute la durée de la contraction. Motais a démontré, en effet, que l'aileron exerce une traction excentrique immédiate sur le muscle, aussitôt que celui-ci entre en action, et cette traction augmente d'énergie proportionnellement à la puissance de la contraction musculaire.

3° *Théorie de la divergence.* — D'après Motais, ce serait au contraire le muscle droit externe qui serait capable de comprimer le globe oculaire. Aussi, cet auteur propose-t-il la ténotomie de ce muscle dans les cas de myopie très prononcée. Cependant nous avons eu l'occasion, en 1882, de voir à Berlin des cas de myopie, chez lesquels de Graefe avait pratiqué la ténotomie des droits externes, sans que cette opération ait empêché la myopie de progresser. Voici l'explication que donne Motais de l'allongement de l'axe de l'œil par l'action du muscle droit externe et simultanément du muscle de l'accommodation; le tiraillement extrême de la choroïde qui se produit, dans une accommodation longtemps prolongée, produit d'abord une modification dans la nutrition de la sclérotique, qui a pour résultat de diminuer la résistance de cette membrane. L'action compressive des muscles extrinsèques et de la capsule de Tenon s'exerce ensuite et détermine l'allongement myopique de l'œil.

4° *Théorie du nerf optique.* — On a rendu aussi le nerf optique responsable du développement de la myopie. Voici l'explication que l'on donne :

La longueur du nerf optique, depuis le trou optique jusqu'au globe oculaire, est de 30 millimètres; la distance entre le trou optique et le globe oculaire est de 26 millimètres ; le nerf optique ne peut donc être tiraillé que lorsqu'il se produit une convergence de 40 degrés. Mais, lorsque la longueur du nerf optique est moindre, la convergence peut, en effet, déterminer son tiraillement. Celui-ci, se produisant pendant la convergence sur la partie du nerf optique qui s'insère sur l'œil déterminerait un allongement de l'espace intervaginal et la rétraction temporale du rebord que forme la choroïde autour du trou optique.

5° *Théorie de l'augmentation de la tension intra-oculaire.* — D'après cette théorie, l'augmentation prolongée de la tension intra-oculaire, qui se produit, soit par le fait de l'accommodation, soit en penchant la tête pendant la lecture et en provoquant ainsi des états congestifs dans l'intérieur de l'œil, serait la cause de l'allongement de la partie postérieure de l'œil.

6° *Théorie des muscles obliques.* — D'après Stilling, la myopie serait causée par l'action du muscle oblique supérieur qui comprimerait l'œil. Avant que Stilling ait émis cette théorie, on avait déjà remarqué que la direction oblique du regard disposait au développement de la myopie scolaire. Bien que cette théorie de Stilling ait provoqué beaucoup d'adversaires et acquis peu de partisans, il faut avouer qu'on a des motifs sérieux de la prendre en considération. Nous savons, en effet, d'après les recherches de Leroy et Ed. Meyer, que les quatre muscles droits de l'œil, par le fait de leur insertion dans la partie antérieure de l'œil, déterminent, par leur action dynamique, la forme de la partie antérieure de l'œil, Il est donc logique de croire que les muscles obliques, en s'insérant sur la partie postérieure de l'œil, exercent une certaine influence sur la forme de cette partie postérieure. On sait, effectivement, que les formes anatomiques des diverses parties du corps dépendent des relations dynamiques des organes entre eux (forme des os, par exemple). Ce fait a été démontré par les recherches anatomiques pratiquées particulièrement par Roux (d'Innsbruck).

Pour se rendre compte de l'action des muscles oculaires sur les parties antérieure et postérieure de l'œil, il faut considérer l'étendue de la coupe transversale des fibres musculaires, le lieu de leur insertion sur le globe oculaire et sur l'orbite. Cette dernière insertion varie avec la forme du crâne. Il y a donc lieu de trouver très intéressantes les nouvelles recherches de Stilling et d'autres auteurs sur les rapports qui existent entre la myopie et la conformation du crâne. Il est certain que des tares héréditaires, comme une minceur congénitale de la sclérotique, par exemple, peuvent aussi jouer un rôle très important dans le développement de la myopie.

En présence des théories si diverses que l'on a émises pour expliquer le développement de la myopie, il ne nous est pas possible de nous prononcer et de dire ce qui peut plus particulièrement produire la myopie scolaire, si ce sont les efforts trop grands de l'accommodation, ou l'action des muscles droits ou obliques de l'œil. Mais il est incontestable, nous le répétons, que l'école peut déterminer la myopie chez les personnes qui n'y ont pas une prédisposition héréditaire, et qu'elle favorise son développement et augmente son degré chez celles qui y sont prédisposées par l'hérédité. Dans ces derniers cas, les excès de travail à l'école sont dangereux pour l'organe de la vue.

Il est extrêmement regrettable, au point de vue de l'intérêt général de l'État et de la défense de la patrie, qu'une partie très appréciable de la population, la plus intelligente, soit exempte du service militaire, par le fait du surmenage de l'organe de la vue pendant la période d'instruction, ou soit forcée d'abandonner sa profession, à la suite de complications qui se produisent dans cet organe.

Nous faisons la part des exagérations de H. Cohn et de son école ; mais nous pensons tout à fait comme Hippel, et nous disons avec lui : « On n'acquiert pas l'instruction et la science, sans qu'il en résulte un certain dommage pour le corps ; mais il faut veiller à ce que ce dommage ne soit pas plus grave qu'il le faut. »

Passons maintenant en revue les précautions hygiéniques que l'on a prises ou que l'on doit prendre pour enrayer l'augmentation de la myopie dans l'école.

Il faut d'abord établir dans les écoles un bon éclairage des salles d'élèves et placer les bancs de manière que la lumière arrive du côté gauche. Les heures de travail devraient être réduites et se trouver en proportion de l'âge des élèves. On recommande d'interrompre l'étude par des exercices musculaires. On s'est appliqué, dans ces derniers temps, à observer les règles de l'hygiène dans la construction des tables et des bancs. Le dossier doit être droit; la hauteur et la largeur des bancs doivent avoir des dimensions différentes, suivant l'âge de élèves; le pupitre doit avoir une inclinaison de 40 à 45 degrés pour la lecture et de 20 degrés pour l'écriture. Le siège doit être placé de façon que le bord inférieur du pupitre se termine au niveau du bord antérieur du banc (distance = O), ou bien que ces deux bords se superposent un peu (distance négative).

Dans le choix des livres pour les écoles, il faut veiller à ce qu'ils soient conformes aux prescriptions de l'hygiène. Dans les écoles d'Autriche, en général, on a supprimé les livres imprimés en caractères gothiques, qui nécessitent de plus grands efforts de l'organe de la vue que les caractères latins. C'est la raison que l'on donne pour expliquer le fait que, depuis l'annexion de l'Alsace-Lorraine à l'Allemagne, la myopie était devenue si fréquente, dans les écoles de ces pays, que le gouverneur de Manteuffel a fait faire plusieurs enquêtes pour étudier les moyens à prendre afin d'éviter le développement de la myopie dans les écoles (1). J'ai recueilli personnellement des renseignements qui me prouvent qu'aujourd'hui on préfère aussi, dans les écoles d'Allemagne, les livres imprimés en lettres latines.

Pour le détail de l'impression, voici les préceptes que l'on donne : la largeur de chaque lettre doit être au moins de $1^{mm},75$, la distance de deux lettres au minimum de $0^{mm},5$, la distance de deux lignes ne doit pas être inférieure à $2^{mm},5$, la longueur d'une ligne ne doit pas dépasser 80 à 100 millimètres (H. Cohn). Il faut en outre veiller à la clarté de l'impression, à la coloration noir foncé des lettres, à la bonne qualité du papier, etc. Dans les devoirs que les élèves doivent faire chez eux, on doit éviter tout travail purement mécanique. Chez les filles, les travaux manuels qui demandent de la finesse devraient être réduits, dans les écoles, et un certain nombre d'élèves, désignées par les médecins, devraient en être dispensées.

On peut conclure des travaux de Hippel que, dans les écoles, les installations bien comprises au point de vue de l'hygiène ne suffisent pas pour supprimer le développement de la myopie.

Hippel a examiné pendant des années les yeux des élèves du gymnase de Giessen (Hesse-Darmstadt); il était donc en situation d'observer tous les ans chacun des élèves. Sur 832 yeux qu'il a examinés à plu-

(1) Aerztliches Gutachten *ueber das höhere Schulwesen Elsass-Lathringens. Klin Monatsbl. f. Augenheilk*, 1882, p. 353.

sieurs reprises, 508 étaient emmétropes ou hypermétropes au début; sur ces 508, 75, c'est-à-dire 14,9, p. 100 sont devenus myopes dans les classes plus élevées. Sur 186 yeux myopes, il a pu constater 107 fois, c'est-à-dire dans la proportion de 58 p. 100, une augmentation de la myopie pendant la période scolaire. Cela prouve, en effet, que, quelque bien construite que soit une école, aussi bien que l'on suive les prescriptions hygiéniques, tout en supprimant le surmenage des yeux et malgré la surveillance la plus active des médecins, on n'a pas pu empêcher la myopie de se développer, chez un certain nombre d'élèves, et d'augmenter d'intensité chez d'autres. Mais on aurait grand tort de conclure de ces résultats qu'il n'est pas nécessaire d'installer les écoles selon les règles de l'hygiène. Dans les écoles mal installées, on a, en effet, des résultats plus mauvais que ceux que Hippel a constatés.

Nous pensons aussi que les parents des élèves devraient veiller davantage, dans leurs maisons, à l'hygiène de la vue de leurs enfants. Il faudrait éviter que la maison paternelle fût l'occasion des dommages que l'on veut empêcher dans l'école par des moyens hygiéniques. A cet effet, on a proposé, au dernier congrès international de médecine de Berlin, de distribuer, à l'entrée et dans l'intérieur des écoles, aux élèves et à leurs parents, de petites brochures, qui expliqueraient les causes de la myopie et les moyens hygiéniques à employer pour l'éviter.

2. PROFESSIONS EXPOSANT A UN TRAVAIL QUI OBLIGE A REGARDER DE PRÈS PENDANT LONGTEMPS.

Dans toutes les professions qui exigent des travaux assidus et minutieux, la myopie peut également se développer. Mais il faut exclure de ce nombre les ouvriers qui se servent de la loupe pendant leur travail et qui évitent ainsi les efforts du muscle de l'accommodation, comme les bijoutiers, les horlogers et les graveurs. Cohn, qui a examiné 200 yeux d'horlogers, a constaté qu'il y en avait 18 p. 100 de myopes, mais que 6,5 p. 100 seulement avaient acquis leur myopie.

Le même auteur a trouvé, au contraire, chez des typographes, 51 p. 100, et chez des lapidaires, 37 p. 100 de myopes. Cohn pense que, dans ces deux professions, les mouvements de latéralité favoriseraient le développement de la myopie. Il faut aussi tenir compte de ce que les horlogers ont un très bon éclairage en travaillant, ce qui n'a pas lieu pour les lapidaires et les typographes.

D'après Lawrentjew, les travaux à la loupe favoriseraient le développement du strabisme.

3. MICROGRAPHES.

Un phénomène singulier a été observé quelquefois, après un travail prolongé au microscope; c'est le développement d'un astigmatisme passager. Landerer est le premier qui ait décrit ce phénomène ; mais plusieurs histologistes m'en avaient parlé depuis longtemps et je l'avais observé personnellement. Leroy dit avec raison que l'on trouve des troubles dus à l'astigmatisme non seulement dans l'œil qui regarde au microscope, mais aussi dans celui qui reste fermé pendant le travail. Voici comment j'explique le développement de cet astigmatisme passager : En travaillant au microscope, nous prenons une position dans laquelle la tête est légèrement penchée sur l'oculaire et l'œil regarde fortement en bas dans une direction correspondant à celle du tube de l'instrument. Cette contraction forte et prolongée du muscle droit inférieur diminue la courbure de la cornée dans le diamètre vertical. Après un travail micrographique de plusieurs heures, cette déformation de la cornée persiste encore un certain temps après la cessation du travail et produit des troubles oculaires que l'on peut faire disparaître complètement en mettant devant les yeux des verres cylindriques. D'autres auteurs prétendent que cet astigmatisme des micrographes serait dû à une contraction irrégulière du muscle de l'accommodation. Je ne m'explique pas pourquoi, chez un même sujet, ce phénomène si singulier se produirait après le travail au microscope sans qu'il ait lieu après la lecture. D'ailleurs, dans des cas semblables, on pourrait résoudre le problème en pratiquant des instillations d'atropine. Pour appuyer mon explication, je citerai une observation que j'ai faite sur moi-même et que je donne comme un exemple d'astigmatisme fonctionnel. En regardant latéralement avec mon œil gauche, je vois des images d'étincelles et de flammes de bougie, analogues à celles qui se produisent dans l'astigmatisme. En mettant un verre cylindrique convexe $\left(\dfrac{1}{40}, \text{axe vertical}\right)$ devant l'œil gauche, pendant que je le force à regarder aussi latéralement que possible, les images redeviennent nettes. Cette simple expérience prouve que l'action de l'un des muscles droits de l'œil peut produire de l'astigmatisme, qui est probablement dû à une déformation de la cornée.

Un autre symptôme, qui se rencontre quelquefois chez les micrographes, est la production de spasmes cloniques du muscle orbiculaire des paupières de l'œil dont on se sert dans les recherches micrographiques. Ces spasmes sont causés par le fait de la contraction de la paupière, qui se produit, surtout pendant l'hiver, au contact du froid de l'étain de l'oculaire. C'est pour cette raison que, dans la plupart des laboratoires de micrographie, on entoure d'un anneau de cuivre l'oculaire du microscope.

4. PROFESSIONS QUI EXPOSENT AU CONTACT DE POUSSIÈRES.

Ces professions causent très fréquemment des irritations mécaniqués de la conjonctive. On observe une conjonctivite due à cette cause chez les tailleurs de pierre, aiguiseurs de fer, forgerons, etc. Dans ces professions, où il arrive souvent que de petits morceaux de pierre ou de fer se détachent et vont frapper l'œil, les blessures de la cornée et des parties voisines sont fréquentes. Dans ces professions, on rencontre aussi une altération particulière : l'hypertrophie du tissu conjonctif, dans la partie de la conjonctive oculaire qui n'est pas recouverte par les paupières pendant le regard ; cette hypertrophie est connue sous le nom de pinguécula.

5. NYSTAGMUS DES MINEURS.

Chez les mineurs, mais seulement chez ceux qui travaillent dans les mines de houille, on a souvent observé le nystagmus. Il a un caractère tout à fait périodique et présente des paroxysmes, qui se produisent surtout au moment du crépuscule et lorsque l'éclairage est faible.

Dans tous les cas de nystagmus des mineurs, ce symptôme était accompagné de vertiges qui se traduisaient par une impression de mouvements des objets qui entouraient le malade. Jeaffreson a constaté que le nystagmus était quelquefois aussi accompagné d'hyperesthésie ou d'anesthésie rétinienne, d'héméralopie et de blépharospasme. D'après quelques auteurs, le nystagmus des mineurs serait causé par les grands efforts que les yeux doivent faire pour reconnaître des objets faiblement éclairés. D'autres auteurs en attribuent la cause à la position horizontale du corps que les hommes prennent en travaillant, pendant qu'ils regardent obliquement en dehors. Une nourriture insuffisante paraît favoriser le développement du nystagmus.

Dransart et Siméon Smell pensent que le nystagmus provient d'une affection locale des muscles de l'œil ; d'après Jeaffreson cette affection des muscles de l'œil serait due à une fatigue du système nerveux central. Ce dernier auteur croit que la position de la tête, penchée très fortement en haut et en arrière, déterminerait une compression de l'artère basilaire, qui nourrit le lobe occipital. Cette théorie ne nous paraît pas vraisemblable.

Le pronostic du nystagmus des mineurs est favorable.

Le traitement consiste dans la suppression du travail, une médication fortifiante et le séjour à l'air frais.

6. KÉRATITE INFECTIEUSE DES MOISSONNEURS.

La kératite ulcéreuse, avec hypopyon, qui frappe souvent les moissonneurs, est bien connue du praticien. Cette kératite provient de la blessure de l'œil par des épis de blé et de la pénétration consécutive de microbes dans le tissu de la cornée (Widmark). Cet ulcère de la cornée présente la particularité d'avoir une tendance à pénétrer dans la profondeur et à se propager en même temps en surface. L'ulcère se développe surtout dans la partie moyenne de la cornée; il y forme une perte de substance de forme ovalaire, dont le fond est gris-opaque. Le rebord convexe de l'ulcère est formé par un arc jaunâtre; on observe en outre des opacités en forme de rayons radiaires disséminés dans le tissu cornéen. De très bonne heure, l'ulcère est accompagné d'iritis, qui se complique souvent d'irido-cyclite. Ce qui constitue surtout la gravité de l'ulcère consiste dans le danger qu'il y a de voir se produire une perforation de la cornée avec ses conséquences.

Le traitement se résume à appliquer des collyres antiseptiques (sublimé à 1 p. 2500) ou le galvano-cautère et, dans les cas urgents, si la perforation de la cornée est imminente, à pratiquer la ponction de la chambre antérieure de l'œil, ou à faire l'incision de l'ulcère, d'après la méthode de Saemisch.

7. PROFESSIONS EXPOSANT A LA CHALEUR.

On a constaté la présence très fréquente de la cataracte chez les verriers, les ouvriers de forge et ceux qui travaillent près d'un foyer ardent. Proust en donne comme explication la perte d'eau que subit l'organisme par les sueurs que provoque la chaleur, tandis que les boissons absorbées par les ouvriers ne restitueraient qu'incomplètement la quantité d'eau qu'ils auraient perdue.

Cette perte d'humeur qu'éprouverait ainsi l'organisme aurait pour conséquence d'augmenter la densité du sang, et déterminerait, de cette façon, une prédisposition aux opacités cristalliniennes. Des recherches expérimentales faites par Michel semblent prouver, en effet, que la chaleur peut provoquer le développement d'opacités cristalliniennes.

Cependant Widmark a fait de nouvelles recherches dans le but de prouver que ces opacités cristalliniennes seraient causées par l'action des rayons lumineux très intenses et spécialement des rayons ultra-violets. Il a réussi, en effet, à produire des opacités cristalliniennes chez des lapins, en faisant agir des rayons lumineux très intenses.

Relativement à la fréquence de la cataracte chez les verriers, les résultats des recherches statistiques ont été très différents, probablement parce que les verriers ne présentaient pas pour le travail les mêmes conditions hygiéniques. Meyhoefer, par exemple, a examiné 506 verriers et a constaté la présence de la cataracte chez 59, c'est-à-dire 11,6 p. 100.

Ewetzky, au contraire, sur 70 verriers d'une usine n'a observé la cataracte que 3 fois (soit 4 p. 100) et les sujets atteints étaient déjà âgés. Beaucoup plus fréquente, d'après Ewetzky, est la xérose de la conjonctive oculaire chez les verriers (13 cas = 18,5 p. 100); mais cette xérose n'est jamais accompagnée d'héméralopie. Tous les verriers que cet auteur a examinés présentaient d'ailleurs une santé générale excellente.

On a expliqué aussi, par les pertes d'eau que produisent les sueurs, la fréquence relative de la cataracte à la campagne, chez les cultivateurs. Ce fait a été établi surtout par les expériences de Gayet; mais il serait à souhaiter que l'on fît encore des recherches statistiques sur cette question.

Jacobson a remarqué la fréquence de la kératite, dite rhumatismale chez les personnes qui travaillent près d'un foyer ardent (forgerons, cuisinières); mais il ne se prononce pas sur la question de savoir si cette kératite est produite par la chaleur ou par un refroidissement subit; c'est cette dernière cause qui nous semblerait plus vraisemblable.

De même une certaine disposition au développement de conjonctivites s'observe chez des ouvriers exposés à la chaleur. D'après Chibret la desquamation épithéliale due à la chaleur serait la cause de la fréquence des conjonctivites dans certaines industries, où en outre les conjonctives sont exposées en même temps à la poussière (filatures en lin, etc.).

8. PROFESSIONS EXPOSANT AU FROID.

L'ophthalmie des neiges, qu'on expliquait autrefois par l'action du froid, n'est nullement produite par cette cause, mais par la fatigue de l'œil, qui résulte de l'éblouissement que produit la neige. Nous traiterons de cette ophthalmie dans un autre chapitre.

On a constaté chez des Esquimaux, et chez des habitants des îles Aléoutiennes (Proust, *Hygiène*, p. 736), une inflammation chronique de la conjonctive, causée probablement par l'atmosphère des huttes, dans lesquelles le feu brûle à flamme ouverte.

Il est bien prouvé que le froid n'exerce pas d'action nuisible sur l'œil par le fait de ce que les habitants de Sibérie ont une acuité visuelle qui dépasse celle des autres races humaines. On ne sait pas si la cataracte se produit plus ou moins fréquemment, dans les climats froids que dans les autres climats. Mais Michel a prouvé, par des expériences qu'il a pratiquées sur des lapins, qu'en déposant sur l'œil de petits morceaux de glace, on fait apparaître des opacités passagères du cristallin. L'action de l'éther sur l'œil produit le même phénomène.

9. PROFESSIONS EXPOSANT A UNE LUMIÈRE FORTE.

L'action sur l'œil d'une lumière trop intense ou trop prolongée peut provoquer des troubles de la vue passagers ou persistants. Ce fait a été constaté à la fois dans les pays chauds, sous l'influence d'une radiation solaire trop intense, et dans les pays froids, à cause de la lumière blanche, que les surfaces neigeuses réfléchissent fortement. Nous avons aussi, dans nos climats, l'ophthalmie des neiges des habitants des Alpes. Cette *ophthalmie des neiges* a été très bien étudiée dans les observations qui ont été prises par l'expédition de Nordenskjoeld. On a constaté que cette affection, fréquente chez les Groenlendais, consiste surtout en un érythème de la conjonctive, toujours accompagné de sensations douloureuses dans l'œil et d'une forte sécrétion conjonctivale. En Amérique, cette ophtalmie des neiges s'observe déjà au-dessus du 53° degré de latitude. En Europe, on la rencontre également, même sans que l'action directe du soleil puisse se produire, lorsque les tempêtes arctiques provoquent une irritation de l'œil (A. Berlin). Mais alors, d'après cet auteur, l'ophthalmie ne serait pas produite par le froid, mais par la lumière réfléchie et par l'irritation mécanique que déterminent ces tempêtes (aiguilles glacées).

L'ophthalmie débute par une sensation qui rappelle celle d'un corps étranger dans l'œil, par de la photophobie, du larmoiement et du blépharospasme. Dans la période suivante on constate du chémosis (gonflement de la conjonctive) et quelquefois des ulcérations catarrhales de la cornée. L'affection guérit généralement après une durée de trois à quatre jours. Le champ visuel est toujours normal, pas de scotome. Lorsqu'il se produit de l'hyperémie de la rétine, ce symptôme serait toujours secondaire.

L'ophthalmie a son maximum de fréquence au moment où le soleil a le plus de force (printemps).

La prophylaxie de cette affection consiste à porter des verres fumés.

Lorsque l'ophthalmie a débuté on pratique des instillations de cocaïne dans la conjonctive.

On observe des symptômes analogues à ceux de l'ophthalmie des neiges chez les ouvriers que leur profession obligent à regarder des surfaces blanches ; tels sont les maçons, les plâtriers, les peintres en bâtiments, etc.

On a même constaté des altérations persistantes de la choroïde et de la rétine (Jaeger), causées par l'action de la lumière. Czerny par des expériences pratiquées sur des animaux, dont la rétine était continuellement irritée par la lumière, a prouvé que ces altérations provenaient de la dissociation des cônes et des bâtonnets de la rétine. Quelques personnes, en observant des éclipses de soleil, ont éprouvé des troubles oculaires passagers provenant de l'action trop forte de la lumière. Magawly en a présenté trois cas à une séance de la société médicale de Saint-Pétersbourg. Les troubles de la vue, dans ces cas, sont caractérisés par le développement d'un scotome central. Dans un des cas de Magawly, le scotome n'avait conservé la perception d'aucune couleur, sauf celle du blanc. L'acuité visuelle est généralement diminuée ; dans

ce dernier cas, elle était de quatre dixièmes. A l'ophthalmoscope, le fond
de l'œil est normal; d'autres fois on constate des altérations du pigment
dans la macula. Le traitement par l'obscurité et, plus tard, par les verres
fumés amène la guérison de ces cas.

10. OPHTHALMIE ÉLECTRIQUE.

Les symptômes de cette ophthalmie ont été constatés d'abord dans
des usines où l'on soudait des métaux à l'aide d'une flamme électrique.
Cette affection résulte aussi, mais moins fréquemment, d'un fort éclairage électrique. Lubinski, par exemple, l'a observé chez trente personnes qui se trouvaient sur un navire où l'on faisait usage de lampes
électriques. Il est fâcheux que l'on ne sache pas encore quelle est l'intensité de lumière nécessaire pour produire cette ophthalmie. Pour
quelques auteurs, l'ophthalmie électrique serait la même que l'ophthalmie des neiges; d'autres croient que ces deux ophthalmies sont différentes.

Les premiers signes de l'ophthalmie électrique apparaissent de très
bonne heure, au plus tard vingt-quatre heures (Gould) après le moment
où la lumière électrique a produit son action sur l'œil.

Les symptômes consistent en une sensation de picotement dans la
peau de la face et dans la conjonctive. Si l'action de la lumière électrique a été très prolongée, il se produit du larmoiement, du coryza, de la
toux, du gonflement et de la douleur dans la peau de la face. Si cette
action de la lumière a eu une durée de dix heures, on voit survenir le
gonflement des paupières et de la partie de la conjonctive qui n'est pas
protégée par les paupières. La peau de la face qui a été exposée à la
lumière est très rouge et très douloureuse. On constate de la photophobie et de la sensibilité de l'œil au toucher. Le malade éprouve la sensation d'un corps étranger dans l'œil. Il y a du larmoiement, une hyperémie très prononcée de la conjonctive, de l'injection péricornéenne; les
pupilles sont contractées (Terrier); il existe quelquefois du blépharospasme. Peu à peu ces symptômes diminuent, pendant qu'il se déclare
une sécrétion purulente, mais peu abondante de la conjonctive. L'épiderme de la peau de la face se détache et cette peau est plus fortement
pigmentée pendant quelques semaines.

On trouve, comme troubles oculaires, le développement d'un
scotome central (Terrier), des sensations lumineuses subjectives, l'apparition très facile d'images complémentaires (Gould) et une anesthésie
rétinienne passagère.

Généralement, après une durée de deux à trois jours, l'ophthalmie
électrique se termine par la guérison. Exceptionnellement on a constaté
la persistance du scotome central ou de l'amblyopie.

Certains auteurs veulent expliquer l'ophthalmie électrique par l'action chimique des rayons ultra-violets (Maklakoff). D'autres (Hirschberg) en atttribuent la cause à la chaleur. Martin, au contraire, prétend que ni les expériences de Regnault ni celles de Chardonnet et Guyot ne prouvent que l'ophthalmie électrique soit causée par les rayons d'action chimique ; d'après cet auteur, elle serait due à l'éblouissement qui se produirait sur la rétine et qui déterminerait des congestions intra-oculaires.

Il y a des cas, cependant, où l'amblyopie qui résulte de la lumière électrique serait un symptôme d'hystérie. Féré a publié l'observation d'une jeune femme qui, après avoir regardé pendant quelques instants un bec électrique, fut prise d'amblyopie, de troubles de la sensibilité et de phénomènes paralytiques ; l'amblyopie persista quelque temps, mais les troubles sensitifs et paralytiques disparurent bientôt.

Pour protéger les ouvriers qui soudent à la lumière électrique, Maklakoff recommande de les faire regarder à travers un verre jaune, en se couvrant la face d'un taffetas (voile ciré) jaune. Cet auteur ne peut pas affirmer qu'il n'y ait pas d'autres couleurs que le jaune, capables de garantir l'œil contre la lumière électrique, mais il assure que le fait est certain pour le jaune.

Les troubles oculaires consécutifs à l'action de la *foudre* (1) semblent aussi être dus en partie à l'action nuisible de la lumière électrique.

On a vu des cas où il n'y avait aucune brûlure de la peau (Silest), où le corps et l'intelligence étaient absolument intacts, et où il s'était produit, cependant, des troubles de la vision. Sauf quelques exceptions, ces troubles oculaires étaient bilatéraux. Dans la plupart des cas, les malades frappés par la foudre avaient d'abord perdu connaissance pendant plusieurs heures. On constatait ensuite de la photophobie, une injection péri-cornéenne, du chémosis, de nombreuses opacités pointillées et striées dans la cornée (Meyhœfer), des opacités cristalliniennes, qui occupaient le plus souvent les couches corticales antérieures et rarement le centre des couches postérieures (Meyhœfer), de l'hyperémie de l'iris. Du côté de l'appareil musculaire de l'œil, on a observé la paralysie et exceptionnellement le spasme (Vossius) du muscle de l'accommodation, des paralysies des muscles extrinsèques de l'œil, accompagnées d'hémiplégie, du ptosis (Knies). On a trouvé dans la macula des altérations analogues à celles que produit l'action de la lumière intense (Deutschmann). Downer, dans un cas, a constaté à l'ophthalmoscope des hémorrhagies dans la macula ; d'autres fois, on a trouvé des pigmentations de la rétine, causées certainement par des hémorrhagies semblables. Chez des gens frappés par la foudre, on a vu se produire : une iridocyclite à rechutes, une névrite optique peu accusée provoquant une atrophie optique. L'acuité visuelle est diminuée ; la cécité complète

(1) Voir la bibliographie chez Vossius, *Berliner Klin. Wochenschr*, 1888, n° 9.

s'est rencontrée quelquefois, mais elle était passagère. Elle durait ordinairement sept jours au plus; il y a des cas, cependant, où elle a persisté pendant des mois. La cataracte peut disparaître en totalité ou en partie seulement. Dans d'autres cas, elle est d'abord partielle et devient ensuite totale (Leber, Gervais).

Leber explique la cataracte, que produit la foudre, par l'action chimique et physique de l'électricité. Pour Vossius, au contraire, cette cataracte serait consécutive à une iridocyclite à rechutes. Quant aux symptômes inflammatoires qui se manifestent dans le tractus uvéal, ils seraient dus, d'après Knies, à des hémorrhagies capillaires.

11. PROFESSIONS EXPOSANT A DES EXCITATIONS TRÈS FORTES DE L'OUIE.

On ne sait pas encore si, dans les professions qui exposent à des irritations très fortes de l'ouïe (ouvriers d'usines à vapeur, artilleurs, ouvriers employés à faire partir la poudre à mine), les troubles qui se produisent sur l'organe de l'ouïe retentissent sur celui de la vue. Urbantschitsch prétend avoir constaté que les excitations de l'organe de l'ouïe ont une influence sur la perception des couleurs et sur l'acuité visuelle; cette dernière spécialement serait augmentée par l'irritation de l'organe de l'ouïe; l'obscurité, au contraire, d'après cet auteur diminuerait l'acuité auditive, qui serait augmentée par un éclairage intense. Cette opinion ne nous semble pas exacte; beaucoup de personnes, en effet, ferment les yeux pour mieux entendre.

S. de Stein dit avoir produit sur des cobayes une cataracte expérimentale en faisant agir le diapason Porten. Mais ces expériences ne sont pas concluantes et l'on ne connaît rien chez l'homme qui puisse faire admettre que les ouvriers, qui exercent les professions que nous venons d'indiquer, soient plus exposés que les autres au développement de la cataracte.

12. ALIMENTATION INSUFFISANTE.

On observe des troubles oculaires, survenant à la suite d'une alimentation insuffisante, chez les personnes qui vivent dans les prisons, les navires d'État, les orphelinats, etc. Les troubles oculaires que l'on constate dans la convalescence des maladies graves ne doivent pas nous occuper ici; nous avons déjà dit qu'ils sont dus à l'action des toxines.

L'alimentation insuffisante produit le plus souvent de l'*héméralopie* sans altérations du fond de l'œil.

Dans un certain nombre de cas, l'héméralopie est accompagnée d'une xérose de la conjonctive. Le champ visuel est rétréci; avec un éclairage faible l'acuité visuelle est très notablement diminuée.

La perception des couleurs, et surtout du bleu, est moins nette qu'à l'état normal. L'acuité visuelle diminue au crépuscule; mais elle redevient normale lorsque l'éclairage artificiel est suffisant. D'après Uhthoff, l'héméralopie serait causée par une anomalie dans le minimum de sensibilité de la rétine; pour produire une impression lumineuse, il est nécessaire que les excitations soient plus fortes qu'à l'état normal. D'après Treitel, au contraire, l'héméralopie serait due à un ralentissement de l'adaptation de la rétine. Schirmer a trouvé que l'héméralopie provient de ce que, avec un éclairage d'intensité moyenne, le minimum de sensibilité de la rétine est bien plus diminué, chez les personnes qui se trouvent dans le cas qui nous occupe, qu'il ne l'est dans un œil normal. De sorte que, dans l'héméralopie, le malade a besoin de rester dans l'obscurité beaucoup plus longtemps que s'il était bien portant, pour que la sensation de la lumière redevienne normale.

On a surtout observé l'héméralopie dans les armées mal nourries. On la trouve en Russie, parmi la population orthodoxe grecque, à la suite du jeûne de quarante jours. Kubli, dans un seul arrondissement russe de 19,588 personnes, a rencontré 320 cas d'héméralopie, dont 241 hommes, et 79 femmes.

La grossesse semble créer une prédisposition au développement de l'héméralopie, qui est également favorisée par une lumière trop intense ou par le surmenage physique.

On a observé aussi l'héméralopie au Brésil, pendant l'été, chez des esclaves mal nourris occupés à la récolte du café. Cette affection se développe surtout pendant le jeune âge et à la suite de travaux pénibles et prolongés.

Le traitement de l'héméralopie consiste à rester dans l'obscurité et à prendre une nourriture fortifiante, ainsi que du fer et du quinquina.

13. SURMENAGE INTELLECTUEL ET FATIGUE CÉRÉBRALE.

On a constaté, chez les personnes qui ont une fatigue cérébrale, l'apparition d'un scotome scintillant. Il peut se présenter avec les mêmes signes que nous avons déjà exposés en traitant la migraine ophthalmique : dans certains cas, il se produit un obscurcissement complet du champ visuel sans autre symptôme et, d'autres fois, cet obscurcissement est accompagné ou suivi de céphalalgie, de nausées et de vomissements. Cette forme d'amaurose passagère n'est jamais de longue durée. Proust en cite un cas, observé chez un de ses amis, qui a été atteint d'un accès semblable, à la suite d'une leçon publique; et qui n'a pu rentrer chez lui qu'avec beaucoup de peine; mais, après quelques jours, il a recouvré son acuité visuelle normale.

Pendant ces accès, on recommande de prendre du café très fort.

D'autres auteurs (Mauthner) croient à un spasme vasculaire et conseillent la morphine. Quoi qu'il en soit, à la suite de ces accès, il faut éviter, pendant un certain temps, le travail intellectuel et les impressions morales.

BIBLIOGRAPHIE

Myopie scolaire. — *Cohn H.*, Examen dioptrique des yeux de dix mille écoliers. Congrès ophthalm. de Heidelberg, 1865. — *Giraud-Teulon*, Du mécanisme de la production et du développement du staphylôme postérieur. Annales d'ocul., 1866. — *Erisman*, Recherches sur les yeux de 4,358 écoliers, Archiv f. Ophthalm., 1871. — *Liebreich*, L'école et son influence sur la vue, in Revue scientifique, 1873. — *Arlt*, Ueber die Ursachen und die Entstehung der Kurzsichtigkeit. Vienne, 1876. — *Abadie*, Étude sur la myopie progressive, Thèse de Paris, 1870. — *Javal*, Mesures à prendre pour enrayer l'envahissement de la myopie, communication au Congrès d'hygiène. Paris, 1878. — *Randall B.*, An Analysis of the Statistics of the Refraction of the Kuman eye. Congr. d'ophthalm., 1888. — *Motais*, Pathogénie de la myopie. Bull. de la Soc. franç. d'ophthalmologie, 1889. — *V. Hippel*, Ueber den Einfluss hygienischer Massregeln auf die Schulmyopie, 1889, Giessen.

Horlogers, graveurs, bijoutiers. — *Cohn H.*, Congrès d'ophthalmologie de Heidelberg, 1886.

Micrographistes, Astronomistes. — *Landerer J.*, Compt. rend. de l'Acad. des sciences, 8 juillet 1889. — *C.-J.-A. Leroy* ibidem. Semaine médicale, 1889, p. 216.

Professions exposant au froid. — *Proust*, loc. cit., p. 736. — *Michel*, Festschrift zur Feier des 300 jahrigen Bestandes der Universität Wurzburg, 1886.

Nystagmus des mineurs. — *Dransart*, Du nystagmus des mineurs. Paris, 1877. — *Ravaud*, Essai clinique sur le nystagmus des mineurs. Thèse de Paris, 1877. — *Schröder*, Zehender, Sklin. Monatsbl., 1871. *Mooren*, Ophthalm. Mittheil. Berlin, 1874. — *Nieden*, Ueber Nystagmus als Folgezustand von Hemeralopie, 1874. — *Jeaffreson*, Abstract of a clinica lecture on miner's nystagmus Ophthalmic Review, 1887, July.

Professions a poussière. — *Proust*, Traité d'hygiène, p. 228.

Kératite infectieuse des moissonneurs. — *Gillet de Grammont*, Rec. d'ophthalm., 1886, n° 11.

Professions exposant a la chaleur. — *Proust*, Hygiène, p. 223. — *Gayet*, Bull. de la Soc. franç. d'ophthalm., 1885. — *Evetzky*, Cataracte et sclérose conjonctivale chez les verriers. Vestnik oftalmologie, n° 3, 1890 (Russe). — *Jacobson*, loc. cit., p. 118. — *Chibret*, Soc. franç. d'ophthalm., 1891.

Professions exposant a la lumière forte. — *Proust*, loc. cit., p. 226. — *A. Berlin*, Sur l'ophthalmie des neiges. Nord. Med. Arkiv, 1888, n° 3. — *Widmark*, De l'influence de la lumière sur les parties antérieures de l'œil. Soc. de biologie de Stockholm, 1888 et 1891.

Ophthalmie électrique. — *Martin*, Pathogénèse de l'ophthalmie électrique. Bull. de la Soc. franç. d'ophthalm., 1888. — *Ferrier*, L'ophthalmie électrique. Archives d'ophthalmologie, 1888. — *Maklakoff*, Ibidem, IX, 1889. — *Gould G*, Is the electric light injourious to the eye. Med. News, 1888, 8 déc. — *Ljubinski*, Congrès des médecins russes, 1889. — *Féré*, Accidents hystériques produits par la lumière électrique. Soc. de biologie, 1889, 25 mai.

Professions exposant a des excitations très fortes de l'ouïe. — *S. v. Stein*, Staar durch Töne erzeugt. Centralbl. f. Augenheilk., 1887, p. 6. — *Urbantschitsch*, Wiener med. Woch., 1887, n° 41.

Alimentation insuffisante (prisons). — *Proust*, loc. cit., p. 227. — *Foerster*, loc. cit., p. 231. — *Kubli* (Th.), Zur Lehre von der epidemischen Hemeralopie Archiv f. Augenheilk., 1889, XVII, n° 4.

Surmenage et fatigue cérébrale. — *Proust*, loc. cit., p. 227. — *Dianoux*, Scotome scintillant, Thèse de Paris, 1874.

XXIII. — ALTÉRATIONS ET TROUBLES FONCTIONNELS DE L'ORGANE DE LA VUE A L'AGE SÉNILE.

On voit quelquefois des altérations séniles se manifester de très bonne heure dans l'organisme ; l'organe de la vue, en particulier, peut être atteint par des signes de marasme prématuré. Ce fait a été constaté à la suite de processus qui affaiblissent les forces ou après des affections chroniques. Le développement prématuré de la cataracte peut être favorisé par l'adynamie générale ou par des agents qui affaiblissent le corps. C'est ce qui s'est produit après l'administration intempestive des alcalins (Foerster). Il est probable également que la cataracte, qui se développe chez des malades atteints d'hypertrophie de la prostate ou de rétrécissement de l'urèthre, est due au marasme sénile que déterminent ces dernières affections. Ce marasme prématuré peut aussi provoquer le développement de l'arc sénile de la cornée (gérontoxon) avant l'âge de quarante ans.

D'après Foerster aussi, le décollement de la rétine aurait, en certains cas, pour cause le marasme sénile. Pour cet auteur, le décollement de la rétine pourrait être favorisé par des altérations séniles du corps vitré, telles que la diminution de son volume.

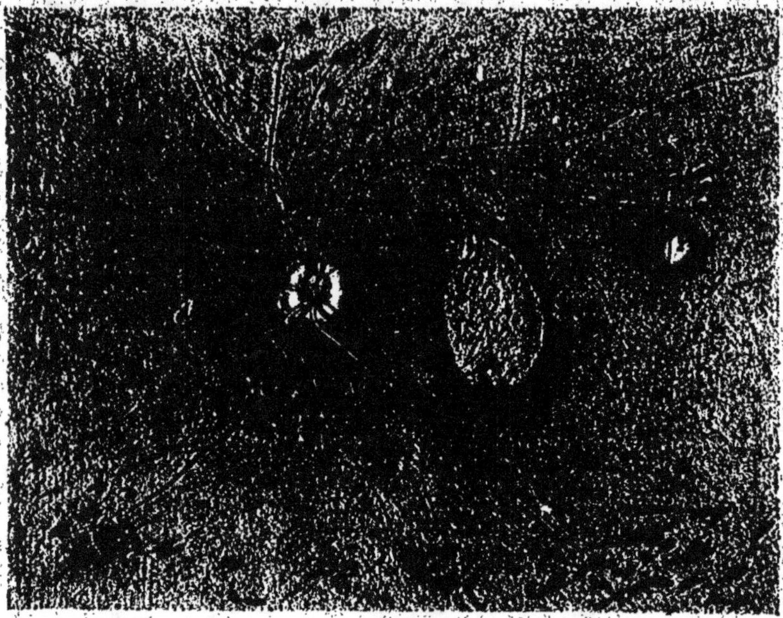

Fig. 42. — Dégénérescence sénile de la partie centrale de la rétine (image droite d'après Hirschberg).

Parmi les autres altérations séniles de l'œil, les unes sont sans importance pratique, ce sont : les dépôts colloïdes qui se forment sur la cristalloïde, sur la membrane de Descemet et sur la lame vitrée de la choroïde par le fait de la dégénérescence colloïde des cellules épithéliales. Plus importante est l'altération de la partie périphérique de la rétine, connue sous le nom de dégénérescence cystoïde. Elle provient d'altérations des parois vasculaires de la partie antérieure de la choroïde et surtout de la membrane chorio-capillaire, qui produisent un rétrécissement périphérique du champ visuel chez les vieillards.

On constate aussi des altérations rétiniennes dans le pourtour de la papille, telles que la disparition de la couche des cônes et des bâtonnets dans cette partie, ce qui amène l'agrandissement du punctum cæcum.

La chambre antérieure de l'œil des vieillards est étroite, la pupille est rétrécie, les petits enfoncements de la surface antérieure de l'iris (fentes lymphatiques) sont agrandis par le fait que l'atrophie partielle du tissu qui les sépare produit leur réunion.

L'avancement du cristallin qui se produit chez les vieillards devrait augmenter le pouvoir réfringent de l'œil; mais il n'en est pas ainsi, au contraire. Par le fait de la sclérose des couches corticales du cristallin, leur indice optique est devenu presque le même que celui du noyau du cristallin et il en résulte une telle diminution dans le pouvoir réfringent du cristallin que la réfraction de l'œil est changée au point qu'il y a une augmentation de l'hypermétropie antérieure, que l'emmétropie antérieure se transforme en hypermétropie et qu'il y a une diminution dans le degré de myopie. Le corps vitré est généralement décollé dans la partie antérieure de l'œil (Nordenson).

Les altérations du corps ciliaire sont importantes parce qu'elles expliquent la prédisposition qu'ont les vieillards à être atteints de glaucome. D'après Rose Kerschbaumer (de Salzbourg), ces altérations commencent déjà à l'âge de quarante ans. Généralement, elles se développent plus tôt chez les hypermétropes que dans les autres états de réfraction de l'œil. Dans la vieillesse, les fibres du muscle de l'accommodation sont raréfiées, les faisceaux de fibres lisses deviennent plus minces et cette altération est souvent accompagnée de l'hypertrophie du tissu interstitiel. Les nombreux vaisseaux du corps ciliaire sont épaissis au point d'acquérir des diamètres doubles, triples et davantage de ceux qu'ils ont à l'état normal. Le calibre de ces vaisseaux est, au contraire, rétréci.

On ne sait pas encore si l'augmentation de la transsudation, qui se fait dans le corps vitré et qui détermine la prédisposition qu'ont les vieillards à être atteints de glaucome, est due aux altérations vasculaires ou à l'affaiblissement du muscle cardiaque.

Indépendamment des altérations de la rétine que nous avons mentionnées tout à l'heure, la lecture devient impossible chez certains vieillards, bien que les milieux réfringents soient restés transparents ou qu'il se soit développé des opacités rétiniennes de peu d'importance; l'application de verres convexes n'améliore même pas l'acuité visuelle. Hirschberg propose de donner à cette affection le nom d'amblyopie sénile. Elle est causée par une dégénérescence des vaisseaux rétiniens, qui produit des altérations dans le tissu de la rétine.

On trouve fréquemment chez les vieillards des altérations des parois vasculaires dans la rétine. Hirschberg, sur 50 vieillards âgés de soixante à quatre-vingts ans, a constaté 23 fois ces altérations à l'ophthalmoscope; dans 13 cas il y avait des opacités du corps vitré, dans 10 cas des altérations sur le pourtour de la papille, et dans 4 cas de petites taches blanches dans la macula. Le même auteur a observé aussi chez des vieillards une rétinite centrale très prononcée et des hémorrhagies dans le nerf optique et sur la rétine.

BIBLIOGRAPHIE.

Foerster, loc. cit., p. 229, 231. — *Jacobson*, loc. cit., p. 78, 107. — *Rosa Kerschbaumer*, Uber Alters-verän derungen in der Uvea. Graefe's Archiv, XXXIV, 4. — *Hirschberg*, Uber Altersver änder-ungen in der Netzhaut, Centralblatt f. Augenheilk., 1890, p. 322.

XXIV. — DU RÔLE DE L'HÉRÉDITÉ DANS LE DÉVELOPPEMENT DES MALADIES DES YEUX.

De nombreuses observations ont démontré l'importance du rôle de l'hérédité dans le développement de quelques maladies des yeux, sans parler des affections oculaires produites par la syphilis héréditaire.

En premier lieu, la forme normale de l'œil peut être transmise des parents à l'enfant, soit par le fait d'anomalies du crâne, produisant à leur suite des anomalies dans l'insertion des muscles oculaires, soit parce que l'hérédité détermine directement une conformation particu-lière des membranes de l'œil (amincissement de la sclérotique). Nous avons déjà dit que la prédisposition héréditaire au développement de la myopie existait, d'après Motais, dans la proportion de 65 p. 100. D'après le même auteur, la myopie héréditaire se distingue de la myopie acquise : 1° par son apparition plus brusque; 2° par son d've-loppement plus rapide; 3° par la moyenne plus élevée de son degré; 4° par des complications plus fréquentes et plus étendues. La myopie héréditaire est donc plus grave que la myopie acquise.

En général, d'après Motais, la myopie est transmise par le père à la fille (86 p. 100) et par la mère au fils (75 p. 100).

On cite généralement les expériences très intéressantes par lesquelles Brown-Séquard a démontré la transmission héréditaire d'anomalies de l'œil.

Cet auteur a vu persister pendant quatre générations des altérations des yeux et des oreilles, provoquées par une lésion du sympathique cervical.

Des anomalies héréditaires des os de la face peuvent également pro-voquer des anomalies dans les relations dynamiques des muscles ocu-laires. On a, par exemple, constaté la présence du strabisme convergent chez plusieurs membres de la même famille. Nieden a remarqué que l'étroitesse congénitale du canal osseux naso-lacrymal était la cause de la fréquence du larmoiement chez divers membres d'une même famille.

Leber est le premier qui ait donné des renseignements précis sur les cas d'amaurose par prédisposition héréditaire. Cette amaurose est causée par une névrite optique ou par une atrophie du nerf optique. L'affection atteint de préférence les membres mâles d'une famille et elle se développe à l'âge de dix-huit à vingt-neuf ans; exceptionnellement, on en a observé un cas à l'âge de cinq ans. On a vu quelquefois l'amaurose être accompagnée de symptômes nerveux, tels que vertiges, accès épileptiformes, engourdissement des membres; d'autres fois ces symptômes ont fait défaut. Nous pensons que cette affection est quelquefois provoquée par une anomalie dans le développement du corps du sphénoïde. Notre opinion est, d'ailleurs, confirmée par le fait de ce que l'amaurose se manifeste précisément à l'âge où cet os a terminé son développement (voir p. 162). Dans les cas qui nous occupent, le rétrécissement périphérique précède l'amaurose.

Il faut, sans aucun doute, attribuer une autre cause aux cas où les troubles oculaires débutent par un scotome central et de l'achromatopsie. Le champ visuel est, alors, normal au début. Il arrive quelquefois que le scotome central persiste sans que l'affection fasse de progrès; on a même constaté, un certain nombre de fois, que la vue s'était améliorée plus tard. Nous avons déjà dit que lorsqu'il se développe une amblyopie tabagique à la suite d'une très petite consommation de tabac, il est probable qu'il s'agit d'une prédisposition héréditaire de ce genre à une affection des fibres maculaires.

En présence des malades atteints de glaucome, il n'est pas rare d'apprendre que leurs ancêtres avaient eu la même affection.

On sait aussi que, dans certaines familles, il existe une prédisposition héréditaire au développement de la cataracte. C.-G. Kunn a observé une cataracte zonulaire chez la grand'mère, la mère et l'enfant. F. Thompson a communiqué l'observation d'une forme héréditaire de cataracte, constatée dans quatre générations de la même famille. Généralement, la cataracte se développait alors de quatre à cinq ans et elle a toujours été bilatérale, sauf dans un seul cas. Au début, on constatait dans le cristallin des opacités pointillées et granuleuses, qui augmentaient rapidement. Pendant deux générations, la cataracte n'avait atteint que des garçons. Il n'existait pas alors de consanguinité. Hosch (Suisse) et Schnabel (Styrie) ont également constaté chez des enfants cette prédisposition héréditaire au développement de la cataracte.

Relativement à l'influence de la consanguinité sur le développement des maladies des yeux, nous savons, d'après Liebreich, que la rétinite pigmentaire (ainsi que la surdi-mutité) est très souvent due à cette cause. Sédan a constaté, en outre, chez des enfants de consanguins, le développement d'héméralopie sans altération du fond de l'œil.

BIBLIOGRAPHIE.

J. B. Story, Amaurose héréditaire. Ref. Centralbl. f. Augenh., 1885, p. 150. — F. Thompson, Ophthalm. Soc. of the United Kingdom, 12 déc. 1889. — C. G. Kunn, Wien. klin. Woch., 1889, n° 3. —

Hosch F., Correspondenzbl. der Schweizer Aerzte, 1883, n° 19. — Berger, chirurgie du sinus sphénoïdal, p. 20.

XXV. — INFLUENCE DES ANOMALIES ET DES AFFEC-TIONS DES YEUX SUR LE DÉVELOPPEMENT DES TROUBLES FONCTIONNELS ET D'AFFECTIONS D'AU-TRES ORGANES.

1. GÉNÉRALITÉS.

On a constaté, par diverses recherches expérimentales, que l'excitation du nerf optique exerce une certaine influence sur l'état général. Des travaux récents et très importants de Lœw (1) ont démontré que, pendant la période de croissance des animaux, la lumière joue un rôle dans la coloration des diverses parties de leur corps et dans la direction de leurs membres. Pouchet, plusieurs années auparavant, avait déjà prouvé, par des travaux très remarquables, que les nerfs de la peau obéissent à l'influence de l'excitation du nerf optique.

Quelques poissons (turbot), après avoir été rendus aveugles, présentent une coloration très foncée de la peau, due à l'expansion des prolongements des cellules pigmentaires (chromatophores), qui se contractent sous l'influence de la lumière. Cette expérience de Pouchet fait supposer que l'excitation du nerf optique retentit sur le système nerveux central, dont l'influence fait contracter les chromatophores de la peau. Lorsque l'excitation du nerf optique ne se produit pas, la contraction réflexe des chromatophores fait défaut et la peau prend une coloration plus foncée qu'à l'état normal.

On sait que la privation de lumière fait engraisser les oies. En ce qui concerne l'homme, on ne connaît pas suffisamment l'influence que l'obscurité prolongée peut exercer sur lui. Chez les prisonniers, enfermés dans des lieux privés de lumière, on a constaté une coloration semblable à celle de l'anémie, mais elle peut résulter d'une alimentation insuffisante ou d'émotions dépressives. On ne sait pas encore exactement si les diverses couleurs agissent différemment sur l'état moral de l'homme. Quelques auteurs prétendent que c'est le bleu qui aurait l'action la plus favorable; aussi a-t-on proposé d'en faire usage dans les asiles d'aliénés et particulièrement dans les appartements des mélancoliques.

Il est certain qu'il existe des relations entre la vue et le caractère d'une personne. Gayet, par exemple, prétend que les myopes sont d'une humeur gaie et originale. La vision diffuse exerce aussi une action sur le caractère. On en a fait la remarque chez les animaux : les chevaux

____
(1) Lœw, *Heliotropismus der Thiere*, 1891.

amblyopes sont obstinés et dangereux; les chevaux aveugles, au
contraire, se laissent facilement conduire.

2. ANOMALIES DE LA RÉFRACTION.

On a dit que certaines anomalies de la réfraction peuvent exercer une
influence fâcheuse sur le développement de l'enfant, par suite d'une
fatigue exagérée du muscle de l'accommodation et des conséquences
qu'elle produit. Il est facile de s'en rendre compte surtout pour l'hypermétropie et l'astigmatisme.

On distingue, nous le savons, deux formes principales d'astigmatisme : la forme irrégulière et la forme régulière. Dans l'astigmatisme
irrégulier, la réfraction de l'œil diffère dans les diverses parties du
même méridien. Dans l'astigmatisme régulier, chaque méridien a la
même réfraction (courbure) dans ses diverses parties ; mais la courbure varie pour chacun des méridiens. Ces deux formes d'astigmatisme
résultent, dans la plupart des cas, d'anomalies dans la courbure de la
cornée; mais elles peuvent provenir aussi d'irrégularités dans la courbure du cristallin. L'astigmatisme régulier du cristallin est la conséquence d'une contraction partielle et irrégulière du muscle de l'accommodation, qui se trouve être maxima dans un certain méridien de l'œil,
tandis qu'elle manque ou qu'elle est moindre dans un autre méridien,
situé dans une direction perpendiculaire au premier. Quant à l'astigmatisme irrégulier du cristallin, il est très rare. J'ai été le premier (1), je
crois, à l'observer, à la suite d'une traction cicatricielle, provenant de
synéchies postérieures de l'iris et provoquant une déformation de la
surface antérieure du cristallin.

La cornée, dans ce cas, ne présentait pas d'astigmatisme irrégulier ;
je l'ai constaté à l'ophthalmoscope et par l'examen des troubles visuels.

L'astigmatisme régulier de la cornée peut être compensé, diminué
ou augmenté, suivant la direction et le degré de l'astigmatisme qui
existe simultanément sur le cristallin.

Les troubles oculaires qui résultent de l'astigmatisme régulier peuvent être corrigés par l'emploi de verres cylindriques ou par l'existence d'une fente sténopéique, à travers laquelle regarde le malade.
Bien que ce dernier phénomène soit connu depuis longtemps, j'ai été le
premier à démontrer, en 1881 (2), et Wolfskehl l'a prouvé aussi en
dehors de moi, que la pupille en forme de fente, que l'on observe chez
quelques animaux, est destinée à corriger leur astigmatisme cornéen
et à rendre leur vision normale, surtout pour le méridien hypermétrope,
qui permet ainsi à l'œil de voir les objets éloignés.

(1) Berger, *Klin. Monatsbl. f. Augenheilk.*, 1885, août.
(2) Dans un travail envoyé en 1881 et publié en 1882 dans le *Morphologisches Jar-
buch de Gegenbaur*.

Pour se rendre compte de l'existence de l'astigmatisme, on se sert en premier lieu de l'ophthalmoscope. Lorsqu'il existe un astigmatisme irrégulier, la papille est déformée et cette déformation varie si l'on change la direction dans laquelle on fait l'examen ophthalmoscopique. Dans le cas d'astigmatisme régulier, à l'examen ophthalmoscopique on trouve, sur l'image droite, la papille ovalaire et le plus grand diamètre de cet ovale correspond à celui dans lequel l'agrandissement ophthalmoscopique est le plus fort, c'est-à-dire celui du méridien le plus réfringent. Sur l'image renversée, au contraire, la direction du maximum de courbure répond au diamètre minimum de la papille optique. L'ophthalmoscope ne nous renseigne que sur la valeur de l'astigmatisme de l'œil; ce n'est qu'après avoir examiné l'astigmatisme de la cornée que nous pouvons déterminer le rôle que joue le cristallin dans la production de l'astigmatisme total.

L'examen de la cornée par l'ophthalmomètre, qui a pris une forme pratique pour les recherches cliniques depuis les travaux de Javal et Schjötz, donne des renseignements très précis sur l'astigmatisme cornéen. On peut aussi se rendre compte très simplement de l'astigmatisme cornéen à l'aide du kératoscope. En 1882, avant la communication sur l'astigmatomètre faite par de Wecker et de Masselon, j'ai modifié de la façon suivante le kératoscope de Placido (fig. 43) qui se compose d'un disque blanc et de cercles noirs concentriques. Sur la face antérieure du disque de Placido (voir fig. 43, *r*), je place un deuxième disque à lignes radiaires noires (*s*). Une de ces lignes a une coloration rouge et sa direction est indiquée par une pointe sur la face postérieure du nouveau disque. Le diamètre de celui-ci dépasse un peu celui du disque de Placido. On examine l'image cornéenne, produite par le disque à lignes radiaires, en regardant à travers un tube central, dans lequel est placée une loupe, destinée à faire mieux voir cette image.

On tourne ensuite le disque jusqu'à ce que l'image cornéenne corresponde à la plus grande et ensuite à la plus petite des lignes. Le premier examen nous indique le minimum, le deuxième le maximum de courbure de la cornée. La direction de ces deux méridiens principaux d'astigmatisme cornéen est fournie par une échelle, imprimée sur la surface postérieure du disque de Placido.

On a donné des explications très différentes sur la cause de l'astigmatisme cornéen. Les recherches de Meyer et Leroy tendent à prouver que l'astigmatisme cornéen est produit par l'action des muscles droits de l'œil. La cornée, en effet, a son maximum de courbure dans le diamètre horizontal et c'est dans ce méridien que l'action musculaire est la plus forte, puisque les muscles droits interne et externe sont plus développés que les deux autres muscles droits.

L'expérience que j'ai faite sur moi-même et dans laquelle je deviens

astigmate en donnant à mon regard une direction latérale extrême
(p. 430), d'autre part le fait que des tractions cicatricielles provenant
d'un ptérygion produisent de l'astigmatisme cornéen, plaident en
faveur de cette théorie.

Une autre opinion attribue à une contraction partielle du muscle
de l'accommodation la cause de l'astigmatisme cornéen. Nous avons
déjà rencontré cette conception pour expliquer le développement du
staphylome postérieur, dans la myopie, par le tiraillement du muscle
de l'accommodation, prenant son point fixe d'insertion sur le rebord

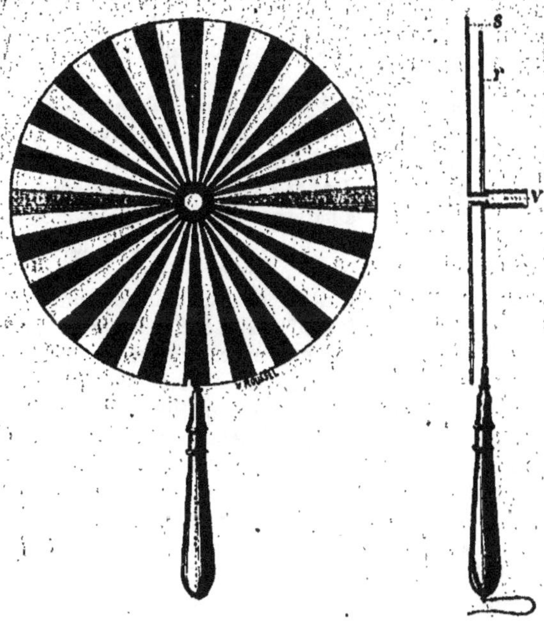

Fig. 43. — Astigmomètre de E. Berger. *s*, disque à rayons; *r*, disque à cercles
concentriques; *v*, visoir.

cornéo-scléral. D'après la théorie accommodative de l'astigmatisme
cornéen, au contraire, le point fixe d'insertion du muscle serait dans
le tractus uvéal et ce muscle, en se contractant irrégulièrement, produirait une courbure irrégulière de la cornée. On peut, avec raison,
reprocher à la théorie de Meyer et Leroy de ne pas expliquer les cas
d'astigmatisme cornéen dans lesquels les méridiens principaux ont
une direction oblique; mais cela prouve que l'action des muscles
extrinsèques de l'œil n'est pas la seule cause qui puisse provoquer
l'astigmatisme cornéen; il en existe d'autres qu'il faut rechercher. Il
me semble que les nouvelles théories exagèrent le rôle du muscle de

l'accommodation, qui serait ainsi la cause de la myopie, de la kératite, de la cataracte et du glaucome.

Il est facile, d'ailleurs, de réfuter, par le raisonnement suivant, la théorie accommodative de l'astigmatisme cornéen.

Il arrive souvent que, dans l'astigmatisme cornéen, les méridiens principaux ont une direction inverse de ceux de l'astigmatisme du cristallin; le maximum de courbure, dans l'un, répond au minimum, dans l'autre; mais ils peuvent aussi avoir la même direction sur la cornée et sur le cristallin. Si la contraction partielle du muscle de l'accommodation provoque, à la fois, de l'astigmatisme cristallinien et de l'astigmatisme cornéen, le degré d'astigmatisme devrait toujours augmenter dans le premier cas et toujours, diminuer ou disparaître dans le second.

Malgré les recherches de Bull pour démontrer que le degré d'astigmatisme cornéen change avec l'âge chez le même sujet, on ne connaît encore aucun cas d'astigmatisme cornéen qui se soit amélioré ou qui ait disparu (abstraction faite des cas dus au blépharospasme).

Après cette digression sur la nature et sur la cause de l'astigmatisme, nous allons revenir à la question qui nous occupe et étudier l'influence de l'astigmatisme sur l'organisme en général. Gould a remarqué qu'en corrigeant l'astigmatisme par des verres cylindriques on exerce une très heureuse influence sur les enfants. Leur indolence et les défauts que l'on observe dans leur intelligence ne seraient quelquefois que le résultat des efforts exagérés du muscle de l'accommodation. Ce même auteur prétend que des pédagogues auraient été témoins de faits semblables. Hewetson a publié un travail dans lequel il constate, chez les astigmates, la fréquence de la céphalalgie et de l'insomnie, à la suite des efforts de l'accommodation. Pour insister davantage sur cette manière de voir, nous pourrions citer les travaux de G. Martin. Culver a vu également plusieurs fois des céphalalgies disparaître à la suite de la correction de l'astigmatisme par des verres cylindriques.

On a constaté, chez des astigmates et chez des hypermétropes, que des efforts trop prolongés du muscle de l'accommodation ont provoqué, par voie réflexe, des nausées et des vomissements. Adelheim a fait récemment une communication, dans laquelle il a constaté que des vices de réfraction avaient déterminé une excitabilité générale : céphalalgie, fatigue musculaire, migraine, névralgies, tics faciaux, agoraphobie. En prescrivant des verres appropriés, il a fait disparaître ces symptômes, qui étaient le résultat du surmenage du muscle de l'accommodation. Toutefois, aucun de ces auteurs n'explique par quelle voie se produisent ces symptômes réflexes.

3. LES ANOMALIES DE L'ORGANE DE LA VUE PEUVENT-ELLES PROVOQUER L'ÉPILEPSIE.

Il ne nous paraît pas certain que l'astigmatisme joue un rôle dans la production des accès épileptiques et de la chorée. Féré a constaté la fréquence de l'astigmatisme chez les épileptiques. Stevens a dit qu'en corrigeant par des prismes l'insuffisance des muscles de l'œil, chez des choréiques et des épileptiques, on les guérissait. La Société de névrologie de New-York a nommé une commission pour étudier cette question. Sur quatorze malades, elle a constaté trois fois seulement que la correction des anomalies musculaires avait déterminé une amélioration de l'état général. Néanmoins, la commission a été d'avis que la fatigue musculaire, ainsi que toute autre excitation des nerfs périphériques, peut favoriser le développement d'accès d'épilepsie.

C'est un fait connu qu'une lumière trop forte peut provoquer des accès d'épilepsie. On a publié des cas où la même cause avait déterminé une aggravation de la chorée. J'ai observé personnellement trois cas, dans lesquels l'examen ophthalmoscopique, pratiqué avec le miroir à éclairage fort, avait occasionné des accès épileptiformes, chez des malades qui n'avaient pas eu depuis longtemps d'accès de ce genre. Aussi doit-on user avec prudence de l'examen ophthalmoscopique, lorsqu'on a affaire à des épileptiques, et l'on doit, dans ces cas, employer de préférence le miroir à éclairage faible. Verneuil a par ce fait fortement raison de recommander de garder dans des chambres obscures les malades atteints de tétanos.

On connaît bien la faculté, que possèdent certaines personnes qui ont des vices de réfraction, de percevoir des objets dont les images se produisent sans netteté. Il est probable que c'est par un acte cérébral que ces personnes, tout en n'ayant que des images confuses, sont néanmoins capables de travailler. Certains auteurs pensent que c'est la rétine qui déchiffre elle-même les cercles de diffusion que ces personnes perçoivent. Quelques auteurs croient que ce travail de perception d'objets dont les images sont défectueuses produit, chez les épileptiques, une action analogue à celle de l'excitation d'un nerf périphérique. Bickerton (de Manchester) et Carter (de Londres) expliquent de cette manière des cas d'épilepsie, qui étaient améliorés par l'usage de verres appropriés.

4. PARALYSIES MUSCULAIRES, NYSTAGMUS.

La plupart des malades atteints de paralysie des muscles de l'œil se plaignent de vertiges; c'est un symptôme réflexe produit par la diplopie. Dans le nystagmus, les vertiges proviennent probablement de la sensation de mouvements que paraissent avoir les objets. Cette apparence de mouvements s'accuse surtout si le malade passe dans une rue très fréquentée.

5. PHÉNOMÈMES RÉFLEXES PRODUITS PAR L'IRRITATION DES NERFS SENSITIFS DE L'ŒIL.

Le surmenage de l'œil peut provoquer des névralgies du trijumeau. Ces névralgies se rencontrent également dans certaines affections oculaires, surtout dans celles de la partie antérieure du tractus uvéal. C'est, en général, le nerf sus-orbitaire qui est atteint par acte réflexe; mais l'irradiation de la douleur peut se faire également dans la direction du nerf sous-orbitaire. Le professeur Neuschüler (de Turin) a observé le cas très intéressant d'une jeune fille qui éprouvait des névralgies dentaires chaque fois qu'elle jouait du piano. Cette névralgie provenait de la fatigue musculaire qu'éprouvait la malade, par suite de l'insuffisance de ses muscles droits internes. En faisant usage d'un prisme pour corriger cette anomalie musculaire, la jeune fille vit disparaître sa névralgie sous-orbitaire.

On a souvent constaté aussi, à la suite de l'irritation des nerfs sensitifs de l'œil, le spasme des muscles animés par le facial. Le blépharospasme, produit par cette même cause, est un cas qui se voit tous les jours; il faut noter également le tic convulsif (Féré).

6. INFLUENCE DE L'ORGANE DE LA VUE SUR LE DÉVELOPPEMENT DES PSYCHOPATHIES.

Royet a fait une statistique qui prouve que les affections oculaires peuvent exercer une influence morale dépressive, et déterminer des psychopathies. Parmi les aliénés qu'il a observés, il a constaté, dans la proportion de 86 p. 100, qu'il existait antérieurement une maladie oculaire. D'autres auteurs ont évalué cette proportion à un chiffre moins élevé.

On prétend que la cécité pourrait quelquefois produire l'aliénation mentale. Bouisson cite le cas d'un jeune homme, dont l'intelligence fut troublée et qui perdit toute espèce de spontanéité, à la suite d'une cataracte des deux yeux. Les symptômes d'aliénation mentale disparurent lorsqu'il eut recouvré la vue, après l'extraction de la cataracte. Baillarger mentionne un cas, publié par Whyte, qui se rapporte à un malade dont l'intelligence était fortement troublée chaque fois qu'il fermait les yeux. (On peut aussi expliquer ce cas d'une autre manière qu'en faisant intervenir la privation passagère des sensations visuelles.)

Des opérations pratiquée sur les yeux peuvent provoquer des psychopathies passagères. On a souvent observé le delirium tremens dans la convalescence de l'opération de la cataracte. Sichel père dit l'avoir rencontré sept ou huit fois, après l'extraction de la cataracte par la méthode de Daviel, chez des malades qui avaient plus de soixante ans. Frédéric Jaeger (de Vienne), a vu également 2 cas de delirium tremens après l'opération de la cataracte. Hirschberg l'a constaté dans 3 p. 100 des cas d'extraction de la cataracte, par la méthode de Graefe. On trouve dans les auteurs des observations analogues (Schmidt-Rimpler, Landesberg, Fuerstner, Schnabel, etc.). Proportionnellement au nombre d'extractions de la cataracte, les cas de delirium tremens ne sont pas fréquents.

Schmidt-Rimpler prétend que l'absence complète d'irritation lumineuse, après l'extraction de la cataracte, peut déterminer une sorte de dépression morale et d'anxiété chez des personnes peu intelligentes. Si, en même temps, le sens de l'audition ne reçoit aucune excitation pendant la nuit et que le malade se trouve ainsi encore plus séparé du monde extérieur, ces mêmes malades peuvent très facilement éprouver des hallucinations et des excitations maniacales.

On a voulu expliquer les psychopathies, qui se produisent après l'extraction de la cataracte, par l'excision d'une partie de l'iris. Je me souviens que le professeur Meynert (de Vienne), dans ses conférences, avait donné cette explication, à l'occasion d'une femme, à qui l'on avait pratiqué l'iridectomie sur un œil et qui présentait un délire aigu. Hirschberg a également observé un cas de délire après une iridectomie préparatoire (faite comme opération préliminaire de la cataracte). Cette opinion, toutefois, ne peut plus être soutenue, depuis que Parinaud a observé le délire à la suite de l'extraction de la cataracte sans iridectomie.

7. DANGERS POUR L'ORGANISME DES PROCESSUS INFECTIEUX DE L'ŒIL.

On peut voir un processus infectieux se propager de l'œil vers les organes voisins. C'est ainsi qu'une affection infectieuse de la conjonctive peut gagner la muqueuse nasale par le canal naso-lacrymal.

Dans la panophthalmie, les streptocoques qui envahissent l'espace intervaginal du nerf optique peuvent se propager aux méninges. On a surtout insisté sur le danger qu'il y a de voir se produire une méningite à la suite de l'énucléation de l'œil, lorsqu'on se trouve en présence d'une panophthalmie purulente (de Graefe). Panas en a communiqué un cas à la Société française d'ophthalmologie (en 1888). Toutefois lorsqu'il existe une panophthalmie, on peut voir les streptocoques envahir la cavité crânienne même sans que l'on ait pratiqué l'énucléation. Brueckner a recueilli, chez divers auteurs, 26 cas de mort, survenue à la suite de l'énucléation d'un œil atteint de panophthalmie. Dans cette circonstance, le point de départ de l'infection est la plaie arbitraire produite par l'énucléation. L'infection peut se propager par différentes voies : soit par les fentes capillaires du tissu rétrobulbaire, à travers la fente sphénoïdale; soit par le périoste de l'orbite; soit par l'espace intervaginal du nerf optique.

Le danger existe même encore pour l'organisme dans l'éviscération de l'œil, qui est une opération dans laquelle on ne touche pas aux gaines optiques. Après cette opération, Knapp a observé des symptômes généraux très graves, qui étaient dus à l'inflammation du tissu rétrobulbaire et à la thrombose des veines de l'orbite. Ce qui doit faire redouter la thrombose des veines orbitaires, c'est la rigidité de la sclérotique qui force les veines vortiqueuses à rester béantes en traversant cette membrane. Nous avons déjà dit plus haut que l'infection blennorrhagique de la conjonctive peut être le point de départ d'une infection blennorrhagique générale et qu'elle peut provoquer le rhumatisme blennorrhagique (p. 308).

8. TUMEURS DE L'ORGANE DE LA VUE.

Elles peuvent être un danger pour l'organisme général, soit par leur propagation aux organes voisins, soit par la production de métastases dans d'autres parties du corps.

On a observé, par exemple, après l'énucléation d'un œil, qu'un sarcome du tractus uvéal s'était propagé du tissu rétrobulbaire vers les cavités voisines du nez et vers la cavité crânienne.

Après l'énucléation d'un œil atteint de gliome de la rétine, on a constaté également des métastases dans le cerveau ou bien encore la tendance continue de la tumeur à se propager vers cet organe. Les métastases qui surviennent à la suite d'un gliome peuvent apparaître même dans le périoste (Chisolm).

Nous avons fait voir, par ce qui précède, non seulement que l'œil peut être atteint par une affection qui provient d'un autre organe ou du corps en général, mais aussi que les troubles fonctionnels ou les altérations de l'œil peuvent également retentir sur d'autres organes, en troublant leurs fonctions, ou sur le corps en général et même menacer l'existence.

Les observations les plus récentes ont apporté de nouvelles preuves des rapports qui existent entre l'ophthalmologie et la médecine générale. L'étude de ces nombreuses relations est une des parties les plus instructives et les plus importantes de la science ophthalmologique.

BIBLIOGRAPHIE.

Gayet, Soc. des scienc. méd. de Lyon, 27 novembre 1889. — *Gould*, The psychological influence of errors of the refraction and their correction. Med. and surgical Reporter, 1888, 20 sept. — *Hewetson*, General neurosis having an ophthalmic origine. Brit. Med. Assoc., 1889, 0 août. — *Culver C. M.*, Ocular headache. Amer. Journ. of ophthalm., 1889, juny. — *Stevens*, Epilepsy chorea and the eye muscles. Med. Record, 1889, 21 déc. — *Strämpell*, Nervenkrankheiten, loc. cit. — *J. Neuschuler*, Rec. d'ophthalm., 1889, nov. — *Royet*, Soc. des sc. méd. de Lyon, 27 novembre 1889. — *Luys*, Le cerveau et ses fonctions. — *Hirschberg*, Berl. klin. Woch., 1876, n° 1. — *Landesberg*, Centralbl. f. Augenheilk., 1883, p. 134. — *Schmidt-Rimpler*, Archiv f. Psych. u. Nervenkrankh., 1879, n° 2. — *Furstner*, Berl. klin. Woch., 1883, n° 18. — *Parinaud*, Soc. franç. d'ophthalm., 1890. — *Hirschberg*, Centralblatt f. Augenheilk., 1885, p. 175. — *Panas*, Soc. franç. d'ophthalm., 1888. — *P. Schmidt*, Ophthalmic Review, 1885, janvier. — *F. Brückner*, Ueber eiterige Meningitis nach Enucleation bulbi. Graefe's Archiv, XXXI, 4. — *Knapp*, Arch. f. Augenh., XV, 3, 4. — *Chisolm*, Arch. f. Augenh., 1887, 2.

TABLE ALPHABÉTIQUE DES MATIÈRES

FIN DE LA TABLE ALPHABÉTIQUE DES MATIÈRES.

ERRATA

—

LES
MALADIES DES YEUX

DANS LEURS RAPPORTS

AVEC LA

PATHOLOGIE GÉNÉRALE

Guide de l'examen de l'œil à l'usage de la clinique interne

PAR

Le Dʳ Emile BERGER

Docteur en médecine des Facultés de Paris et de Vienne
Officier d'Académie
Lauréat de l'Institut (*Récompense du prix Montyon, Médecine et Chirurgie*)
Ancien agrégé à l'Université de Gratz (Autriche)

LEÇONS RECUEILLIES PAR

LE Dʳ R. DE SAINT-CYR DE MONTLAUR

REVUES PAR LE PROFESSEUR

Avec 43 figures intercalées dans le texte

Prix : 10 francs

PARIS
G. MASSON, ÉDITEUR
LIBRAIRE DE L'ACADÉMIE DE MÉDECINE
120, BOULEVARD SAINT-GERMAIN, 120

1892

TABLE DES MATIÈRES

Poitiers, Imp. BLAIS, ROY et Cie

865-91. CORBEIL. — Imprimerie CRÉTÉ.